Johannes Rey, Susanne Wagner, Sebastian Kirschey, Katharina Rey

Last Minute Innere Medizin

D1725387

In der Reihe Last Minute erscheinen folgende Titel:

- Last Minute AINS
- Last Minute Anatomie
- Last Minute Augenheilkunde
- Last Minute Bildgebende Verfahren
- Last Minute Biochemie
- Last Minute Biologie
- Last Minute Chemie
- Last Minute Chirurgie
- Last Minute Dermatologie
- Last Minute Gynäkologie und Geburtshilfe
- Last Minute Histologie
- Last Minute HNO
- Last Minute Infektiologie, Immunologie und Mikrobiologie
- Last Minute Innere Medizin
- Last Minute Neurologie
- Last Minute Pädiatrie
- Last Minute Pathologie
- Last Minute Pharmakologie
- Last Minute Physik
- Last Minute Physiologie
- Last Minute Psychiatrie
- Last Minute Psychologie und Soziologie
- Last Minute Urologie

Johannes Rey, Susanne Wagner, Sebastian Kirschey,
Katharina Rey

Last Minute
Innere Medizin

2. Auflage

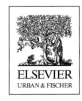

ELSEVIER
URBAN & FISCHER

URBAN & FISCHER München

Zuschriften und Kritik an:
Elsevier GmbH, Urban & Fischer Verlag, Hackerbrücke 6, 80335 München
E-Mail: medizinstudium@elsevier.de

Wichtiger Hinweis für den Benutzer

Die Erkenntnisse in der Medizin unterliegen laufendem Wandel durch Forschung und klinische Erfahrungen. Herausgeber und Autoren dieses Werks haben große Sorgfalt darauf verwendet, dass die in diesem Werk gemachten therapeutischen Angaben (insbesondere hinsichtlich Indikation, Dosierung und unerwünschter Wirkungen) dem derzeitigen Wissensstand entsprechen. Das entbindet den Nutzer dieses Werks aber nicht von der Verpflichtung, anhand weiterer schriftlicher Informationsquellen zu überprüfen, ob die dort gemachten Angaben von denen in diesem Buch abweichen und seine Verordnung in eigener Verantwortung zu treffen.
Für die Vollständigkeit und Auswahl der aufgeführten Medikamente übernimmt der Verlag keine Gewähr.
Geschützte Warennamen (Warenzeichen) werden in der Regel besonders kenntlich gemacht (®). Aus dem Fehlen eines solchen Hinweises kann jedoch nicht automatisch geschlossen werden, dass es sich um einen freien Warennamen handelt.

Bibliografische Information der Deutschen Nationalbibliothek
Die Deutsche Nationalbibliothek verzeichnet diese Publikation in der Deutschen Nationalbibliografie; detaillierte bibliografische Daten sind im Internet über http://www.d-nb.de abrufbar.

Um den Textfluss nicht zu stören, wurde bei Berufsbezeichnungen die grammatikalisch maskuline Form gewählt. Selbstverständlich sind in diesen Fällen immer Frauen und Männer gemeint.

Planung: Julia Lux, Alexander Gattnarzik, Elsevier Deutschland, München
Lektorat: Michael Kraft, Michaela Mohr, mimo-booxx | textwerk., Augsburg
Herstellung: Martha Kürzl-Harrison, Elsevier Deutschland, München
Satz: abavo GmbH, Buchloe/Deutschland; TnQ, Chennai/Indien
Druck und Bindung: Printer Trento, Trient/Italien
Umschlaggestaltung: SpieszDesign, Neu-Ulm
Titelfotografie: © GettyImages/Kick Images/Tsoi Hoi Fung

ISBN Print   978-3-437-43082-4
ISBN e-Book 978-3-437-29698-7

Aktuelle Informationen finden Sie im Internet unter **www.elsevier.de** und **www.elsevier.com**

Vorwort

Nach wie vor ist das Curriculum der **inneren Medizin** im Studium der Humanmedizin im Vergleich zu anderen prüfungsrelevanten Fachrichtungen sehr umfangreich und bedarf daher einer intensiven Vorbereitung, nicht nur auf das Staatsexamen. Die Kenntnis innerer Krankheiten des Menschen ist in einer ganzheitlich menschlich und fachlich zugewandten Medizin nach wie vor von herausragender Bedeutung im zukünftigen klinischen Alltag.

Die Neuauflage von **Last Minute Innere Medizin** soll Ihnen eine wichtige Hilfestellung bei der Vorbereitung auf Ihr mündliches und schriftliches Staatsexamen sein. Darüber hinaus wäre unser Wunsch für alle die, die sich nicht für eine Facharztausbildung in der Inneren Medizin entscheiden, ein internistisches Grundwissen im Langzeitgedächtnis zu implementieren.

Der „Wissenszuwachs" in der Medizin ist rasant. Wir Autoren haben versucht, neben prüfungsrelevanten Inhalten des IMPP, auch relevante Inhalte aus diesem „Wissenszuwachs" für Sie in die aktuelle Auflage zu transferieren. Nichtsdestotrotz bleibt **Last Minute Innere Medizin** eine komprimierte Wissensvermittlung, primär für die Vorbereitung auf das Examen, und ersetzt nicht ein vertiefendes Studium der Inneren Medizin.

Eine wichtige Voraussetzung für eine menschlich und fachlich kompetent zugewandte Patientenversorgung ist Teamarbeit. Auch die erfolgreiche Entwicklung und Erstellung dieses Lehrbuchs bedurfte einer konstruktiven und intensiven Zusammenarbeit vieler Menschen. Allen die dazu beigetragen haben, möchten wir daher herzlich danken. Ein besonderer Dank gilt dabei unseren Familien, Freunden und Kollegen, die sich zum Teil aktiv durch Korrekturen und Empfehlungen eingebracht haben.

Ihnen, sehr geehrte Studierende, wünschen wir jetzt eine gute Examensvorbereitung und eine erfolgreiche Prüfung.

Mainz und Osnabrück, im Oktober 2014
JOHANNES REY, SUSANNE WAGNER,
SEBASTIAN KIRSCHEY UND KATHARINA REY

Autoren

Dr. med. Johannes Rey
Jahrgang 1977, arbeitet als Arzt in der Inneren Medizin mit den Schwerpunkten Gastroenterologie und Notfallmedizin. Nach seiner Tätigkeit als Krankpfleger erlangte er auf dem zweiten Bildungsweg die Hochschulreife und studierte Humanmedizin in Köln. Seine Facharztausbildung erfolgte in Mainz und Frankfurt.

Dr. med. Susanne Wagner
Jahrgang 1984, arbeitet als Assistenzärztin in der Inneren Medizin in der III. Medizinischen Klinik der Universitätsmedizin Mainz. Sie studierte in Hannover und Mainz Humanmedizin und arbeitet derzeit in der Hämatologie und internistischen Onkologie. Ihr besonderes Interesse liegt in der Stammzelltransplantation und internistischen Notfallmedizin.

Dr. med. Sebastian Kirschey
Jahrgang 1982, arbeitet seit seinem Studium der Humanmedizin in Mainz als Assistenzarzt in der Inneren Medizin der III. Medizinischen Klinik und Poliklinik der Universitätsmedizin Mainz mit den Schwerpunkten Hämatologie, Hämostaseologie, internistische Onkologie, Pneumologie und Palliativmedizin. Im Rahmen seiner Facharztausbildung war er ebenfalls in der Kardiologie, Gastroenterologie und Notfallmedizin tätig.

Dr. med. Katharina Rey
Jahrgang 1979, ist Fachärztin für Innere Medizin und befindet sich in der Weiterbildung zur Nephrologin. Ein weiterer Schwerpunkt ist die Notfallmedizin. Sie studierte Humanmedizin in Hannover und Würzburg. Die Facharztausbildung erfolgte in Würzburg, Münster und Osnabrück. Sie ist derzeit im Klinikum in Osnabrück tätig.

So nutzen Sie das Buch

Prüfungsrelevanz

Die Elsevier-Reihe Last Minute bietet Ihnen die Inhalte, zu denen in den Examina der letzten fünf Jahre Fragen gestellt wurden. Eine Farbkennung gibt an, wie häufig ein Thema gefragt wurde, d. h. wie prüfungsrelevant es ist:

- Kapitel in Violett ■ kennzeichnen die Inhalte, die in bisherigen Examina sehr häufig geprüft wurden.
- Kapitel in Grün ■ kennzeichnen die Inhalte, die in bisherigen Examina mittelmäßig häufig geprüft wurden.

- Kapitel in Blau ■ kennzeichnen die Inhalte, die in bisherigen Examina eher seltener, aber immer wieder mal geprüft wurden.

Lerneinheiten

① Das gesamte Buch wird in Tages-Lerneinheiten unterteilt. Diese werden durch eine „Uhr" dargestellt: Die Ziffer gibt an, in welcher Tages-Lerneinheit man sich befindet.

① Jede Tages-Lerneinheit ist in sechs Abschnitte unterteilt: Der ausgefüllte Bereich zeigt, wie weit Sie fortgeschritten sind.

■ CHECK-UP

☐ Check-up-Kasten: Fragen zum Kapitel als Selbsttest.

Merke-Kasten: wichtige Fakten, Merkregeln.

Zusatzwissen zum Thema, z. B. zusätzliche klinische Informationen.

Abbildungsnachweis

Der Verweis auf die jeweilige Abbildungsquelle befindet sich bei allen Abbildungen im Buch am Ende des Legendentextes in eckigen Klammern. Alle nicht besonders gekennzeichneten Grafiken und Abbildungen © Elsevier GmbH, München.

A400	Satzbüro
E273	M. Alfzal Mir: Atlas of Clinical Diagnosis
E283	Fred A Mettler: Essentials of Radiology, 2nd ed., 2005, Elsevier
E385	T. P. Habif: Clinical Dermatology, 5th ed., 2009, Elsevier/Mosby
E503	Kliegmann, Nelson: Textbook of pediatrics. 18th ed. Saunders. 2007
E541	Mandell, Dolin: Principles and practices of infectious diseases, 6th ed. Elsevier 2010
E919	Alexandra Patricia Young-Adams, Deborah B. Proctor Hardcover: KINN's The medical assistant, 6th Edition, Saunders 2007
G236	Critical Care Medicine, Author: Joseph Parillo, R. Phillip Dellinger, 3rd Edition, Mosby 2007
L138	Martha Kosthorst, Borken
L141	Stefan Elsberger, Planegg
L157	Susanne Adler, Lübeck
L190	Gerda Raichle, Ulm
L215	Sabine Weinert-Spieß, Neu-Ulm
L231	Stefan Dangl, München

M104	Prof. Dr. Jörg Braun, Lübeck
M114	Dr. Matthias Braun, Cuxhaven
M180	Prof. Dr. Viola Hach-Wunderle, Frankfurt
M183	Dr. Volkhard Kurowski, Lübeck
M185	Dr. Kurt Schwabe, Bad Schwartau
M443	Prof. Dr. Olav Jansen, Uni Kiel
M486	Prof. Dr. Evangelos Giannitsis, Heidelberg
M846	Dr. med. Katharina Rey, Osnabrück
M847	Dr. med. Johannes Rey, Mainz
O458	J. Südmersen, Osnabrück
O522	Dr. Wolfgang Zettlmeier, Barbing
T127	Prof. Dr. Dr. Peter Scriba, München
T170	Dr. Eduard Walthers, Marburg
T173	Dr. Ulrich Vogel, Tübingen
T417	Mayo Foundation for Medical Education and Research, Rochester
T696	Uniklinikum Münster, Klinik und Poliklinik für Kardiologie, Albert-Schweitzer-Campus 1, Gebäude A1, 48149 Münster
T697	Klinikum Osnabrück GmbH, Röntgen- und Strahlenklinik, Am Finkenhügel, Postfach 3806, 49028 Osnabrück, Prof. Dr. med. Bernd Tombach
W888	Deutsche Gesellschaft für Angiologie – Gesellschaft für Gefäßmedizin e. V., Berlin

Abkürzungen

AA	Aplastische Anämie	**AVNRT**	AV-Knoten-Re-Entry-Tachykardie
AAT	α-1-Antitrypsin	**AVRT**	Atrioventrikuläre Re-Entry-Tachy-
ABI	Knöchel-Arm-Index		kardie
ABPA	Allergische bronchopulmonale	**AZV**	Atemzugvolumen (Tidalvolumen)
	Aspergillose	**BAL**	Bronchialalveoläre Lavage
ACE	Angiotensin-Converting-Enzyme	**BE**	Base Excess
ACR	American College of Rheumatology	**BGA**	Blutgasanalyse
ACS	Akutes Koronarsyndrom	**BNP**	Brain natriuretic peptide
ACTH	Adrenokortikotropes Hormon	**BOOP**	Bronchiolitis obliterans organizing
ACVB	Aortokoronarer Venenbypass		pneumonia
ADAMTS13	A-disintegrin and metalloproteinase	**BSG**	Blutkörperchensenkungsgeschwin-
	with thrombospondin-I-like		digkeit
	domains	**BZ**	Blutglukosespiegel
ADH	Antidiuretisches Hormon	**CAP**	Community-acquired pneumonia
ADPKD	Autosomal-dominate polyzystische		(ambulant erworbene Pneumonie)
	Nephropathie	**CCC**	Cholangiozelluläres Karzinom
AFLD	Alkoholische Fettlebererkrankung	**CCS**	Canadia Cardiovascular Society
AFP	Alpha-Fetoprotein	**CCT**	Kraniale Computertomografie
AGLT	Acidified Glyzerol Lysis Time/Test	**CDT**	Carbohydrat-Deficient-Transferrin
AHA	American Heart Association	**CEL/HES**	Chronische Eosinophilenleukämie/
AHI	Apnoe-Hypopnoe-Index		Hpereosinophiles-Syndrom
AIDS	Acuired immune deficiency	**CIMF**	Chronische idiopathische
	syndrome		Myelofibrose
AIH	Akute Immunhepatitis	**CK**	Kreatininkinase
AIHA	Autoimmunhämolytische Anämie	**CLL**	Chronische lymphatische Leukämie
AIP	Akute intermittierende Porphyrie	**CML**	Chronische myeloische Leukämie
AK	Antikörper	**CMML**	Chronische myelomonozytäre
AKIN	Acute Kidney Injury Network, 2007		Leukämie
AKÖF	Aortenklappenöffnungsfläche	**CMPE**	Chronische myeloproliferative
ALL	Akute lymphatische Leukämie		Erkrankungen
AML	Akute myeloische Leukämie	**CMV**	Zytomegalievirus
ANA	Antinukleäre Antikörper	**CNL**	Chronische Neutrophilenleukämie
ANCA	Antineutrophile zytoplasmatische	**COPD**	Chronisch obstruktive Bronchitis
	Antikörper	**CPAP**	Continous positive airway pressure
Anti-TG	Thyreoglobulin	**CPO**	Kryptogen organisierende
Anti-TPO	Schilddrüsenperoxidase		Pneumonie
ANV	Akutes Nierenversagen	**CRP**	Reaktive Thrombozytose
a. p.	ante partum	**CRT**	Kardiale Resynchronisationstherapie
AP	Aktiviertes Protein	**CTEPH**	Pulmonale Hypertonie aufgrund
APAH	Assoziierte pulmonalarterielle		chronischer Thrombembolien
	Hypertonie	**CVVH**	Veno-venöse Hämofiltration
APC	Aktiviertes Protein C	**DAF**	Decay accelerating factor
APS	Aktiviertes Protein S	**DCM**	Dilatative Kardiomyopathie
aPTT	Aktivierte partielle Thromboplastin-	**DIC**	Disseminierte intravasale
	zeit		Koagulopathie
ARDS	Acute respiratory distress syndrome	**DIOS**	Distales intestinales Obstruktions-
ASAS	Assessment of Spondyarthritis		syndrom
	International Society	**DLCO**	Diffusionskapazität
ASD	Atriumseptumdefekt (Vorhofsep-	**DMARD**	Disease-modifying anti-rheumatic
	tumdefekt)		drugs
ASH	Alkoholische Steatohepatitis	**EBUS**	Endobronchiale Ultraschalluntersu-
ATP	Adenosintriphosphat		chung
AVK	Arterielle Verschlusskrankheit	**EBV**	Epstein-Barr-Virus

ED	Erstdiagnose	**HSV**	Herpes-simplex-Virus
EKG	Echokardiogramm	**HUS**	Hämolytisch-urämisches Syndrom
EMB	Ethambutol	**HUT**	Helicobacter-Urease-Test
ERCP	Endoskopisch retrograde Cholangio-pankreatikografie	**HVL**	Hypophysenvorderlappen
		HWZ	Halbwertszeit
ERV	Exspiratorisches Reservevolumen	**IAA**	Insulin-Autoantikörper
ESSG	European Spondylarthropathy Study Group	**ICA**	Inselzell-Antikörper
		ICD	Implantierbarer Kardioverter-Defibrillator
ET	Essenzielle Thrombozythämie		
EULAR	European League Against Rheumatism	**ICS**	Inhlatives Kortikosteroid
		IF	Intrinsic-Faktor
FAP	Familiäre adenomatöse Polyposis	**ILD**	Interstitielle Lungenerkrankung
FEF	Forcierter exspiratorischer Fluss	**IMF**	Idiopathische Myelofibrose
FEV1	Einsekundenkapazität	**IPAH**	Idiopathische pulmonalarterielle Hypertonie
FFP	Fresh frozen plasma		
FM	Fibromyalgie	**IPI**	International Prognostic Index
FNP	Feinnadelpunktion	**IPSS-R**	International Prognostic Scoring System
FPAH	Familiäre pulmonalarterielle Hypertonie		
		IEV	Inspiratorisches Reservevolumen
FRC	Funktionelle Residualkapazität	**INH**	Isoniazid
FSH	Follikelstimulierendes Hormon	**IPMN**	Intraduktal papillär muzinöse Neoplasie
GADA	Autoantikörper gegen Glutamatdecarboxylase		
		i. S.	im Serum
GERD	Gastroösophagealer Reflux	**ITP**	Idiopathische thrombozytopenische Purpura (Morbus Werlhoff)
GFR	Glomeruläre Filtrationsrate		
GLP-1	Glukagon like peptide	**JAK23**	Janus-Kinase-2-Gens
GN	Glomerulonephritis	**KHK**	Koronare Herzerkrankung
GPI	Glykosylphosphatidylinositol	**KDIGO**	Kidney Disease: Improving Global Outcomes, 2012
GvHD	Graft-versus-host disease		
HAART	Hochaktive antiretrovirale Therapie	**KM**	Knochenmark
HAP	Hospital-acquired pneumonia (nosokomiale Pneumonie)	**KMP**	Knochenmarkpunktion
		KÖF	Klappenöffnungsfläche
HAV	Hepatitis-A-Virus	**LABA**	Lang wirksames β2-Mimetikum
Hb	Hämoglobin	**LDH**	Lactatdehydrogense
HbF	Fetales Hämoglobin	**LH**	Luteinisierendes Hormon
HbS	Abnormes Hämoglobin	**LORA**	Late Onset Rheumatoid Arthritis
HCC	Hepatozelluläres Karzinom	**LTRA**	Leukotrienrezeptorantagonist (Montelukast)
HCM	Hypertrophische Kardiomyopathie		
HD	klassischen Hämodialyse	**LVAD**	left ventricle assistant device (linksventrikuläres Unterstützungssystem)
HELLP	Haemolysis elevated liver enzymes, low platelet count		
		LVEF	Left ventricular ejection fraction (linksventrikuläre Auswurffraktion)
HiB	Haemophilus influenzae		
HIPA	Heparininduzierter Thrombozytenaktivierungstest	**LZ-EKG**	Langzeitechokardiogramm
		MCH	Mittleres korpuskuläres Hämoglobin
HIT	Heparininduzierte Thrombozytopenie	**MDS**	Myelodysplastisches Syndrom
		MEF	Maximaler exspiratorischer Fluss
HIV	Human Immundeficiency Virus	**MELD**	Model of Endstage Liver Disease (MELD-Score)
Hkt	Hämatokrit		
HLA	Humanleucocyte antigen (menschliches Immunschwächevirus)	**MGHC**	Mittlere korpuskuläre Hämoglobin-Konzentration
		MCV	Mittleres korpuskuläres Volumen
HNCM	Hypertroph nichtobstruktive Kardiomyopathie	**MDS**	Myelodysplastische Syndrom
		MGUS	Monoklonale Gammopathie unklarer Signifikanz
HNPCC	Hereditäres non-polypöses kolorektales Karzinom		
		MIRL	Membrane-Inhibitor of reactive lysis
HOCM	Hypertroph obstruktive Kardiomyopathie	**MODY**	Maturity onset diabetes of the young
HPV	Humane Papillomaviren		
HR-CT	High-Resolution-CT	**MPN**	Myeloproliferative Neoplasie

MRCP	Magnetresonanz-Cholangiopankrea-tikografie/Magnetresonanz-Cholan-giografie	PMF	Primäre Myelofibrose
		PMR	Polymyalgia rheumatica
		PNH	Paroxysmale nächtliche Hämoglo-binurie
MRD	Minimal Residual Desease		
MSH	elanozytenstimulierende Hormon	PPHN	Persistierende pulmonalarterielle Hypertonie des Neugeborenen
MTX	Methotrexat		
NAFLD	Nichtalkoholische Fettlebererkran-kung	PPI	Protonenpumpeninhibitoren
		PPSB	Prothrombin, Prokonvertin, Stuart-Prower-Faktor, hämophiles Globulin B
NASH	Nichtalkoholische Steatohepatitis		
NERD	Nichterosive Refluxkrankheit		
NHL	Non-Hodgkin-Lymphom	PSC	Primär sklerosierende Cholangitis
NIV	Nichtinvasive Beatmung	PSA	Purpura Schönlein-Henoch
NKCM	Nichtklassifizierbare Kardiomyopa-thie	PTA	Perkutane tansluminale Angioplastie
		PTC	Perkutane transhepatische Cholangiografie
NNH	Nasennebenhöhle		
NNRTI	Nichtnukleosidische Reserve-Tran-skriptase-Hemmer	PTH	Parathormon
		PV	Polycythaemia vera
NO	Stickstoffmonoxid	PZA	Pyrazinamid
NRTI	Nukleosidische Reverse-Transkrip-tase-Hemmer	RA	Rheumatoide Arthritis
		RABA	Rasch wirksames β2-Mimetikum (rapid acting beta agonist)
NSTEMI	Nicht-ST-Strecken-Hebungsinfarkt		
NSAID	Nichtsteroidales Antirheumatikum	RFA	Radiofrequenzablation
NSCLC	Non-small cell lung cancer	RG	Rasselgeräusch
NSTE ACS	Nicht-ST-Strecken-Hebungsinfarkt	rhEPO	Recombinant human erythropoietin
NtRTI	Nukleotid-analoge Reverse Transkriptase-Inhibitoren	RIF	Rifampicin
		RIFLE	Second International Consensus Conference of the Acute Dialysis Quality Initiative (ADQI) Group, 2004
NW	Nebenwirkung/en		
NYHA	New York Heart Association		
OAD	Orale Antidiabetika		
ÖGD	Ösophagogastroduodenoskopie	RPGN	Rapid Progressive Glomerulonephri-tis
oGTT	Oraler Glukosetoleranztest		
OMF	Osteomyelofibrose	rt-PA	Recombinant tissue-type plasmino-gen activator
OPSI	Overwhelming Postsplenectomy Infection Syndrome		
		RV	Residualvolumen
PAH	Pulmonalarterielle Hypertonie	RZA	Riesenzellarteriitis
PAI	Plasminogenaktivatorinhibitor	SAA	Schwere aplastische Anämie
PAN	Klassische Panarteriitis nodosa	SARS	Schweres akutes Atemwegssyndrom (severe acute respiratory syndrome)
PanIN	High-grade intraepitheliale pankreatische Neoplasie		
		SBP	Spontan bakterielle Peritonitis
paO₂	Sauerstoffpartialdruck im arteriellen Blut	SCLC	Small cell lung cancer
		SD	Schilddrüse
pAVK	Periphere arterielle Verschluss-krankheit	SD-Ca	Schilddrüsenkarzinom/e
		SIADH	Syndrom der inadäquaten ADH-Sekretion
PBG	Porphobilinogen		
PBG-D	Porphobilinogen-Desaminase	SIRS	Systemsic inflammatory response sydrome
PCR	Polymerase-Ketten-Reaktion		
PCT	Porphyria cutanea tarda	SLE	Systemischer Lupus erythematodes
PD	Peritonealdialyse	SSPE	Subakut sklerosierende Panenzepha-litis
PEEP	Positiver endexspiratorischer Druck		
PEF	Peak-Flow-Metrie	SSS	Syndrom des kranken Sinusknotens
PEP	Postexpositionsprophylaxe	STEMI	ST-Strecken-Hebungsinfarkt
PET	Positronenemissionstomografie	sTfR	Lösliche Transferrinrezeptoren
PI	Protease-Inhibitoren	STH	Somatotropin
PjP	Pneumocystis-jirovecii-Pneumonie	STIKO	Ständige Impfkommission
PLHC	Pulmonale Langerhans-Zell-Histio-zytose	SZT	Stammzelltransplantation
		TAA	Tachyarrhythmia absoluta
PLT	Abfall der Thrombozyten (Thrombo-zytenabfall)	TASH	Transkutane myokardiale Septumablation

TAVI	Transcatheter aortic-valve implantation	**TTP**	Thrombotisch-thrombozytopenische Purpura (Morbus Moschcowitz)
TEE	Transösophageale Echokardiografie	**UKG**	Ultraschallkardiografie
TF	Tissue-Faktor(-Weg)	**URO-D**	Uroporphyrinogen-Dekarboxylase
TFPI	Tissue factor pathway inhibitor	**VATS**	Video-assistierte Thorakoskopie
TG	Thorakales Gasvolumen	**VC**	Vitalkapazität
TIA	Transitorisch ischämischen Attacke	**VT**	Ventrikuläre Tachykardie
TKI	Tyrosinkinase-Inhibitoren	**vWF**	Von-Willebrand-Faktor
TLC	Totale Lungenkapazität	**vWF: AG**	vWF-Antigen
tPA	Gewebeplasminogenaktivator	**vWF: RCo**	vWF-Ristocetincofaktor
TRAK	Thyreotropinrezeptor-Autoantikörper	**vWS**	Von-Willebrand-Syndrom
TSD	Thoraxsaugdrainage	**WHO**	World Health Organization (Weltgesundheitsorganisation)
TSH	Thyroideastimulierendes Hormon	**WPW**	Wolff-Parkinson-White(-Syndrom)
TTE	Transthorakale Echokardiografie	**ZVK**	Zentraler Venenkatheter

Inhaltsverzeichnis

Inhaltsverzeichnis

1 Hämatologie

 Grundlagen

Zellreihen

Einen Überblick über die Normwerte der wichtigsten Zellreihen gibt → Tab. 1.1.

Reaktive Veränderungen

- **Bakterieller Infekt:** Leukozytose mit Linksverschiebung, d. h. Vorstufen der Granulozyten im peripheren Blutausstrich bis zum Promyelozyt, aber **kein** Hiatus leucaemicus.
- **Viraler Infekt:** Leukozytose oder auch Leukopenie mit relativer Lymphozytose, ggf. lymphozytäre Reizformen, z. B. Epstein-Barr-Virus: Leukozytose mit 10.000–30.000/µl und bis über 70 % Lymphozyten mit Nachweis atypischer Zellen und sog. Pfeiffer-Zellen → Differenzialdiagnose: ALL/CLL

Tab. 1.1 Überblick über die wichtigsten Zellreihen

Hämoglobin	→ Frauen: 12,0–15,0 g/dl → Männer: 13,6–17,2 g/dl
Hämatokrit	→ Frauen: 33–43 % → Männer: 39–49 %
Thrombozyten	→ 150.000–400.000/µl
Leukozyten • Neutrophile Granulozyten • Lymphozyten • Monozyten • Eosinophile Granulozyten • Basophile Granulozyten	→ 4.000–10.000/µl → 45–85 % → 25–45 % → 3–7 % → 1–4 % → 0–1 %

■ Grundlagen lymphatisches System

Allgemeines

- **Primäre lymphatische Organe**
  - Thymus
  - Knochenmark
- **Sekundäre lymphatische Organe**
  - Lymphknoten
  - Milz
  - Waldeyer-Rachenring
  - Peyer-Plaques
  - Appendix
  - Lymphfollikel der Schleimhäute

Differenzialdiagnose Lymphadenopathie

- Maligne (kein Schmerz, verbacken, Konglomerate)
  - Leukämien
  - Lymphome
  - Metastasen
- Benigne, entzündlich (Schmerz, Rötung, Überwärmung, verschieblich)
  - Primär durch direkte Lymphknoteninfektion
    - Viral: EBV, CMV, HIV, Hepatitis
    - Bakteriell: Bartonella haensellae, Mykobakterien, Toxoplasmose, Borrelien, Brucellen, Treponema pallidum, Yersinien
  - Sekundär durch Infektion im Drainagegebiet der betroffenen Lymphknoten
- Sonstiges: Stoffwechselerkrankungen, Autoimmunerkrankungen

■ Grundlagen der Therapieziele und -formen einer Tumortherapie

Therapieziele

Die kurative Therapie
- versucht eine Heilung zu erreichen.
- nimmt stärkere Nebenwirkungen in Kauf.
- besteht in der Regel aus einer Polychemotherapie, um eine synergistische Wirkungsverstärkung zu erreichen und Resistenzen zu minimieren.

Die palliative Therapie
- versucht Lebenszeit zu gewinnen und Lebensqualität zu erhalten.
- sollte möglichst nebenwirkungsarm sein.
- sollte in der Regel aus Monotherapien oder Antikörper-/Targettherapien bestehen.

Die Salvage-Therapie ist eine intensive Rezidivtherapie mit kurativer Zielsetzung.

Die supportive Therapie erfolgt unabhängig vom Therapieziel:
- Schmerztherapie
- Antiemese
- Gabe von Erythrozyten- und Thrombozytenkonzentraten
- Infektprophylaxe, -therapie
- Volumentherapie, parenterale Ernährung

Allgemeine Nebenwirkungen einer Tumortherapie

Zytostatische Therapie
- Zerstörung **aller** teilenden Zellen, insbesondere der schnell teilenden:
  - Schleimhäute: Übelkeit, Mukositis, Diarrhöen, Sicca-Symptomatik
  - Haare: Alopezie
  - Spermien, Ovarien: Infertilität, fruchtschädigend
  - Hämatopoese:

- **Anämie:** Müdigkeit, Abgeschlagenheit, Belastungs-, Ruhedyspnoe, Leistungsknick
- **Thrombopenie:** Petechien, Schleimhautblutungen, Hämatome, verlängerte intensive Regelblutung
- **Granulopenie/immuninkompetente Leukozyten:** Rezidivierende Infektionen, schwere Infektionen, Pilzinfektionen

Radiatio
- Frühsymptome: Hautrötung, Haarausfall, Übelkeit, Diarrhöen
- Spätsymptome: KM-Insuffizienz, Knochen-, Zahnschäden, Lungenfibrose, Sicca-Symptomatik, Infertilität, Hautveränderungen/-sklerosierung, Zweittumor

Target-Therapien
- Hemmung spezifischer Enzyme: Tyrosinkinase-Inhibitoren, JAK2-Inhibitoren; substanzspezifische Nebenwirkungen
- Antikörpertherapie gegen z. B. spezifische Oberflächenantigene (CD) oder Rezeptoren: z. B. Rituximab gegen CD20, Alemtuzumab gegen CD52 jeweils auf Lymphozyten, Cetuximab gegen den EGFR-Rezeptor; häufigste Nebenwirkung: allergische Reaktionen, da Fremdeiweiß

Stammzelltransplantation bei hämatologischen Neoplasien
Nach Stimulation mit G-CSF (Neupogen®) kommt es zu einer Ausschwemmung von Stammzellen (CD34 positive Zellen) in das periphere Blut. Die Sammlung erfolgt „peripher" mittels Leukapherese über einen Shaldon-Katheter oder periphere Zugänge.

Autologe Stammzelltransplantation
- **Patienteneigene** Stammzellen werden nach einer Mobilisationschemotherapie und folgender Stimulation mit G-CSF gesammelt und kryokonserviert.
- Ziel ist es, die Möglichkeit eine Hochdosistherapie überhaupt durchführen zu können.

Allogene Stammzelltransplantation
- **Fremde** Stammzellen werden nach G-CSF Stimulation gesammelt und kryokonserviert.
- Ziel ist die Induktion eines Graft-versus-Leukämie/Lymphom-Effekts.
- Graft-versus-Leukämie/Lymphom-Effekt
  - Das neue Immunsystem erkennt residuelle Tumorzellen als fremd an und zerstört sie.
- Graft-versus-Host-Effekt
  - Nebenwirkung einer allogenen Stammzelltransplantation
  - Das neue Immunsystem erkennt den Empfänger (Host) als fremd an. Insbesondere Haut, Schleimhäute und die Leber sind betroffen. Es kommt zum Zelluntergang, deswegen immunsuppressive Therapie nötig.

■ Hämatologische Notfälle

Hyperviskositätssyndrom
Durch zu hohes Gesamteiweiß, massive Leukozytose:
- Viskosität des Bluts/Serums steigt an → Veränderung der Flusseigenschaften
- Stase in kleinen Gefäßen, insbesondere
  - in der Lunge mit Dyspnoe,
  - im ZNS mit neurologischen Symptomen,
  - am Herzen mit AP-Symptomatik bis hin zum STEMI,
  - abdominell mit Tenesmen sowie
  - im Ohr und im Auge mit Hör- und Sehstörungen.

Therapie:
- **Leukapherese** bei Leukozyten > 100.000/µl und Symptomen
- **Plasmapherese** bei Gesamteiweiß > 100 g/l und Symptomen

Tumor-Lyse-Syndrom
- Zerfall von Tumorzellen mit Freisetzung/Entstehung von:

LDH		
Kalium	→ Hyperkaliämie	→ Herzrhythmusstörungen
Phosphat	→ bindet Kalzium → Hypokalzämie	→ Herzrhythmusstörungen
	→ Kalziumphosphatpräzipitate	→ Nierenversagen
Harnsäure	→ Hyperurikämie	→ Nierenversagen
Harnstoff		

- Zusätzlich Krampfanfälle aufgrund der Elektrolytverschiebungen
- Therapie:
  - Volumentherapie mit forcierter Diurese
  - Elektrolytausgleich
  - Hemmung der Harnsäurebildung: Allopurinol, Febuxostat, Rasburicase
  - Kontrovers diskutiert: Alkalisierung

Hyperkalzämie
- Ursachen:
  - PTH-related Peptide (PTHrP produzierende Neoplasien
  - Vermehrte Osteoklastenaktivierung beim multiplen Myelom
  - Osteolytische Metastasen
  - Lymphomassoziierte Kalzitriol-Produktion
- Symptome:
  - Neurologische Symptome bis hin zum Koma
  - Herzrhythmusstörungen
  - Niereninsuffizienz durch osmotische Diurese
  - Steinbildung
  - Gastrointestinale Symptome: Übelkeit, Erbrechen, Pankreatitis, Schmerzen
- Therapie:
  - Forcierte Diurese (Furosemid, Hydratation)
  - Bisphosphonate
  - Calcitonin, als Lachscalcitonin
  - Steroide
  - Dialyse

Weitere Notfälle
- Obere Einflussstauung oder Atemwegsobstruktion:
  - Radiatio
  - Stent

- Maligne Ergüsse: Punktion
- Hirndruck:
  - Steroide: Dexamethason
  - Neurochirurgische Entlastung
- Darmperforation, -obstruktion: chirurgische Intervention
- Sepsis:
  - Intensivmedizinische Therapie
  - Antibiotika
  - Katecholamine
  - Volumen
- Gerinnungsstörungen: → Disseminierte intravasale Koagulopathie (DIC)

■ Hyperspleniesyndrom

Allgemeines
Unter dem **Hyperspleniesyndrom** wird eine Zytopenie bei **pathologischer Vergrößerung der Milz** verstanden.
Auslösende Faktoren für eine vergrößerte Milz in absteigender Häufigkeit sind:
- Lebererkrankungen: Zirrhose, Pfortaderthrombose
- Hämtologische Grunderkrankungen: CML, OMF, indolente Lymphome, Haarzellleukämie
- Infekte: AIDS, Endokarditiden
- Primäre Milzerkrankungen: Milzvenenthrombose

Klinik
Vermehrte Erythrozyten-, Thrombozyten- und Leukozytensequestration: Mit konsekutiver Anämie, Thrombopenie, Leukopenie und den hieraus entstehenden klinischen Symptomen

Komplikationen
Milzinfarkte

Diagnostik
- **Blutbild mit Differenzialblutbild:** Zytopenie; Differenzialblutbild
- **Klinische Chemie und Gerinnungsdiagnostik:** Leberwerte, -funktionsdiagnostik, LDH
- **Sonografie des Abdomens:** Splenomegalie; ggf. Leberzirrhose, Pfortaderthrombose, Milzvenenthrombose
- **Infektiologische Diagnostik:** HIV, Hepatitis, EBV, CMV
- **KMP:** hyperplastisches Knochenmark, Ausschluss hämatologische Grunderkrankung
- **Isotopenuntersuchung:** ^{51}CR markierte Erys → erhöhte Clearence und Anreicherung in der Milz
- Gegebenenfalls **CT-Bildgebung:** Ausschluss hämatologischer Grunderkrankung

Therapie
- Behandlung der Grunderkrankung
- Strahlentherapie zur Milzverkleinerung
- Splenektomie

Anämie

Allgemeines

Eine Anämie ist definiert als ein Absinken
- des Hämoglobinwertes (Hb),
- des Hämatokrits (Hkt) oder
- der Erythrozytenzahl

unter den alters- bzw. geschlechtspezifischen Normwert. Dieser beträgt für Frauen 12 g/dl (Hkt < 33 %) und für Männer 13,6 g/dl (Hkt < 39 %).

In Abhängigkeit von der Zeitspanne kommt es zu einer mehr oder weniger ausgeprägten Symptomatik. So wird der chronische langsame Hämoglobinabfall deutlich besser toleriert und auch Werte < 8 g/dl können erreicht werden, ohne dass eine ausgeprägte Symptomatik besteht.

Die Symptome einer Anämie entstehen durch das benötigte **erhöhte Herzzeitvolumen** und die **Gewebshypoxie:**
- Tachykardie, rascher Pulsanstieg bei Belastung, Belastungs- und ggf. Ruhedyspnoe
- Allgemeinsymptome wie Müdigkeit, Tinnitus, Schwäche, Schwindel, Leistungsabfall Schlafstörungen, Konzentrationsstörungen und Kopfschmerzen

> Hautblässe ist kein sicheres Anämiezeichen, zuverlässiger ist die Blässe der Konjunktiven.

Ursachen einer Anämie können in drei Gruppen aufgeteilt werden:
- **Verminderte Bildung von Erythrozyten:**
  - Eisenmangel
  - Vitamin B_{12}- und Folsäuremangel
  - Knochenmarkserkrankungen wie z. B. aplastische Anämie, Tumorinfiltration, MDS
  - Knochenmarkssuppression durch z. B. Zytostatika, Medikamente, Radiatio
  - Hormonmangel bei fehlendem EPO, Schilddrüsenhormonen, Androgenen
- **Vermehrte Zerstörung von Erythrozyten:**
  - Angeborene hämolytische Anämien: Sichelzellanämie, Thalassämie, Sphärozytose
  - Erworbene hämolytische Anämien wie z. B. AIHA, TTP, PNH

- **Verlust von Erythrozyten bei Blutungen:**
  - Offensichtliche/okkulte Blutung bei z. B. Trauma, Ulkusblutungen
  - Iatrogene Blutungen bei rezidivierenden Blutentnahmen, Hämodialyse, Blutspende

Weiterhin können Anämien anhand der Erythrozytenindizes unterschieden werden.

Erythrozytenindizes:
- **Mittleres korpuskuläres Volumen (MCV):** beschreibt das mittlere Volumen/ die mittlere Größe eines Erythrozyten
- **Mittleres korpuskuläres Hämoglobin (MCH):** beschreibt den mittleren Hämoglobingehalt eines Erythrozyten
- **Mittlere korpuskuläre Hämoglobin-Konzentration (MCHC):** beschreibt die mittlere Hämoglobinkonzentration des Hämatokrits.

Eine Übersicht über Formen der Anämien anhand der Erythrozytenindizes gibt → Tab. 1.2.

■ Eisenmangelanämie

Allgemeines

Der **Eisenmangel** ist mit über 50 % weltweit die häufigste Ursache für die Entstehung einer Anämie. Besonders gefährdete Gruppen sind Kinder im Vorschulalter und Frauen. Letztere verlieren über die Regelblutung ca. 1 mg Eisen am Tag und im Rahmen von Schwangerschaft und Stillzeit ca. 1.000 mg pro Schwangerschaft. Aufgrund des fehlenden Eisens kann kein Hämoglobin produziert werden → hypochrome und mikrozytäre Erythrozyten.

Grundlagen des Eisenmetabolismus
- **Eisen** wird mit der Nahrung im Bereich des oberen Dünndarms resorbiert. Im Blut wird es an **Transferrin** gebunden zu den Speicherkompartimenten transportiert.
- Über Transferrinrezeptoren wird das Eisen in Erythroblasten im Knochenmark und in Zellen des retikuloendothelianen Systems aufgenommen. Bei einem Mangel werden dement-

Tab. 1.2 Anämieformen (Bezug: Erythrozyten-index)

Hypochrome und mikrozytäre Anämien: MCV ↓ und MCH ↓	
Eisenmangelanämie	• Eisen ↓ • Ferritin ↓
Tumoranämie	• Eisen ↓ • Ferritin ↑
Thalassämie	• Eisen ↑ • Ferritin ↑
Normochrome und normozytäre Anämien: MCV und MCH normwertig	
Blutungsanämie	Retikulozyten ↑
Hämolytische Anämie	Retikulozyten ↑
Renale Anämie, Erythropoetinmangel	Retikulozyten ↓
Aplastische Anämie	Retikulozyten ↓
Hyperchrome und makrozytäre Anämien: MCV ↑ und MVH ↑	
Vitamin-B_{12}- und Folsäuremangel	Retikulozyten ↓
Myelodysplastisches Syndrom	Retikulozyten ↓

sprechend die Rezeptoren hochreguliert, welche als **lösliche Transferrinrezeptoren (sTfR)** im Blut gemessen werden können.

• Das Eisen wird in Form von **Ferritin** und **Hämosiderin** zu ca. ⅓ im retikuloendothelialen System und im Parenchym der Leber, zu ca. ⅓ im Knochenmark und zu ca. ⅓ in der Milz und anderen Organen gespeichert.

• Weiterhin wird Eisen aus freigesetztem Häm-eisen zurückgewonnen.

Ätiopathogenese
Man unterscheidet **absoluten** und **funktionellen Eisenmangel:**

• **Absoluter Eisenmangel** → Die Eisenspeicher sind leer:
  – Blutverlust im Rahmen einer offensichtlichen oder okkulten Blutung (in der westlichen Welt die häufigste Ursache)
  – Verminderte Eisenresorption durch bestimmte Nahrungsmittelbestandteile wie Sojaprotein, Polyphenolen in Tee, kalziumhaltige Lebensmittel sowie Erkrankungen des Magen-Darm-Trakts wie M. Crohn, Colitis ulcerosa, Zöliakie, Magenresektion
  – Mangelernährung
  – Hämolyse

• **Funktioneller Eisenmangel** → Eisenverteilungsstörung. Die Eisenspeicher sind normal gefüllt, aber es fehlt die Bereitstellung des Eisens zum Einbau in das Hämoglobin:

– Bei chronischen Entzündungen oder Tumorerkrankungen ist die Eisenabgabe des Monozyten-Macrophagen-Systems der Leber blockiert.
– Erythropoetin-Therapie: Eisenbereitstellung nicht schnell genug

Klinik
Neben den **allgemeinen Symptomen der Anämie** gibt es bei der Eisenmangelanämie einige seltene spezielle Symptome:

• Plummer-Vinson-Syndrom mit schmerzhafter Dysphagie und Zungenbrennen bei atropischer Glossitis
• Nagelveränderungen mit Rillenbildung, Hohlnagelbildung (Koilonychi)
• Diffuse Alopezie
• Mundwinkelrhagaden (Perléche, Cheilitis angularis)
• Neurologische Störungen: Restless-legs-Syndrom, Pica-Syndrom mit atypischen Essgelüsten, z. B. Papier

Diagnostik
• **Blutbild mit Differenzialblutbild:**
  – Anämie mit erniedrigtem MCV, MCH und MCHC und häufig einer Thrombozytose
  – Differenzialblutbild: hypochrome, mikrozytäre Erythrozyten, Anulozyten
• **Retikulozyten ↓**
• **Klinische Chemie und Gerinnungsdiagnostik:** CRP zum Ausschluss einer Infektion
  – Serumeisen, Ferritin- und Transferrinsättigung ↓
  – Löslicher Transferrinrezeptor (sTfR) und Transferrin ↑
• **KMP:** Berliner-Blau-Reaktion → Speichereisen fehlt
• **Infektiologische Diagnostik:** Parvo B19
• **Eisenresorptionstest:** Zum Ausschluss einer Resorptionsstörung
• **Sonografie des Abdomens:** Ausschluss einer Splenomegalie
• **Gastroskopie und Koloskopie:** Ausschluss einer Blutung, biotischer Ausschluss einer Zöliakie

---

Wichtig ist zu beachten:
• Ferritin ist ein Akute-Phase-Protein und somit bei Entzündungen, Traumata oder Tumoren erhöht (kann einen Eisenmangel kaschieren).
• Transferrin ist ein Anti-Akute-Phase-Protein und dementsprechend erniedrigt.
• Der lösliche Transferrinrezeptor (sTfR) ist **nicht** abhängig von einer Akute-Phase-Reaktion.

Differenzialdiagnostik der hypochromen Anämien

Einen Überblick über die Differenzialdiagnostik hyperchromer Anämien gibt → Tab. 1.3.

Therapie

- Orale Substitution von zweiwertigem Eisen; nur dieses kann resorbiert werden:
  - 100–200 mg/d auf 2 Dosen verteilt für 3–6 Monate
  - Mögliche Nebenwirkung: Schwarzfärbung des Stuhls
- Parenterale Substitution von dreiwertigem Eisen

Cave: Die Parenterale Substitution von dreiwertigem Eisen hat viele Nebenwirkungen. Deshalb ist sie nur indiziert, wenn
- eine orale Therapie nicht möglich ist, z. B. bei Malabsorption oder, wenn
- gleichzeitig eine Therapie mit rhEPO erfolgt (bei renaler Anämie).

■ Megaloblastäre Anämien

Allgemeines

Hierunter werden alle hyperchromen, makrozytären Anämien mit DNA-Synthesestörungen der blutbildenden Zellen im Knochenmark gezählt:
- Vitamin-B_{12}- und Folsäuremangel
- Myelodysplastisches Syndrom

■ Anämie bei Vitamin-B_{12}- und Folsäuremangel

Allgemeines

Aufgrund des Substratmangels kommt es zu einer verzögerten DNA-Synthese. Bei der somit verlangsamten Produktion erfolgt eine vermehrte Hämoglobineinlagerung in den Erythrozyten, wodurch sich die Veränderung der Erythrozytenindizes ergibt.

Ätiopathogenese

Vitamin B_{12} wird mit dem Verzehr von tierischen Produkten aufgenommen. Bei Kontakt mit der Magensäure wird es von seinem Bindungsprotein getrennt und an den sogenannten R-Faktor gebunden. Hierdurch kann es nicht mehr resorbiert werden. Erst im alkalischen Bereich des **Dünndarms** kann es unter Hinzunahme von Pankreasenzymen wieder gespalten werden.

Es erfolgt dann die Bindung an den sogenannten **Intrinsic-Faktor (IF).** Hierdurch ist letztendlich eine rezeptorvermittelte Resorption im Ileum möglich. Im menschlichen Körper wird der überwiegende Anteil von Vitamin B_{12} in der **Leber gespeichert.** Aufgrund des großen Speichervorrats wird ein **Mangel erst nach Jahren manifest.** Ursachen für einen Mangel sind:
- Vegane Kost
- Fischbandwurm
- Fehlende/verminderte Magensäure: Gastrektomie, chronisch atrophe Gastritis, Helicobacter-pylori-Infektion
- Fehlende Pankreasenzyme: chronische Pankreatitis durch Medikamente, Alkohol
- Fehlender Intrinsic-Faktor (IF): Antikörperentwicklung gegen IF z. B. bei perniziöser Anämie
- Fehlendes Duodenum oder fehlender IF-Rezeptor: Darmoperationen, Morbus Crohn, Blind-Loop-Syndrom mit bakterieller Überwucherung
- Selten können auch angeborene Störungen des Vitamin-B_{12}-Stoffwechsel vorliegen.

Perniziöse Anämie
Autoantikörperbildung gegen Intrinsic-Faktor und Parietalzellen des Magens. Hierdurch kommt es zu einer atrophischen Autoimmungastritis mit fehlendem Intrinsic-Faktor und Achlorhydrie.

Folsäure kommt in vielen Lebensmitteln wie Fisch, Fleisch, verschiedenem Gemüse und Nüssen vor, wird allerdings beim Kochen zerstört. Die Resorption erfolgt transporterabhängig über die Darmmukosa.

Der **köpereigene Folsäurespeicher** reicht für ca. 4–5 Monate, bei Alkoholismus nur 5–10 Wochen.

Tab. 1.3 Differenzialdiagnostik hyperchromer Anämien

	Entzündung/Tumor	Eisenmangel	Thalassämie
Serumeisen	↓	↓	Normal/↑
Transferrin	↓	↑	Normal/↓
Serumferritin	↑	↓	Normal/↑
sTfR	Normal	↑	↑
Differenzialdiagnose	CRP/Staging		Hämolyse/Hb-Elektrophorese

Ursachen für einen Folsäuremangel sind:
- Mangelernährung
- Malabsorption: Intestinale Erkrankungen, Sprue, Alkohol hemmt die Resorption
- Erhöhter Bedarf: Schwangerschaft, chronische Hämolyse
- Medikamente:
  - Trimethoprim, Methotrexat und Pyrimethamin sind Folsäureantagonisten.
  - Phenytoin hemmt die Resorption.
- Selten können auch angeborene Erkrankungen zu einem Folsäuremangel führen.

> Erhöhter Folsäurebedarf in der **Schwangerschaft.** Ab Schwangerschaftswunsch sollte eine Substitution zur Minderung/Vermeidung von Neuralrohrdefekten erfolgen.

Klinik
- Beide Mangelzustände führen mit unterschiedlicher Latenz aufgrund der unterschiedlichen Depotgrößen zu einer Anämie mit den typischen Allgemeinsymptomen.
- **Nur bei Vitamin-B$_{12}$-Mangel** kann es zusätzlich zu einer **funikulären Myelose** mit Markscheidenschwund in den Hintersträngen und den Pyramidenbahnen kommen. Neurologische Frühsymptome:
  - Störungen des Lagesinns und des Vibrationssinns
  - Symmetrische Parästhesien der Beine, weniger der Arme
- Spätsymptome:
  - Spinal-ataktische Gangstörungen
  - Pyramidenbahnzeichen mit Paraspastik, bei Mitbefall der Hinterwurzel mit abgeschwächten bis fehlenden Eigenreflexen
  - Blasenentleerungsstörung

Diagnostik
- **Blutbild mit Differenzialblutbild:**
  - Anämie mit erhöhtem MCV, MCH, aber normalem MCHC, häufig Leuko- und Thrombozytopenie
  - Differenzialblutbild: hyperchrome, makrozytäre Erythrozyten
- **Retikulozyten:** ↓
- **Klinische Chemie und Gerinnungsdiagnostik:**
  - Standarddiagnostik
  - Vitamin B$_{12}$ ↓
  - Folsäure ↓
  - Nachweis Parietalzell-AK (unspezifisch)
  - Antikörper gegen IF
- **KMP:**
  - Gestörte Reifung aller drei Zellreihen

- Erythropoetische Hyperplasie mit Verschiebung des Erythrozyten-Granulozyten-Verhältnisses zu den Erythrozyten
  - KMP zur Differenzialdiagnose MDS
- **Infektiologische Diagnostik:** Parvo B19, HIV, HBV, HCV
- **Schilling-Test:** Zum Ausschluss einer Resorptionsstörung
- **Gastroskopie und Koloskopie:** zum Ausschluss einer atrophischen Gastritis (Typ A-Gastritis) und perniziösen Anämie

> **Schilling-Test**
> Dem Patienten wird 1 µg mit ^{57}Co radioaktiv markiertes Vitamin B$_{12}$ verabreicht. Folgend werden 1.000 µg Vitamin B$_{12}$ intramuskulär verabreicht, damit die körpereigenen Speicher gesättigt sind.
> Das oral verbreichte radioaktiv markierte Vitamin B$_{12}$ wird über den Urin ausgeschieden:
> - → Ausscheidung von weniger als 6 % im 24-h-Sammelurin ist pathologisch
> - → Bei verminderter Ausscheidung: Hinzugabe von Intrinsic-Faktor zur Differenzialdiagnose Malresorption oder IF-Mangel

Therapie
- Kausale Therapie: Operative Sanierung bei Blind-Loop-Syndrom, Alkoholkarenz, Ernährungsumstellung
- Substitution von Vitamin B$_{12}$ als Hydroxycobalamin, da langsamere Ausscheidung
  - 1.000 µg/Woche i.m. oder i.v., da oral nur 1 % Resorption
  - Erhaltungsdosis 1.000 µg alle 3–6 Monate i.m.
- Substitution von Folsäure: 5 mg/Tag oral
- Durch gesteigerte Erythropoese hoher Eisen- und Kaliumbedarf; ggf. substituieren

Prognose
Bereits wenige Tage nach Substitutionsbeginn kommt es zu einem Anstieg der Erythrozytenzahlen („Retikulozytenkrise").
Frühsymptome der funikulären Myelose sind reversibel, nach axonaler Degeneration nicht mehr.

■ Renale Anämie

Allgemeines
Bei der renalen Anämie handelt es sich um eine normochrome, normozytäre Anämie welche aufgrund einer **eingeschränkten Erythropoetinproduktion** bei Niereninsuffizienz auftritt. Ab einer GFR < 30 ml/min kommt es häufig zur Ausbildung der Anämie.

Klinik
- Typische Allgemeinsymptome der Anämie
- Symptome der Niereninsuffizienz

Diagnostik
- Ausschluss anderer Anämie-Ursachen
- **Retikulozyten:** ↓

Therapie
- Substitution von humanem Erythropoetin mit einem angestrebten Hämoglobinwert von 11,5 g/dl
- Nierentransplantation

■ Aplastische Anämie

Allgemeines
Bei der aplastischen Anämie (AA) handelt es sich um eine pathogenetisch uneinheitliche Gruppe von Erkrankungen die mit einer Verminderung oder dem kompletten Fehlen von hämatopoetischen Vorläuferzellen einhergehen und zur Knochenmarkinsuffizienz führen. Der Begriff Anämie ist nicht ganz zutreffend, da es sich um eine Bi- oder Trizytopenie in unterschiedlicher Kombination handelt. Die Einteilung erfolgt in drei Schweregrade (→ Tab. 1.4).

Ätiologie
- Angeborene aplastische Anämie selten, z. B. Fanconi-Anämie
- Erworbene aplastische Anämie:
  - Idiopathisch (> 80 %)
  - Ionisierende Strahlung
  - Toxine: **Benzol (häufig, ca. 10 %, Berufserkrankung)**
  - Medikamente: Chloramphenicol, Phenytoin, Carbimazol, Indomethacin, Methamizol, Propythiouracil, Allopurinol
  - Postinfektiös (Hepatitis Non-A bis Non-G, EBV, HIV)
  - Autoimmunerkrankungen (SLE, GvHD, eosinophile Fasziitis)
  - Schwangerschaft
  - Paroxysmale nächtliche Hämoglobinurie (PNH)

Klinik
Die klinischen Symptome in Abhängigkeit von der Schwere der Panzytopenie:
- Anämie: Müdigkeit, Abgeschlagenheit, Belastungs-, Ruhedyspnoe, Tachykardie, Leistungsknick
- Thrombozytopenie: Petechien, Schleimhautblutungen, Hämatome, verlängerte intensive Regelblutung
- Granulozytopenie: Rezidivierende Infektion, Pilzinfektionen

Diagnostik
- **Anamnese:** Medikamente
- **Blutbild mit Differenzialblutbild:** Panzytopenie mit unterschiedlicher Ausprägung in den einzelnen Zellreihen.
- **Retikulozyten** ↓
- **Klinische Chemie und Gerinnungsdiagnostik:** Autoantikörper zum Ausschluss einer Autoimmunerkrankung
- **KMP:** Zytologisch zeigt sich ein hypoplastisches bis aplastisches Mark, die Zellularität ist < 25 %, keine Infiltration durch maligne Zellen; histologisch kann eine Fibrose ausgeschlossen werden; Zytogenetik; Durchflusszytometrie zum Ausschluss paroxysmale nächtliche Hämoglobinurie (PNH)
- **Infektiologische Diagnostik:** HIV, CMV, Herpes-Viren, EBV, Parvo B19
- **HLA-Typisierung:** für eine eventuelle allogene Stammzelltransplantation

Differenzialdiagnostik
- Hypoplastisches myelodysplastisches Syndrom
- Paroxysmale nächtliche Hämoglobinurie
- Haarzellleukämie
- KM-Infiltration: Lymphome, Leukämie
- Chemo-, Strahlentherapie

Therapie
- **Supportive Therapie:** Erythrozyten- und Thrombozytentransfusionen, Infektprophylaxe
- **Kausale Therapie:** Ab schwerer aplastischer Anämie (SAA) oder schwerer Zytopenie einer Zellreihe mit Komplikationen durch das Fehlen dieser Zellreihe
  - > 50 Jahre: Therapie mittels Antithymozytenglobulin (ATG) oder Ciclosporin A (CSA)
  - < 50 Jahre: Hochdosistherapie mit allogener Stammzelltransplantation

Prognose
- Wichtigster prognostischer Marker: Granulozytopenie
- Unbehandelt: Letalität 70 %
- Nach allogener Stammzelltransplantation Heilung in ca. 80 % der Fälle

Tab. 1.4 Schweregrade aplastischer Anämien (2 von 3 Kriterien müssen erfüllt sein)

	Granulozyten	Thrombozyten	Retikulozyten
Mäßig/nicht schwere AA (nSAA)	< 1.500/µl	< 50.000/µl	< 60.000/µl
Schwere AA (SAA)	< 500/µl	< 20.000/µl	< 20.000/µl
Sehr schwere AA (vSAA)	< 200/µl*	< 20.000/µl	< 20.000/µl
* Für vSAA obligat			

Hämolytische Anämien

Grundlagen

Durch eine **Hämolyse** kommt es zur Zerstörung von Erythrozyten. Hierdurch werden intrazelluläre Bestandteile freigesetzt. Diese lassen sich laborchemisch als klassische **Hämolyseparameter im Serum** messen:

- Laktatdehydrogenase (LDH) ↑
- Kalium ↑
- Bilirubin ↑ mit erhöhtem indirektem Anteil
- Freies Hämoglobin ↑: Dieses wird durch Haptoglobin gebunden; hierdurch kommt es zu einem Abfall von Haptoglobin im Serum.
- Retikulozyten ↑

Überschreitet die Hämolyse die Neubildung kommt es zur Anämie und den klassischen Symptomen.

Einteilung

Zerstörung von Erythrozyten durch:

- **„Innere" Ursachen,** sogenannte **korpuskuläre** hämolytische Anämien:
  - Kugelzellanämie sogenannte Sphärozytose
  - Glukose-6-Phosphat-Dehydrogenase-Mangel
  - Pyruvatkinasemangel
  - Paroxysmale nächtliche Hämoglobinurie
  - Sichelzellanämie
  - Thalassämie
- **„Äußere" Ursachen** sogenannte **extrakorpuskuläre** hämolytische Anämien
  - Autoimmunprozesse
  - Medikamente, Alkohol (Zieve-Syndrom)
  - Infektionen
  - Künstliche Herzklappen
  - Transfusionsreaktionen
  - Thrombotisch Thrombozytopenische Purpura bzw. Hämolytisch-urämisches Syndrom

■ Sphärozytose

Allgemeines

Bei der angeborenen **Sphärozytose** handelt es sich um eine heterogene Gruppe von Erkrankungen der Erythrozyten. Aufgrund vieler unterschiedlicher Mutationen in den Membranprotein-Genen – meist mit Veränderung von Ankyrin oder Spektrin –, kommt es zu unterschiedlich ausgeprägter Klinik.

Gemeinsames Zeichen ist die **Störung der erythrozytären Verformbarkeit aufgrund veränderter Ionenpermeabilität** und dem dadurch bedingten **vorzeitigen Abbau in der Milz.**

Die Sphärozytose ist die häufigste hämolytische Anämie und kommt am ehesten bei Personen des nord- und mitteleuropäischen Raums vor.

Klinik

- Anämie
- Ikterus
- Splenomegalie
- Anamnestisch positive Familienanamnese

In Abhängigkeit des **Hämoglobinwerts,** der **Retikulozyten,** der **Bilirubinwerte** und der **Anzahl der Sphärozyten** können fünf Schweregrade mit steigendem Transfusionsbedarf definiert werden.

Komplikationen

- Durch die Hyperbilirubinämie kann es zu einer Cholelithiasis kommen.
- Durch Infektionen können aplastische oder hämolytische Krisen entstehen.
- Durch die erhöhte Erythrozytenproduktion können Folsäure- und Vitamin-B_{12}-Mangel und damit eine megaloblastäre Anämie entstehen.

Diagnostik

- **Blutbild mit Differenzialblutbild:**
  - Normochrome Anämie; hinweisend ist ein **deutlich erhöhter MCHC (> 35 g/dl)** und eine Anisozytose.
  - Differenzialblutbild: Sphärozyten
- **Retikulozyten:** meist ↑
- **Klinische Chemie und Gerinnungsdiagnostik:** Standarddiagnostik, Hämolyseparameter
- **Coombs-Test:** negativ
- **Infektiologische Diagnostik:** Parvo B19

- **Sonografie des Abdomens:** Splenomegalie
- **Acidified Glyzerol Lysis Time/Test (AGLT) oder hypotone Kochsalzlösung:** ist hochspezifisch und zeigt die osmotische Fragilität der Erythrozyten
- **Membran-Analysen mittels Gel-Elektrophorese**
- **Gen-Analysen**

Differenzialdiagnostik
Alle anderen hämolytischen Anämien

Therapie
- Es gibt keine kausale Therapie.
- Die **Splenektomie** führt meist zu einer Verminderung der Hämolyse mit Beseitigung der Anämie. Eine Indikation zur Splenektomie besteht bei Patienten
  - mit mittelschwerer Sphärozytose und mehreren hämolytischen Krisen oder starker Leistungseinschränkung oder
  - mit schwerer und sehr schwerer Sphärozytose.
- Nach Splenektomie sind die Veränderungen im Sinne von Sphärozyten im peripheren Blutausstrich **meist deutlicher**; Nachweis von Howell-Jolly-Körperchen in Erythrozyten.
- Bei weiterbestehender Hämolyse können **Nebenmilzen** vorliegen.
- **Vor bzw. nach Splenektomie: Impfung** gegen Pneumokokken, Haemophilus influenzae und Meningokokken um die Gefahr eines Overwhelming Postsplenectomy Infection Syndrome (OPSI) zu minimieren.

■ Glukose-6-Phosphat-Dehydrogenase-Mangel (Favismus)

Allgemeines
Hierbei kommt es durch eine Mutation des Glukose-6-Phosphat-Dehydrogenase-Gens auf dem X-Chromosom zu einem Mangel an **Glukose-6-Phosphat-Dehydrogenase.** Die Vererbung erfolgt **X-chromosomal-rezessiv.** Betroffen sind insbesondere Patienten aus dem Mittelmeerraum, aus Asien und Afrika. Durch die Störung der Glukoseverwertung können sich Malariaplasmodien in den Erythrozyten nicht vermehren und es besteht eine Resistenz.

Ätiopathogenese
Die wesentliche Energiequelle von Erythrozyten ist die Glukose. Diese wird mittels Glykolyse verbraucht um ATP zu bilden. Dieses wiederum wird zur Synthese des **antioxidativ wirksamen Glutathation** benötigt. Da die Glukose-6-Phosphat-Dehydrogenase ein relevantes Enzym der Glykolyse ist, kommt es zu einem **Mangel an Glutathation.**

Durch die hierdurch **herabgesetzte antioxidative Wirkung** kommt es bei oxidativem Stress unter Entstehung von Wasserstoffperoxiden zu Membranschäden mit Hämolyse. Oxidativer Stress entsteht z. B. durch:
- Infektionen
- Medikamente (ASS, Sulfonamide, Chinin, Primaquin)
- Stress
- Metabolische Azidose
- Fava-Bohnen, deswegen Favismus

Klinik
- Anämie
- Ikterus
- Splenomegalie
- Anamnestisch positive Familienanamnese

Diagnostik
- **Blutbild mit Differenzialblutbild:**
  - normochrome normozytäre Anämie
  - Differenzialblutbild: im Schub sogenannte **Heinz-Körper (Heinz-Innenkörperchen)**
- **Retikulozyten:** ↑
- **Klinische Chemie und Gerinnungsdiagnostik:** Standarddiagnostik, Hämolyseparameter
- **Coombs-Test:** negativ
- **Infektiologische Diagnostik:** Parvo B19
- **Sonografie des Abdomens:** Splenomegalie
- **Glukose-6-Phosphat Dehydrogenase-Aktivität:** im Erythrozyten herabgesetzt
- **Familienuntersuchung**

Differenzialdiagnostik
Alle anderen hämolytischen Anämien

Therapie
- Es gibt keine spezifische Therapie.
- Aufklärung und Meidung von Noxen

■ Pyruvatkinasemangel

Allgemeines
Pyruvatkinase wird ebenfalls für die Glykolyse der Erythrozyten benötigt. Bei einem Mangel kommt es zu Störungen der ATP-abhängigen Membranpumpen. Die Vererbung erfolgt autosomal-rezessiv.

Klinik
- Anämie
- Ikterus
- Splenomegalie
- Anamnestisch positive Familienanamnese

Diagnostik
- **Blutbild mit Differenzialblutbild:**
  - Normochrome, normozytäre Anämie
  - Differenzialblutbild: **Akanthozyten (stechapfelförmige Erythrozyten)**
- **Retikulozyten:** ↑

- **Klinische Chemie und Gerinnungsdiagnostik:** Standarddiagnostik, Hämolyseparameter
- **Coombs-Test:** negativ
- **Infektiologische Diagnostik:** Parvo B19
- **Sonografie des Abdomens:** Splenomegalie
- **Nachweis einer herabgesetzten Pyruvatkinase**

Therapie
- Es gibt keine spezifische Therapie.
- Gegebenenfalls Splenektomie

◾ Sichelzellkrankheiten (Sichelzellanämie)

Allgemein
Auf den Begriff **Sichelzellanämie** sollte verzichtet werden. Die **Klinik wird nicht durch die Anämie, sondern durch rezidivierende Gefäßverschlusskrisen** bestimmt. Diese resultieren aus veränderten Flusseigenschaften der sichelförmig veränderten Erythrozyten mit „Verstopfen" der Mikrozirkulation und Organinfarkten.
Die Sichelzellkrankheit umfasst alle **qualitativen Hämoglobinopathien,** die durch eine **Mutation im β-Globin-Locus des Chromosoms 11** – Position 6: Glutamin wird gegen Valin ausgetauscht – zu einem **abnormen Hämoglobin (HbS)** führen. Hierbei besteht das Gesamthämoglobin meist aus mehr als 50 % HbS. Den Rest bildet HbF.
Die Höhe von HbF ist der wichtigste prognostische Marker für die Entstehung von ZNS-Infarkten, Patienten mit weniger als 10 % haben ein erhöhtes Risiko.
Betroffen sind insbesondere Patienten aus dem Mittelmeerraum, dem mittleren Osten, aus Asien und Afrika. Die Vererbung erfolgt **autosomal-kodominant.**

Klinik
- Heterozygote häufig asymptomatisch.
- **Hauptsymptome:**
  - Rezidivierende Schmerzen im Skelettsystem
  - Rezidivierende Schmerzkrisen aufgrund von Gefäßverschlüssen insbesondere im Thorax, Abdomen und ZNS und deren Folgen
  - Hämolytische Anämie mit Ikterus
- **Bei Kindern insbesondere:**
  - Akute Ereignisse wie Milzsequestration
  - Pneumokokken-Sepsis/-Meningitis bei Autosplenektomie durch rezidivierende Infarkte
  - Aplastische Krise bei Parvovirus-B19-Infektion
  - ZNS-Infarkte
  - Paralytischer Ileus durch Mesenterialinfarkte (sogenanntes Girdle-Syndrom)
- **Bei Erwachsenen** stehen mit dem Alter chronische Organschädigungen im Vordergrund:

Glomerulonephritis/Sklerose, pulmonale Hypertonie, stumme ZNS-Infarkte, aseptische Knochennekrosen

Diagnostik
- **Blutbild mit Differenzialblutbild:**
  - Normochrome Anämie
  - Differenzialblutbild: **unter Luftabschluss Sichelzellen**
- **Retikulozyten:** meist ↑
- **Klinische Chemie und Gerinnungsdiagnostik:** Standarddiagnostik, Hämolyseparameter
- **Coombs-Test:** negativ
- **Infektiologische Diagnostik:** Parvo B19
- **Sonografie des Abdomens:** Splenomegalie
- **Hämoglobin-Elektrophorese:** Nachweis von HbS
- **Familienuntersuchung**

Differenzialdiagnostik
- Akutes Abdomen
- Alle hämolytischen Anämien

Therapie
- **Kausale Therapie bei schweren Formen (homozygote):** Allogene Stammzelltransplantation
- **Symptomatische Behandlung:**
  - Meiden von Sauerstoffmangelzuständen, analgetische Behandlung
  - Hydroxyurea: Senkt die Schmerzkrisen durch Steigerung der HbF-Produktion, bessere Hydrierung der Erythrozyten und Steigerung der NO-Synthese
  - Antibiotische Prophylaxe, Impfung
  - Therapie der Endorganschäden
- **Transfusionen:**
  - Strenge Indikationsstellung; niedriger Hb oder Schmerzkrisen sind keine Indikation
  - Wenn, dann partielle Austauschtransfusionen bei Organversagen

Prognose
- Heterozygot: Milde Symptomatik, Resistenz gegen Malariaplasmodien
- Homozygot: Unterschiedlich schwerer Verlauf

◾ Thalassämie

Allgemeines
Die **Thalassämie** umfasst **quantitative Hämoglobinopathien** und ist eine klinisch und pathophysiologisch heterogene Gruppe. Sie wird meist **autosomal-rezessiv** vererbt.
Meist kommt es aufgrund von Punktmutationen auf **Chromosom 16 bzw. 11** zu einer **reduzierten oder fehlenden Synthese der α- bzw. β-Globin-Kette.**
Betroffen sind insbesondere Patienten aus dem Mittelmeerraum, dem mittleren Osten, aus Süd-

ostasien und Afrika mit einer Prävalenz von Anlageträgern von 5–30 %.

Klinik

Die **β-Thalassämie** kann in drei Gruppen eingeteilt werden:

- **β-Thalassämie minor/heterozygote β-Thalassämie:** meist keine relevanten Krankheitszeichen, selten milde Anämiesymptomatik
- **β-Thalassämie intermedia/heterozygote oder homozygote β-Thalassämie:** mittelschwerer Verlauf, Verschlechterung über die Zeit am Ende wie Thalassämie major
- **β-Thalassämie major/homozygote β-Thalassämie:** führt meist in den ersten Lebensjahren zu klinisch relevanten Symptomen mit schwerer Anämie, Ikterus, Gedeihstörung und Hepatosplenomegalie. **Ohne Therapie:** Wachstumsstörungen, Hämosiderose, Knochendeformierungen mit z. B. Facies thalassaemica

Die **α-Thalassämie** kann in vier Gruppen eingeteilt werden:

- **α-Thalassämie minima:** Ausfall von einer Genkopie; keine Klinik
- **α-Thalassämie minor:** Ausfall von zwei Genkopien; milde Anämie
- **α-Thalassämie major (HbH-Krankheit):** Ausfall von drei Genkopien; schwere Anämie, Ikterus, Gedeihstörung, Hepatosplenomegalie
- **Hämoglobin-Barts-Krankheit:** Ausfall von allen vier Genkopien: Hydrops fetalis

Komplikationen

Sekundäre Hämochromatose mit folgender Kardiomyopathie und endokrinen Störungen

Diagnostik

- **Blutbild mit Differenzialblutbild:**
  - Hypochrome, mikrozytäre Anämie
  - Differenzialblutbild: **Targetzellen und Normoblasten**
- **Retikulozyten:** meist ↑
- **Klinische Chemie und Gerinnungsdiagnostik:** Hämolyseparameter, Ferritin, Transferrin
- **Coombs-Test:** negativ
- **Sonografie des Abdomens:** Splenomegalie
- **Hämoglobin-Elektrophorese:** Verminderte α-/β-Globin-Ketten, leicht (heterozygot) bis massiv (homozygot) erhöhtes HbF, Nachweis pathologischer Golbinketten (HbH)
- **DNA-Analyse:** Nachweis der Mutationen
- **Familienuntersuchung**

Differenzialdiagnostik

- Eisenmangelanämie
- Hämolytische Anämien

Therapie

- **Kausale Therapie bei Thalassämia major:** Allogene Stammzelltransplantation mit hoher Gesamtüberlebensrate (> 90 %)
- Transfusion von Erythrozytenkonzentraten
- Splenektomie bei Hypersplenismus → heute eher zurückhaltend
- **Frühzeitige Eisenchelation** zur Vermeidung der sekundären Hämochromatose

■ Paroxysmale nächtliche Hämoglobinurie (PNH)

Allgemeines

Bei der **paroxysmalen nächtlichen Hämoglobinurie** handelt es sich um eine sehr seltene, erworbene Erkrankung einer pluripotenten Stammzelle der Hämatopoese. Damit können alle drei Zellreihen betroffen sein. Hierbei **fehlt den betroffenen Zellen der Glykosylphosphatidylinositol-Anker (GPI)** und somit komplement**in**aktivierende Oberflächenproteine wie:

- CD55: Decay accelerating factor (DAF)
- CD59: Membrane-Inhibitor of reactive lysis (MIRL)

Es kommt **durch Aktivierung des Komplementsystems zur intravasalen Lyse** der betroffenen Zellen.

Da der defekte Klon einen Wachstumsvorteil gegenüber gesunden Zellen besitzt, kommt es immer zu einer Progredienz.

Klinik

- Chronisch **hämolytische Anämie** mit klassischen Anämiesymptomen
- **Zytopenie**
- Thrombophilie mit **venösen Thrombosen** bei ca. 40–60 % der Patienten, seltener arteriell:
  - Typisch: Budd-Chiari-Syndrom
  - Pfortaderthrombose
  - Sinusvenenthrombose
- Intermittierende Episoden von **dunkelbraunem Urin** aufgrund der Hämoglobinurie, ggf. Morgenurin
- **Niereninsuffizienz:** Sowohl durch Hämosiderinablagerungen in den proximalen Tubuli als auch durch mikrovaskuläre Thrombosen
- **Pulmonale Hypertonie** mit Dyspnoe: Aufgrund Vasokonstriktion durch den bei Hämolyse erhöhten NO-Verbrauch
- Abdominelle und thorakale Schmerzen durch Vasokonstriktion

Komplikationen

- Sekundäre aplastische Syndrome
- Hämolytische Krisen

Diagnostik
- **Blutbild mit Differenzialblutbild:**
  - Hypochrome, mikrozytäre Anämie, ggf. Panzytopenie
  - Differenzialblutbild: Ausschluss Fragmentozyten
- **Retikulozyten:** ↓
- **Klinische Chemie und Gerinnungsdiagnostik:** Standarddiagnostik, Hämolyseparameter, Eisenstoffwechsel, Thrombophilie-Screening, Nierenfunktionsdiagnostik, BNP
- **Harnstatus:** Hämoglobinurie
- **Durchflusszytometrie aus peripherem Blut:** vermindertes CD59 auf Granulozyten und Erythrozyten
- **Coombs-Test:** negativ
- **KMP:** Ausschluss aplastische Anämie und MDS bei Zytopenie
- **Sonografie des Abdomens:** Splenomegalie, Gefäßperfusion
- **UKG, ggf. Herzkatheter:** Rechtsherzbelastung, pulmonale Hypertonie
- **Mutationsanalyse:** PIG-A-Gen
- **HLA-Typisierung:** für eine eventuelle allogene Stammzelltransplantation

Differenzialdiagnostik
- Hämolytische Anämien
- Aplastische Anämie
- MDS

Therapie
- **Asymptomatische Patienten** bedürfen keiner spezifischen Therapie; supportiv: Erythrozytenkonzentrate, ggf. Folsäure, orale Eisensubstitution
- **Gegebenenfalls prophylaktische Antikoagulation**
- **Symptomatische Patienten**
  - Kurativ: **allogene Stammzelltransplantation** (junge Patienten mit schwerer Aplasie, hämolytischen Krisen oder rezidivierenden thromboembolischen Ereignissen)
  - **Eculizumab:** Monoklonaler Antikörper, der den Komplementfaktor C5 bindet, verhindert seine Spaltung und damit die Komplementaktivierung; NW: Infektionen mit kapselbildenden Bakterien → Impfung
  - **Antikoagulation nach thromboembolischem Ereignis lebenslang**
  - **Steroide** im hämolytischen Schub

Prognose
Variabler Verlauf, Übergang in aplastische Anämie, MDS und AML möglich

▨ Immunhämolytische Anämien

Allgemeines
Die immunhämolytischen Anämien sind eine Gruppe von Erkrankungen, bei denen es zu einer antikörpervermittelten Lyse von Erythrozyten kommt. Die häufigste erworbene immunhämolytische Anämie ist die autoimmunhämolytische Anämie vom Wärmetyp.

Autoimmunhämolytische Anämie vom Wärmetyp (70 %):
- Auslösung der Hämolyse durch **inkomplette Autoantikörper Typ IgG**
  - → deswegen extravasale Hämolyse mit Abbau in der Milz
- Idiopathisch (45 %)
- Sekundär (55 %) bei
  - lymphoproliferativen Erkrankungen (NHL, CLL),
  - Kollagenosen und anderen Autoimmunerkrankungen,
  - virale Infektionen, überwiegend bei Kindern,
  - Medikamenten (Chinidin, Penicillin) und
  - seltener bei Immundefekten, soliden Tumoren und Leukämien.

Autoimmunhämolytische Anämie vom Kältetyp (15 %):
- **Komplette Autoantikörper Typ IgM**
- Bei 0–5 °C komplementaktivierend → intravasale Hämolyse
- Akut: meist nach Infekten mit Mykoplasmen mit spontaner Heilung
- Chronsich:
  - Idiopathisch (sehr selten)
  - Sekundär, meist bei B-NHL
  - Leitsymptom Akrozynose, Anämie nach Kälteexposition

Klinik
- Anämiesymptome
- Ikterus
- Splenomegalie
- Hepatomegalie (selten)

Diagnostik
- **Blutbild mit Differenzialblutbild:**
  - **Bei Kältetyp: Blut warm ins Labor schicken,** hypochrome, mikrozytäre Anämie, ggf. Panzytopenie
  - Differenzialblutbild: Ausschluss Fragmentozyten
- **Retikulozyten:** meist ↑
- **Klinische Chemie und Gerinnungsdiagnostik:** Standarddiagnostik, Hämolyseparameter, Eisenstoffwechsel, Nierenfunktionsdiagnostik, Antinukleäre und ENA-Antikörper
- **Coombs-Test:** positiv
- **Nachweis von Kälteagglutininen:** bei Kältetyp-AIHA
- **KMP:** Ausschluss aplastische Anämie und MDS bei Zytopenie
- **Sonografie des Abdomens, ggf. CT:** Splenomegalie, Gefäßperfusion, Lymphome

Differenzialdiagnostik
Hämolytische Anämien

Therapie
- **Erythrozytenkonzentrate** bei hochgradig anämischen Patienten:
  - Vorgewärmt bei Kältetyp-AIHA
  - Nach Einleitung einer spezifischen Therapie bei Wärmetyp-AIHA
- **Immunsuppression** mit Kortikosteroiden, Azathioprin, Mycophenolatmofetil, Cyclophosphamid
- **Rituximab** zur Depletion der B-Lymphozyten und damit verminderter Immunglobulinsynthese
- **Eculizumab** zur Hemmung des Komplementsystems, im Rahmen von Studien
- **Intravenöse IgG-Therapie:** Bei Kindern unter der Annahme, dass nicht mehr die lysierenden Antikörper die Erythrozyten besetzen.
- **Gegebenenfalls Plasmaaustausch,** ggf. Immunadsorption
- **Splenektomie**

> Steroide und Splenektomie sind bei der AIHA vom Kältetyp unwirksam.

◼ Medikamentös induzierte Hämolysen

Allgemeines
Theoretisch kann jedes Medikament eine autoantikörpervermittelte Hämolyse auslösen. Die primäre Immunantwort benötigt bei Erstgabe mindestens 5–6 Tage, danach kann es bei Re-Exposition sofort zu einer Reaktion kommen. Zwei mögliche Antikörpermuster sind möglich:
- **Autoimmuntyp: Nicht komplementaktivierende** IgG-Autoantikörper werden gebildet und reagieren mit der Zelle in Anwesenheit und Abwesenheit des ursächlichen Medikaments
- **Hapten- oder Immunkomplextyp: Komplementaktivierende** IgG- oder IgM-Antikörper, die nur in Anwesenheit des Medikaments mit den betroffenen Zellen reagieren; somit medikamentenabhängige Antikörper.

Klinik
Nicht komplementaktivierende IgG-Autoantikörper:
- Allmähliche Hämolyse mit typischen Symptomen
- Ähnlich Wärmetyp-AIHA

Bei komplementaktivierenden Autoantikörpern kommt es zusätzlich zur Hämolyse aufgrund der akuten Komplementaktivierung zu
- Schüttelfrost mit Fieber,
- Hypotonie mit Tachykardie bis hin zum Schock mit Nierenversagen und DIC,

- Dyspnoe und
- uncharakteristischen abdominalen Beschwerden, Übelkeit und Erbrechen.

Diagnostik
- Analog den anderen hämolytischen Anämien

Therapie
- Medikament absetzen
- Symptomatisch

◼ Alloimmunhämolysen

Allgemeines
- **Alloimmunhämolysen** beinhalten die hämolytische Transfusionsreaktion und den Morbus haemolyticus neonatorum (Mutter: Rh-negativ, Kind: Rh-positiv).
- Bei **ABO-Inkompatibilität,** seltener bei Anti-D- und anderen Immunantikörpern kommt es zur Bildung von komplementaktivierenden Antikörpern und somit einer **Sofortreaktion.**

Klinik
- **Hämolytische Sofortreaktion:** Massive Hämolyse mit
  - Schüttelfrost mit Fieber,
  - Hypotonie mit Tachykardie bis hin zum Schock,
  - Dyspnoe,
  - uncharakteristischen abdominalen Beschwerden, Übelkeit und Erbrechen sowie
  - Nierenversagen.
- **Verzögerte Reaktion** nach Wochen bei bereits stattgehabter Immunisierung: Milde bis mäßige Hämolyse

Diagnostik
- Analog den anderen hämolytischen Anämien
- **Morbus haemolyticus neonatorum:**
  - Mutter: **In**direkter Coombs-Test positiv
  - Kind: Direkter Coombs-Test positiv

Therapie
- Transfusion sofort beenden
- Symptomatisch
  - Volumen
  - Steroide
  - Antihistaminika
  - Gegebenenfalls Katecholamine

◼ Nichtimmunologisch bedingte hämolytische Anämien

Allgemeines
- Kardiovaskuläre Abnormalitäten:
  - Synthetische Herzklappenprothesen, besonders in Aortenposition
  - Herzklappenstenosen, insbesondere Aortenstenose
  - Rupturiertes Aortenaneurysma

- Infektassoziierte hämolytische Anämien
- Toxische Hämolyse durch:
  - Medikamente
  - Tiergifte
  - Chemikalien
- Hypersplenismus
- Marschhämoglobinurie

 # Thrombozytopenien

Allgemeines
Eine **Thrombozytopenie** ist definiert als ein Abfall der Thrombozyten (PLT) < 150.000/µl. Hauptsymptom ist die Blutungsneigung. Diese wird klinisch relevant bei Werten < 20.000/µl:
- 50.000 bis 100.000/µl → verstärkte Blutung bei Verletzungen
- 30.000 bis 50.000/µl → verstärkte Blutung nach Mikrotraumen
- < 30.000/µl → Spontanblutungen, **Petechien,** Haut- und Schleimhautblutungen, schwere Blutungen

Störung der Thrombozytenproduktion (→ KM: Megakaryozyten ↓) bei
- Infiltrationen oder hypoplastischen Knochenmarkserkrankungen wie Leukämien, Lymphomen, MDS, MPS, aplastischer Anämie,
- Medikamenten, Vitaminmangel (Vitamin B_{12} und Folsäure) sowie
- Infektionen (Parvo B19, HIV).

Vermehrter und beschleunigter Abbau der Thrombozyten (→ KM: Megakaryozyten ↑) bei
- Autoantikörpern (Immunthrombozytopenien, rheumatische Erkrankungen, Lymphome),
- heparininduzierter Thrombopenie,
- hämolytischen Mikroangiopathien (TTP, HUS),
- disseminierter intravasaler Koagulopathie bei Sepsis,
- schwangerschaftsassoziierter Thrombozytopenie (HELLP-Syndrom) sowie
- Hypersplenismus.

> Immer Ausschluss einer **Pseudothrombozytopenie** durch verklumpen der Thrombozyten im „EDTA-Röhrchen". Messung einer zweiten Probe im „Zitratblut".

■ Immunthrombozytopenie (ITP)

Allgemeines
Bei der **Immunthrombozytopenie** (ITP; idiopathische thrombozytopenische Purpura, Morbus Werlhoff) handelt es sich um eine erworbene Erkrankung, bei der es durch die Entstehung von **Autoantikörpern gegen Thrombozyten zu einem vermehrten Abbau** und damit einer Thrombozytopenie kommt. Einteilungsmöglichkeiten:
- Genese:
  - **Primäre ITP:** Idiopathisch → Ausschlussdiagnose
  - **Sekundäre ITP:** Infekte, Medikamente, maligne Neoplasien, Autoimmunerkrankungen
- Zeitlicher Verlauf:
  - **Akute ITP:** Klassische ITP des Kindesalters (< 10 Jahre), auch ohne Therapie vollständige Ausheilung innerhalb von Wochen
  - **Chronische ITP** (> 12 Monate): überwiegend im Erwachsenenalter, häufige Rezidive mit rezidivierenden Therapien

Klinik
Die Patienten können jegliche Art von Blutungen zeigen; schwere Blutungen sind relativ selten. Das **typische Merkmal** sind stecknadelkopfgroße Hautblutungen (= **Petechien).** Die **Blutungsgrade** werden entsprechend der WHO-Klassifikation eingeteilt (→ Tab. 1.5).

Diagnostik
- **Blutbild mit Differenzialblutbild:**
  - **isolierte** Thrombopenie
  - Differenzialblutbild Ausschluss Fragmentozyten.

Tab. 1.5 ITP-Blutungsgrade nach WHO-Klassifikation

Grad	Beschreibung
0	Keine Blutung
I	Petechien, kleine Hämatome, Schleimhautblutungen
II	Große Hämatome, Ekchymosen, Hämoptysen, Teerstuhl, Hämatemesis
III	Transfusionspflichtige Blutungen
IV	Retinale Blutungen, ZNS-Blutung, letale Blutung

- **Blutbild aus Zitrat:** Ausschluss Pseudothrombozytopenie
- **Klinische Chemie und Gerinnungsdiagnostik:** Standarddiagnostik unauffällig, Gerinnung normal, ggf. Autoimmundiagnostik, Schilddrüsendiagnostik und Serumelektrophorese zum Ausschluss einer sekundären Genese
- **KMP:** Nur bei weiteren Veränderungen im Blutbild oder alten Patienten zum Ausschluss eines NHL, Megakaryozyten vermehrt
- **Infektdiagnostik:** HIV, Hepatitis, CMV, EBV, **Helicobacter pylori**
- **Thrombozytenantikörper: Nicht spezifisch;** in 10–20 % der Fälle auch ohne ITP nachweisbar

Bei der **primären ITP** sind keine LK-Vergrößerungen und keine Splenomegalie feststellbar.

Differenzialdiagnostik

- TTP: Nachweis von Fragmentozyten, Hämolyseparameter, Klinik
- Pseudothrombozytopenie: Blutbild aus Zitratröhrchen
- DIC: Laborveränderungen, Klinik
- Heparininduzierte Thrombozytopenie: Anamnese
- Ausschluss sekundärer Genese einer Thrombozytopenie: Sonografie, CT, Labor
- Evans-Syndrom: Thrombozytopenie, hämolytische Anämie

Therapie

- Therapieindikation:
  - Thrombozytenwerte < 30.000/µl oder
  - WHO-Blutungsgrad II unabhängig von den Thrombozytenwerten
- Erstlinientherapie:
  - **Steroide** (z. B. Prednison 2 mg/kg KG): über 1–2 Wochen, dann ausschleichen
  - **Intravenöse Immunglobuline** (1 g/kg KG): zusätzlich bei schweren Blutungen

- Zweitlinientherapie:
  - **Splenektomie:** dauerhafte Remission bei ca. ⅔ der Patienten
  - **Rituximab:** AK gegen CD20 auf B-Lymphozyten zur Hemmung der AK-Bildung
  - **Thrombopoetinagonisten,** da relativer Thrombopoetinmangel
- Weitere Therapieoptionen: **Immunsuppressive Therapie** mit Azathioprin, Ciclosporin, Cyclophosphamid usw.

Thrombozytenkonzentrate nur bei klinisch relevanten/lebensbedrohlichen Blutungen, da „Boosterung" der ITP.

■ Heparininduzierte Thrombozytopenie (HIT)

Allgemeines

Bei der **heparininduzierten Thrombozytopenie kommt es durch den Einsatz von unfraktioniertem Heparin – seltener bei niedermolekularem –,** zu einer vorzeitigen Zerstörung der Thrombozyten. Aufgrund des Pathomechanismus können zwei Formen unterschieden werden:

- **HIT Typ I:**
  - **Direkte Interaktion des Heparins mit Thrombozyten,** Verkürzung der Lebenszeit
  - Sofort bis 5 Tage nach Applikation
  - Abfall um maximal 30 % des Ausgangswerts, selten < 100.000/µl
  - **Keine Komplikationen**
  - Thrombozyten normalisieren sich innerhalb einer Woche von selbst
  - Heparin kann weiter gegeben werden
- **HIT Typ II**
  - **Bildung von Antikörpern** gegen Plättchenfaktor-4-Heparinkomplex
  - 5–10 Tage nach Applikation
  - Abfall mehr als 50 % des Ausgangswerts, unter 100.000/µl
  - **Hauptkomplikationen: venöse und arterielle Thrombosen, nicht Blutungen/Blutungskomplikationen**
  - Wiederanstieg 3–7 Tage nach Absetzen von Heparin
  - Heparin absetzen und Fortführung der Antikoagulation mit Hirudin, Danaparoid oder Argotraban

Bei stattgehabter HIT Typ II und erneuter Heparingabe kann es zum Abfall der Thrombozyten/zu Komplikationen innerhalb von Stunden kommen.

Diagnostik
- **Blutbild mit Differenzialblutbild:**
  - Hier zeigt sich eine isolierte Thrombozytopenie
  - Differenzialblutbild: Ausschluss von Fragmentozyten
- **Blutbild aus Zitrat:** Ausschluss Pseudothrombozytopenie
- **Klinische Chemie und Gerinnungsdiagnostik:** unauffällige klinische Chemie, Gerinnung normal
- **Nur bei HIT Typ II:**
  - **Klinische Chemie und Gerinnungsdiagnostik:** teilweise aPPT-Verkürzung
  - **Spezialdiagnostik:** Nachweis von Antikörpern gegen Plättchenfaktor-4-Heparinkomplex; HIPA-Test (heparininduzierter Thrombozytenaktivierungstest): positiv

---

Bei V. a. eine HIT Typ II nicht die Spezialdiagnostik abwarten, sondern direkte Therapieumstellung.

Therapie
- **Nur bei HIT Typ II:** Heparin absetzen und Fortführung der Antikoagulation mit Hirudin, Danaparoid oder Argatroban

■ Thrombotisch-thrombozytopenische Purpura (TTP)

Allgemeines
Bei der **thrombotisch-thrombozytopenischen Purpura** (TTP; Morbus Moschcowitz) handelt es sich um eine sehr seltene Erkrankung, die mit einer **Thrombopenie,** einer **hämolytischen Anämie** und **Verschlüssen der kleinen Gefäße** einhergeht. Die TTP kommt erworben und familiär, mit Genmutation des ADAMTS13-Gens, vor.

Ätiologie und Pathogenese
- Ursächlich können virale und bakterielle Infekte, Medikamente, maligne Neoplasien und Autoimmunerkrankungen sein. Ein Auslöser kann in der Mehrzahl der Fälle nicht gefunden werden.
- Bei der erworbenen Form kommt es durch die Entstehung von **Autoantikörpern gegen die Metalloprotease ADAMTS13** (a-disintegrin and metalloproteinase with thrombospondin-I-like domains) zur Zerstörung dieser und damit zu einer Abnahme oder einem kompletten Fehlen der Protease-Aktivität.

- Hierdurch können die **ultralangen Von-Willebrand-Multimere nicht mehr „zerschnitten"** werden.
- Die auf dem Gefäßendothel verankerten **Multimere binden Thrombozyten.**
- Es kommt zu **Gefäßverschlüssen** und durch die entstehenden Fibrinnetze zur **Zerstörung von Erythrozyten (→ Fragmentozyten).**

Klinik
Die Klinik der TTP ist ein hochakutes Krankheitsbild, sodass Allgemeinsymptome der Anämie meist durch das Bild des schwerkranken Patienten überdeckt werden:
- Symptome der Anämie
- Ikterus
- Thrombozytopenie: Petechien, Schleimhautblutungen, Hämatome
- Hyaline Thromben mit Gefäßverschlüssen:
  - ZNS: Hemiparesen, Verwirrtheit, sonstige neurologische Symptome
  - Niere: Niereninsuffizienz mit ggf. Oligo- oder Anurie
  - Abdomen: Schmerzen bei Ischämie
  - Herz: AP-Symptomatik bis hin zum Myokardinfarkt

Bei **Thrombozytopenie, hämolytischer Anämie** und **neurologischen Symptomen** muss immer an eine TTP gedacht und **sofort** eine Therapie eingeleitet werden.

Diagnostik
- **Blutbild mit Differenzialblutbild:**
  - Normochrome, normozytäre Anämie, Thrombopenie
  - Differenzialblutbild: **Fragmentozyten**
- **Klinische Chemie und Gerinnungsdiagnostik:** LDH, Bilirubin, indirektes Bilirubin hoch, Haptoglobin niedrig, Retentionsparameter hoch, Gerinnung meist normal
- **Spezialdiagnostik:** ADAMTS13 ↓, Antikörper gegen ADAMTS13 nachweisbar, ultralange Von-Willebrand-Multimere nachweisbar
- **Coombs-Test:** negativ
- **KMP:** Nur bei V. a. auf NHL oder multiple Rezidive der TTP
- **Kraniales CT:** zum Ausschluss einer intrakraniellen Blutung

Therapie
Bei Verdacht sofortige Therapieeinleitung:
- **Plasmaaustausch/Plasmapherese** gegen Fresh-Frozen-Plasma:
  - ADAMTS13 wird sofort ersetzt
  - Antikörper gegen ADAMTS13 werden sofort vermindert

- **Hoch dosierte Steroidtherapie:** Hemmt die Antikörperneubildung

Bei Versagen/Rezidiv:

- **Rituximab:** Monoklonaler Antikörper gegen CD20 auf B-Lymphozyten führt zur B-Zell-Depletion; dadurch verminderte/keine Auto-antikörperneubildung

Weitere Therapieoptionen:

- **Immunsuppressive** Therapie mit Ciclosporin A, Cyclophosphamid, Vincristin
- **Infekttherapie**
- **Gegebenenfalls Splenektomie**

Bei akutem Nierenversagen und/oder Anurie ggf. Einleitung einer Hämodialyse

---

Thrombozytenapheresekonzentrate nur im Notfall bei unkontrollierten Blutungen, da durch die Gabe die Autoantikörperbildung vermehrt wird („Öl ins Feuer gießen").

Prognose
- Ohne Therapie beträgt die Mortalität 90 %
- Mit Therapie beträgt die Mortalität 10 %
- Rezidive bei mehr als 50 % der Patienten

■ Hämolytisch-urämisches Syndrom (HUS)

Allgemeines
Das **hämolytisch-urämische Syndrom** kommt überwiegend bei Säuglingen und im Kindesalter vor und besteht aus einer Kombination von Thrombopenie, hämolytischer Anämie und Nierenversagen.

- Typisches HUS: Infektion mit **Shigatoxin-produzierenden E. coli O157:H7 → blutige Diarrhöen**
- Atypisches HUS: Familiäres HUS (10–15 %), Mangel an Komplementregulator Faktor H (hemmt Komplementsystem)

Keine Antibiotikatherapie bei HUS durch E. coli. Durch Zerstörung der Bakterien wird Freisetzung des Shigatoxins erhöht.

Pathogenese, Klinik, Diagnostik, Therapie
Analog der thrombotisch-thrombozytopenischen Purpura. Unterschiede sind lediglich:

- **Weniger ZNS-Symptome, Nierenversagen im Vordergrund**
- **Atypisches HUS: Therapieoption mit Eculizumab → Antikörper gegen Komplementfaktor C5 → Hemmung des Komplementsystems**

■ CHECK-UP

- ☐ Benennen Sie die unterschiedliche Pathogenese der Thrombopenie bei ITP und TTP.
- ☐ Welches sind die Kardinalsymptome einer TTP?
- ☐ Was sind die Unterschiede zwischen HIT I und II, welche ist risikoreicher und warum?

 # Maligne Lymphome

Allgemeines
Bei den **malignen Lymphomen** handelt es sich um eine heterogene Gruppe bösartiger Erkrankungen des lymphatischen Systems. Es kommt zu einer klonalen Proliferation einer entarteten Zelle (monoklonale B-/T-Zelle).
Hauptmerkmal ist die meist schmerzlose Lymphknotenschwellung. Histologisch kann zwischen **Hodgkin-Lymphomen** mit dem Nachweis von sogenannten Reed-Sternberg-Zellen (mehrkernige Riesenzellen) und sogenannten **Non-Hodgkin-Lymphomen** unterschieden werden.

■ Morbus Hodgkin

Allgemeines
Der **Morbus Hodgkin** ist eine Erkrankung ausgehend von Keimzentrums- und Post-Keim-zentrums-B-Lymphozyten. Definierend ist der histologische Nachweis von sogenannten **Reed-Sternberg-Zellen (mehrkernige Riesenzellen) und Hodgkin-Zellen (einkernig).** Diese neoplastischen Zellen liegen allerdings nur in geringer Anzahl (< 1 %) vor. Den Hintergrund bildet ein allgemein inflammatorisches Zellbild.

- Man kann den Morbus Hodgkin in zwei Gruppen unterteilen:
  – **Noduläres lymphozyten-prädominantes Hodgkin-Lymphom (5 %)**
  – **Klassisches Hodgkin-Lymphom (95 %)**
    Eine weitere Einteilung des klassischen Hodgkin-Lymphoms erfolgt anhand des histologischen Befunds der Tumorzellen und des zellulären Hintergrunds:
    – Nodulär-sklerosierender Typ (70 %)
    – Mischtyp (20–25 %)

- Lymphozytenreicher Typ (5 %)
- Lymphozytenarmer Typ (< 1 %)
- **Häufigkeit** einer Morbus-Hodgkin-Erkrankung: 2–3 Fälle pro 100.000 Bewohner; Männer : Frauen = 3 : 2
- **Zwei Altersgipfel:** Junge Erwachsene zwischen 20 und 30 Jahren sowie ältere Erwachsene um die 65 Jahre
- Erhöhtes **Risiko** bei
  - EBV-Infektion,
  - längerer Immunsuppression und
  - Autoimmunkrankheiten.

Klinik

- Klinisches Hauptmerkmal ist die meist **schmerzlose Lymphknotenschwellung,** beginnend meist zervikal, fast immer oberhalb des Zwerchfells
- **B-Symptomatik**
  - Fieber über > 38 °C, ggf. wellenförmiger Verlauf (Pel-Ebstein-Fieber)
  - Gewichtsverlust > 10 % des Körpergewichts innerhalb von 6 Monaten
  - Nachtschweiß mit durchnässter Schlafbekleidung
- Spezifisch ist ein schon früh auftretender **generalisierter Juckreiz der Haut.**
- **Schmerzen** im Bereich der befallenen Lokalisationen **bei Alkoholkonsum**
- **Verdrängungssymptome** bei Lymphknotenkonglomeraten:
  - thorakale Schmerzen oder Dyspnoe und
  - Kompression von abdominalen Hohlorganen.

Komplikationen
Tumorlysesyndrom

Diagnostik
- **Blutbild mit Differenzialblutbild:**
  - Zytopenie bei KM-Infiltration, auch Leukozytose möglich
  - Differenzialblutbild: **Ausgeprägte Eosinophilie und Lymphopenie**
- **Klinische Chemie und Gerinnungsdiagnostik:** Standarddiagnostik, β-2-Mikroglobulin, LDH ↑ und Harnsäure ↑ wegen Zellzerfall
- **KMP:** Zytologisch zeigen sich Reed-Sternberg-Zellen; Durchflusszytometrie: meist CD30 und CD15 positive Zellen; Zytogenetik
- **Infektiologische Diagnostik:** HIV, Hepatitis, EBV, CMV
- **CT-Hals, -Thorax, -Abdomen** zur Stagingdiagnostik
- **Weitere Bildgebung:** MRT/PET bei gesonderter Fragestellung
- **LK-Exstirpation:** Histologische Sicherung: eine Punktion/Feinnadelaspiration ist nicht ausreichend, da hier die Lymphknotenarchitektur nicht beurteilt werden kann. **Gegebenenfalls LP, Pleura-, Aszitispunktion:** bei V. a. Infiltration

Die **prognostische Stadieneinteilung** von Hodgkin- und Non-Hodgkin-Lymphomen wird nach der modifizierten **Ann-Arbor-Klassifikation** vorgenommen (→ Tab. 1.6).

Tab. 1.6 Stadieneinteilung von Hodgkin- und Non-Hodgkin-Lymphomen nach der modifizierten Ann-Arbor-Klassifikation

Stadium	grobe Lokalisation	Beschreibung
I	→ ein Herd	• Befall einer einzigen Lymphknotenregion (I/N) oder • Vorliegen eines einzigen lokalisierten extranodalen Herdes (I/E)
II	→ eine Seite des Zwerchfells	• Befall von 2 oder mehr Lymphknotenregionen auf einer Seite des Zwerchfells (II/N) oder • Vorliegen lokalisierter extranodaler Herde mit Befall einer oder mehrerer Lymphknotenregionen auf einer Seite des Zwerchfells (II/E)
III	→ beide Seiten des Zwerchfells	• Befall von 2 oder mehr Lymphknotenregionen auf beiden Seiten des Zwerchfells (III/N) oder • Befall von lokalisierten extranodalen Herden und Befall einer oder mehrerer Lymphknotenregionen, sodass ein Befall auf beiden Seiten des Zwerchfells vorliegt (III/E)
IV	→ disseminierter extralymphatischer Organbefall	• Disseminierter Befall eines oder mehrerer extralymphatischer Organe mit oder ohne Befall von Lymphknoten (Eine Beteiligung des Knochenmarks oder der Leber gilt grundsätzlich als Stadium IV)

- Zusatz A: Ohne B-Symptomatik
- Zusatz B: Mit B-Symptomatik
- Zusatz E: Extranodalbefall
- Zusatz X: Tumor-Bulk
- Zusatz S: Splen (Milz)

Differenzialdiagnose
- Entzündliche Lymphknotenschwellungen bei Tuberkulose, Toxoplasmose, CMV, EBV, HIV, Bartonella henselae
- Non-Hodgkin-Lymphome
- Metastasen solider Tumoren

Therapie
Die Erkrankung des Morbus Hodgkin muss immer, auch wenn nur eine Lymphknotenstation betroffen ist, als systemische Erkrankung angesehen werden (Therapie meist im Rahmen von Studien):
- **Systemische Kombinationschemotherapie** (ABVD, BEACOPP) in Abhängigkeit von der Stadieneinteilung nach Ann Arbor (CS = klinisches Stadium) und definierten Risikofaktoren:
  - Großer mediastinaler Bulk
  - Extranodaler Befall
  - BSG $\geq$ 50 mm/h
  - Mehr als 3 Lymphknotenstationen
- **Strahlentherapie**
- **Monoklonale Antikörper** bei Nachweis von spezifischen Oberflächenantigenen

- **Frühe Stadien:** CS IA/B und IIA/B ohne Risikofaktoren
  - → z. B. 2 × ABVD + Bestrahlung des betroffenen Gebiets
- **Intermediäre Stadien:** CS IA/B und IIA mit Risikofaktoren, CS IIB mit den Risikofaktoren: hoher BSG und/oder $\geq$ 3 Lymphknotenarealen
  - → z. B. 2 × ABVD + 2 × BEACOPP + Bestrahlung des betroffenen Gebiets
- **Fortgeschrittene Stadien:** CS IIB mit den Risikofaktoren, großer Mediastinaltumor und/oder Extranodalbefall, CS III und IV
  - → z. B. 6–8 × BEACOPP + Strahlentherapie bei Restbefunden

- **Rezidivtherapie:**
  - Salvage-Therapie, Chemotherapie zur erneuten Remissionsinduktion
  - **Hochdosistherapie mit autologer Stammzelltransplantation**

Prognose
Langfristige Heilung bei > 80 % der Patienten, Zweitmalignome ca. 20 %

▦ Non-Hodgkin-Lymphome

Allgemeines
Die Gruppe der **Non-Hodgkin-Lymphome** umfasst eine heterogene Gruppe an bösartigen Erkrankungen, die durch eine **monoklonale Proliferation von B-, T-, oder NK-Lymphozyten** entstehen.

Im Lauf der Zeit erfolgte die Einteilung nach immunhistochemischen, molekulargenetischen oder morphologischen Aspekten, z. B. in der REAL- oder der Kiel-Klassifikation. Aktuell erfolgt die Einteilung im Rahmen der **WHO-Klassifikation für maligne Lymphome in**
- B-, T-, und NK-Zell-Lymphome sowie
- reifzellige Lymphome und Lymphome aus Vorläuferzellen der Lymphopoese.

Eine **klinisch relevante Unterscheidung** erfolgt Aufgrund der Wachstumsgeschwindigkeit:
- **„Aggressive (hoch maligne) Lymphome"** → schnell wachsend und sofort therapiebedürftig:
  - Diffus Großzelliges B-Zell Lymphom
  - Mantelzelllymphom
  - Burkitt-Lymphom
  - Folliculäres Lymphom Grad IIIb
  - Systemische T-Zell-Lymphome
- **„Indolente (niedrig maligne) Lymphome"** → langsame Wachstumsgeschwindigkeit, ggf. „watch and wait":
  - Folliculäres Lymphom Grad I bis IIIa
  - Marginalzonenlymphom
  - Chronische lymphatische Leukämie
  - Haarzellleukämie
  - Multiples Myelom/Immunozytom
  - MALT-Lymphome: Häufigstes extranodales Lymphom, meist im Magen, Helicobacter-pylori-assoziiert

---

- Typisch für das **Burkitt-Lymphom** sind genetische Veränderungen des **c-myc-Gens**, meist mit **Translokation t (8; 14).** Es ist mit einem **Ki-67-Index > 95 %** das am schnellsten proliferierende Lymphom. Deswegen aggressivere **Therapie ähnlich einer B-ALL.**
- Das **endemische Burkitt-Lymphom** tritt meistens im tropischen Afrika mit Befall von **Maxilla und Mandibula** auf und ist in **95 % der Fälle mit einer vorangegangenen EBV-Infektion** assoziiert.

Klinik
- **Schmerzlose Lymphknotenschwellung, ggf. Splenomegalie:**
  - Bei aggressiven Lymphomen innerhalb von Wochen
  - Bei indolenten Lymphomen über Monate bis Jahre
- **Extranodale Manifestationen** sind häufiger als beim Morbus Hodgkin:
  - Gastrointestinaltrakt → MALT-Lymphom
  - Pleura/Lunge
  - Haut
  - Zentrales Nervensystem
- **Infiltration des Knochenmarks** (in 30–50 %) mit Beeinträchtigung der Hämatopoese
- **B-Symptomatik**

Diagnostik

- **Blutbild mit Differenzialblutbild:** Zytopenie bei KM-Infiltration; Differenzialblutbild ggf. Lymphozytose
- **Klinische Chemie und Gerinnungsdiagnostik:** Standarddiagnostik, β-2-Mikroglobulin, LDH ↑ und Harnsäure ↑ wegen Zellzerfall
- **KMP:** Zytologisch ggf. Lymphomzellen; Durchflusszytometrie: Nachweis monoklonaler B-Zellen, **Nachweis von CD20,** Diagnostik bestimmter Lymphome wie CLL oder Mantelzelllymphom
- **Zytogentik: Follikuläre Lymphome zu 90 % t (14; 18), Burkitt-Lymphom zu 80 % t (8; 14), Mantelzelllymphom zu 70 % t (11; 14), Marginalzonenlymphom zu 30–50 % t (11; 18)**
- **Infektiologische Diagnostik:** HIV, Hepatitis, EBV, CMV, HTLV 1/2 bei T-Zell-Lymphomen
- **CT-Hals, -Thorax, -Abdomen** zur Stagingdiagnostik
- **Weitere Bildgebung:** MRT/PET bei gesonderter Fragestellung
- **LK-Exstirpation:** Histologische Sicherung: eine Punktion/Feinnadelaspiration ist nicht ausreichend, da hier die Lymphknotenstruktur nicht beurteilt werden kann.
- **Gegebenenfalls LP, Pleura-, Aszitespunktion:** bei V. a. Infiltration

Therapie

Auch Non-Hodgkin-Lymphome müssen als systemische Erkrankungen angesehen werden.
Eine einzige **Ausnahme** bilden **indolente Lymphome im Stadium I und II nach Ann-Arbor.** Hier kann die lokale Radiatio eine kurative Therapieintention haben. **Für alle anderen Non-Hodgkin-Lymphome** ist die Chemotherapie als kurative Therapieoption anzusehen:

- **Systemische Immunopolychemotherapie:**
  - 6–8 Zyklen **R-CHOP**
  - R = monoklonaler Antikörper **Rituximab,** der gegen das Oberflächenantigen CD20 auf B-Lymphozyten gerichtet ist
  - CHOP = Polychemotherapie bestehend aus Cyclophosphamid, Doxorubicin, Vincristin und Prednison
- **Gegebenenfalls Strahlentherapie,** wenn lokale Therapie benötigt
- Bei älteren Patienten palliatives Konzept mittels Antikörper- und milder Chemotherapie
- **Rezidivtherapie:**
  - Salvage-Therapie: Chemotherapie zur erneuten Remissionsinduktion
  - **Hochdosistherapie mit autologer Stammzelltransplantation**

Prognose

- In Abhängigkeit vom **International Prognostic Index (IPI):**
  - Alter (< vs. > 60 Jahre)
  - Allgemeinzustand (ECOG 0–1 vs. 2–5)
  - Befall extranodaler Organe (0–1 vs. ≥ 2 extranodale Organe)
  - Ann-Arbor-Stadium (I, II vs. III, IV)
  - LDH (< vs. > obere Normgrenze)
- Dreijahresüberleben zwischen 40–70 %
- Mantelzelllymphome haben mit die schlechteste Prognose

■ Chronische lymphatische Leukämie (CLL)

Allgemeines

Die **chronische lymphatische Leukämie** gehört zu der Gruppe der **indolenten B-Zell-Non-Hodgkin-Lymphome,** zeigt jedoch einen leukämischen (ausschwemmenden) Verlauf mit Vermehrung reifwirkender aber immun**in**kompetenter Lymphozyten bei fehlender Apoptose:

- Die Inzidenz beträgt 3 pro 100.000 Einwohner → **häufigste lymphatische Neoplasie in der westlichen Welt**
- Bei **älteren Patienten:** Altersmedian bei Erstdiagnose ca. 72 Jahre
- Erhöhtes Risiko bei positiver Familienanamnese

Klinik

Aufgrund des langsamen Verlaufs der Erkrankung sind die Beschwerden der Patienten häufig uncharakteristisch. Meist erfolgt die Erstdiagnose im Rahmen einer Routineblutentnahme.

- **Leitsymptome:**
  - Lymphknotenschwellung
  - Hepato- und/oder Splenomegalie mit Hypersplenismus
  - B-Symptomatik
- **Hämatopoetische Insuffizienz**
- **Infektanfälligkeit bei:**
  - Immun**in**kompetenten Lymphozyten → Herpes simplex, Herpes zoster, Mykosen
  - Ausgeprägtes Immunglobulinmangelsyndrom bei B-Zelldefekt
- **Autoimmunzytopenien:**
  - Am **häufigsten ist die autoimmunhämolytische Anämie (AIHA)** vom Wärmetyp
  - Gegebenenfalls **Evans-Syndrom:** AIHA und Autoimmunthrombozytopenie

Die Stadieneinteilung der chronischen lymphatischen Leukämie nach Binet und Rai ist in → Tab. 1.7 dargestellt.

Diagnostik

- **Blutbild mit Differenzialblutbild:**
  - Anämie, Thrombozytopenie, Leukozytose
  - Differenzialblutbild: Lymphozytose mit Vermehrung kleiner, morphologisch reif wirkender Lymphozyten (70–95 %), **Gumprecht-Kernschatten**

Tab. 1.7 CLL-Stadieneinteilung nach Binet und Rai

Stadieneinteilung nach Binet	
Stadium A	• Hb ≥ 10 g/dl • Thrombozyten ≥ 100.000/µl • ‹ 3 betroffene LK-Regionen
Stadium B	• Hb ≥ 10 g/dl • Thrombozyten ≥ 100.000/µl • ≥ 3 betroffene LK-Regionen
Stadium C	• Hb ‹ 10 g/dl oder • Thrombozyten ‹ 100.000/µl
Stadieneinteilung nach Rai	
Stadium 0	Nur Lymphozytose (› 15.000/µl)
Stadium I	Lymphozytose + Lymphknoten-vergrößerungen
Stadium II	Lymphozytose + Hepato- und/oder Splenomegalie
Stadium III	Lymphozytose + Anämie mit Hb ‹ 11 g/dl
Stadium IV	Lymphozytose + Thrombozytopenie ‹ 100.000/µl

- **Klinische Chemie und Gerinnungsdiagnostik:** Standarddiagnostik, LDH und Harnsäure, Hämolyseparameter; **prognostisch wichtig:** LDH, β-2-Mikroglobulin, Thymidinkinase
- **Coombs-Test:** positiv
- **KMP:** Zytologie: > 30 % reife Lymphozyten; Durchflusszytometrie: monoklonale B-Zellen mit typischen Oberflächenmarkern und Leichtkettenrestriktion, **prognostisch wichtig:** CD38 und CD49d
- **Zytogenetik prognostisch wichtig** (z. B.: gut → Deletion 13q; schlecht → Deletion 17p oder 11q)
- **Infektiologische Diagnostik:** HIV, Hepatitis, EBV, CMV
- **CT-Hals, -Thorax, -Abdomen** zur Stagingdiagnostik
- **LK-Exstirpation:** Bei V. a. Transformation in ein aggressives Lymphom (Richter-Syndrom)
- **HLA-Typisierung:** für eine eventuelle allogene Stammzelltransplantation

Differenzialdiagnostik
- Reaktive Lymphozytose bei viralen Infekten
- Andere indolente Lymphome

Therapie
Heilung kann nur durch eine allogene Stammzelltransplantation erreicht werden:
- **Asymptomatische Patienten; Binet-Stadium A** → watch and wait
- **Therapieeinleitung bei**
  - **symptomatischem Binet-Stadium B und C** oder Stadium A und
  - Leukozytenverdopplungszeit < 6 Monate,
  - ausgeprägter Lymphadenopathie oder Splenomegalie,

- Autoimmunphänomenen,
- Knochenmarksinsuffizienz oder
- ausgeprägter B-Symptomatik.
- **Immunochemotherapie:**
  - Bei **„fitten"** Patienten mit **Rituximab + Fludarabin + Cyclophosphamid;** im Rezidiv: Hochdosistherapie mit **allogener Stammzelltransplantation**
  - Bei **„unfitten"** Patienten **Alemtuzumab** oder **Rituximab + Bendamustin**
- Palliativ: „Knospe"-Schema mit Chlorambucil und Prednison
- Radiatio einzelner Lymphome

Prognose
- In Abhängigkeit vom Stadium und der Zytogenetik medianes Überleben 2 bis > 10 Jahre
- **Richter Syndrom:** Übergang der CLL in ein aggressives Lymphom

■ Haarzellleukämie

Allgemeines
Die **Haarzellleukämie** ist eine seltene maligne Erkrankung, die von B-Zellen ausgeht und zur Gruppe der **indolenten Lymphome** gezählt wird. Ihren Namen hat sie aufgrund des mikroskopischen Aspekts mit **feinen Zytoplasma-Ausläufern.** Das mediane Erkrankungsalter liegt zwischen 50 und 55 Jahren.

Klinik
- **Zytopenie** durch:
  - Knochenmarkinfiltration
  - Vermehrung von Retikulinfasern → Fibrose
  - Zytokine, die die Hämatopoese hemmen
- **Ausgeprägte Splenomegalie mit Hypersplenisyndrom**
- Seltener Hepatomegalie oder Lymphadenopathie
- Als Besonderheit ist die sogenannte **Haarzellleukämievariante** zu sehen, die häufig mit einer **Leukozytose** einhergeht.

Diagnostik
- **Blutbild mit Differenzialblutbild:**
  - Leukopenie, Anämie, Thrombozytopenie oder Leukozytose bei Haarzellleukämievariante
  - Differenzialblutbild: Haarzellen
- **Klinische Chemie und Gerinnungsdiagnostik:** Standarddiagnostik, LDH
- **KMP:** Zytologie: Haarzellen, oft Punctio sicca wegen Retikulinfasern/Fibrose; Durchflusszytometrie: Nachweis typischer Oberflächenmarker → Unterscheidung von Haarzellleukämie und Variante-Form
- **Infektiologische Diagnostik:** HIV, Hepatitis, EBV, CMV
- **Sonografie des Abdomens:** Splenomegalie, ggf. Hepatomegalie

Therapie
- Asymptomatisch → watch and wait
- Symptomatisch: Zytopenie
  - Purinanaloga: Cladribine oder Pentostatin (2CdA), ggf. Interferon-α
  - Rezidiv: Rituximab

Prognose
Ansprechraten > 95 % mit kompletter Remission in ca. 75 % der Fälle

■ Multiples Myelom

Allgemeines
Das **multiple Myelom** gehört zu den **reifzelligen B-Zell-Lymphomen** und zeichnet sich durch eine **maligne Proliferation einer monoklonalen Plasmazellpopulation** im Knochenmark aus.
- Dadurch kommt es zu
  - einer **übermäßigen Produktion von monoklonalen Immunglobulinen (Ig)**
    - IgG > IgA > Leichtketten κ oder λ > IgD (nach Häufigkeit) sowie
  - einer **Aktivierung von Osteoklasten mit Knochenabbau** mit **konsekutiver Hyperkalzämie** bei zusätzlicher Hemmung von Osteoblasten.
- Inzidenz: 4–5 pro 100.000 Bewohnern
- Besonders **ältere Menschen** erkranken an einem multiplen Myelom (Erkankungsmedian ca. 70 Jahre).
- Risikofaktoren für die Entstehung:
  - Höheres Alter, positive Familienanamnese, männliches Geschlecht
  - Bestehende monoklonale Gammopathie unklarer Signifikanz (MGUS)

Klinik
- **Plasmazellvermehrung im Knochenmark:** Hämatopoetische Insuffizienz mit den typischen Symptomen
- **Osteoklastenvermittelter Knochenabbau und Hemmung der Osteoblasten:**
  - Schmerzen
  - Pathologische Frakturen
- **Hyperkalzämie Symptome:**
  - Übelkeit und Erbrechen
  - Steinleiden
  - Herzrhythmusstörungen
  - Adynamie bis hin zur Somnolenz
- **Anstieg des Gesamteiweißes mit Hyperviskositätssyndrom:**
  - Dyspnoe
  - AP-Symptomatik
  - TIA
  - Hör- und Sehstörungen
- **Ausfällung von Leichtketten:**
  - Toxischer Nierenschaden → Niereninsuffizienz

- Ablagerung von Leichtketten in der Basalmembran: **AL-Amyloidose** mit Entstehung eines nephrotischen Syndroms → Niereninsuffizienz
- **Infektneigung** bei ungenügend normalen Immunglobulinen
- **Blutungsneigung:** Bindung von Gerinnungsfaktoren durch monoklonale Immunglobuline
- Entwicklung einer → Amyloidose

Diagnostik
- **Blutbild mit Differenzialblutbild:**
  - Leukopenie, Anämie, Thrombozytopenie bei KM-Infiltration
  - Differenzialblutbild: ggf. Plasmazellen bei Ausschwemmung → Plasmazellleukämie
- **Klinische Chemie und Gerinnungsdiagnostik:** Standarddiagnostik, Serumprotein-Elektrophorese zum **Nachweis eines M-Gradienten** und Immunfixation zur Monoklonalitätsanalyse, Immunglobuline und freie Leichtketten quantitativ, Retentionsparameter und Kalzium ↑, β-2-Mikroglobulin, Gesamteiweiß, Albumin, BSG massiv beschleunigt
- **Urindiagnostik:** 24 h Sammelurin → Urinproteinelektrophorese und -immunfixation, freie Leichtketten quantitativ → **Bence-Jones-Proteinurie**
- **KMP:** Zytologie: Vermehrung von Plasmazellen; Durchflusszytometrie: Vermehrung von Plasmazellen CD38 und CD138 positiv
- **Zytogenetik:** Prognosebestimmung (z. B.: schlecht → Deletion 17p, t [4; 14], 13q)
- **Infektiologische Diagnostik:** HIV, Hepatitis, EBV, CMV
- **CT:** Low-dose-Ganzkörper-CT, Pariser Schema mit konventionellen Bildern obsolet
- **MRT:** Extramedulläre Weichteilinfiltrationen durch Plasmazellen
- **HLA-Typisierung:** Für eine eventuelle allogene Stammzelltransplantation

---

- Eine Knochenszintigrafie zeigt beim multiplen Myelom trotz vorliegender Osteolysen einen **negativen** Befund.
- Auch bei normalen Kreatininwerten möglichst **kein Kontrastmittel** verwenden, da eine hohe Gefahr für eine Niereninsuffizienz besteht.

Die prognostische Einteilung erfolgt nach **Salman und Durie** (→ Tab. 1.8) und dem **International Staging System** (ISS; → Tab. 1.9).

Therapie
Einziger kurativer Ansatz ist nur die **allogene Stammzelltransplantation**.

Tab. 1.8 Stadieneinteilung des multiplen Myeloms nach Salman und Durie

Stadium	Kriterien
I	Alle Kriterien müssen erfüllt sein: • Hb › 10 g/dl • Serumkalzium normal • Im Röntgenbild normale Knochenstruktur oder solitäre Osteolyse • Geringe Konzentration monoklonaler Immunglobuline: – IgG ‹ 5 g/dl – IgA ‹ 3 g/dl – Bence-Jones-Proteinausscheidung im Urin ‹ 4 g/Tag
II	• Weder Stadium I noch III zuzuordnen
III	Mindestens ein Kriterium muss erfüllt sein: • Hb ‹ 8,5 g/dl • Serumkalzium erhöht • Im Röntgenbild fortgeschrittene osteolytische Läsionen • Hohe Konzentration monoklonaler Immunglobuline: – IgG › 7 g/dl – IgA › 5 g/dl – Bence-Jones-Proteinausscheidung im Urin › 12 g/Tag
Zusatz A	Kreatinin ≤ 2,0 mg/dl
Zusatz B	Kreatinin › 2,0 mg/dl

Tab. 1.9 Stadieneinteilung des multiplen Myeloms nach International Staging System (ISS)

Stadium	Beschreibung
ISS I	• β-2-Mikroglobulin ≤ 3,5 mg/l und Albumin ≥ 35 g/l
ISS II	• β-2-Mikroglobulin ‹ 3,5 mg/l und Albumin ‹ 35 g/l **oder** • β-2-Mikroglobulin 3,5–5,5 mg/l
ISS III	• β-2-Mikroglobulin › 5,5 mg/l

- **Asymptomatisch:** → watch and wait
- **Symptomatisch** → Therapieindikationen bei positiven **CRAB-Kriterien:**
  - C (hyper calcemia): Hyperkalziämie
  - R (renal failure): Niereninsuffizienz
  - A (anemia): Anämie
  - B (bone lesioms): Osteolysen
  - **Induktionstherapie:** Klassische Chemotherapie in Kombination mit Bortezomib (Proteasomeninhibitor), Lenalidomid oder Thalidomid (immunmodulatorische Substanzen)
  - **Konsolidierungstherapie:** Hochdosistherapie mit autologer oder allogener Stammzelltransplantation
  - **Gegebenenfalls Erhaltungstherapie**

- Immer **Bisphosphonattherapie:** „Knochenstabilisierung" durch Osteoklastenhemmung; cave: Kieferosteonekrosen
- **Radiatio** bei Frakturgefahr und Kompressionssyndromen
- **Chirurgische Fixation** bei Frakturen und zur Dekompressionen
- **Palliativ:** Alexanian-Schema: mit Melphalan und Prednison, ggf. mit Thalidomid (MPT)

Prognose

In Abhängigkeit vom Stadium der Erkrankung beträgt die mittlere Überlebenszeit 1–5 Jahre.

■ Immunozytom

Allgemeines

Das **Immunozytom** (Morbus Waldenström, Waldenströms Makroglobulinämie) ist eine seltene maligne Erkrankung, ausgehend von monoklonalen B-Lymphozyten. Sie wird zu den **indolenten Lymphomen** gezählt. Es kommt zu einer **Überproduktion von monoklonalem Immunglobulin M.**

Klinik

Im Gegensatz zum multiplen Myelom **keine Osteolysen** und **keine Niereninsuffizienz.**

- **Hämorrhagische Diathese:** Bindung von Thrombozyten und Gerinnungsfaktoren durch IgM
- **Autoimmunhämolyse durch Kälteagglutinine:** Anämiesymptome
- **Hyperviskositätssyndrom** (> 30 g/l IgM)
- Lymphadenopathie, Hepatosplenomegalie

Diagnostik

Blutbild mit Differenzialblutbild: Anämie; Differenzialblutbild

Klinische Chemie und Gerinnungsdiagnostik: Serumproteinelektrophorese und Immunfixation zum Nachweis eines M-Gradienten und der Monoklonalität, Immunglobuline und freie Leichtketten quantitativ, Hämolyseparameter

Urindiagnostik: 24-h-Sammelurin: Urinproteinelektrophorese und -immunfixation, freie Leichtketten

KMP: Zytologie: lymphoide Zellinfiltration

Infektiologische Diagnostik: HIV, Hepatitis, EBV, CMV

Sonografie des Abdomens, ggf. CT: Lymphadenopathie, Hepatosplenomegalie

Therapie

Immer palliativ, da meist alte Patienten:
- Steroide
- Purinanaloga
- Rituximab

Prognose

Mittlere Überlebensrate 5–10 Jahre

■ T-Zell-Lymphome

Allgemeines
T-Zell-Non-Hodgkin-Lymphome sind eine heterogene Gruppe **unreifer oder reifer peripherer Lymphome.** Auch hier lassen sich klinisch aggressive und indolente Verlaufsformen unterscheiden.

- T-Zell-Lymphome machen 10–15 % aller NHLs aus und sind somit sehr selten.
- Ein Risiko zur Entwicklung stellt auch hier eine **EBV-Infektion** dar:
  - Insbesondere bei extranodalen Lymphomen
  - Bis zu **50 % positiv**

Eine Besonderheit sind die **primär kutanen T-Zell-Lymphome mit indolentem Verlauf** und zu Beginn **isoliertem Hautbefall.** Diese machen 50 % der T-Zell-Lymphome aus:
- Mycosis fungoides
- Sezary-Syndrom (generalisierte/leukämische Form der Mycosis fungoides)

Klinik
- Ekzematöse Hautveränderungen die in eine Erythrodermie übergehen
- Juckreiz; im Verlauf Bildung von halbkugeligen Tumoren auf der Haut
- Leukämische Ausschwemmung mit Lymphknotenschwellungen und B-Symptomatik

Diagnostik
- **Blutbild mit Differenzialblutbild:** leukämisch, mit Sezary-Zellen (Lutzner-Zellen)
- **Hautbiopsie**
- Sonst analog B-NHL

Therapie
- **Systemische** T-Zell-Lymphome: **Keine Verwendung von Rituximab,** da **kein CD20** auf der Oberfläche, aggressive Chemotherapie, im Verlauf autologe oder allogene Stammzelltransplantation
- Kutane T-Zell-Lymphome:
  - PUVA: Psoralen-Gabe mit UVA-Bestrahlung der Haut
  - Bei Generalisierung: milde Chemotherapie mit Chlorambucil + Prednison

Prognose
- Systemische T-Zell-Lymphome: Deutlich schlechtere Prognose als B-NHLs
- Kutane T-Zell-Lymphome: Langsamer Verlauf (bis zu 20 Jahre)

■ CHECK-UP

- ☐ Wie kann man Lymphome unterscheiden? Was ist pathognomonisch für den Morbus Hodgkin? Benennen Sie die Ann-Arbor-Klassifikation.
- ☐ Wie kann man Non-Hodgkin-Lymphome unterscheiden? Welche Einteilung ist klinisch relevant? Aus welchen Komponenten besteht die initiale Therapie von BNHLs?
- ☐ Was ist die häufigste maligne lymphatische Erkrankung der westlichen Welt? Nennen Sie die typischen klinischen Symptome? Wie kann sie kurativ therapiert werden?
- ☐ Welche prognostischen Einteilungen gibt es für das multiple Myelom? Nennen Sie die typischen klinischen Symptome?

 # Leukämien

Allgemeines
Leukämien sind maligne Erkrankungen mit einer **klonalen Proliferation** und **Akkumulation von unreifen myeloischen oder lymphatischen Zellen,** sogenannten Blasten, im Knochenmark. Hierdurch kommt es zu einer Verdrängung der restlichen/normalen Hämatopoese. Die unreifen myeloischen oder lymphatischen Zellen werden in das periphere Blut ausgeschwemmt. Man unterscheidet zwischen
- **akuten Formen** (schnell voranschreitend und innerhalb von Wochen ohne Therapie letal endend) und
- **chronischen Formen** (langsam voranschreitend über Jahre bis Jahrzehnte).

Insgesamt kann man somit **vier verschiedene Formen** unterscheiden:
- Akute myeloische Leukämie (AML)
- Akute lymphatische Leukämie (ALL)
- Chronische myeloische Leukämie (CML)
- Chronische lymphatische Leukämie (CLL)

- Die **CLL** wird zu den **indolenten Non-Hodgkin-Lymphomen** gezählt.
- Die **CML** wird zu den **chronischen myeloproliferativen Erkrankungen** gezählt.

■ Akute myeloische Leukämie (AML)

Allgemeines

Die **akute myeloische Leukämie** (AML) ist eine bösartige Erkrankung, ausgehend von einer **myeloisch determinierten hämatologischen Vorläuferzelle.** Ihre Subtypen, AML FAB 0 bis FAB 7 (→ Abb. 1.1), können zytomorphologisch und zytochemisch unterschieden werden. Diese Einteilung wird allerdings zusehends von der WHO-Klassifikation ersetzt.

Die aktuelle WHO-Klassifikation unterscheidet einerseits zwischen
- einer **De-novo-AML** ohne erkennbare assoziierte Vorerkrankung und
- einer **sekundären AML,** z. B. als Folge eines bestehenden myeloproliferativen oder myelodysplastischen Syndroms oder nach einer vorangegangenen Chemo- oder Strahlentherapie.

Andererseits erfolgt die **Einteilung nach zytogenetischen und molekulargenetischen Unterschieden.**

Die AML ist die **häufigste akute Leukämie im Erwachsenenalter** mit deutlich steigenden Inzidenzzahlen im zunehmenden Alter. Als Risikofaktoren für eine AML gelten:
- Genetische Aberrationen wie eine Trisomie 21 oder Keimbahnmutationen
- Benzol, Zigarettenrauch, ionisierende Strahlen, stattgehabte Chemotherapie
- MDS, aplastische Anämie, PNH, myeloproliferative Syndrome (→ sekundäre AML)

Klinik

Die Symptome entstehen **innerhalb weniger Wochen:**
- Einschränkung der Leistungsfähigkeit, sogenannter **Leistungsknick**
- Massive Vermehrung der Blasten im KM : **Verdrängung der normalen Hämatopoese:**
  - Anämie
  - Thrombopenie
  - Fehlen immunkompetenter Leukozyten → Infektkomplikationen
- **B-Symptomatik**
- **Seltenere Symptome:**
  - Gingivahyperplasie oder Hautinfiltrationen, sogenannte Chlorome
  - Befall des ZNS
  - Infiltrative Lymphadenopathie
  - Hepatomegalie

Komplikationen

- **Hyperleukozytose-Syndrom mit Leukostase:**
  - Bei exzessiver Vermehrung myeloischer Blasten kann es bei Werten > 100.000/μ zur „Verstopfung" von Kapillaren kommen.
  - Prädilektionsstellen sind kleine Gefäße der Lungenstrombahn, des ZNS und des Herzens. Typische Symptome sind Dyspnoe, zentrale Ausfälle mit Zephalgien, AP-Symptomatik oder Seh-und Hörstörungen.
- **Tumor-Lyse-Syndrom:**
  - Hypokalzämie → Herzrhythmusstörungen
  - Hyperkaliämie → Herzrhythmusstörungen
  - Hyperphosphatämie → Kalziumphosphatpräzipitate
  - Hyperurikämie
  - Insgesamt Risiko eines oligo- oder anurischem akuten Nierenversagen
- **Bedrohliche Hämorrhagien:** Durch Thrombopenie, direkte Gerinnungsaktivierung oder Hyperfibrinolyse → Insbesondere bei der **akuten Promyelozytenleukämie**

Diagnostik

- **Blutbild mit Differenzialblutbild:**
  - Leukozytose, Anämie, Thrombopenie, bei der sekundären AML auch eine Leukopenie
  - Differenzialblutbild: Hiatus leucämicus mit alten segmentkernigen Granulozyten und vielen Blasten bei Fehlen der Zwischenstufen; **Auerstäbchen insbesondere bei der Promyelozyten-Leukämie**

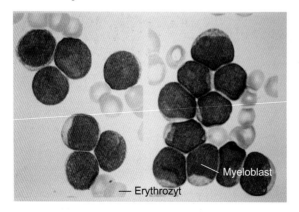

Erythrozyt — Myeloblast

Abb. 1.1 Akute myeloische Leukämie vom Typ FAB-M1 [M104]

- **Klinische Chemie und Gerinnungsdiagnostik:** LDH ↑ und Harnsäure ↑ wegen Zellzerfall
- **KMP:** Zytologie: monomorph aussehende Myeloblasten (>20 %); Durchflusszytometrie; Zytogenetik prognostisch wichtig, z. B. t (15; 17), t (8; 21), komplex abberanter Karyotyp; Immunphänotypisierung zur Einteilung nach FAB
- **MRD(minimal residual disease)-Diagnostik:** Nachweis einer minimalen Resterkrankung mittels PCR (Polymerasekettenreaktion)
- **Molekulargenetische Untersuchung** prognostisch wichtig, z. B. FLT3, NPM1, CEBPA
- **Infektiologische Diagnostik:** HIV, Hepatitis, EBV, CMV
- **HLA-Typisierung:** Für eine eventuelle allogene Stammzelltransplantation

Therapie
Die kurative Therapie (→ Tab. 1.10) erfolgt risikoadaptiert in Abhängigkeit von
- De-novo- oder sekundärer Genese sowie
- verschiedenen molekulargenetischen Veränderungen.

Palliative Therapie mit einer Monotherapie/ Target-Therapie, risikounabhängig, mit dem Ziel der Erhaltung der Lebensqualität

Prognose
In Abhängigkeit vom Risiko bestehen Heilungsraten zwischen 30 und > 60 %.
- **Beste Prognose:** akute Promyelozyten-Leukämie mit der Translokation t (15; 17).

■ Akute lymphatische Leukämie (ALL)

Allgemeines
Die **akute lymphatische Leukämie** (ALL) ist eine seltene maligne Erkrankung, ausgehend von einer Proliferation von **unreifen lymphatischen Vorläuferzellen der Hämatopoese.** Sie hat zwei Häufigkeitsgipfel. Den ersten im **Kindesalter < 5 Jahren,** den zweiten **im Alter > 80 Jahren.** Somit ist die ALL die Leukämie des Kindesalters (80 %). Risikofaktoren zur Entstehung einer ALL können nen im Gegensatz zur AML nicht klar definiert werden. Auch bei der ALL kann man verschiedene Subtypen unterscheiden:
- **B- oder T-Vorläuferzellen**
- Nach dem **Immunphänotyp** mittels Durchflusszytometrie anhand der Oberflächenantigene

Klinik
Die Symptome entstehen häufig **innerhalb weniger Wochen:**
- Einschränkung der Leistungsfähigkeit, sogenannter **Leistungsknick**
- **Verdrängung der normalen Hämatopoese**
- Infiltration von lymphatischen Organen; somit kann es zu **Lymphknotenschwellungen** und einer **Splenomegalie** kommen. Häufig zeigen sich auch **Absiedlungen, sogenannte Bulks:**
  - Bei der **T**-ALL häufig im **T**horax;
  - bei der **B**-ALL häufig im Abdomen (**B**auch).
- Bei der ALL kommt es deutlich häufiger als bei der AML zu einer **Infiltration des ZNS** mit Lethargie, Zephalgie oder insbesondere Hirnnervenausfällen.

Komplikationen
- Tumorlysesyndrom
- **Selten** Leukostase-Symptomatik: lymphatische Blasten sehr viel kleiner als myeloische
- Bedrohliche Hämorrhagien: durch Thrombopenie, direkte Gerinnungsaktivierung oder Hyperfibrinolyse

Diagnostik
- **Blutbild mit Differenzialblutbild:**
  - Leukozytose oder Leukopenie, Anämie, Thrombopenie
  - Differenzialblutbild: Lymphatische Blasten

Tab. 1.10 Therapie der AML anhand von prognostischen Markern

Risikostratifizierung	Beispiele von molekulargenetischen Veränderungen/Eigenschaften zur Einschätzung des Rezidivrisikos	Therapie
Good-Risk	z. B. De-novo-AML, NPM1 mutiert, CEBPA mutiert, t (15; 17); t (8; 21), inv (16)	• 2 Zyklen einer zytostatischen **Induktionstherapie,** z. B. nach dem sogenannten 7 + 3-Schema mit Gabe von Cytarabin an 7 Tagen und Daunorubicin an 3 Tagen → Ziel: Induktion einer Remission mit < 5 % Blasten im KM • 3 Zyklen einer **Konsolidierungstherapie,** z. B. mit Hochdosis-Cytarabin zur Konsolidierung/ Verfestigung der Remission
Poor-Risk	z. B. Sekundäre AML, FLT3 mutiert, komplex abberanter Karyotyp	• Analog zu den Good-Risk-Leukämien 2 Zyklen **Induktionstherapie** • Dann Hochdosistherapie mit **allogener Stammzelltransplantation**

- **Klinische Chemie und Gerinnungsdiagnostik:** Standarddiagnostik, LDH
- **KMP:** Zytologie: monomorph aussehende Lymphoblasten; Durchflusszytometrie zur Subgruppenunterteilung
- **MRD (minimal residual disease):** minimale Resterkrankung, Erkennung von Resterkrankung, z. B. mittels PCR mit hoher Sensitivität (1 Leukämiezelle in 10.000 normalen Zellen; mindestens 10^{-4})
- **Zytogenetik und molekulargenetische Untersuchung:** prognostisch wichtig, z. B. Nachweis des **Philadelphia-Chromosoms t (9; 22)** mit BCR-ABL, t (4; 11)
- **Infektiologische Diagnostik:** HIV, Hepatitis, EBV, CMV
- **HLA-Typisierung:** Für eine eventuelle allogene Stammzelltransplantation
- **CT-Bildgebung:** Zum Nachweis eines thorakalen oder abdominalen Bulks

Therapie
Die kurative Therapie der ALL erfolgt ebenfalls **risikoadaptiert.** Sie besteht aus einer **Chemotherapie,** ggf. in Kombination mit **monoklonalen Antikörpern,** und einer **Strahlentherapie.** Sie erfolgt im Rahmen von Studien.
- **Risikofaktoren** sind:
  - Leukozytenzahl </> 30.000/μl

- Immunphänotyp
- Chromosomale Veränderungen: Ungünstig t (9; 22) und t (4; 11)
- Zeit bis zur Remission
- **Hoch- und Höchstrisiko:**
  - Therapie analog der GMALL07/03-Studie
  - Mit zwei **Induktionstherapien** und einer **Konsolidierungstherapie;** dann folgt die **allogene Stammzelltransplantation.**
- **Standardrisiko:**
  - Therapie analog der GMALL07/03 Studie
  - Mit 2 **Induktionstherapien** und **mehreren Konsolidierungstherapien** über mindestens 1 Jahr; dann in Abhängigkeit der MRD-Diagnostik.
- **ZNS-Prophylaxe:**
  - Hohe Rezidivquote (ca. 30 %) bei fehlender ZNS Behandlung
  - Deswegen immer Radiatio und mehrmalige intrathekale Chemotherapiegabe
- **Philadelphia-Chromosom-positive ALL:** Hinzunahme eines Tyrosinkinase-Inhibitors, z. B. Imatinib

Palliative Therapie: Monotherapie unabhängig vom Risiko → Ziel: Erhaltung der Lebensqualität

Prognose
Von allen behandelten Patienten Leben nach 4 Jahren noch ca. 50 %.

Myeloproliferative Neoplasien (MPN)/ Chronische myeloproliferative Erkrankungen (CMPE)

Grundlagen
Die chronischen myeloproliferativen Neoplasien (MPN)/myeloproliferativen Erkrankungen (CMPE) umfassen mehrere Erkrankungsentitäten, wobei die ersten 4 die relevantesten sind:

1. Chronische myeloische Leukämie (CML)
2. Polycythaemia vera (PV)
3. Essenzielle Thrombozythämie (ET)
4. Primäre Myelofibrose (PMF)
5. Chronische Neutrophilenleukämie (CNL)
6. Chronische Eosinophilenleukämie/Hypereosinophiles-Syndrom (CEL/HES)
7. Systemische Mastozytose (SM)
8. Nicht klassifizierbare chronische myeloproliferative Erkrankungen

Es kommt zu einer **malignen Entartung myeloischer Stammzellen** mit Proliferation einer oder mehrerer hämatopoetischer Zellreihen. Dadurch kann es zu einer zeitlich **wechselnden Leukozytose, Erythrozytose oder Thrombozytose** kommen.
Das diagnostische Merkmal der **CML** ist der Nachweis des **Philadelphia-Chromosoms t (9; 22)**
Das gemeinsame Merkmal von **PV, ET und PMF** ist der Nachweis einer **Punktmutation des Janus-Kinase-2-Gens (JAK2).** Diese ist bei der PV zu 95 % und bei ET und PMF zu ca. 50 % nachweisbar.
Bei allen CMPE sollte ein **erworbenes Von-Willebrand-Syndrom ausgeschlossen werden** (→ Hämostaseologie).

Vor Einleitung einer ASS-Therapie immer Ausschluss eines Von-Willebrand-Syndroms!

◼ Chronische myeloische Leukämie (CML)

Allgemeines
Bei der **chronischen myeloischen Leukämie** (CML) kommt es zu einer malignen Proliferation einer pluripotenten hämatopoetischen Stammzelle mit Vermehrung immunkompetenter Granulozyten.

Das charakteristische zytogenetische Phänomen der CML ist in ca. 90 % der Fälle **die reziproke Translokation zwischen den Chromosomen 9 und 22;** hierdurch entsteht das sogenannte **Philadelphia-Chromosom.**

Das hieraus entstehende **Transkriptionsprodukt BCR-ABL führt zu einem Fusionsprotein mit Tyrosinkinase-Aktivität.** Dadurch kommt es zu einer onkogenen Transformation mit proliferationsfördernder und apoptosehemmender Funktion.

Klinik
Die Erkrankung verläuft klassischerweise in 3 Phasen. Durch die heutzutage verwendeten Tyrosinkinaseinhibitoren können lang anhaltende Remissionen erreicht werden, sodass die chronische Phase meist deutlich länger besteht.

1. **Chronische Phase (4–6 Jahre):** Leukozytose, pathologische Linksverschiebung, ggf. Basophilie und/oder Eosinophilie und Splenomegalie
2. **Akzelerierte Phase (ca. 1 Jahr):** Blastenvermehrung in Blut oder KM (15–29 %), ≥20 % Basophile, Thrombozytopenie (< 100.000/µl), progrediente Splenomegalie und Leukozytose trotz Therapie
3. **Blastenschub:** Wie akute Leukämie mit > 30 % Blasten in Blut oder KM; diese können myeloisch (⅔) oder lymphatisch (⅓) sein, Nachweis extramedullärer Blasten

- **B-Symptomatik** und **Leistungsknick**
- **Knochenmarkinsuffizienz** mit typischen Symptomen

Komplikationen
- Thrombosen bei initialer Thrombozytose
- Leukämische Thromben durch massive Leukozytose (Milz-, Herzinfarkte, Priapismus)
- Blutungen bei Thrombozytopenie
- Terminale Myelofibrose mit Knochenmarkinsuffizienz

Diagnostik
- **Blutbild mit Differenzialblutbild:**
  - Leukozytose, ggf. eine Thrombozytose
  - Differenzialblutbild: **Pathologische Linksverschiebung** mit Nachweis aller Reifungsstufen bis zum Myeloblast wie es sonst nur im Knochenmark zu sehen ist, ggf. Basophilie; **alkalische Leukozytenphosphatase stark vermindert**
- **Klinische Chemie und Gerinnungsdiagnostik:** Standarddiagnostik, LDH
- **KMP:** Zytologisch zeigt sich eine ausgeprägte Vermehrung der Granulopoese im Vergleich zur Erythropoese und Megakaryopoese; Histologie: Untersuchung des Fibrosegrads.
- **Zytogenetik:** Nachweis des Philadelphia-Chromosoms t (9; 22)
- **Molekulargenetische Untersuchung:** BCR-ABL, quantitativ zum Nachweis des Ansprechens
- **Infektiologische Diagnostik:** HIV, Hepatitis, EBV, CMV
- **HLA-Typisierung:** Für eine eventuelle allogene Stammzelltransplantation
- **Sonografie des Abdomens:** Splenomegalie

Therapie
- **Tyrosinkinase-Inhibitoren (TKI):** Imatinib, Dasatinib, Nilotinib → aber keine Heilung
  - Hemmen das durch BCR-ABL übermäßig produzierte Protein mit Tyrosinkinase-Aktivität.
  - Im Verlauf kann es zu Mutationen und damit Resistenzbildung kommen → Verwendung von TKIs der 2. oder 3. Generation.
- **Kurative** Therapieoption: **Allogene Stammzelltransplantation**
- **Palliative** Therapieoptionen: Zytoreduktion mit Hydroxyurea oder Interferon-α

Prognose
Unter Tyrosinkinase-Inhibitor-Therapie leben nach 5 Jahren noch ca. 90 % der Patienten.

◼ Polycythaemia vera (PV)

Allgemeines
Bei der **Polycythaemia vera** (Polyzythämie) handelt es sich um eine **maligne Erkrankung einer hämatopoetischen Stammzelle, die EPO-unabhängig zu einer irreversiblen gesteigerten Proliferation von Erythrozyten** führt. Häufig kommt es zudem zu einer parallelen Proliferationssteigerung von Megakaryopoese und Granulopoese. Eine **JAK2-Mutation** kann in ca. 90 % der Fälle nachgewiesen werden.

Klinik
Durch die **Erhöhung des Hämatokrits** kommt es zu **Mikrozirkulationsstörungen** im Bereich

- des **Gehirns** mit Schwindel, Zephalgien, Hör- und Sehstörungen,
- der **Lunge** mit Dyspnoe
- der **Koronarien** mit AP-Symptomatik,
- des **Auges** mit gestauten retinalen Venen als sogenanntem Fundus polycythaemicus sowie
- der **Finger und Zehen** mit schmerzhafter Rötung und Überwärmung der Füße (Erythromelalgie) und
- des **Gesichts** (sogenannte Plethora).

Zusätzlich kann es zu einem durch **warmes Wasser bedingten Juckreiz** der Haut kommen, Außerdem kann eine B-Symptomatik oder ein Leistungsknick bestehen. Letztendlich kommt es zu einer **Fibrose des Knochenmarks** mit KM-Insuffizienz.

Komplikationen
- **Venöse und arterielle Thromboembolien (meist bei Hkt > 60 %)**
- **Hämorrhagische Diathese** → Von-Willebrand-Syndrom
- Übergang in eine AML/MDS
- Osteomyelofibrose mit Knochenmarkinsuffizienz

Diagnostik
- **Blutbild mit Differenzialblutbild:**
  - Hämoglobin-Wert ↑, Hämatokrit ↑, ggf. mit Leukozytose und Thrombozytose
  - Differenzialblutbild
- **Klinische Chemie und Gerinnungsdiagnostik:** Standarddiagnostik, **EPO-Konzentration im Serum** ↓, Ferritin, LDH
- **KMP:** Zytologisch zeigt sich eine ausgeprägte Vermehrung der Erythropoese; Histologie: Untersuchung des Fibrosegrads.
- **Molekulargenetische Untersuchung:** JAK2 (V617F)-Mutation
- **Infektiologische Diagnostik:** HIV, Hepatitis, EBV, CMV
- **HLA-Typisierung:** Für eine eventuelle allogene Stammzelltransplantation
- **Sonografie des Abdomens:** Splenomegalie
- **EKG, UKG und Lungenfunktion:** zum Ausschluss einer sekundären Erythrozytose

---

Polycythaemia vera (Polyzythämie) – Diagnosekriterien

Hauptkriterien (HK):
- Hämoglobin > 18,5 g/dl bei Männern, > 16,5 g/dl bei Frauen
- Nachweis der JAK2-Mutation

Nebenkriterien (NK):
- Hyperzellularität mit gesteigerter Erythropoese, Granulopoese und Megakaryopoese.
- Niedriger Erythropoetinspiegel

- Nachweis von endogenen erythroiden Kolonien in vitro

Die Diagnose PV kann gestellt werden, wenn **beide HK** oder wenn das **erste HK und 2 NK** erfüllt sind.

Differenzialdiagnostik
Auszuschließen ist eine sekundäre Erythrozytose (Polyglobulie):
- Schwere Exsikkose, Stress-Erythrozytose
- Seltene angeborene Ursachen mit erhöhtem Erythropoetinspiegel
- Arterieller Hypoxie bei chronischen Herz- und Lungenerkrankungen
- Nierenerkrankungen
- Autonome EPO-Produktion bei Tumoren

Therapie
- **Kurative Therapie** mittels Hochdosistherapie und **allogener Stammzelltransplantation.**
- Im mittleren und hohen Lebensalter: **Palliative Therapie** zur Minderung der thromboembolischen Komplikationen:
  - Therapie der ersten Wahl: alle 2–3 Tage ein **Aderlass mit ca. 250 bis 500 ml Blut zum Absenken des Hämatokrits < 45 %.** Eine Eisensubstitution sollte nicht erfolgen.
  - Da bei **Aderlasstherapie das thromboembolische Risiko erhöht** ist, sollte die Gabe von ASS 100 mg/Tag erfolgen.
- Eine **zytoreduktive Therapie mit Hydroxyurea/Interferon-α** sollte bei
  - progredienter Myeloproliferation,
  - hohem thromboembolischem Risiko oder
  - nicht kontrollierbaren klinischen Symptomen erfolgen.
- Neue Therapieoption mit **selektiven JAK2-Inhibitoren** im Rahmen von Studien.

Prognose
Mittlere Überlebenszeit unter Therapie ca. 10–20 Jahre

■ Essenzielle Thrombozythämie (ET)

Allgemeines
Bei der **essenziellen (oder primären) Thrombozythämie** handelt es sich um eine maligne Proliferation einer hämatopoetischen Stammzelle, wodurch es zu einer meist **langsam progredienten Steigerung der peripheren Thrombozyten** kommt. Eine **JAK2-Mutation** kann in ca. 50 % der Fälle nachgewiesen werden.

Klinik
- Analog zur PV entstehen **Mikrozirkulationsstörungen** in den bezeichneten Bereichen.
- B-Symptomatik und Leistungsknick

- **Fibrose des Knochenmarks** mit Knochenmarkinsuffizienz

Komplikationen
- **Venöse und arterielle Thromboembolien**
  - insbesondere der großen Oberbauchgefäße (Pfortader-, Leber-, Milz-, Mesenterialvenen),
  - der hirnversorgenden Arterien sowie
  - der Koronarien.
- Hämorrhagische Diathese: Von-Willebrand-Syndrom
- Übergang in eine OMF oder PV; Übergang in eine AML sehr selten

Diagnostik
- **Blutbild mit Differenzialblutbild:**
  - Thrombozytose
  - Differenzialblutbild
- **Klinische Chemie und Gerinnungsdiagnostik:** Standarddiagnostik, CRP, Ferritin
- **KMP:** Zytologisch zeigt sich hauptsächlich eine Proliferation der Megakaryozytenlinie mit erhöhten Zahlen vergrößerter reifer Megakaryozyten; Histologie: Untersuchung des Fibrosegrads.
- **Molekulargenetische Untersuchung:** JAK2 (V617F)-Mutation
- **Infektiologische Diagnostik:** HIV, Hepatitis, EBV, CMV
- **Sonografie des Abdomens:** Splenomegalie

Diagnosekriterien der ET
- **Peripheres Blut: Thrombozytenzahl anhaltend > 450.000/µl**
  - Kein Hinweis auf eine reaktive Thrombozytose (CRP) oder Eisenmangel (Ferritin)
- **Nachweis der JAK2-Mutation** oder eines anderen klonalen Markers
- **Ausschluss einer CML, PV, PMF, MDS oder anderer myeloischer Neoplasien**
- **Typische Knochenmarkshistologie:** siehe Diagnostik
Die Diagnose ET erfordert das Vorhandensein aller 4 Kriterien.

Differenzialdiagnostik
Auszuschließen ist eine sekundäre Thrombozytose:
- Entzündungen/Trauma/OP/Splenektomie (CRP hoch)
- Eisenmangel (Ferritin niedrig)
- Beginnende CML mit initialer Thrombozytose (BCR-ABL positiv)

Therapie
Bis jetzt gibt es **keine kurative** Therapie. Die **Therapie erfolgt risikoadaptiert** (→ Tab. 1.11). Neue Therapieoption mit **selektiven JAK2-Inhibitoren** in Rahmen von Studien

Prognose
Die Lebenserwartung ist fast nicht eingeschränkt; Übergang in AML möglich.

■ Primäre Myelofibrose (PMF)

Synonyme
Osteomyelofibrose (OMF), chronische idiopathische Myelofibrose (CIMF) und idiopathische Myelofibrose (IMF)

Allgemeines
Bei der primären Myelofibrose kommt es zu einer **progredient fortschreitenden Fibrosierung des Knochenmarks.** Aufgrund der Knochenmarkinsuffizienz erfolgt analog der embryonalen Phase eine **extramedulläre Blutbildung in Leber und Milz.** Eine **JAK2-Mutation** kann in ca. 50 % der Fälle nachgewiesen werden.

Klinik
- **Initial oft asymptomatisch,** lediglich milde Anämie und milde Thrombozytose
- Im Verlauf **massive Splenomegalie und Hepatomegalie** mit Kapselspannungsschmerzen und Verdrängungssymptomen
- Immer **Knochenmarkinsuffizienz** (Anämie, Thrombopenie, Leukopenie)
- B-Symptomatik und Leistungsknick

Komplikationen
- **Venöse und arterielle Thromboembolien** in der Frühphase bei Thrombozytose (Pfortader, Budd-Chiari)

Tab. 1.11 Therapiewahl bei essenzieller Thrombozythämie (ET)

Risiko	Risikofaktor	Therapie der Wahl
Niedrig	Keiner der unten genannten Risikofaktoren	Watch and wait
Intermediär	Keiner der unten genannten Risikofaktor aber kardiovaskuläre Risikofaktoren	ASS 100 mg/Tag
Hoch	• Anamnestisch thromboembolische Komplikationen oder schwere Blutungen **oder** • Alter > 60 Jahre **oder** • Thrombozyten > 1.500.000/µl	• **< 60 Jahre:** Hydroxyurea oder Anagrelide oder Interferon-α • **> 60 Jahre:** Hydroxyurea, bei Versagen Anagrelide

- Hämorrhagische Diathese: Von-Willebrand-Syndrom, in der Spätphase Thrombopenie
- Übergang in AML

Diagnostik
- **Blutbild mit Differenzialblutbild:**
  - Initial Leuko-, Thrombozytose, später Panzytopenie
  - Differenzialblutbild: „Leukoerythroblastisches Blutbild"
- **Klinische Chemie und Gerinnungsdiagnostik:** Standarddiagnostik
- **KMP:** Zytologisch zeigt sich ein hypozelluläres Mark (Eisen- und Faserfärbung); Histologie: Untersuchung des Fibrosegrads.
- **Molekulargenetische Untersuchung:** JAK2 (V617F)-Mutation
- **Infektiologische Diagnostik:** HIV, Hepatitis, EBV, CMV
- **HLA-Typisierung:** Für eine eventuelle allogene Stammzelltransplantation
- **Sonografie des Abdomens:** Massive Splenomegalie, Hepatomegalie

Primäre Myelofibrose: Diagnosekriterien
Hauptkriterien (HK):
- Typische Knochenmarkdiagnostik
- Nachweis der JAK2-Mutation oder falls kein klonaler Marker, dann darf kein Hinweis auf sekundäre Myelofibrose bestehen
- WHO-Kriterien für PV, ET, CML und MDS nicht erfüllt

Nebenkriterien (NK):
- Leukoerythroblastisches Blutbild
- Erhöhte LDH
- Anämie
- Splenomegalie

Die Diagnose kann gestellt werden, wenn **alle HK** und **mindesten 2 NK** vorliegen.

Differenzialdiagnosen
- Autoimmunerkrankungen können zu einer Knochenmarkfibrose führen.
- Tumorinfiltration des Knochenmarks mit sekundärer Faserbildung
- Radiatio

Therapie
Eine **kurative** Therapieoption stellt die **allogene Stammzelltransplantation** dar. Die Therapie erfolgt **risikoadaptiert.** Risikofaktoren hierbei sind:
- Alter > 65 Jahre, HB < 10 g/dl, Leukozyten > 25.000/µl; Blasten im PB = 1 %, B-Symptomatik
- **Niedriges Risiko (0 Risikofaktoren)** und **Intermediärrisiko 1 (1 Risikofaktor)** → watch and wait
- **Intermediärrisiko 2 (2 Risikofaktoren)** und **hohes Risiko (3 Risikofaktoren):**
  - > 60 Jahre: Hydroxyurea, Interferon-α
  - < 60 Jahre: allogene Stammzelltransplantation
- Neue Therapieoption mit **selektiven JAK2 Inhibitoren** in Rahmen von Studien.
- Bei **Splenomegalie → Splenektomie oder Milzbestrahlung** (nach Abklärung der Lokalistaion der Blutbildung).
- Bei Anämie/Thrombozytopenie kann eine Therapie mit Thalidomid oder Lenalidomid den Transfusionsbedarf senken.

Prognose
Die mittlere Überlebenszeit beträgt ca. 5 Jahre.

■ CHECK-UP
- ☐ Welche Krankheitsentitäten gehören zu den CMPE?
- ☐ Nennen Sie das Hauptmerkmal der CML. Wie ist der klassische Verlauf? Welches Medikament brachte eine deutliche Verbesserung des Gesamtüberlebens?
- ☐ Beschreiben Sie die genetische Gemeinsamkeit von PV, ET und OMF.
- ☐ Nennen Sie die beiden klinischen Hauptmerkmale der OMF. Welche Klinik ergibt sich?

 # Myelodysplastisches Syndrom

Allgemeines
Das **myelodysplastische Syndrom (MDS)** ist eine Gruppe von Erkrankungen ausgehend von einer hämatopoetischen Stammzelle mit **Ausreifungs- und Differenzierungsstörungen in einer bis zu allen drei Zellreihen mit Dysplasiezeichen.** Dadurch kommt es zunehmend zu einer **hämatopoetischen Insuffizienz** und zu einem erhöhten Risiko der **Entwicklung einer akuten myeloischen Leukämie.**
- MDS ist eine **Erkrankung des Alters** mit einem medianen Erkrankungsalter von ca. 75 Jahren.
- Die meisten Patienten sind bereits bei Diagnose transfusionsbedürftig, sodass eine Eisenüberladung eine elementare Rolle spielt.

Die Klassifikation des MDS erfolgt nach den Kriterien der WHO (→ Tab. 1.12).
Eine klinische Einteilung kann aufgrund des Risikos zur Transformation in eine AML in **Low-Risk- und High-Risk-MDS** erfolgen (→ Therapiegrundlage).

Risikostratifizierung im Rahmen des **International Prognostic Scoring System** (IPSS-R):
→ Prognoserelevant sind Anzahl der **Blasten,** die betroffenen **Zellreihen** und die **Zytogenetik.**

Ätiopathogenese
In vielen Fällen kann eine auslösende Noxe nicht identifiziert werden (90 %). Allerdings kommt es nach einer **Radiatio** oder einer **zytostatischen Therapie** gehäuft zur Entwicklung eines MDS.

Klinik
- Typische Symptome der **Knochenmarkinsuffizienz**
- **B-Symptomatik** und **Leistungsknick**
- Organomegalien oder Lymphome kommen in der Regel nicht vor.

Tab. 1.12 MDS-Klassifikation nach WHO

Klassifi-kation	Beschreibung
RCUD	Refraktäre Zytopenie mit unilineärer Dysplasie (RA, RT, RN)
RARS	Refraktäre Anämie mit Ringsideroblasten
RCMD/RCMD-RS	Refraktäre Zytopenie mit multilineärer Dysplasie +/- Ringsideroblasten
RAEB I	Refraktäre Anämie mit Blastenexzess (5–9 %)
RAEB II	Refraktäre Anämie mit Blastenexzess (10–19 %)
MDS del(5q)	MDS mit isolierter Deletion 5q

Diagnostik
- **Blutbild mit Differenzialblutbild:**
  - Megaloblastäre Anämie, Leukopenie, Thrombopenie in unterschiedlichem Ausmaß
  - Differenzialblutbild: ggf. vermehrt Blasten
- **Retikulozyten** ↓
- **Klinische Chemie und Gerinnungsdiagnostik:** Ferritin zur Abschätzung der Eisenüberladung bei rezidivierenden Transfusionen, EPO-Spiegel, Vitamin B_{12} und Folsäure zum Ausschluss einer vitaminmangelbedingten megaloblastären Anämie
- **KMP:** Zytologisch zeigen sich dysplastische Zellen:
  - Dyserythropoese: Ringsideroblasten, Kernfragmente, Mehrkernigkeit
  - Dysgranulopoese: Blasten, Hypogranulation, Hypersegmentation, Monozytenvermehrung
  - Dysmegakaryopoese: Mikromegakaryozyten, hypolobulierte Kerne
- **Zytogenetik,** z. B. Deletion 5q, Deletion 20q, Veränderungen des Chromosoms 7
- **Infektiologische Diagnostik:** HIV, Hepatitis, EBV, CMV, Parvo B19
- **HLA-Typisierung:** Für eine eventuelle allogene Stammzelltransplantation

Differenzialdiagnose
- Differenzialdiagnostisch muss an **alle Erkrankungen** gedacht werden, **die eine Zytopenie hervorrufen** können, insbesondere Vitamin-B_{12}-/Folsäuremangel mit analoger megaloblastärer Anämie.
- **Myelodysplastische/myeloproliferative Neoplasien** → chronische myelomonozytäre Leukämie (CMML)

Therapie
Die Therapie erfolgt in Abhängigkeit vom IPSS und vom Alter des Patienten (→ Tab. 1.13).

Prognose
Die mediane Überlebenszeit liegt zwischen 1 und > 10 Jahren.

Tab. 1.13 Therapiewahl bei myelodysplastischem Syndrom

Risikostratifizierung nach IPSS-R	Risiko des Übergangs in eine AML	Therapie der Wahl
Niedrig/intermediär 1	→ Low-Risk	• **Watch and Wait** mit Erythrozyten-, Thrombozytentransfusion, Infekttherapie Eisenchelation • **EPO-Gabe, Eltrombopag** (Thrombopoetinrezeptoragonist) • **Lenalidomid** bei 5q-minus-Syndrom [MDS mit del(5q)]
Intermediär 2/hoch	→ High-Risk	• „Unfit": **Azacitidine** (DNA-De-Methylierung) oder wie IPSS niedrig/intermediär 1 • „Fit": Wie AML → Polychemotherapie, gefolgt von einer Hochdosistherapie mit **allogener Stammzelltransplantation (kurativ)**

Amyloidose

Allgemeines

Amyloidose ist ein Oberbegriff für Krankheiten, bei denen es aufgrund einer **Störung der Faltung eines normalerweise löslichen Proteins** zur **Ablagerung des Proteins im Interstitium** kommt. Man unterscheidet **lokale** und **systemische** Amyloidosen (→ Tab. 1.14).

Klinik

Klinisch wichtigste Manifestationen sind **Niere, Herz und peripheres Nervensystem:**

- **Niere:** Proteinurie, nephrotisches Syndrom, akutes Nierenversagen → AA + AL
- **Herz:** Herzinsuffizienz, Arrhythmien, Infarkt → AL + ATTR
- **PNS:** Sensomotorische periphere Polyneuropathie, neurogene Muskelatrophie, Nervenkompressionen → **häufig Karpaltunnelsyndrom** → AL + ATTR
- **Leber und Milz:** Hepatomegalie, Splenomegalie

- **Darm:** Obstipation, Malabsorption, Diarrhöen, Blutungen aufgrund der Gefäßfragilität
- **ZNS:** Funktionsstörungen bis hin zur Demenz
- **Muskeln/Gelenke:** Pseudohypertrophie, Makroglossie, Arthropathie
- **Gerinnung:** Blutungen durch Leberschädigung, **Faktor-X-Mangel durch Bindung**
- Unspezifische Allgemeinsymptome: B-Symptomatik, Leistungsknick, Ödeme, Dyspnoe

Diagnostik

- **Blutbild mit Differenzialblutbild:**
  - Multiples Myelom: KM-Insuffizienz
  - Niereninsuffizienz: Anämie
- **Klinische Chemie und Gerinnungsdiagnostik:** Nieren-, Leber-; Schilddrüsendiagnostik, CRP, CK, TnI, BNP; **Faktor X, da Mangel bei Amyloidose**

Tab. 1.14 Lokale und systemische Amyloidosen

Lokale Amyloidosen		
ZNS	Amyloid-β-Peptid → Alzheimer	
Pankreas	Islet-Amyloid-Polypeptide → Diabetes mellitus	
Medulläres SD-CA	Präcalcitonin → in Tumor und Umgebung	
Systemische Amyloidosen		
AA-Amyloidose	Vorläuferprotein: Serum Amyloid A	• **Ablagerung des Akute-Phase-Proteins bei persistierender Entzündungsaktivität** durch CED, entzündlich-rheumatische oder maligne Erkrankungen
AL/H-Amyloidose	Vorläuferprotein: Immunglobulin Leicht-/Schwerketten	• Klonale Plasmazellerkrankung mit **Ablagerung monoklonaler L-/H-Ketten** • 80 % haben ein MGUS, 10 % ein multiples Myelom • Morbus Waldenström
Dialyse-induzierte Amyloidose	Vorläuferprotein: β2-Mikroglobulin	• Patienten, die über längere Zeit dialysiert werden
Heriditäre Amyloidosen Häufigste: ATTR-Amyloidose	Vorläuferprotein: Transthyretin (wird in der Leber gebildet)	• Autosomal-dominate Vererbung
Altersbedingte senile systemische Amyloidosen		

- 24-h-Sammelurin mit Proteinurieabklärung: nephrotisches Syndrom
- AL: Elektrophorese, Immunfixation und freie Leichtketten im Serum und Urin
- AA: ANA, ANCA-, ENA-Antikörper
- **KMP:** Nachweis monoklonaler Plasmazellen, Ausschluss eines Lymphoms sowie eines multiplen Myeloms
- **Biopsie: Kongorot-Färbung** lässt Fibrillen unter **polarisiertem Licht apfelgrün** erscheinen, Immunhistologie zur Typisierung des Amyloids

---

Meist muss nicht das betroffene Organ biopsiert werden → **Goldstandard:** Tiefe Rektumbiopsie oder Aspiration von subkutanem Fettgewebe

---

- **UKG:** LVEF, Nachweis der kardialen Beteiligung → Septumverdickung > 11 mm
- **EKG:** Niedervoltage in den Brustwandableitungen (< 0,5mV)
- **Gastroskopie, Koloskopie:** CED
- **Infektiologische Diagnostik:** HIV, Hepatitis, EBV, CMV

Therapie

Allgemeine Therapie: Herzinsuffizienztherapie, Nephroprotektion, Schmerztherapie

Spezifische Therapie:
- **AA:** Therapie der Grunderkrankung mit DMARDs, Immunsuppressiva, TNFα-Inhibitoren; spezifische Anti-Amyloid-Aktivität haben Colchicin und Dimethylsulfoxid (DMSO)
- **AL:**
  - Ältere Patienten: Melphalan und Prednison
  - Junge Patienten: Induktionstherapie mit Bortezomib, Cyclophosphamid, Dexamethason; dann Hochdosis-Melphalan mit autologer Stammzelltransplantation
- **ATTR:** Lebertransplantation, ggf. Herztransplantation
- **Dialyseinduzierte Amyloidosen:** Umstellung Dialyseverfahren, Nierentransplantation

Prognose

AL-Amyloidose: Schlechteste Prognose, medianes Überleben in Abhängigkeit von den betroffenen Organen wenige Monaten bis 5 Jahren.

■ CHECK-UP

- ☐ Welche systemischen Amyloidosen kennen Sie?
- ☐ Wie erfolgt die Diagnostik einer Amyloidose?
- ☐ Wie werden AA- und AL-Amyloidosen therapiert?

Hämostaseologie

■ Grundlagen

Allgemeines

Die **Hämostase** beinhaltet einerseits die **Blutstillung bei Gefäßverletzungen,** andererseits die **Eingrenzung des entstehenden hämostatischen Verschlusses.** Dabei handelt es sich um einen dynamischen, an vielen Stellen miteinander verwobenen Prozess, unter Beteiligung von Endothel, zellulären Elementen und plasmatischen Proteinen. Eine **Fehlregulation** kann zu **Blutungen (hämorrhagische Diathese)** oder zu **Thrombosen (Thrombophilie)** führen.
- Primäre Blutstillung: Vasokonstriktion und Thrombozytenaktivierung → „weißer" Plättchenthrombus
- Sekundäre Blutstillung: Aktivierung der plasmatischen Gerinnungskaskade → „roter" Thrombus

Endothel

- Reguliert die **Thrombozytenaggregation** durch
  - **Hemmung** mittels Prostaglandinen (PGI2, Prostazyklin) und Stickoxid (NO)
  - **Aktivierung** mittels adhäsiver thrombogener Proteine wie Von-Willebrand-Faktor, Kollagene, Fibronektin
- Reguliert die **plasmatische Gerinnung** durch
  - **Hemmung** mittels Protein S/C und Thrombomodulin
  - **Aktivierung** mittels ihrer adhäsiven thrombogenen Proteine
- Reguliert die **Fibrinolyse** durch
  - **Hemmung** mittels Plasminogenaktivator-Inhibitor I (PAI-I), α2-Antiplasmin
  - **Aktivierung** mittels Gewebeplasminogenaktivator (tPA)

Thromboyzten

- Thrombozyten werden über eine Vielzahl von physiologischen Stimulanzien aktiviert. Die potentesten sind **Kollagen (bei verletztem Gefäßendothel)** und **Thrombin.**

- Bei einer Aktivierung von Thrombozyten kommt es zu einer Veränderung der Form mit Ausbildung von verlängerten Podozyten. Über den Oberflächenrezeptor-GPIIb/IIIa-Komplex erfolgt die **Bindung an** den auf der Endotheloberfläche befindlichen **Von-Willebrand-Faktor** und **Fibrinogen.**
- Durch Ausschüttung von Botenstoffen aus Granula erfolgt die Aktivierung weiterer Thrombozyten:
  - **α-Granula:** Fibrinogen, vWF, Thrombospondin, PDGF, PF4, P-Selektin, Faktor V, Fibronektin
  - **Dense-Granula:** ADP, ATP, ionisiertes Kalzium, Histamin, Serotonin
- Die finale Thrombusbildung erfolgt über Aktivierung der Gerinnungskaskade.

Plasmatische Gerinnung
Die Gerinnungskaskade besteht aus zwei Hauptwegen (→ Abb. 1.2):
1. **Intrinischer (endogener)** Kontaktweg („langsamer Kontaktweg")
   - Gerinnung bei Kontakt mit fremder Oberfläche, z. B. Endotheldefekt
   - Läuft über die **Faktoren XII → XI → IX → VIII**
   - Wird über die **aPTT** gemessen
2. **Extrinischer (exogener)** Tissue-Faktor-Weg (TF) genannt („schneller Kontaktweg")
   - Gerinnung bei Kontakt mit **TF (Faktor III);** dieser wird von Zellen außerhalb des Gefäßbettes präsentiert.
   - Läuft über Faktor **VII.**
   - Wird über den **Quick/INR** gemessen.

Für beide Hauptwege der Gerinnungskaskade besteht eine gemeinsame Endstrecke:
- **Faktor X → V → Prothrombin (Faktor II) → Thrombin → Fibrinogen → Fibrin**
- **Faktor XIII:**
  - Der fibrinstabilisierende Faktor macht aus löslichem Fibrin stabiles Fibrin.
  - Die Umwandlung von Fibrinogen in Fibrin wird mit der **Thrombin-Zeit** gemessen.

Zur Aktivierung einiger Gerinnungsfaktoren ist ionisiertes Kalzium nötig.

Fibrinolyse
Um nach Ausbildung eines Thrombus die Gefäßdurchgängigkeit wieder herzustellen, müssen **Teile des Thrombus organisiert und aufgelöst** werden. Dies geschieht durch die Fibrinolyse:
- Plasminogen bindet Gewebsplasminogenaktivator (tPA) und wird zu **Plasmin.**
- Plasmin spaltet/**inaktiviert Fibrin, Fibrinogen** und Gerinnungsfaktoren; es entstehen **Fibrinspaltprodukte (D-Dimere).**
- Gehemmt werden kann die Fibrinolyse durch den Plasminogenaktivator**in**hibitor (PAI); medikamentös mit Tranexamsäure.

Inhibition des Gerinnungssystems
Sowohl die Gerinnungskaskade als auch der Gegenpart, die Fibrinolyse, werden auf verschiedenen Ebenen der Kaskaden über **multiple Proteine gehemmt.**
- **Antithrombin (ATIII):**
  - Inaktiviert die meisten Gerinnungsfaktoren durch irreversible Komplexbildung
  - Insbesondere Thrombin (Faktor II) und den aktivierten Faktor X

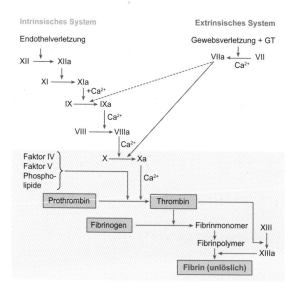

Abb. 1.2 Schematische Darstellung der Gerinnungskaskade [L231]

- Heparin kann AT III binden und seine Aktivität potenzieren.
- **Aktiviertes Protein S (APS) und aktiviertes Protein C (APC; Vitamin-K-abhängig):**
  - APC in Kombination mit APS spaltet/inhibiert die aktivierten Faktoren V und VIII und
  - hemmt Plasminogenaktivator**in**hibitor (PAI) → Fibrinolyse startet.
- **Tissue factor pathway inhibitor (TFPI)**
  - hemmt den aktivierten Faktor X durch Komplexbildung.
  - Der TFPI/Faktor-Xa-Komplex hemmt zusätzlich den TF/Faktor VIIa.
- **Prostazyklin**
  - Ist der Gegenspieler von Thromboxan
  - hemmt die Thrombozytenaktivierung und Thromboxan-induzierte Vasokonstriktion.
  - Niedrig dosierte Acetylsalicysäure (ASS®) hemmt Thromboxan, aber nicht die Prostazyklinproduktion.
- **Stickstoffmonoxid (NO)**
  - führt zu Vasodilatation,
  - hemmt Thrombozytenadhäsion und -aggregation
  - hat durch den schnellen Abbau nur kurze lokale Wirkung.

Medikamentöse Regulation
- **Cumarine (Marcumar, Warfarin)** hemmen die Vitamin-K-abhängigen Faktoren II, VII, IX und X (zum besseren Merken: 1972), aber auch Protein C und S.

Da die **Halbwertszeit von Protein C kürzer** als die der Faktoren II, IX, und X ist, besteht **zu Beginn einer Marcumar-/Warfarin-Therapie ein funktioneller Protein-C-Mangel mit Thromboseneigung** → Cumarinnekrose. Daher bei Einleitung **immer** überlappend niedermolekulares Heparin geben.

- **Heparine** hemmen Thrombin und den Faktor X über Bindung an Antithrombin III:
  - Unfraktioniertes Heparin: HWZ dosisabhängig, antagonisierbar mit Protamin
  - Niedermolekulares Heparin: lange HWZ (Gabe 2 ×/Tag), s. c. Gabe, nicht antagonisierbar, hemmt nur noch Faktor X
- **Direkte Thrombininhibitoren** wie Agatraban, Dabigatran (Pradaxa®) und Hirudine hemmen Thrombin direkt.
- **Direkte Xa-Inhibitoren** wie Rivaroxaban (Xarelto®) und Apixaban (Eliquis®) hemmen den Faktor X direkt.

Eine Übersicht von Laborveränderungen ist in → Tab. 1.15 zusammengefasst. Die Zuordnung der wichtigsten Gerinnungstests zu den Gerinnungsfaktoren ist in → Abb. 1.3 dargestellt.

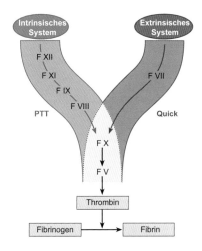

Abb. 1.3 Zuordnung der wichtigsten Gerinnungstests zu den Gerinnungsfaktoren [L141]

Tab. 1.15 Differenzialdiagnose bei pathologischen Gerinnungstests

	Quick	aPTT	Thrombinzeit	Thrombozyten
Marcumar, Vitamin-K-Mangel	↓	Normal	Normal	Normal
Unfraktioniertes Heparin	Normal	↑	Normal	Normal
Hepathopathie/Zirrhose	↓	↑	Normal	↓
(Hemmkörper-)Hämophilie	Normal	↑	Normal	Normal
DIC	↓	↑	↑	↓
Primäre Hyperfibrinolyse	Normal/↓	↑	↑	Normal
Von-Willebrand-Syndrom	Normal	Normal	Normal	Normal
Von-Willebrand-Syndrom Typ 3	Normal	↑	Normal	Normal

CHECK-UP

☐ Welches sind die drei Hauptkomponenten der Blutstillung?
☐ Was wird mit dem Quick-Wert/INR und was mit der aPTT gemessen? Welche Gerinnungsfaktoren spielen jeweils eine Rolle?
☐ Welche Gerinnungsfaktoren sind Vitamin-K-abhängig? Über welchen Gerinnungstest werden sie gemessen?

Hämorrhagische Diathesen

■ Von-Willebrand-Syndrom (Willebrand-Jürgens-Syndrom; vWS)

Allgemeines

Beim **Von-Willebrand-Syndrom** handelt es sich um die **häufigste vererbte Störung der Blutstillung**. Sie wird meist **autosomal-dominant** vererbt. Bei **CMPE oder rheumatischen Erkrankungen** kann ein **erworbenes vWS** vorliegen.

Durch einen Mangel oder eine Funktionsstörung des Von-Willebrand-Faktors (vWF) kann die in der frühen Phase der Blutstillung stattfindende **Anheftung der Thrombozyten an die verletzte Stelle des Blutgefäßes nicht stattfinden**.

Zusätzlich stabilisiert der Von-Willebrand-Faktor den Faktor VIII der plasmatischen Gerinnung, sodass es bei einem **Fehlen des Von-Willebrand-Faktors auch zu einem konsekutiven Fehlen des Faktors VIII** und somit zum **Bild einer Hämophilie** kommen kann.

Der Von-Willebrand-Faktor ist ein Gemisch aus Multimeren, wobei die Aktivität von der Größe der Moleküle abhängt: Je größer, desto höher ist die Aktivität.

Das Von-Willebrand-Syndrom kann in **drei Typen** unterteilt werden (→ Tab. 1.16).

Klinik

Erstmanifestationen treten häufig im Rahmen von verlängerten Blutungen nach Zahn- und

Tab. 1.16 Die drei Typen des Von-Willebrand-Syndroms

Typ	Beschreibung
1	Es besteht ein **Mangel** an Von-Willebrand-Faktor.
2	**Störung der Struktur und somit der Funktion** des Von-Willebrand-Faktors: Es gibt mehrere Unterformen mit unterschiedlichen Multimerverteilungen, z. B: mit fehlenden großen Multimeren und somit geringer Aktivität.
3	Der **Von-Willebrand-Faktor fehlt völlig und damit auch der Faktor VIII.**

Mandelextraktionen oder sonstigen Operationen auf. Am häufigsten sind:
- Schleimhautblutungen (z. B. Nasenbluten)
- Petechiale Blutungen, oberflächliche Hämatome
- Verlängerte Regelblutung

In Abhängigkeit von der Schwere auch:
- Gastrointestinale Blutungen mit Teerstuhl oder Hämatochezie
- Blutungen im Nierensystem mit Hämaturie

Bei Typ 3 kommt es aufgrund des fehlenden Faktors VIII zu **Symptomen der Hämophilie:**
- Gelenkeinblutungen (Hämarthros)
- Muskelblutungen

Diagnostik

- **Blutbild:** Gegebenenfalls Anämie, Thrombozytopenie bei Typ 2B
- **Blutungszeit:** Verlängert
- **Klinische Chemie und Gerinnungsdiagnostik:** Unauffällige klinische Chemie, Gerinnung normal, Typ 3 mit aPPT-Verlängerung bei Faktor-VIII-Mangel
- **Spezialdiagnostik:** vWF-Antigen (vWF: Ag) gibt nur die Menge, nicht die Aktivität an; der Ristocetincofaktor (vWF: RCo) misst die Aktivität des vWF; Veränderungen in Abhängigkeit vom Typ.
- **Einzelfaktorbestimmung:** Faktor VIII:C, bei Typ 3 und Typ 2N ↓
- **Elektrophorese der Multimere:** Zur Unterteilung der Untergruppen bei Typ 2

Differenzialdiagnostik

Hämophilie: Bestimmung von Faktor VIII und Faktor IX

Therapie

Eine kontinuierliche Therapie ist meist nicht nötig. Keine Einnahme von acetylsalicylsäurehaltigen Medikamenten oder sonstigen Thrombozytenaggregationshemmer.
- Vor chirurgischen Eingriffen: Desmopressin-Kurzinfusion → Anstieg des vWF um das bis zu Fünffache
- Bei massiven Blutungskomplikationen:
  – Gabe von Von-Willebrand-Faktor

– Gabe von Faktor VIII oder aktiviertem Faktor VII (NovoSeven®)

- **Kein Desmopression bei Typ 2B.** Verschlechterung der Thrombozytopenie.
- **Desmopressin wirkt bei Typ 2N nicht.** Gabe von vWF, Faktor VIII oder aktiviertem Faktor VII.

■ Hämophilie

Allgemeines
Bei der **Hämophilie** handelt es sich um eine **X-chromosomal-rezessiv** vererbte Erkrankung, bei der es aufgrund eines Mangels oder Fehlens der Gerinnungsfaktoren VIII oder IX zu einer Blutungsneigung kommt. Man unterscheidet
- **Hämophilie A** mit Inaktivität/Mangel/Fehlen von **Faktor VIII:C (85 %)** und
- **Hämophilie B** mit Inaktivität/Mangel/Fehlen von **Faktor IX (15 %).**

Aufgrund der Vererbung sind überwiegend Jungen und Männer symptomatisch erkrankt, Frauen sind meist asymptomatische Überträgerinnen.

Klinik
Erst bei einem Abfall des Faktors VIII oder IX **‹ 3 % kommt es zu Spontanblutungen.** Oberhalb dieses Werts treten Blutungen meist nur bei einem traumatischen Ereignis auf:
- < 1 %: schwere Hämophilie → Spontanblutungen
- 1–5 %: moderate Hämophile → Blutungen nach Bagatelltraumen
- 6–15 %: milde Hämophile → Blutungen nach Trauma/Operation
- 16–50 %: Subhämophilie → Blutungen nach schweren Traumata

Klinisch imponieren Blutungen: bei Neonaten insbesondere Blutungen des ZNS, bei älteren Patienten Muskel- und Gelenkblutungen mit der Gefahr von Kompartmentsyndrom und Arthropathie, gastrointestinale Blutungen, urogenitale Blutungen.

Komplikationen
- Gelenkzerstörungen bei Hämathros
- HIV, Hepatitis durch Transfusionen
- Autoantikörperentwicklung gegen Faktor VIII oder IX nach Substitution

Diagnostik
- **Familienanamnese:** X-chromosomale Vererbung
- **Blutbild:** Gegebenenfalls Anämie, Thrombozyten normal
- **Blutungszeit:** Normal da primäre Hämostase normal, jedoch verlängerte Nachblutung

- **Klinische Chemie und Gerinnungsdiagnostik:** Unauffällige klinische Chemie, **aPPT-Gerinnung deutlich verlängert**
- **Spezialdiagnostik:** Bestimmung von Faktor VIII oder IX; Ristocetincofaktor (vWF: RCo) zum Ausschluss vWS; Nachweis von Autoantikörpern gegen Faktor VIII oder IX

Differenzialdiagnostik
- Von-Willebrand-Syndrom (vWS) Typ 3: Ristocetincofaktor (vWF: RCo) verringert, Blutungszeit verlängert

Therapie
Therapie mit rekombinanten Faktoren; dadurch wird die Halbwertszeit verlängert:
- Rekombinanter Faktor VIII
- Rekombinanter Faktor IX
  – Ziel ist ein Faktorlevel von 30–50 %
- Gegebenenfalls Desmopressin bei milder Hämophile A: Faktor VIIIC: vWS wird aus Endothel freigesetzt, erschöpft sich aber nach wenigen Tagen (Tachyphylaxie-Syndrom).
- Bei Autoantikörpern: Aktivierter Faktor VII (NovoSeven®)

■ Prothrombin-Komplex-Mangel

Allgemeines
Hierbei kommt es zu einer Verminderung der Vitamin-K-abhängigen Gerinnungsfaktoren II, VII, IX, X. Ein Mangel an Prothrombin (Faktor II) kann auch genetisch bedingt sein. Deutlich häufiger ist der erworbene Prothrombin-Faktor-II-Mangel bei:
- Lebersynthesestörungen
- DIC
- Vitamin-K-Mangel: Mangelernährung, Antibiotikatherapie, Fettresorptionsstörung
- **Phenprocoumon-/Warfarin-Therapie**

Klinik
Blutungen

Diagnostik
- **Blutbild:** Anämie
- **Klinische Chemie und Gerinnungsdiagnostik:** Leberfunktionstest, **Quick ↓ /INR ↑**
- **Koller-Test:** Quick vor und nach **intravenöser** Vitamin K-Gabe:
  – Anstieg > 30 %: Resorptionsstörung
  – kein Anstieg: Synthesestörung

Therapie
- Resorptionsstörung: Therapie der Grunderkrankung, Vitamin-K Substitution
- Synthesestörung: Therapie der Grunderkrankung, Substitution PPSB (Beriplex®), FFPs

◾ Disseminierte intravasale Koagulopathie (DIC)

Allgemeines

Die **disseminierte intravasale Koagulopathie (DIC)** ist eine erworbene rasch einsetzende **pathologische Gerinnungsaktivierung** mit **Ausbildung von Mikrothromben.** Hierdurch kommt es gleichzeitig zu einem **Verbrauch von plasmatischen Gerinnungsfaktoren und Thrombozyten mit Blutungsneigung.** Mehrere Auslöser, in absteigender Häufigkeit, sind bekannt:

- Sepsis
- Polytraumata, schwere Verbrennungen oder ausgedehnte operative Eingriffe, insbesondere bei Beteiligung folgender Organe: Pulmo, Pankreas, Prostata, Plazenta
- Onkologische Erkrankungen, insbesondere die Promyelozytenleukämie
- Gynäkologische Komplikationen wie vorzeitige Plazentaablösung, HELLP-Syndrom
- Sonstiges: Rhabdomyolyse, Hämolyse

Spezielle Form der DIC

Die chronische DIC verläuft sehr langsam, sodass Leber und Knochenmark mehr Gerinnungsfaktoren und Thrombozyten produzieren als verbraucht werden. Dadurch besteht das Risiko vermehrter thromboembolischer Komplikationen.

Pathophysiologie

- Massive Freisetzung oder **Bildung von Tissue-Faktor (TF):**
  - Durch Eindringen von TF in das Gefäßsystem (z. B. Plazentalösung)
  - Massive Gefäßverletzung mit TF Präsentation (z. B. Trauma, OP)
  - Vermehrte Expression von TF durch Monozyten als Antwort auf Endotoxine und Zytokine (Sepsis) oder Tumorzellen
- Damit **unkontrollierte Aktivierung der Gerinnung** meist über den extrinsischen Weg: Thrombin gelangt in die Zirkulation
- Disseminierte intravasale **Gerinnungsaktivierung und Fibrinbildung** → Mikrothromben
- **Verbrauch** von Faktor V, Faktor VIII, Prothrombin, Fibrinogen, Thrombozyten und Antithrombin III → Blutungen
- Beginn der **Fibrinolyse** mit der Auflösung von Fibrin und Mikrothromben zu Fibrinspaltprodukten: Sekundäre Hyperfibrinolyse; Fibrinspaltprodukte hemmen wiederrum die Fibrinbildung und die Thrombozytenaggregation → Blutungen

Klinik

- Die klinischen Symptome können von der Grunderkrankung überdeckt werden
- Im Vordergrund stehen **Blutungen** und **Organdysfunktionen durch Mikrothromben**
  - → Komplikationen
  - Fulminanter Verlauf als **Waterhouse-Friederichsen-Syndrom** bei Meningokokken-Sepsis
- Größere thromboembolische Komplikationen sind bei der akuten DIC selten.

Komplikationen

- Blutungen (> 64 %)
- Niereninsuffizienz (25 %)
- Leberfunktionsstörungen (19 %)
- Respiratorische Insuffizienz (16 %)
- Schock (14 %)
- Thromboembolische Komplikationen (7 %)
- ZNS-Beteiligung (2 %)

Diagnostik

- **Blutbild mit Differenzialblutbild:**
  - Thrombopenie, Leukozytose bei Infekt, hämolytische Anämie
  - Differenzialblutbild: Fragmentozyten
- **Klinische Chemie:** In Abhängigkeit von der Genese: CRP, PCT, Retentionswerte, Leberwerte
- **Gerinnungsdiagnostik:**
  - **Durch Verbrauch:** Quick, Antithrombin III und Fibrinogen ↓, aPTT verlängert, Nachweis Fibrinmonomere
  - **Sekundäre Hyperfibrinolyse:** D-Dimere massiv erhöht

Differenzialdiagnose

- Primäre Hyperfibrinolyse: Reptilase- und Thrombinzeit verlängert, Thrombozyten und ATIII normwertig
- TTP/HUS: Primär Thrombozytenaktivierung
- Hepatisch bedingte Koagulopathien

Therapie

- **Therapie der Ursache**
- **Thrombozytenkonzentrate und FFPs**
  - Nur bei schwerer Blutung, vor invasiven Eingriffen oder nach großen Operationen
  - und gleichzeitiger Thrombopenie < 50.000/ml
- **Fibrinogensubstitution:** Bei aktiv blutenden Patienten mit deutlich erhöhtem INR und/oder Fibrinogen < 50 mg/dl → Ziel > 100 mg/dl
- Antithrombin III: Wird kontrovers diskutiert
- Heparin:
  - Wird kontrovers diskutiert
  - Indikation bei chronischer DIC und nach stattgehabter DIC
- Keine medikamentöse Hemmung der Hyperfibrinolyse: Deutlich erhöhtes Risiko von thromboembolischen Komplikationen

- **Rekombinanter aktivierter Faktor VII (NovoSeven®)** als Ultima Ratio

Prognose
Mortalität 40–80 %

Thrombozytenfunktionsstörungen

Allgemeines
Thrombozytenfunktionsstörungen können im Rahmen von Syndromen angeboren sein. Weiterhin gibt es unzählige Ursachen einer erworbenen Thrombozytenfunktionsstörung:
- **Angeboren, z. B.**
  - Wiskott-Aldrich Syndrom,
  - Thrombastenie Glanzmann,
  - Bernard-Soulier-Syndrom oder
  - Storage-pool-disease.
- **Erworben, z. B. durch**
  - Medikamente wie ASS, Clopidogrel, Dipyridamole,
  - Lebererkrankungen,
  - Urämie,

- myeloproliferative Syndrome,
- Diabetes mellitus oder
- Trauma.

Klinik
Blutungsneigung unterschiedlichen Ausmaßes

Diagnostik
- **Blutbild:** Ausschluss Thrombozytopenie
- **Blutungszeit:** Verlängert
- **Klinische Chemie und Gerinnungsdiagnostik:** Unauffällige klinische Chemie und Gerinnung
- **Spezialdiagnostik:** PFA-100 ermöglicht die Thrombozytenaktivitätsmessung.

Therapie
- Desmopressin ist effektiv bei milder Thrombozytenfunktionsstörung.
- Thrombozytenapheresekonzentrate
- **Im Notfall:** Rekombinanter aktivierter Faktor VII (NovoSeven®)

CHECK-UP

- ☐ Beschreiben Sie die klinischen Symptome eines Von-Willebrand-Syndroms. Wie werden sie therapiert?
- ☐ Wie unterscheiden sich Hämophilie A und B? Nennen Sie die Hauptkomplikationen?
- ☐ Wodurch kann eine DIC ausgelöst werden?
- ☐ Beschreiben Sie die relevanten laborchemischen Veränderungen bei einer DIC.
- ☐ Welche therapeutischen Optionen zur Behandlung einer DIC kennen Sie?

Thrombophilie (Thromboseneigung)

Allgemeines
Thrombophilie bezeichnet eine erworbene oder genetisch bedingte Neigung zur Ausbildung von Blutgerinnseln (Thrombosen):
- **Erworben, z. B. durch**
  - Operation,
  - Immobilität auf langen Reisen, durch Krankenhausaufenthalte,
  - Ovulationshemmer (in Kombination mit Rauchen),
  - Malignome oder
  - Antiphospholipid-Syndrom/SLE (→ 4 Angiologie).
- **Genetisch** bedingte Ursachen werden im Folgenden behandelt.

Faktor-V-Leiden (aktivierte Protein-C-Resistenz, APC)

Allgemeines
Das **Faktor-V-Leiden** (= Ort der Entdeckung) ist die **häufigste angeborene Erkrankung,** die

durch eine Resistenz gegenüber aktiviertem Protein C (APC) zu einer **Thromboseneigung führt.**
Eine APC-Resistenz kann auch **erworben sein,** z. B. durch erhöhte Östrogenspiegel bei oraler Kontrazeption, Schwangerschaft, Hormonersatztherapie, durch maligne Neoplasien und Antiphospholipid-Antikörper.

Pathophysiologie
Aktiviertes **Protein C inaktiviert normalerweise die aktivierten Faktoren V und VIII.** Durch eine Punktmutation des Gens für den Faktor V kann das aktivierte Protein C diesen nicht mehr oder nur noch erschwert binden und somit nicht mehr inaktivieren.

Klinik
- Hauptmerkmal sind **Thrombosen** mit oder ohne **Lungenembolie:**
  - Verdächtig: In jungen Jahren, untypische Lokalisationen

– Heterozygote Träger haben ein 7-fach, homozygote ein 80-fach erhöhtes Risiko.
- Sinusvenenthrombose

Diagnostik
- **Klinische Chemie und Gerinnungsdiagnostik:** Unauffällige klinische Chemie, unauffällige Gerinnung
- **Genetische Diagnostik:** Nachweis der Mutation
- **Funktionelle APC-Resistenzmessung:** APC-Resistenz kann bestimmt werden.
- **Sonstiges Labor:** Unauffällig, ggf. erhöhtes D-Dimer, Bestimmung Protein S und Protein C

Therapie
- **Orale Antikoagulation (Marcumar),** Anzahl der Rezidive entscheidet über Zeitdauer
- In Risikosituationen wie Schwangerschaft: Niedermolekulares Heparin, auch prophylaktisch

■ Protein-C-Mangel und Protein-S-Mangel

Allgemeines
Die Proteine C und S sind **Vitamin-K-abhängige Glykoproteine.** In Anwesenheit von Protein S kann Protein C die aktivierten Faktoren V und VIII inaktivieren. Ein Mangel kann hereditär oder erworben sein (→ Faktor-V-Leiden).
Der häufigste erworbene Protein-C-Mangel entsteht bei der **Einleitung einer Therapie mit Marcumar.**

Da die **Halbwertszeit von Protein C kürzer** ist als die von Faktor II, IX, und X besteht zu **Beginn einer Marcumar-/Warfarin-Therapie** ein funktioneller Protein-C-Mangel mit **Thromboseneigung.** Daher bei Einleitung **immer** überlappend niedermolekulares Heparin geben.

Klinik, Diagnostik, Therapie
→ **Faktor-V-Leiden**

■ Antithrombin-III-Mangel (ATIII-Mangel)

Allgemeines
Antithrombin III ist ein natürliches Antikoagulans. **ATIII hemmt** Prothrombin (Faktor II) und Faktor X und damit **die Gerinnungskaskade.**

Klinisch relevant ist die durch Heparin hervorgerufene Potenzierung der ATIII-Aktivität und somit die Hemmung der Gerinnung.
- Ein ATIII-Mangel kann **angeboren** sein → **2 Typen:**
  - Typ I: Durch **verminderte Synthese** entsteht ein Mangel.
  - Typ II: Das produzierte ATIII hat eine **verminderte Aktivität.**
- **Erworbener** ATIII-Mangel bei
  - vermehrtem Abbau (DIC),
  - verminderter Produktion (Leberzirrhose, Therapie mit Asparaginase) oder
  - vermehrter Ausscheidung (nephrotisches Syndrom)

Klinik
- Rezidivierende thromboembolische Episoden:
  - Homozygot: Nicht mit dem Leben vereinbar
  - Heterozygot: Nach der Pubertät mit einem Peak zwischen 15 und 35 Jahren
- Heparinresistenz

Diagnostik
- **Klinische Chemie und Gerinnungsdiagnostik:** Bei Typ I ATIII-Mangel, sonst unauffällig
- **Spezialdiagnostik:** ATIII-Funktionstest zur Diagnose Typ II
- **weitere Diagnostik zur Identifizierung der Genese:** GOT, GPT, Bilirubin (Zirrhose); Kreatinin, Harnstoff, Urindiagnostik (nephrotisches Syndrom); Gerinnung (DIC)

Therapie
- **Substitution:** Antithrombin-III-Konzentrat
- Bei thromboembolischen Komplikationen **orale Antikoagulation (Marcumar);** die Anzahl der Rezidive entscheidet über die Zeitdauer.
- In Risikosituationen wie Schwangerschaft: Gegebenenfalls AT III-Substitution

■ Prothrombin-Mutation (Faktor-II-Mutation)

Allgemeines
Durch eine **Punktmutation** im Intron-Bereich des Prothrombin-Gens kommt es zur Überproduktion von Prothrombin → Expression wird verändert, **nicht** die Proteinstruktur:
- Bis zu 5-fach erhöhtes Thromboserisiko
- Diagnostik: Prothrombin ↑, Mutationsanalyse mittels PCR

- [ ] Bennen Sie drei Erkrankungen, die mit einer Thrombophilie einhergehen?
- [ ] Welche Hauptkomplikation besteht bei einer Thrombophilie?
- [ ] Nennen Sie die Therapie der Wahl bei thromboembolischen Komplikationen?
- [ ] Was ist bei Beginn einer Marcumar-Therapie zu beachten?

 ## Vaskuläre hämorrhagische Diathesen

Allgemeines

Durch verminderte Kapillarresistenz entstehen Petechien. Thrombozyten und plasmatische Gerinnung stellen sich unauffällig dar.

- **Angeboren:**
  - Morbus Rendu-Osler-Weber: Hereditäre hämorrhagische Teleangiektasie
  - Ehler-Danlos-Syndrom
- **Erworben:**
  - Vaskuläre Purpura: lange Steroidtherapie
  - Vitamin-C-Mangel
  - Purpura senilis
  - Purpura Schönlein-Henoch: Kinder, nach Infekt

Rumple-Leed-Test: Mit einer Blutdruckmanschette 5 min 10 mmHg oberhalb des diastolischen Wertes stauen → bei > 5 Petechien positiv

- [ ] Beschreiben Sie den Rumple-Leed Test.
- [ ] Welche Auffälligkeiten zeigen sich bei Testung der plasmatischen Gerinnnung?

2 Pneumologie

 ## Grundlagen

Respiratorische Insuffizienz

Eine **respiratorische Insuffizienz** geht mit einer Störung des pulmonalen Gasaustauschs oder einer Insuffizienz der „Atempumpe" bei ventilatorischer Insuffizienz und somit einer Veränderung der Blutgase einher. Man kann unterscheiden zwischen:

- **Partialinsuffizienz**
  - Pulmonale Insuffizienz
  - Isolierte arterielle Hypoxie; paO_2 erniedrigt, CO_2 normal
- **Globalinsuffizienz**
  - Ventilatorische Insuffizienz
  - Arterielle Hypoxie und Hyperkapnie
- Zu den **Symptomen** zählen:
  - Dyspnoe
  - Zyanose
  - Tachykardie
  - Unruhe und Verwirrtheit

Klinische Auffälligkeiten bei pulmonalen Erkrankungen

- Periphere Zyanose
  - Ausschöpfungszyanose, „letzte Wiesen" werden unterversorgt
  - Akren: livide
  - Zentrale Abschnitte: Zunge/Schleimhäute rosig
- Zentrale Zyanose
  - Verminderte O_2 Sättigung bereits im linken Ventrikel z. B. bei Herzfehlern

- Auch zentral: Zunge und Schleimhäute livide
- Trommelschlägelfinger mit Uhrglasnägel
  - Hypoxisch bedingte Kapillarneubildung der Fingerendglieder
- Atemfrequenz, Atemtyp
  - Normal 12–16/min

Lungenfunktionsdiagnostik (→ Abb. 2.1)
Definitionen

Statische Atemvolumina → Normwert
- **Atemzugvolumen (AZV, Tidalvolumen)** → **0,5 l:** Volumen, das bei einem normalem Atemzug eingeatmet wird
- **Inspiratorisches Reservevolumen (IRV)** → **2–3 l:** Volumen, das nach normaler Inspiration noch eingeatmet werden kann
- **Exspiratorisches Reservevolumen (ERV)** → **1 l:** Volumen, das nach normaler Exspiration noch ausgeatmet werden kann
- **Residualvolumen (RV)** → **1,2–1,5 l:** Volumen, das nach maximaler Ausatmung in der Lunge verbleibt
- **Vitalkapazität (VC)** abhängig von Alter/Gewicht/Größe → **4 l:** Volumen, das nach maximaler Ausatmung eingeatmet werden kann (exspiratorisches Reservevolumen + Atemzugvolumen + inspiratorisches Reservevolumen)

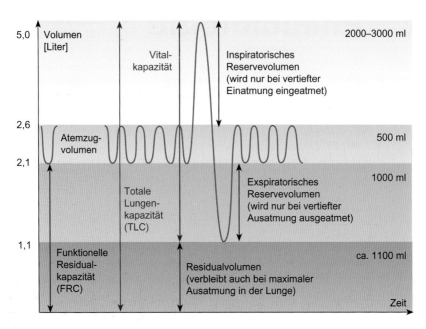

Abb. 2.1 Atemvolumina und -kapazität des Gesunden bei Ruheatmung und vertiefter Ein- und Ausatmung [A400]

- **Totale Lungenkapazität (TLC)** → **5–6 l:** Volumen, das nach maximaler Inspiration in der Lunge ist (Vitalkapazität + Residualvolumen)
- **Funktionelle Residualkapazität (FRC)** → **2 l:** Volumen, das nach normaler Ausatmung in der Lunge verbleibt (Residualvolumen + exspiratorisches Reservevolumen)

Dynamische Atemvolumina
- **Einsekundenkapazität (FEV$_1$):** Volumen, das innerhalb von 1 Sekunde maximal ausgeatmet werden kann **(sog. Tiffeneau-Test).**
- **Tiffeneau-Index:** FEV$_1$ bezogen auf die Vitalkapazität (FEV$_1$/VC).
- **Forcierter exspiratorischer Fluss (FEF)/maximaler exspiratorischer Fluss (MEF)** nach Ausatmung von 25/50/75 % der Vitalkapazität:
  - FEF/MEF 50 % → **Männer › 2,5 l/s; Frauen › 2 l/s**
  - FEF/MEF 75 %
  - FEF/MEF 25 % → **Männer › 2 l/s; Frauen › 1,6 l/s**

- FEF/MEF erniedrigt bei Obstruktion
- MEF 25 % → insbesondere Obstruktion der kleinen Atemwege

Spirometrie
- Patient atmet über ein Mundstück in das Spirometer. Es können Vitalkapazität, FEV$_1$, IRV, ERV und PEF gemessen werden.
- Volumen-Zeit-Kurve und Fluss-Volumen-Kurve → Ablesen von MEF/FEF (→ Abb. 2.2)

Bodyplethysmografie
- Patient sitzt in einer luftdicht geschlossenen Kabine und atmet über ein Mundstück
- Gemessen werden
  - thorakales Gasvolumen (TG),
  - totale Lungenkapazität (RV + VC),
  - Residualvolumen,
  - funktionelle Residualkapazität und
  - Resistance.

Diffusionskapazität (DLCO, 150–250 ml/mmHG/min)
- Messung des Sauerstoffübertritts von den Alveolen in das Blut
- Patient atmet Luft mit einer definierten Konzentration an Kohlenmonoxid ein und hält entweder 10 Sekunden die Luft an oder die Messung erfolgt bei normalem Atemzug
- Dann Messung des Gehalts an Kohlenmonoxid in der Ausatemluft
  → Diffusionskapazität vermindert, z. B. bei Lungenfibrose, Lungenembolie, restriktiven Lungenerkrankungen, Verringerung der Alveolarfläche

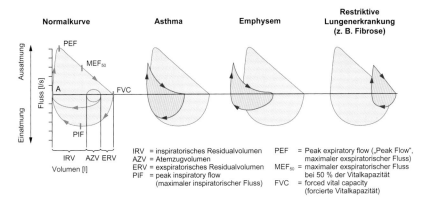

Normalkurve Asthma Emphysem Restriktive Lungenerkrankung (z. B. Fibrose)

IRV = inspiratorisches Residualvolumen
AZV = Atemzugvolumen
ERV = exspiratorisches Residualvolumen
PIF = peak inspiratory flow (maximaler inspiratorischer Fluss)

PEF = Peak expiratory flow („Peak Flow", maximaler exspiratorischer Fluss)
MEF₅₀ = maximaler exspiratorischer Fluss bei 50 % der Vitalkapazität
FVC = forced vital capacity (forcierte Vitalkapazität)

Abb. 2.2 Pathologische Fluss-Volumen-Kurven [O522]

Peak-Flow-Metrie (PEF, 400–700 ml/min)
- Misst die maximale Strömungsgeschwindigkeit während einer forcierten Ausatmung
- Geeignet z. B. zur Verlaufskontrolle beim Asthma bronchiale

Pulsoxymetrie
- In Abhängigkeit der O_2-Beladung absorbiert Hämoglobin bestimmte Wellenlängen des Lichts.
- Messung der Lichtabsorption/-emission bei Durchleuchtung der Haut

BGA-Normalwerte
- pH → 7,35–7,45
- pO_2 → 75–97 mmHg bzw. 10–12,9 kPa (Normwerte altersabhängig)
- pCO_2 → 35–45 mmHg bzw. 4,6–6 kPa
- SaO_2 → 95–99 %
- HCO_3^- → 23–26 mmol/l
- Base Excess (BE) → −2 bis +3 mmol/l

Resistance
- Misst den Strömungswiderstand in den Bronchien bei der Atmung
- Wird definiert über den benötigten Druck zur Änderung der Atemströmung um 1 l/s
- Zirkadianer Rhythmus: am frühen Morgen und am Nachmittag am höchsten
- Bei **obstruktiven Lungenerkrankungen** erhöht

Compliance
- Beschreibt die Dehnbarkeit/Elastizität der Lunge
- Diese ist herabgesetzt bei **Lungenerkrankungen, die mit einer Fibrose** einhergehen

Einen Überblick über restriktive (z. B. Fibrose) und obstruktive (z. B. Asthma) Ventilationsstörungen gibt → Tab. 2.1.

Tab. 2.1 Übersicht restriktive (z. B. Fibrose) und obstruktive (z. B. Asthma) Ventilationsstörungen

	Restriktion	Obstruktion	Obstruktives Emphysem
VC	↓	↔/↓	↓
TLC, TGV, RV	↓	↔/↑	↑
FEV₁	↓	↓	↓
Tiffeneau (FEV₁/VC)	Normal	↓	↓
Resistance	Normal	↑	↑
Compliance	↓	Normal	Normal

Pneumologische Bildgebung
- Röntgen-Thorax
  - Wenn möglich im Stehen und dann immer in 2 Ebenen: a. p. und Seitbild
  - Im Liegen schlechter, da auslaufende Pleuraergüsse; keine zweite Ebene
- HR-CT
  - Ohne Kontrastmittel, hochauflösend, da 2-mm-Schichten
  - Beurteilung des Lungeparenchyms und des Lungengerüsts
- CT-Thorax mit Kontrastmittel
  - Ausschluss/Nachweis Lungenembolie
  - Staging-Untersuchungen bei Lungenkarzinom; Lymphknotendiagnostik
- MRT
  - Weichteilgewebe wird besser dargestellt: Diagnostik des Mediastinum
  - Keine Strahlenbelastung: junge Frauen, Kinder

- Lungen-Perfusions-/Ventilations-Szintigrafie
  - Regionale Perfusions- und Ventilationsstörungen
  - z. B. zum Ausschluss einer Lungenembolie bei Niereninsuffizienz

Therapieformen bei soliden Tumoren
- Chirurgische Resektion
- Radiatio

- Chemotherapie
  - **Adjuvante** Therapie → **nach** einer chirurgischen Resektion zur Senkung des Rezidivrisikos
  - **Neoadjuvante** Therapie → **vor** einer chirurgischen Resektion zur Verkleinerung des Tumors oder um eine Resektion erst möglich zu machen

---

■ CHECK-UP

- ☐ Benennen Sie statische und dynamische Atemvolumina und erläutern Sie die Definitionen.
- ☐ Was versteht man unter Resistence und Compliance?
- ☐ Wie unterscheiden sich obstruktive und restriktive Lungenerkrankungen in der Lungenfunktionsdiagnostik?

 ## Asthma bronchiale

Grundlagen
Bei **Asthma** handelt es sich um eine chronische entzündliche Erkrankung der Atemwege mit anfallsweiser Atemnot infolge einer Atemwegsverengung. Diese entsteht durch:
- **Bronchiale Entzündung:**
  - Getriggert durch multiple Allergene, ggf. auch als Berufserkrankung, Infekte
  - Zellulär auslösend: Mastzellen, Eosinophile, T-Lymphozyten
- **Bronchiale Hyperreaktivität:**
  - Meist schon vor der Diagnose Asthma
  - Kontakt mit Allergenen, Kälte, Rauch, Ozon, Sport, intrinsisch durch Stress
  - Test mittels Methacholin-Provokation → eine Konzentration, die einen FEV_1-Abfall um 20 % angibt, wird als PC_{20}-Wert angegeben.
- **Endobronchiale Obstruktion mit**
  - Bronchospasmus, später irreversibel durch Remodelling,
  - Hypertrophie der Bronchialmuskulatur,
  - Schleimhautödem,
  - Hypersekretion von zähem Schleim, Becherzellen ↑ und
  - Verdickung der Basalmembran.

Man unterscheidet
- **allergisches (extrinsisches) Asthma (30 %; meist Kinder):** IgE-vermittelte Sofortreaktion z. B. durch Pollen, Hausstaub, Tierhaare, Mehlstaub,
- **nichtallergisches (intrinsisches) Asthma (30 %; meist Erwachsene),** z. B. respiratorische Infekte, NSAIDs, gastroösophagealer Reflux, Noxen, Stress und
- **Mischformen (40 %).**

Asthma bronchiale beginnt häufig im Kindesalter (auch genetische Faktoren: „Atopiker"). Im Erwachsenenalter ca. 5 % der Bevölkerung (Männer > Frauen; Kinder häufiger, ca. 10 %).

Klinik
- Symptomatik meist nachts/frühe Morgenstunden bzw. saisonal bei Allergenexposition
- Verlauf episodenhaft
- Meist komplette Reversibilität der Obstruktion; spontan oder nach Therapie
- Husten: unproduktiv oder mit weißlich-glasigem Auswurf
- Anfallsweise auftretende Dyspnoe
- **Im Anfall:** aufrechte Sitzposition und Einsatz der Atemhilfsmuskulatur, massive Dyspnoe und Angst, Tachykardie, Pulsus paradoxus = inspiratorisch verminderte Blutdruckamplitude um mehr als 10 mmHg:
  - Auskultation trockene Nebengeräusche: Giemen, Brummen, Pfeifen, verlängertes Exspirium mit exspiratorischem Stridor
  - Aufgrund der Lungenüberblähung: hypersonorer Klopfschall und tief stehende Lungengrenzen
  - Thorakales Engegefühl

Komplikationen
- Status asthmaticus bis hin zur respiratorischen Insuffizienz; durch übliche Medikamentation nicht zu Durchbrechen
- Selten Pulmonale Hypertonie mit Cor pulmonale
- Lungenemphysem

Diagnostik
- **Anamnese:** genaue Familienanamnese, da genetische Disposition bei Atopie, genaue Symptomatik mit Triggern, zeitlicher Zusammenhang

- **Allergietestung:** Pricktest, Methacholin-Provokationstest
- **Blutbild und Differenzialblutbild:**
  - Gegebenenfalls Leukozytose, Anämie
  - Differenzialblutbild: Eosinophilie (> 15 %) bei allergischem Asthma, aber nicht zwingend (Differenzialdiagnose: z. B. Parasiten, Churg-Strauss)
- **Klinische Chemie und Gerinnung:** Leber- und Nierenfunktionswerte, CRP, PCT
  - Immunglobulin E und spezifische IgE-Antikörper zum Nachweis des Allergens
  - Einmalig α-1-Antitrypsin zum Ausschluss eines α-1-Antitrypsinmangels
- **Röntgen-Thorax: im Anfall** ggf. Lungenüberblähung, Zwerchfelltiefstand, schmale Herzsilhouette, sonst unauffälliger Befund
- **Lungenfunktionsdiagnostik kann im Intervall unauffällig sein, sonst:**
  - Obstruktive Ventilationsstörung mit Reduktion FEV_1, FEV_1/FVC und PEF
  - Durch „gefangene Luft": verminderte VC und erhöhtes RV
  - Bronchospasmolysetest: Gabe eines Bronchodilatators, Verbesserung FEV_1 > 15 %/> 200 ml zeigt nur eine Reversibilität der Obstruktion an
    - Differenzialdiagnose: COPD; meist keine Reversibilität
    - Behandlungsindikation
- **PEF-Langzeitmessung:** tägliche Messung der maximalen Strömungsgeschwindigkeit während einer forcierten Ausatmung, hierdurch Einschätzung der Obstruktion
- **Diffusionskapazität (DLCO):** normal
- **BGA:** im Anfall Unterteilung in 3 Schwerestadien:
  - Stadium I: Hyperventilation mit Hypokapnie und respiratorischer Alkalose
  - Stadium II: respiratorische Partialinsuffizienz mit Hypoxämie, Normokapnie

- Stadium III: respiratorische Globalinsuffizienz mit Hypoxämie, Hyperkapnie und respiratorischer Azidose

Differenzialdiagnostik
- **COPD:** Symptomatik bei Belastung, progredienter Verlauf, Raucher, **keine** komplette Reversibilität der Obstruktion
- **Asthma cardiale:** bei Herzinsuffizienz; periphere Ödeme, feuchte RGs, PV-Stau im Röntgen-Thorax
- **Lungenembolie:** D-Dimer
- **Pneumothorax:** kein Atemgeräusch und hypersonorer Klopfschall einseitig, fehlende Lungengefäßzeichnung im Röntgen-Thorax
- **Vocal-cord-Dysfunktion:** paradoxer Stimmbandschluss mit Atemnot, Laryngoskopie
- **Churg-Strauss-Syndrom:** Vaskulitis der kleinen Gefäße, nichtverkäsende Granulome, klinisch mit allergischem Asthma, Nachweis: Eosinophilie; pANCA

Therapie
Die Therapie richtet sich nicht mehr nach starren Werten, sondern nach der Symptomatik des Patienten. Man unterscheidet **kontrolliertes Asthma** und **unkontrolliertes Asthma** (→ Tab. 2.2). Ziel ist ein kontrolliertes Asthma nach dem Therapiegrundsatz.

Reduziere die Therapieintensität wenn möglich, steigere sie wenn nötig (→ Tab. 2.3).

Anfallstherapie
- Atemerleichternde Lagerung, 2–4 l O_2 über Nasensonde
- **Vernebelung mit rasch wirksamen β-2-Mimetika:** zunächst alle 20 Minuten, maximal dreimal, dann alle 1 bis 4 Stunden je nach Bedarf
- Oder **Dosieraerosol mit rasch wirksamen β-2-Mimetika:** 2–4 Hübe alle 10–15 Minuten

Tab. 2.2 Kontrolliertes und unkontrolliertes Asthma

	Kontrolliert	Teilweise kontrolliert (1–2 Kriterien erfüllt)	Unkontrolliert
Symptome tagsüber	‹ 2×/Woche	› 2×/Woche	Drei oder mehr Kriterien des „teilweise kontrollierten Asthmas" innerhalb einer Woche erfüllt
Einschränkung von Aktivitäten im Alltag	Nein	Ja	
Nächtliche Symptome/nächtliches Erwachen	Nein	Ja	
Einsatz einer Bedarfsmedikation	‹ 2×/Woche	› 2×/Woche	
Notfallbehandlung	Nein	Ja	
Lungenfunktion (PEF oder FEV_1)	Normal	FEV_1 ‹ 80 % oder PEF ‹ 80 % des Bestwerts	
Exazerbationen	Nein	≥ 1×/Jahr	1×/Woche

Tab. 2.3 Asthmatherapie

	Bedarfstherapie ("Reliever")	Dauertherapie ("Controller")	Alternative
Stufe 1	RABA[1]	Keine	
Stufe 2	RABA	ICS[2] niedrige Dosis	LTRA[3]
Stufe 3	RABA	ICS mittlere Dosis oder ICS niedrige Dosis + LABA	ICS Dosis steigern ICS + LTRA ICS + Theophyllin
Stufe 4	RABA	ICS mittlere bis hohe Dosis + LABA[4] + ggf. ein/mehrere: LTRA, Theophyllin	
Stufe 5		wie Stufe 4, zusätzlich systemisches Steroid	Bei IgE vermittelter Pathogenese: monoklonaler IgE-Antikörper Omalizumab

[1] RABA = rasch wirksames β-2-Mimetikum
[2] ICS = inhlatives Kortikosteroid;
[3] LTRA = Leukotrienrezeptorantagonist (Montelukast)
[4] LABA = lang wirksames β-2-Mimetikum

- β-2-Mimetika s. c. (Terbutalin) oder i. v. (Reproterol) bei Nichtansprechen inhalativer Therapie
- **Parasympatholytika:** können mit β-2-Mimetika kombiniert werden
- **Systemische Steroide** (50–100 mg Prednisonäquivalent p. o. besser i. v.):
  - Frühzeitig, wenn durch Inhalation kein deutlicher Anstieg der FEV_1
- **Theophyllin:** Reserve, geringe therapeutische Breite
- **Magnesium:** einmalig 2 g über 20 min bei lebensbedrohlichen Exazerbationen
- Keine Besserung: Verlegung auf Intensivstation → NIV; Intubation und Beatmung

- **Inhalative $β_2$-Mimetika** haben systemische **Nebenwirkungen:** Tachykardien, tachykarde Herzrhythmusstörungen, Hypokaliämie, Tremor, Unruhe.
- **Inhalative Steroide** haben **kaum** systemische **Nebenwirkungen,** da hoher First-Pass-Effect.

Prognose
Kinder: 50 % Ausheilung
Erwachsene: ca. 20 % Ausheilung, ca. 40 % Verbesserung im Verlauf

■ CHECK-UP

☐ Nennen Sie 3 Faktoren, die zur Entstehung der Obstruktion bei Asthma beitragen?
☐ Nennen Sie Unterschiede zur Differenzialdiagnose Asthma und COPD?
☐ Beschreiben Sie die Grundlagen der Asthmatherapie. Was sind „Reliever" und „Controller"?

 # Bronchopulmonale Infekte

■ Akute Bronchitis

Grundlagen
Die akute Bronchitis ist eine selbst limitierende, meist virale Infektion der unteren Atemwege (Bronchien), die häufig von einer Entzündung der oberen Atemwege ausgeht. Die **häufigsten Auslöser** sind:
- Influenza A and B,
- Parainfluenza,
- Coronavirus (Typen 1–3),
- Rhinovirus,
- Respiratory syncytial virus,
- humanes Metapneumovirus.

Seltener kann eine akute bakterielle Bronchitis durch
- Mycoplasma pneumoniae,
- Chlamydia pneumoniae oder
- Bordetella pertussis
ausgelöst werden.
Im Gegensatz zeigen sich bei Patienten mit einer **Verletzung der Atemwege** (z. B. durch Tracheotomie oder Intubation) oder **pulmonalen Vorerkrankungen** auch durch **klassische Pneumonieerreger** ausgelöste akute Bronchitiden.

Klinik

- Husten mit Auswurf über mehr als 5 Tage, meist 2–3 Wochen bestehend; gegebenenfalls purulenter Auswurf:
  - Zeigt nicht zwingend eine bakterielle Superinfektion an
  - Besteht aus abgeschilferten tracheobronchialen Epithelzellen und Entzündungszellen
- Retrosternale Schmerzen/Brennen durch Hustenreiz
- Fieber
- Milde Dyspnoe bei Bronchokonstriktion
- Abgeschlagenheit, Zephalgien, Myalgien, Arthralgien
- **Auskultation:** ggf. trockene RGs, Giemen, Brummen bei Obstruktion

Komplikationen

- **Entwicklung eines hyperreagiblen Bronchialsystems**
- Sekundäre bakterielle Infektion
- Bronchiolitis obliterans

Diagnostik

- **Blutbild:** ggf. Leukozytose
- **Klinische Chemie und Gerinnung:** Standarddiagnostik, CRP erhöht, Procalcitonin (PCT) zur Differenzialdiagnose bakterielle Infektion und Konsequenz der Antibiotikatherapie
- **Infektdiagnostik:** bei Fieber und Saison: Influenza-A/B-Schnelltest
- **Röntgen-Thorax:** Ausschluss einer Pneumonie nur bei Fieber, HF > 100/min, AF > 24/min, > 75 Jahre
- **Weitere Infektdiagnostik mit Blutkulturen, Sputum:** nur bei Nachweis einer Pneumonie

Differenzialdiagnose

- **Chronische Bronchitis:** > 3 Monate Husten mit Auswurf innerhalb von 2 Jahren
- **Infekt der oberen Atemwege:** initial keine Unterscheidung möglich → aber ebenfalls nur symptomatische Therapie
- **Pneumonie:** Fieber, Tachykardie, Tachypnoe, feinblasige feuchte RGs
- **Gastroösophagealer Reflux (GERD)**
- **Chronische Sinusitis**
- **Asthma bronchiale:** Obstruktion bei Bronchitis nur transient

Therapie

- **Symptomatische Therapie**
  - Ausreichende Flüssigkeitsaufnahme
  - NSAR
  - Antitussiva: nur geringe Datenlage mit nur begrenzter Wirksamkeit
  - Expektoranzien: kein Effekt nachgewiesen
  - Inhalative β-2-Mimetika und Anticholinergika bei Obstruktion

- **Kausale Therapie**
  - Antibiotische Therapie **nur** bei Nachweis oder hochgradigem Verdacht auf eine Pneumonie: Aminopenicilline, Cephalosporine oder Makrolide; Reserve: Fluorchinolone
  - Oseltamivir bei Verdacht auf Influenza; nur wirksam bei Gabe innerhalb von 48 Stunden nach Symptombeginn

■ Chronische Bronchitis und chronisch obstruktive Bronchitis (COPD)

Allgemeines

Chronische Bronchitis, chronisch obstruktive Bronchitis und Emphysem sind eng miteinander verbunden, teils überlappende Erkrankungsbilder, die alle mit einer Atemflusseinschränkung einhergehen.

Bei der **chronischen Bronchitis** handelt es sich um eine chronische Reizung der Atemwege, die auf die Lunge übergehen kann. Definitionsgemäß muss über mindestens 3 Monate innerhalb von 2 Jahren ein produktiver Husten bestehen. Hauptursache ist das Zigarettenrauchen, seltener eine Luftverschmutzung.

Die **chronisch obstruktive Bronchitis (COPD)** ist eine häufige Erkrankung, die mit einer progredienten, teilweise nicht vollständig reversiblen Atemflussbehinderung und einer chronischen Entzündungsreaktion der Atemwege und der Lunge einhergeht. Hauptsächlich ist das Zigarettenrauchen (80 %), andere Ursachen (20 %) sind rezidivierende bronchopulmonale Infekte oder Inhalation von Dämpfen/Stäuben.

Beim **Emphysem** kommt es zu einer anormalen und permanent bestehenden Erweiterung der distalen Lufträume der terminalen Bronchiolen. Dadurch kommt es zu einer Zerstörung der Alveolen allerdings ohne Fibrosebildung.

Epidemiologie der COPD

- Häufigste Erkrankung der Atmungsorgane
- Dritthäufigste Todesursache in den USA
- In Deutschland sind ca. 13 % der Menschen betroffen

Pathophysiologie

- Chronische Entzündungsreaktion mit CD8-positiven T-Lymphozyten, Neutrophilen, Monozyten/Makrophagen
- **Atemwege:**
  - Erhöhte Anzahl von Becherzellen, Hyperplasie der schleimbildenden Zellen
  - Reduzierte Clearance bei Ziliendysfunktion
  - Verengung und dadurch Reduktion der Zahl der kleinen Atemwege

– Atemwegskollaps durch bronchiale Instabilität; letztere aufgrund der verstärkten
Proteasenaktivität (Rauchen hemmt
α-1-Antitrypsin)
- **Lunge:** Zerstörung der Alveolarwand durch
verstärkte Proteasenaktivität mit Übergang in
ein zentrilobuläres (zentroazinäres) Emphysem
- **Gefäße:** chronische hypoxische Vasokonstriktion und Rarefizierung der Lungengefäße
mit Entwicklung einer pulmonalen Hypertonie und einem Cor pulmonale

Klinik
- Chronischer Husten, ggf. mit Auswurf bei
Schleimproduktion
- **Körperliche Untersuchung:**
  – Leises Atemgeräusch mit deutlich verlän-
  gertem Exspirium, Giemen, Brummen
  – Hypersonorer Klopfschall, tiefe, nicht ver-
  schiebliche Lungengrenzen; bei Emphy-
  sem: Fassthorax mit horizontal verlaufen-
  den Rippen, geblähte Schlüsselbeingruben
  – Dyspnoe, Zyanose, Lippenbremse zur Er-
  höhung des Widerstands bei Exspiration
  – Tremor, Unruhe bis hin zu Somnolenz und
  CO_2-Narkose bei Hyperkapnie

Die Einteilung der COPD nach GOLD-Stadien ist
in → Tab. 2.4 dargestellt.

Tab. 2.4 Einteilung der COPD nach GOLD-Stadien (für alle Stadien gilt $FEV_1/FVC < 70\%$)

GOLD-Stadium	Beschreibung	FEV_1
I	Leicht	≥ 80%
II	Mittel	50–79%
III	Schwer	30–49%
IV	Sehr schwer	< 30% oder < 50% plus chronisch respiratorische Insuffizienz

Komplikationen
- Akute Exazerbationen: Verschlechterung der
Symptome länger als 24 h
- Respiratorische Insuffizienz
- Pulmonale Hypertonie mit Cor pulmonale

Diagnostik
- **Anamnese:** insbesondere Nikotinabusus, Ar-
beits-und Umweltbelastungen
- **Blutbild und Differenzialblutbild:** Ausschluss/
Nachweis Anämie, Leukozytose, Eosinophilie
- **Klinische Chemie und Gerinnung:** Leber-
und Nierenfunktionswerte, CRP, PCT
  – BNP zur Abschätzung der Herzinsuffizienz
  – Einmalig α-1-Anitrypsin zum Ausschluss
  eines α-1-Antitrypsinmangels
- **BGA:** Hypoxie, ggf. Hyperkapnie mit respira-
torischer Azidose; zur Kompensation: meta-
bolische Alkalose
- **Röntgen-Thorax:** Transparenzerhöhung,
Zwerchfelltiefstand, Kalibersprünge der Gefä-
ße, ggf. Bullae, dilatierte Stamm- und Lap-
penarterien, Ausschluss anderer primärer
Lungenerkrankungen oder Infiltrate
- **High-Resolution-CT (HR-CT):** Emphysem,
Bullae
- **Lungenfunktionsdiagnostik:** obstruktive
Ventilationsstörung: $FEV_1/VC < 70\%$; nach
Bronchodilatation **teils irreversible Obst-
ruktion;** bei Emphysem: Erhöhung von tota-
ler Lungenkapazität (TLC), funktioneller Re-
sidualkapazität (FRC) und Residualvolumen
(RV); erniedrigte inspiratorische Kapazität
und Vitalkapazität (IC, VC)
- **Diffusionskapazität (DLCO):** ↓

Diagnosestellung:
- Klinische Symptomatik
- $FEV_1/VC < 70\%$ und $FEV_1 < 80\%$ mit **in-
kompletter** Reversibilität auf Bronchodilatatoren

Tab. 2.5 Therapieempfehlungen in Abhängigkeit der vier Risikogruppen

Gruppe	GOLD-Stadium	Anzahl der Exazerbationen	Symptome nach COPD Assessment-Test	Therapie
A	I und II	0–1 Exazerbationen pro Jahr	Mild	Kurzwirksamer Bronchodilatator: β-2-Mimetikum und/oder Anticholinergikum bei Bedarf
B	I und II	0–1 Exazerbationen pro Jahr	Viele	**Zusätzlich** lang wirksamer Broncho-dilatator: β-2-Mimetikum und/oder Anticholinergikum
C	III und IV	≥ 2 Exazerbationen pro Jahr	Mild	**Zusätzlich** inhalatives Steroid; Alternative: Theophylin, ggf. Phosphodiesterase-4-Inhibitor
D	III und IV	≥ 2 Exazerbationen pro Jahr	Viele	**Zusätzlich** Langzeit O_2-Therapie, Lungenvolumenreduktion, Transplantation

- Ausschluss anderer Erkrankungen mit Störungen des Atemflusses

Differenzialdiagnosen
- Herzinsuffizienz
- Bronchiektasien
- Lungenkarzinom
- Lungenembolie
- **Wichtigste Differenzialdiagnose → Asthma bronchiale**
  - Anfallsartig auftretend
  - Erstdiagnose in der Kindheit
  - Reversible Obstruktion nach Bronchodilatatorgabe (FEV_1 steigt um mehr als 15 % an)
  - Anfälle meist nachts oder morgens
  - Allergische Komponente: CD4-positive T-Lymphozyten, Eosinophile, Interleukine IL-4 und IL-5 erhöht

Therapie der COPD
Nichtmedikamentöse Therapie
- Noxen ausschalten: Rauchen beenden, Gewichtsreduktion
- Impfung gegen Pneumokokken und Influenza
- Langzeitsauerstofftherapie bei respiratorischer Insuffizienz ($PaO_2 < 55$ mmHg)
- Atemtraining, Reha, nächtliche nichtinvasive Beatmungstherapie (CPAP)

Medikamentöse Therapie
Die medikamentöse Therapie richtet sich nach **3 Faktoren:**
1. **Lungenfunktion** (GOLD-Stadien)
2. **Anzahl der Exazerbationen**
3. **Symptomen (COPD-Assessment-Test)** → **Tab. 2.5**

Therapie der akut exazerbierten COPD
- **Sauerstoffgabe** Ziel $PaO_2 > 60$ mmHg
- **β-2-Mimetikum und Anticholinergikum** z. B. als Feuchtvernebelung oder β-2-Mimetika s. c. (Terbutalin) oder i. v. (Reproterol); → Asthma bronchiale
- **Systemisches Steroid** für mindestens 5 Tage
- **Antibiotische Therapie:**
  - Amoxicillin/Clavulansäure, zusätzlich ggf. Clarithromycin
  - Reserve: Levofloxacin/Moxifloxacin

- Risikopatienten für Pseudomonasinfektionen (Risiken: → Pneumonie): z. B. Piperacillin/Tazobactam und Ciprofloxacin
- Bei respiratorischer Insuffizienz/massiver Hyperkapnie:
  - Nichtinvasive Beatmung
  - Intubation und kontrollierte Beatmung

Prognose
- In Abhängigkeit von der FEV_1, bei $FEV_1 < 25$ %: Fünfjahresüberlebensrate < 35 %
- Beurteilung des weiteren Krankheitsverlauf mittels BODE-Index

■ Emphysem

Allgemeines
Beim Emphysem kommt es zu einer permanent bestehenden Erweiterung der distalen Lufträume der terminalen Bronchiolen. Ursächlich wird ein Ungleichgewicht zwischen Proteasen und Protease-Inhibitoren wie z. B. α-1-Antitrypsin angenommen. Dadurch kommt es zu einer Zerstörung/„Verdauung" der Alveolarsepten. Im Gegensatz zur Lungenfibrose jedoch ohne Fibrosebildung:
- Zentroazinäres (zentrilobuläres) Emphysem: bei Rauchern, Zigarettenrauch hemmt Protease-Inhibitoren
- Panazinäres (panlobuläres) Emphysem: bei α-1-Antitrypsin-Mangel (Protease-Inhibitor)

Klinik
- **Blue Bloater (bronchitischer Typ):**
  - **Obstruktion führend**
  - Adipositas
  - Keine Dyspnoe, aber Zyanose, da respiratorische Globalinsuffizienz
  - Husten mit Auswurf
- **Pink Puffer (dyspnoisch-kachektischer Typ):**
  - **Emphysem führend**
  - Kachexie aufgrund der Atemarbeit
  - Dyspnoe, aber keine Zyanose, da respiratorische Partialinsuffizienz
  - Trockener Husten

Sonstiges
→ α-1-Antitrypsin-Mangel, → COPD

■ CHECK-UP
- ☐ Nennen Sie mindestens 3 Befunde bei der körperlichen Untersuchung von Patienten mit COPD.
- ☐ Beschreiben Sie die Therapie der COPD.
- ☐ Beschreiben Sie die Therapie der akuten Exazerbation bei einer COPD.
- ☐ Wodurch kommt es zur Entstehung eines Emphysems? Wie äußert sich ein Emphysem?

Pneumonie

Grundlagen

Bei einer Pneumonie handelt es sich um eine akute oder chronische Entzündung des Lungenparenchyms oder des pulmonalen Interstitiums. Eine Pneumonie kann durch Infektionen mit Bakterien, Viren, Pilzen, toxisch durch die Inhalation von Gasen oder durch autoimmune Prozesse ausgelöst werden. Es gibt verschiedene Einteilungsmöglichkeiten.

- In Abhängigkeit von den Vorerkrankungen:
  - **Primär:** ohne Vorerkrankung
  - **Sekundär:** mit kardiopulmonalen Vorerkrankungen oder bei abwehrschwächender Grunderkrankung
- In Abhängigkeit von der Klinik:
  - **Typische Pneumonie:** alveoläre Entzündung, Lobärpneumonie, Bronchopneumonie, meist Bakterien → Pneumokokken, Haemophilus influenzae
  - **Atypische Pneumonie:** interstitielle Pneumonie, meist Viren, Mykoplasmen, Chlamydien, Legionellen
- In Abhängigkeit vom Infektionsort:
  - **Ambulant** (CAP = community-aquired pneumonia):
    - Pneumokokken (30–50 %), Haemophilus influenzae (10 %)
    - Chlamydien (10 %), Mykoplasmen, Legionellen (5 %)
    - Pneumotrope Viren (10 %): Influenza A/B, Adenovirus, Parainfluenzavirus, Metapneumovirus
    - Bei alten Patienten auch gramnegative Erreger durch Mikroaspirationen
  - **Nosokomial** (HAP = hospital-aquired pneumonia): Pneumonien, die frühestens 48 Stunden nach Krankenhausaufnahme auftreten und sich bei Hospitalisation nicht in der Inkubation befanden.
    - **Bis 5 Tage:** Erregerspektrum wie bei ambulant erworbener Pneumonie
    - **Nach 5 Tagen:** gramnegative Erreger durch Mikroaspirationen → Pseudomonas aeroginosa, Enterobacter, E. coli, Proteus, Serratia, Klebsielle pneumoniae

Klinik

- **Typische Pneumonie**
  - Plötzlicher Beginn
  - Fieber, Schüttelfrost
  - Husten mit putridem/gelb-grünlichem Auswurf
  - Tachypnoe, Dyspnoe
  - Atemabhängige Thoraxschmerzen bei begleitender Pleuritis
  - **Auskultation:** feinblasige Rasselgeräusche, abgeschwächtes Atemgeräusch, positive Bronchophonie, positiver Stimmfremitus
- **Atypische Pneumonie**
  - Langsam schleichender Beginn
  - Subfebrile Temperaturen
  - Trockener Reizhusten
  - Tachypnoe, Dyspnoe
  - Myalgien, Zephalgien
  - **Auskultation:** unauffälliger Befund, ggf. Bronchialatmen

Komplikationen

- Septische Streuung des Pneumonieerregers
- Pleuritis, Pleuraerguss in 50 % der Fälle
- Chronifizierung oder Lungenabszess
- Respiratorische Insuffizienz

Diagnostik

- **Blutbild und Differenzialblutbild:**
  - **Typische Pneumonie:** Leukozytose
  - **Atypische Pneumonie:** normale Leukozyten, Leukopenie, ggf. relative Lymphozytose
- **Klinische Chemie und Gerinnung:** Standarddiagnostik und Gerinnung, CRP, PCT
- **Infektdiagnostik:** Sputum und Blutkulturen zum Nachweis von Bakterien, Antikörpernachweis, PCR zur Diagnostik von Viren, Legionellenantigen aus dem Urin
- **Röntgen-Thorax:**
  - **Typische Pneumonie:** Verschattungen mit Nachweis von luftgefüllten Bronchien (Bronchopneumogramm), Pleuraergüsse
  - **Atypische Pneumonie:** unauffällig oder retikuläre Transparenzminderung
- **High-Resolution-CT (HR-CT):**
  - **Typische Pneumonie:** infiltrative Veränderungen, Kavernen, Pleuraergüsse
  - **Atypische Pneumonie:** milchglasartige Verschattungen, noduläre Veränderungen
- **Gegebenenfalls Bronchoskopie:** bronchoalveoläre Lavage mit Erregerdiagnostik

Therapie

- Allgemein: Antipyrese, Sauerstoffapplikation, Atemgymnastik, Inhalationstherapie
- Prophylaktische Impfung gegen Pneumokokken, Influenza, Haemophilus influenzae

Einen Überblick über die Therapie einer **ambulant erworbenen Pneumonie (community-acquired pneumonia; CAP)** gibt → Tab. 2.6: Die aufgeführten Antibiotika sind die meist benutzten; natürlich sind auch analoge klassengleiche Antibiotika möglich.

Tab. 2.6 Therapie einer ambulant erworbenen Pneumonie (CAP)

Schweregrad	Behandlung mit	Kombination	Alternative
Leicht = ambulante Therapie	Amoxycillin		Clarithromycin
Leicht + Risikofaktor (z. B. COPD, Altenheim)	Amoxycillin/Clavulansäure oder Ceftriaxon	Gegebenenfalls zusätzlich Clarithromycin	Reserve Levo-/Moxifloxacin
Mittelschwer = stationäre Aufnahme	Amoxycillin/Clavulansäure oder Ceftriaxon	Zusätzlich Clarithromycin	
Schwer = IMC-/Intensivstation	Piperacillin/Tazobactam oder Ceftriaxon	Zusätzlich Clarithromycin	
Schwer mit Pseudomonasrisiko (s. u.)	Piperacillin/Tazobactam oder Ceftazdim oder Meronem/Imipenem	Zusätzlich Ciprofloxacin	Zusätzlich Gentamicin und Clarithromycin

- **Risikofaktoren für eine Pseudomonasinfektion**
  - COPD mit Antibiotikavortherapie innerhalb der letzten 3 Monate
  - Klinikaufenthalt innerhalb der letzten 3 Monate
  - Bronchiektasien, Mukoviszidose

Aufgrund der **schnellen Resistenzentwicklung von Pseudomonaden** sollte die Therapie immer **zwei pseudomonaswirksame Antibiotika** beinhalten.

- **Therapie der nosokomialen Pneumonie (hospital-acquired pneumonia; HAP)** → in Abhängigkeit von der Schwere und vom Keim bzw. von den Resistenzen:
  - Amoxicillin/Clavulansäure oder Ceftriaxon
  - Levo-, Moxifloxacin
  - Piperacillin/Tazobactam + Ciprofloxacin → Pseudomonaden
  - Imipenem/Cilastatin + Ciprofloxacin → Pseudomonaden
  - Vancomycin/Linezold → MRSA

CRB-65-Score: Abschätzung des Schweregrades einer ambulant erworbenen Pneumonie

Confusion (Verwirrtheit)	Ja	1 Punkt
Respiratory rate (Atemfrequenz)	≥ 30/min	1 Punkt
Blood pressure (Blutdruck):	< 90/60 mmHg	1 Punkt
Age (Alter)	≥ 65 Jahre	1 Punkt

0 Punkte → ambulante Behandlung
1 Punkt → stationäre Therapie erwägen
> 1 Punkt → stationäre Behandlung meist erforderlich
Mit der Anzahl der Punkte steigt die Letalität: ca. 1% → 5% → 12% → 32%.

■ CHECK-UP

- ☐ Welche Einteilungsformen von Pneumonien kennen Sie?
- ☐ Welches sind die typischen Pneumonieerreger einer typisch/atypischen Pneumonie?
- ☐ Wonach richtet sich die antibiotische Therapie? Welche Antibiotikagruppen sind wann indiziert?

Spezielle Pneumonien

■ Pneumocystis-jirovecii-Pneumonie (früher P. carinii)

Allgemeines
Hierbei handelt es sich um eine, durch den Schlauchpilz Pneumocystis jirovecii ausgelöste, potenziell lebensbedrohliche plasmazelluläre, interstitielle Pneumonie, die meist bei immunkompromittierten Patienten auftritt. **Risikofaktoren** sind:

- HIV-Infektion: höchstes Risiko bei niedriger Anzahl CD4-positive T-Lymphozyten
- Medikamenteneinnahme: Langzeittherapie mit Steroiden, Chemotherapie, Immunsuppression nach Organ- oder Stammzelltransplantationen
- Hämatologische Neoplasien: insbesondere Lymphome und lymphatische Leukämien

- Autoimmunerkrankungen: z. B. Poly-/Dermatomyositis, Wegener-Granulomatose
Die Übertragung erfolgt aerogen, durch immunkompetente Personen, die eine asymptomatische Lungenbesiedlung haben.

Klinik
- **Keine HIV-Infektion** → rasche respiratorische Verschlechterung:
  - Trockener Husten
  - Fieber
  - Dyspnoe, Tachypnoe
- **Bei HIV-Infektion** oder anderweitiger Immunsuppression → langsam progredienter Verlauf über Tage bis Wochen:
  - Fieber
  - Trockener Husten
  - Dyspnoe

Komplikationen
ARDS mit respiratorischer Insuffizienz

Diagnostik
- **Anamnese:** Immunsuppression, HIV
- **Blutbild und Differenzialblutbild:** Leukozytose, Leukopenie, ggf. relative Lymphozytose
- **Klinische Chemie und Gerinnung:** Standarddiagnostik und Gerinnung, CRP, PCT
  - **LDH bei PjP (Pneumocystis-jirovecii-Pneumonie)** meist deutlich erhöht
- **Infektdiagnostik:** direkter Erregernachweis mittels Versilberungsfärbung nach Grocott aus induziertem Trachealsekret oder BAL; Nachweis mittels Polymerasekettenreaktion
- **Röntgen-Thorax:** diffuse, beidseitige schmetterlingsförmige retikulonoduläre Verschattung mit Aussparung der Lungenspitzen und der Lungenbasis
- **High-Resolution-CT (HR-CT):** beidseitige, perihiläre milchglasartige Verschattungen
- **Gegebenenfalls Bronchoskopie:** BAL mit Erregerdiagnostik

Therapie
- **Akuttherapie:**
  - Trimethoprim/Sulfamethoxazol (Co-trimoxazol) intravenös, hochdosiert für 21 Tage
  - Steroide wenn $paO_2 \leq 70\,mmHg$ oder Hypoxämie in der Oxymetrie → unter Steroiden häufig vorerst klinische Verschlechterung
  - Wenn Co-trimoxazol nicht möglich → Atovaquon i. v. oder Pentamidin i. v.
- **Prophylaxe für immunsupprimierte Patienten:**
  - Co-trimoxazol 2 Tage/Woche
  - Pentamidin-Inhalation 1×/Monat

■ Legionellose

Allgemeines
Meldepflichtige Erkrankung. Legionellen führen häufig sowohl zu ambulant erworbenen aber auch nosokomialen Pneumonien. Die Übertragung erfolgt durch Aerosolinhalation von kontaminiertem Wasser (< 60 °C). Man unterscheidet:
- **Legionärskrankheit (10 %):** Legionellenpneumonie
- **Pontiac-Fieber (90 %):** grippeartige Symptome, selbst limitierend, **keine** Pneumonie

Klinik
- Meist asymptomatischer Verlauf (99 %)
- Sonst plötzlich grippeartige Symptome: Myalgien, Fieber, Schüttelfrost, Unwohlsein
- Trockener Husten
- Dyspnoe
- Bei **Pneumonie** und **extrapulmonalen Symptomen** wie Diarrhöen, Hämaturie und Nierenversagen, Hepatitis, Verwirrtheit bis hin zu komatösen Zuständen → immer **an Legionellen denken**

Diagnostik
- **Anamnese:** Hotelaufenthalt, Klimaanlage, Heißwassersysteme
- **Blutbild und Differenzialblutbild:** uncharakteristisch
- **Klinische Chemie und Gerinnung:** Standarddiagnostik und Gerinnung, CRP, PCT, häufig Hyponatriämie
- **Infektdiagnostik:** Legionellenantigen im Urin, ggf. PCR-Nachweis
- **Röntgen-Thorax:** alveoläre fleckförmige Infiltrate zunächst lokal im Verlauf konfluierend
- **High-Resolution-CT (HR-CT):** fleckförmige milchglasartige Verschattungen

Therapie
- Makrolide
- Fluorchinolone

■ Mykoplasmen

Allgemeines
Mykoplasmen sind häufige Erreger einer atypischen Pneumonie.

Klinik
Verlauf in 2 Phasen:
1. Initial grippeartige Symptomatik
2. Folgend Pneumonie mit trockenem Husten und Dyspnoe

Komplikationen
- **Kälteagglutinine mit Entstehung einer hämolytischen Anämie**

- Guillain-Barré-Syndrom
- Steven-Johnson Syndrom
- Meningoenzephalitis

Diagnostik
- **Blutbild und Differenzialblutbild:** ggf. hämolytische Anämie
- **Klinische Chemie und Gerinnung:** Standarddiagnostik und Gerinnung, CRP, PCT
- **Hämolyseparameter:** LDH, Haptoglobin, Bilirubin, Coombs-Test
- **Infektdiagnostik:** Mykoplasmenantikörper und -antigen
- **Röntgen-Thorax:** meist retikulonoduläre Zeichnungsvermehrung der Unterlappen
- **High Resolution-CT (HR-CT):** milchglasartige Verschattungen

Therapie
Makrolide oder Fluorchinolone über mindestens 2 Wochen

▨ Chlamydien

Allgemeines
- **Chlamydophila pneumoniae:** häufige Erreger einer atypischen Pneumonie, Mensch-zu-Mensch-Übertragung
- **Chlamydophila psittaci:** Psittakose, Ornithose, Papageienkrankheit, von Papageien übertragen

Klinik
- Chlamydophila pneumoniae → **Verlauf in 2 Phasen:**
  1. Initial: Pharyngitis, Otitis
  2. Folgend Pneumonie mit trockenem Husten und Dyspnoe
- Chlamydophila psittaci:
  – Zephalgien, Fieber, trockener Husten Lethargie, Anorexie
  – Meningoencephalitis, Endokarditis, Hepatitis, Nephritis, Splenomegalie

Diagnostik
- **Blutbild und Differenzialblutbild:** uncharakteristisch
- **Klinische Chemie und Gerinnung:** Standarddiagnostik und Gerinnung, CRP, PCT
- **Infektdiagnostik:** Chlamydienserologie
- **Röntgen-Thorax:** retikulonoduläre Verschattung
- **High-Resolution-CT (HR-CT):** milchglasartige Verschattungen

Therapie
Makrolide, Fluorchinolone oder Tetracycline

▨ SARS (Schweres akutes Atemwegssyndrom; severe acute respiratory syndrome)

Allgemeines
Das schwere akute Atemwegssyndrom ist eine durch das SARS-assoziierte Coronavirus aus der Gruppe der Coronaviren bedingte atypische Lungenentzündung. Die Übertragung erfolgt durch Tröpfcheninfektion bei engem Kontakt.

Klinik
Nach einer Inkubationszeit von 2–7 Tagen:
- Persistierendes Fieber > 38,3 °C
- Schüttelfrost, Rigor
- Zephalgien, Myalgie
- Diarrhöen
- Trockener Husten
- Dyspnoe, Tachypnoe

Komplikationen
Respiratorische Insuffizienz:
- > 50 % der Betroffenen benötigen eine Sauerstoffapplikation
- > 20 % der Betroffenen benötigen eine Intubation mit kontrollierter Beatmung

Diagnostik
- **Blutbild und Differenzialblutbild:** Leukopenie mit relativer Lymphozytose, Thrombopenie
- **Klinische Chemie und Gerinnung:** Standarddiagnostik und Gerinnung, CRP, PCT
- **Infektdiagnostik:** Serologie, PCR aus Serum, Stuhl, Trachealsekret
- **Röntgen-Thorax:** normal bis hin zu beidseitigen Verschattungen in den unteren und mittleren Lungenbereichen
- **High-Resolution-CT (HR-CT):** milchglasartige Veränderungen

Therapie
- Keine spezifische Therapie
- Intensivbetreuung, kontrollierte Beatmung

▨ Influenza

Allgemeines
Influenza ist eine epidemische akute respiratorische Erkrankung, ausgelöst durch das RNA-Myxovirus influenzae.

Influenza A
- Häufigste Ursache für Epidemien und Pandemien
- Unterteilung in Subgruppen mittels verschiedener Glykoproteine der Virushülle:
  – Hämagglutinin (H1, 3, 5, 7, 9): Anheften an Wirtszelle
  – Neuraminidase (N1, 2, 7): Freisetzung des Virus aus infizierten Zellen

- **Antigendrift:** Punktmutation innerhalb eines Virus → neue Varianten eines Virussubtyps → **Epidemie**
- **Antigenshift:** Austausch ganzer Genabschnitte zwischen zwei verschiedenen Virensubtypen → Schweinegrippe, Vogelgrippe → **Pandemie**

Influenza B

- Insbesondere bei Kindern und Jugendlichen
- Milderer Verlauf
- **Nur Antigendrift/Punktmutation**

Klinik

- Meist asymptomatisch oder als leichte Erkältungskrankheit
- **Oder** nach einer Inkubationszeit von 1–3 Tagen plötzlicher Krankheitsbeginn mit
  - Fieber (> 38,5 °C),
  - Zephalgien, Myalgien,
  - Trockener Husten und
  - Rhinitis.
- Pneumonie:
  - **Primäre Influenza-Pneumonie:**
    - Direkte Influenza-Infektion des Lungengewebes, hämorrhagische oder interstitielle Pneumonie
    - Keine Besserung, Symptome bleiben bestehen und verschlechtern sich
  - **Sekundäre bakterielle Pneumonie** durch Staphylokokken, Pneumokokken, Haemophilus influenzae:
    - Influenza beeinflusst direkt das tracheobronchiale Epithel mit Zilienuntergang; somit Wegbereitung für sekundäre Infektion
    - Nach anfänglicher Verbesserung kommt es zu erneutem Fieber und produktivem Husten

Komplikationen

- **Muskeln:** Myositis und Rhabdomyolyse → insbesondere bei Kindern
- **ZNS:** Enzephalitis, aseptische Meningitis, Guillain-Barré-Syndrom, transverse Myelitis
- **Herz:** Akutes Koronarsyndrom, Myokarditis, seltener Perikarditis

Diagnostik

- **Blutbild und Differenzialblutbild:** Leukopenie mit relativer Lymphozytose
- **Klinische Chemie und Gerinnung:** Standarddiagnostik und Gerinnung, CRP, PCT
- **Infektdiagnostik:** Influenza-Schnelltest mit Nachweis von Influenza-Antigenen, direkter Virusnachweis aus Rachen- oder Nasensekret, PCR-Nachweis, Antikörpernachweis

- **Röntgen-Thorax:**
  - **Primäre Influenza Pneumonie:** bilaterale retikulonoduläre Verschattungen mit oder ohne überlagerte Konsolidierung
  - **Sekundäre Pneumonie:** klassische pneumonische Infiltrate
- **High-Resolution-CT (HR-CT):**
  - **Primäre Influenza Pneumonie:** multifokale peribronchovaskuläre oder subpleurale Konsolidierung und/oder milchglasartige Veränderungen
  - **Sekundäre Pneumonie:** klassische pneumonische Infiltrate

Therapie

- Neuraminidasehemmer → **Oseltamivir und Zanavir:**
  - Wirksam gegen Influenza A und B
  - Nur wirksam bei Gabe innerhalb der ersten 48 Stunden nach Auftreten der ersten Symptome
  - Vermindert und verkürzt Symptomatik

> **Therapieindikation**
> - Schwere Symptomatik, die eine stationäre Aufnahme bedingt, oder rasche Verschlechterung
> - Patienten mit Risiko für Komplikationen:
>   - Kinder < 2 Jahre, Kinder < 19 Jahre mit Langzeit-ASS-Therapie
>   - Erwachsenen > 65 Jahre
>   - Schwangere, bis 2 Wochen nach der Entbindung
>   - Patienten mit chronisch kardiopulmonalen Erkrankungen, Abwehrschwäche
>   - BMI ≥ 40 kg/m^2
>   - Bewohner von Pflegeheimen

- Adamantane hemmen Uncoating der Viren → **Amantadine und Rimantadine:** nur wirksam gegen Influenza A und hohe Resistenzraten
- Prophylaxe mittels jährlicher aktiver Impfung mittels Totimpfstoff:
  - Erwachsene > 60 Jahre
  - Bei Erkrankungen des kardiopulmonalen Systems und bei Abwehrschwäche
  - Bei erhöhter Expositionsgefahr
  - Bei direktem Kontakt zu Geflügel → Verhinderung Doppelinfektion
  - Schwangerschaft

■ Aspirationspneumonie

Allgemeines

Es kommt zu einer Pneumonie durch Aspiration von Flüssigkeiten oder Fremdkörpern mit konsekutiver Auslösung einer Entzündungsreaktion. Ein Spezialfall stellt die Aspiration von

Mageninhalt als sogenanntes **Mendelson-Syndrom** dar. **Risikofaktoren für eine Aspiration:**
- Bewusstseinsstörungen mit vermindertem/fehlendem Hustenreflex und/oder Glottisschluss
- Dysphagie
- Erkrankungen des oberen Gastrointestinaltrakts mit Reflux
- Mechanische Störung des Glottisschlusses bei Tracheotomie, Intubation, Bronchoskopie
- Mechanische Störung des Ösophagusschlusses bei Endoskopie oder Magensonde
- Rezidivierendes Erbrechen, Essen in Rückenlage

Klinik
- Aspiration größerer Mengen an Flüssigkeiten und Fremdkörper (oder Mageninhalt):
  - Bronchospamus mit bronchialer Hypersekretion
  - Tachypnoe mit Dyspnoe
- Häufiger sind Mikroaspirationen mit initial unauffälliger Klinik und Symptomen erst nach Tagen:
  - Subfebrile Temperaturen
  - Husten, ggf. mit Auswurf
  - Dyspnoe

Komplikationen
Lungenabszess, insbesondere durch anaerobe Erreger: Peptostreptokokken, Fusobakterien und Bacteroides → Reservoir z. B. Zahnfleischtaschen

Diagnostik
- **Blutbild und Differenzialblutbild:** Leukozytose mit Linksverschiebung
- **Klinische Chemie und Gerinnung:** Standarddiagnostik und Gerinnung, CRP, PCT
- **Infektdiagnostik:** Sputum und Blutkulturen zum Nachweis von Bakterien
- **Röntgen-Thorax:** bei relevanten Mengen nach ca. 2 Stunden erste nachweisbare infiltrative Veränderungen
- **Bronchoskopie:** Erythem der Bronchien bei Magensäureaspiration

Therapie
- antibiotische Therapie
- Absaugen, ggf. bronchoskopische Entfernung von Flüssigkeiten und Fremdkörpern
- Bei Magensäure immer Abdeckung gegen Anaerobier:
  - Amoxicillin/Clavulansäure
  - Ceftriaxon + Clindamycin
  - Moxifloxacin
  - Imipenem/Cilastatin

▪ Lungenabszess

Allgemeines
Der **Lungenabszess** ist definiert als eine Nekrose des pulmonalen Parenchyms infolge einer mikrobiellen Infektion. **Einteilungsmöglichkeiten** sind:
- Akut
- Chronisch
- Primär: bei Aspiration bzw. bei gesunden Patienten
- Sekundär: bei Lungenkarzinom oder Systemerkrankungen

Die häufigste Ursache für einen Lungenabszess ist eine Aspirationspneumonie. Meistens ausgelöst durch anaerobe Erreger der Mundflora; seltener infolge einer gewöhnlichen ambulant erworbenen Pneumonie. Bei multiplen nekrotischen Herden meist hämatogene septische Streuung.

Klinik
Meist chronische Symptome:
- Husten mit produktivem Auswurf bei Anschluss an Bronchus
- Rezidivierendes Fieber
- Unwohlsein, Nachtschweiß und Gewichtsverlust

Komplikationen
- Pneumothorax durch Fistelbildung
- Pleuraempyem bei Durchbruch in die Pleura
- Embolische Streuung

Diagnostik
- **Blutbild und Differenzialblutbild:** Leukozytose mit Linksverschiebung
- **Klinische Chemie und Gerinnung:** Standarddiagnostik und Gerinnung, CRP, PCT
- **Infektdiagnostik:** Sputum und Blutkulturen zum Nachweis von Bakterien
- **Röntgen-Thorax:** flächige runde Verschattung, Kaverne, ggf. mit Luft-Flüssigkeitsspiegel bei gasbildenden Bakterien oder Drainage über einen Bronchus
- **CT-Thorax mit KM:** Flache runde Zeichnungsvermehrung mit typisch Kontrastmittel anreichernder Abszessmembran
- **Bronchoskopie:** BAL zur Erregerdiagnostik, aber zur Anaerobierdiagnostik **nicht sinnvoll**, da normale Standortflora

Differenzialdiagnostik
- Tbc
- Lungenkarzinom

Therapie
- Antibiotische Therapie mit Abdeckung gegen Anaerobier:
  - Amoxicillin/Clavulansäure
  - Ceftriaxon + Clindamycin
  - Imipenem/Cilastatin oder Piperacillin/Tazobatam
- Therapie bis im Röntgen-Thorax nur noch eine kleine stabile Läsion zu sehen ist; das dauert meist Monate.
- Chirurgische Sanierung

Bronchiektasien

Grundlagen

Bei Bronchiektasien handelt es sich um irreversible sackförmige/zylindrische Ausstülpungen der kleinen und mittleren Bronchien. Zur Entstehung sind folgende Faktoren nötig:

- Eine infektiöse Erkrankung
- Eine fehlende Drainage, eine Atemwegsobstruktion oder ein Defekt in der Wirtsabwehr, immunologisch oder lokal

Aufgrund der fehlenden Drainage bzw. Obstruktion oder einer fehlerhaften Wirtsabwehr kommt es zu einer Chronifizierung/einem Rezidivieren der Entzündung mit Übergriff auf die Bronchialwand und deren Zerstörung und somit zur Entstehung der Bronchiektasien. Prädilektionsstellen sind die **dorsobasalen Lungenabschnitte.** Ursächlich infrage kommen

- **angeborenen Erkrankungen** wie
  - zystische Fibrose,
  - primäre ziliäre Dysfunktion,
  - Young's syndrom: (chronische) Atemwegsinfekte und verminderte Zeugungsunfähigkeit,
  - Immundefekte wie z. B. Immunglobulinmangelsyndrome oder
- **erworbene Erkrankungen** wie
  - rezidivierende bronchopulmonale Infekte oder rezidivierende Aspiration,
  - Zigarettenrauchen mit erworbener Ziliendysfunktion und COPD,
  - allergische bronchopulmonale Aspergillose,
  - rheumatologische Grunderkrankungen oder
  - Immunsuppression.

Klinik

- Leitsymptom: Husten mit großvolumigem Auswurf, „maulvolle" Expektoration, dreischichtig
- Dyspnoe
- Pleuritische thorakale Schmerzen

Komplikationen

Hämoptysen bei Arrosion von Blutgefäßen → Akuttherapie: interventionelle Radiologie oder Bronchoskopie zur Blutungsstillung

Diagnostik

- **Anamnese:** insbesondere Nikotinabusus, Infektanamnese, Familienanamnese
- **Blutbild und Differenzialblutbild:** Leukozytose
- **Klinische Chemie und Gerinnung:** Leber- und Nierenfunktionswerte, CRP, PCT
  - ANA, ANCA zum Ausschluss einer rheumatologischen Grunderkrankung
  - Pilocarpin-Iontophorese-Schweißtest → Ausschluss einer zystischen Fibrose
  - Immunglobuline und Subklassen → Ausschluss Immundefekt
- **Infektdiagnostik:** HIV, Hepatitis, Sputum und Serum auf pathogene Keime/Viren
- **Röntgen-Thorax:** parallele Streifenzeichnung („Schienengleisphänomen", „Tramlinien") oder ringförmige Verschattungen, Bronchialwandverdickung
- **High-Resolution-CT (HR-CT):** direkter Nachweis der Bronchiektasien, ggf. mit Sekretspiegel

Therapie

- Therapie der Grunderkrankung → allerdings meist nicht möglich
- Impfung gegen Influenza und Pneumokokken
- Akute Exazerbation: Antibiotikatherapie für mindestens 10 Tage, bei Pseudomoas aeroginosa für 14 Tage
- Im Verlauf:
  - Bei ≥ 2 Exazerbationen pro Jahr ggf. Antibiotikaprophylaxe
  - Atemwegsreinigung: Atemgymnastik, Vibrationstherapie zur Schleimmobilisation
  - Inhalationstherapie, ggf. unter Hinzunahme von Bronchodilatatoren
- Chirurgische Therapie
  - Resektion der Bronchiektasien
  - Lungentransplantation

☐ Was ist Voraussetzung für die Entstehung von Bronchiektasien?

 ## Tuberkulose

Allgemeines

Tuberkulose ist eine **namentlich meldepflichtige Erkrankung.** Die Tuberkulose wird durch eine Infektion aus dem Mycobacterium-tuberculosis-Komplex (M. tuberculosis, M. africanum, M. bovis, M. ganetti, M. microti) ausgelöst. Dabei handelt es sich um ein grampositives, stäbchenförmiges, unbewegliches Bakterium. Aufgrund von Glykolipiden und Wachsen in der Zellwand ist es sehr widerstandsfähig. Nach HIV ist es die zweithäufigste infektiöse Todesursache der Welt. Der natürliche Wirt ist der Mensch; bei M. bovis das Rind.

Pathophysiologie

Übertragungswege: aerogen, nach Ingestion, parenteral, durch Transplantation von infiziertem Gewebe → **Isolation des Patienten**

- Nach Tröpfcheninfektion wird ein Großteil der Bakterien bereits in den oberen Atemwegen eliminiert, nur ca. 5–10 % der Exponierten erkranken an Tuberkulose. → Bei Erkrankten initial: **extrazelluläre Lage des Bakteriums → metabolisch aktive Form.**
- Erreichen die Bakterien die Alveolen, kommt es aufgrund von Oberflächenstrukturen zur Aktivierung der Phagozytose durch Alveolarmakrophagen.
- Intrazellulär kommt es zu einer Hemmung der Phagosomentstehung und somit zur fehlenden Elimination der Bakterien. → **Intrazelluläre Lage → metabolisch wenig aktive Form.**
- Es kommt zur Granulombildung des Organismus als Maßnahme zur Begrenzung des Infektionsherdes. Diese Granulome bestehen aus Epitheloidzellen, Langhans-Riesenzellen und Lymphozyten. → Typisch sind **Granulome mit zentral verkäsender Nekrose.**
- Die Tuberkulosebakterien können im Granulom ihren Stoffwechsel umstellen, sodass sie nur noch die hier vorliegenden Fette verstoffwechseln und somit nur einen minimalen Sauerstoffbedarf haben (sogenanntes Stadium der Dormanz). → **Als Persister → minimaler Metabolismus.**

Im weiteren Verlauf kann es zu verschiedenen Verläufen kommen (→ Abb. 2.3):

- **Latente Tuberkulose:** Positiver Tuberkulin-/Interferon-γ-Test, aber keine radiologischen Veränderungen
- **Manifeste Primärtuberkulose:**
  - Nach einer Latenz von 5–6 Wochen kommt es zur Ausbildung einer granulomatösen Entzündung, dem sogenannten **Ghon-Herd.**
  - Aufgrund der bei Erstkontakt fehlenden Immunität überleben die Bakterien im Makrophagen und werden mittels Lymphe zu den Hiluslymphknoten transportiert:
    - Ghon-Herd + hiläre Lymphknotenvergrößerung = **Primärkomplex**
    - Gegebenenfalls aerogene Streuherde in den Lungenspitzen (sogenannte **Simon-Spitzenherde).**

Bei weiterer hämatogener Streuung können sogenannte **„minimal lesions"** entstehen. Diese abgekapselten Tbc-Herde können in allen Organen vorkommen. → Aus Tuberkulomen, pulmonalen oder anderen Streuherden kann die Erkrankung später als Postprimärtuberkulose reaktivieren.

- **Postprimärtuberkulose:** Reaktivierte Organtuberkulose bei Verschlechterung der Immunsituation nach durchgemachter Primärtuberkulose → Kann theoretisch jedes Organ betreffen:
  - 85 % Lunge
  - 15 % extrapulmonale Tuberkulose (Periphere Lymphknoten, Urogenitaltrakt, Knochen/Gelenke, selten andere Organe)
- **Miliartuberkulose:**
  - Primär (bei schlechter Abwehrlage) oder sekundär aus dem Postprimärtuberkulosekomplex
  - Hämatogene Streuung mit Organbefall: Lunge, ZNS → **basale Meningitis tuberculosa,** Leber, Milz, Niere, Nebennieren, Choroidea
  - Maximalfall: foudroyant verlaufende **Landouzy-Sepsis**

Bei inital bestehender schlechter Abwehrlage kann die Primärtuberkulose auch ohne freies Intervall direkt lymphogen, bronchogen oder hämatogen streuen.

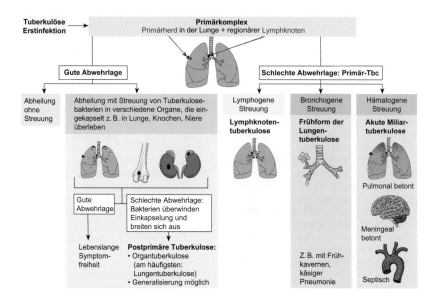

Tuberkulöse Erstinfektion → **Primärkomplex** Primärherd in der Lunge + regionärer Lymphknoten

Gute Abwehrlage

Schlechte Abwehrlage: Primär-Tbc

Abheilung ohne Streuung

Abheilung mit Streuung von Tuberkulosebakterien in verschiedene Organe, die eingekapselt z. B. in Lunge, Knochen, Niere überleben

Lymphogene Streuung
Lymphknotentuberkulose

Bronchogene Streuung
Frühform der Lungentuberkulose

Hämatogene Streuung
Akute Miliartuberkulose

Pulmonal betont

Gute Abwehrlage

Schlechte Abwehrlage: Bakterien überwinden Einkapselung und breiten sich aus

Lebenslange Symptomfreiheit

Postprimäre Tuberkulose:
• Organtuberkulose (am häufigsten: Lungentuberkulose)
• Generalisierung möglich

Z. B. mit Frühkavernen, käsiger Pneumonie

Meningeal betont

Septisch

Abb. 2.3 Pathogenese der Lungentuberkulose [L190]

Klinik
- Husten, ggf. mit Hämoptysen
- B-Symptomatik
- Persistierende subfebrile Temperaturen
- Dyspnoe
- Organsymptome

Komplikationen
- Hämoptysen
- Pneumothorax
- Ausgeprägte Lungenzerstörung
- Chronisch allergische Aspergillose
- Erhöhtes Risiko für Lungenkarzinome
- Septischer Schock

Diagnostik
- **Anamnese:** Reise- und Familienanamnese, Tbc in der Vorgeschichte
- **Blutbild und Differenzialblutbild:** Ausschluss/Nachweis einer Anämie, Leukozytose
- **Klinische Chemie:** Leber- und Nierenfunktionswerte, CRP, PCT
- **Urin:** sterile Leukozyturie bei Urogenitaltuberkulose
- **Infektdiagnostik:** HIV, Hepatitis
- **Tuberkulintest: Latenz 6 Wochen nach Infektion oder nach Impfung:**
  - Gereinigtes Tuberkulinextrakt wird s. c. injiziert → T-Lymphozyten-Reaktion
  - Nach 72 h: Induration > 5 mm als Hinweis auf Kontakt mit irgendeinem Mykobakterium → Bei Immunsupprimierten oder HIV: oft falsch negativ

- **T-Zell-Interferon-γ-Release-Test** (QuantiFERON®-Test): spezifisch für M. tuberculosis:
  - Keine Beeinflussung durch Impfung und sensitiver bei HIV → Goldstandard
  - In-vitro-Stimulation von T-Lymphozyten durch Tbc-Antigene; Messung: INFγ-Sekretion
- **Bakteriologische Untersuchungen:** 2–3 × aus Sputum, Magennüchternsaft, BAL, Urin/Stuhl
  - Mikroskopie mit Ziehl-Neelsen-Färbung, sehr unsicher
  - Kultur auf Nährmedium dauert 3–4 Wochen
  - BACTEC-Verfahren mit radioaktiv markierten Fettsäuren dauert 1–2 Wochen
  - PCR dauert 2 Tage, immer 2. Kontrolle aus 2. Probe
- **Röntgen-Thorax:**
  - **Primärkomplex:** umschriebene kleinfleckige Infiltrate im Mittel- und Oberfeld → später Verkalkung, vergrößerte hiläre und paratracheale LK → **„Schornsteinfigur"**
  - **Simon-Spitzenherde:** Flecken in den Lungenspitzen → Vernarbung, Verkalkung
  - **Miliartuberkulose:** feinfleckige retikuläre Verschattungen wie Schneegestöber
  - **Pleuritis exsudativa:** Verschattung des Sinus phrenicocostalis
  - **Tuberkulome:** scharf begrenzte, meist verkalkte Rundschatten in den Oberfeldern

- **Kavernen:** scharf begrenzte Ringschatten mit dünner Wand mit Anschluss an das Bronchialsystem
- **High-Resolution-CT (HR-CT):** Veränderungen analog Röntgen-Thorax
- **Bronchoalveoläre Lavage:** Mikroskopie, PCR und Kultur auf Tbc
- **Lungenbiopsie:** wenn alle andere Diagnostik keinen wegweisenden Befund ergibt

Therapie
- Immer bei Aktivitätszeichen:
  - Kaverne mit Ableitungsbronchus, Größenprogredienz, weiche Transparenzminderung
  - Positiver Erregernachweis
- Immer lang andauernde Kombinationstherapie → meist 6 Monate, da:
  - Rasche Resistenzbildung: 5–10 % primäre Resistenzen → Resistenzkontrollen
  - Abtötung aller Zustandsformen bei unterschiedlicher Antibiotikaempfindlichkeit
  - Rezidive durch Persister vermeiden

4 Erstrang-/Standardmedikamente (WHO-Gruppe 1)
- **Isoniazid [INH]:**
  - Mit dem Alter steigendes Risiko einer Hepatitis
  - Krampfauslösend bei Epilepsie
  - **Funktioneller Vitamin-B_6-Antagonismus mit PNP-Entwicklung** → Prophylaxe: Pyridoxin = Vitamin B_6
- **Rifampicin [RIF]:**
  - Hepatitis, Thrombozytopenie, Flu-Syndrom: grippeartige Symptome
  - **Induktion des Cytochrom-P$_{450}$-Systems**
  - Orangefärbung Urin, Tränen, Schweiß

- **Pyrazinamid [PZA]:**
  - Wirkt pH-abhängig, deswegen insbesondere in verkäsenden Nekrosen → **Persister**
  - Hepatitis, Hyperurikämie mit Gichtanfällen, Myopathie, Arthralgien
- **Ethambutol [EMB]:**
  - **Retrobulbärneuritis:** initial reversible Farbsehstörungen bis hin zur Optikusatrophie → **augenärztliche Kontrollen**
  - Nephrotoxisch
  - Hyperurikämie
  - PNP

Reservemedikamente (WHO-Gruppe 2)
- **Streptomycin [SM]**
  - **Ototoxisch:** Vestibularis- und Kochleaschädigung mit Gleichgewichtsstörungen und Schwerhörigkeit → **HNO-Kontrollen**
  - Nephrotoxisch
- **Amikacin**
- **Kanamycin**

WHO-Gruppe 3
Medikament der WHO-Gruppe 3 werden z. B. bei Patienten mit Resistenzen gegen Gruppe 1 oder 2 eingesetzt:
- **Levofloxacin**
- **Moxifloxacin**

Therapieschemata
- **2 Monate:** 4-fach Kombination mit Isoniazid + Rifampicin + Pyrazinamid + Ethambutol
- **Gefolgt von 4 Monaten:** 2-fach Kombination mit Isoniazid + Rifampicin
  - bei zentraler TB/Meningitis oder kompliziertem Verlauf mit Kavernen, Resistenzen oder resistenzmindernder Grundkrankheit wie HIV → **2 Monate:** 4-fach, dann **10–14 Monate:** 2-fach Kombination

■ **CHECK-UP**

☐ Beschreiben Sie den klassischen Verlauf einer Infektion mit Tbc bei guter/schlechter Abwehrlage?
☐ Nennen Sie mindestens 4 radiologische Veränderungen und ihr bildliches Korrelat.
☐ Warum wird die Tbc mittels einer Kombinationstherapie therapiert? Über welchen Zeitraum erfolgt diese Therapie?
☐ Welche Medikamente werden eingesetzt und welche wichtigen Nebenwirkungen kennen Sie?

 ## Systemische Pilzinfektionen

Allgemeines
In Europa kommen überwiegend drei Pilze als Ursache einer systemischen Pilzinfektion vor:
- Obligat pathogen: Kryptokokkose
- Fakultativ pathogen: Aspergillose und Candidiasis → opportunistische Keime

Allgemeine Diagnostik
- **Blutbild und Differenzialblutbild:** Leukozytose mit Linksverschiebung
- **Klinische Chemie und Gerinnung:** Standarddiagnostik und Gerinnung, CRP, PCT

- **Infektdiagnostik:** Sputum und Blutkulturen zum direkten Nachweis von Pilzen, z. B. mittels Versilberungsfärbung nach Grocott
- **Histologische Sicherung:** mittels CT-gesteuerter Punktion, Bronchoskopie mit BAL, ggf. transbronchiale Biopsie
- **Spezielle Infektdiagnostik:** PCR auf 18S-rRNA zum Pilznachweis
- **High-Resolution-CT (HR-CT):** dichte, umschriebene Läsionen mit oder ohne Halo-Sign, Lufteinschlüsse: „air crecent sign" → Nicht spezifisch für eine Pilzinfektion, Differenzialdiagnose: Tbc, abszedierende Pneumonie

■ Kryptokokkose

Allgemeines
- In Erde und Vogelmist vorkommend
- Überwiegend bei immunsupprimierten Patienten, AIDS-definierende Erkrankung bei ZNS-Befall
- Inhalation in die Atemwege, dann hämatogene Streuung mit einer Organotropie für das ZNS

Klinik
- Subakute Meningoenzephalitis:
  - Zephalgien, Fieber, Abgeschlagenheit, Veränderungen der Persönlichkeit, Gedächtnisstörungen
- Pneumonie:
  - Meist asymptomatisch
  - Husten, Auswurf, Hämoptysen, Atemnot, Brustschmerzen, Fieber, Unwohlsein, Nachtschweiß und Gewichtsverlust

Spezifische Diagnostik
Kapselantigennachweis aus Blut, Liquor, Urin, Bronchialsekret

Therapie
- **ZNS-Befall:**
  - Induktionstherapie: Amphotericin B + Flucytosin für 4–6 Wochen → immer in Kombination, da schnelle Resistenzentwicklung gegen Flucytosin
  - Konsolidierung/Erhaltungstherapie: Fluconazol bis zu 12 Monaten
- **Pneumonie:**
  - Mild: → Fluconazol 6–12 Monate
  - Schwer: → analog ZNS-Therapie

■ Candidiasis (Hefen, Sprosspilze)

Allgemeines
Candida spp. gehören zur normalen Flora des Magen-Darm- und des Urogenitaltrakts des Menschen. Allerdings können sie bei immun-supprimierten Patienten oder bei lokalen Barrierestörungen Erkrankungen auslösen. Diese reichen von lokalen Infekten bis hin zur septischen Streuung mit Multiorganversagen.

Klinik
- Mukokutane, lokale Infektionen, häufig bei AIDS:
  - Soor, Soorösophagitis
  - Soorvulvovaginitis und -balanitis
  - Chronische mukokutane Infekte
- Systemische Infektionen, bei Granulozytopenie:
  - Nierenbefall
  - Augenhintergrund mit sogenannten „Cotton-Wool-Herde"
  - Endokarditis
  - Pneumonie

Spezifische Diagnostik
- **Antikörpernachweis:** unspezifisch, da Candida spp. ein Bestandteil der normalen Flora sind
- **Beta-D-Glucan-Nachweis:** aber nicht spezifisch für Candida spp.

Therapie
- Lokal:
  - Amphotericin-B-Lutschtabletten/-Salben
- Systemisch:
  - Fluconazol
  - Caspofungin
  - Alternative: liposomales Amphotericin B

■ Aspergillose (Schimmelpilze)

Allgemeines
Ubiquitär vorkommender Pilz, insbesondere in Heu, Kompost, Erde und Blumenerde. Hier liegt die Gefahr für immunsupprimierte Patienten. Die Übertragung erfolgt durch die Inhalation von Sporen. Subgruppen: Aspergillus fumigatus, Aspergillus flavus, Aspergillus terreus

Klinik
- Allergische bronchopulmonale Aspergillose (ABPA) → Asthma bronchiale
- Exogen allergische Alveolitis → Typische obstruktive Symptomatik bei Allergenkontakt
- Aspergillom
- Invasive pulmonale Aspergillose und Aspergilluspneumonie:
  - Bei immunsupprimierten Patienten: HIV, Steroidtherapie, Zytostatika
  - Husten, Auswurf, Hämoptysen, Atemnot, pleuritische Schmerzen, Fieber
- Extrapulmonale Manifestationen → Endophthalmitis, Rhinosinusitis, ZNS, Endokarditis bei künstlichen Klappen

Spezifische Diagnostik

- **Aspergillusantigen** aus Serum, Liquor, Bronchialsekret
- **ABPA:** Sofortreaktion bei Hauttest; Eosinophilie, IgE hoch, spezifisches IgE und IgG gegen Apsergillen positiv

Therapie

- Voriconazol
- Alternative: liposomales Amphotericin B
- Letzte Wahl: Caspofungin
- Bei lang anhaltender Neutropenie nach Chemotherapie: Prophylaxe mit Posaconazol
- ABPA: Steroide

■ CHECK-UP

☐ Bennen Sie klinisch relevante „Pilzerreger".
☐ Welche Klinik zeigt sich bei einer Infektion durch Aspergillen/Candida spp.?

Nichtinfektiöse Lungenerkrankungen

■ Mukoviszidose (zystische Fibrose)

Allgemein

Bei der **zystischen Fibrose** handelt es sich um die **häufigste autosomal-rezessiv** vererbte Erkrankung. Bei Kaukasiern mit einer Homozygotenfrequenz von 1 : 3.000 Geburten.
Durch eine **Mutation des CFTR-Gens** (cystic fibrosis transmembrane conductance regulator) auf **Chromosom 7** kommt es zu einem fehlerhaften CFTR-Protein. Durch die Funktion des CFTR-Proteins als transmembranöser Chloridkanal in exokrinen Drüsen kommt es bei einer Mutation zu einer **Störung des Wasser- und Elektrolyttransports mit Eindickung der Körpersekrete,** insbesondere der Atemwege, der Gonaden, des Pankreas und der Gallengänge.
Es gibt mehr als 1.300 verschiedene Mutationen. Mit 70 % ist die ΔF508-Mutation die häufigste.
Es gibt 5 Mutationsklassen, wobei Klasse 1–3 als schwere Mutationen und Klasse 4–5 als leichte Mutationen gewertet werden.
Kinder fallen auf durch:
- Mekoniumileus, ca. 10 %
- Rezidivierende pulmonale Infekte
- Gedeihstörungen

Klinik

- Atemwege:
  - Vor allem im Verlauf rezidivierende pulmonale Infekte
    - Meist **Pseudomonas aeruginosa,** seltener Staphylococcus aureus und Haemophilus influenzae B (HiB)
    - Persistierender produktiver Husten, Fieber, obstruktive Komponente
  - Rezidivierende Sinusitiden
- Pankreas:
  - Exokrine Insuffizienz → Malabsorption, auch der fettlöslichen Vitamine (ADEK); Fettstühle
  - Endokrine Insuffizienz → Diabetes mellitus
  - Rezidivierende Pankreatitiden
- Hepatobiliäres System: Fokale billiäre Zirrhose bis zur cholestatischen Leberzirrhose
- Darm:
  - Mekoniumileus und distales intestinales Obstruktionssyndrom (DIOS)
  - Rektumprolaps
- Genitale: Männer → Infertilität, Frauen nur vermindert
- Knochen: Verminderte Mineralisierung mit pathologischen Frakturen
- Niere: Nephrolithiasis und Nephrokalzinose
- Erhöhtes venöses Thromboserisiko

Diagnostik

- **Neugeborenen-Screening:** Pilokarpin-Iontophorese-Schweißtest: bei Erwachsenen positiv bei Chlorid ≥ 60 mmol/l; bei Neugeborenen Chlorid ≥ 90 mmol/l
- Bestimmung immunreaktives Trypsin im Serum
- **Transepitheliale Potenzialdifferenz an Nasen- und Trachealschleimhaut** ↑
- **Bestimmung CFTR-Gen:** therapeutische Konsequenz bei G551D-Mutation

Therapie

- Keine kausale Therapie vorhanden
- Physikalische Therapie
- Bei Infekten frühzeitige pseudomonadenwirksame Antibiotikatherapie:
  - ggf. Azithromycin-Dauertherapie, unabhängig vom Pseudomonadennachweis
  - Tobramycin-Inhalation
- Substitution der Pankreasenzyme
- Impfung gegen Pneumokokken, Influenza
- Inhalation mit
  - DNase zur Auflösung der DNA, die durch den Neutrophilenuntergang bei Infekten entsteht
  - Kochsalzlösung

– N-Acetylcystein
– Bei Obstruktion β-2-Mimetika und Anticholinergika, **keine** inhalativen Steroide
• Ivacaftor nur bei G551D-Mutation als CFTR-Modulator → erhöht Chloridfluss
• Lungentransplantation

Prognose
• Verschiedene Verläufe in Abhängigkeit von der Mutation
• Mediane Lebenserwartung: 37 Jahre

■ α-1-Antitrypsin-Mangel (AAT-Mangel)

Allgemein

Der **α-1-Antitrypsin-Mangel** ist eine **autosomal-rezessiv** vererbte Erkrankung, die mit Veränderungen der Lunge, der Leber und seltener der Haut einhergehen kann. α-1-Antitrypsin (AAT) ist ein Protease-Inhibitor, der vor allem die Neutrophilen-Elastase inhibiert. Ein Mangel führt zu einer **erhöhten enzymatischen Zerstörung von Elastin** und damit der Lungenalveolen mit konsekutiv entstehendem **Lungenemphysem.**
α-1-Antitrypsin wird in den Hepatozyten gebildet. Bei Vorliegen einer Mutation kann es ebenfalls zur Akkumulation des pathologisch polymerisierten Proteins in der Leber mit Entstehung einer **Hepatopathie bis hin zur Leberzirrhose** kommen:
• **Das normale Allel ist das M-Allel** → normaler Phänotyp: PiMM
• **Erkrankte Allele sind das S-Allel und das Z-Allel** → Phänotypen mit steigendem Emphysem- und Leberzirrhoserisiko:
  – PiMS und PiMZ → niedriges Risiko
  – PiSZ → mittleres Risiko
  – PiZZ → hohes Risiko
• **Null-Allele**
  – Phänotyp Pi00
  – **Nur** Emphysem, **keine** Leberzirrhose, da gar kein α-1-Antitrypsin gebildet wird

Zigarettenrauch führt auch zur Inaktivierung von α-1-Antitrypsin.

Klinik
• COPD mit Entwicklung eines **panazinären** Emphysems:
  – Husten mit Auswurf
  – Dyspnoe

– Rezidivierende Infektionen der oberen Atemwege
• Hepathopathie → Später Entwicklung einer Leberzirrhose

Die Hepatopathie ist die führende Komponente der ersten 20–30 Lebensjahre, die pulmonale Symptomatik mit Lungenemphysem folgt danach.

Komplikationen
• Respiratorische Insuffizienz
• Pulmonale Hypertonie mit Cor pulmonale
• Pneumothorax
• HCC bei Leberzirrhose

Diagnostik
• **Blutbild und Differenzialblutbild:** nicht spezifisch verändert
• **Klinische Chemie und Gerinnung:** Standarddiagnostik, erniedrigter Serum-AAT-Spiegel (in Abhängigkeit von der Messmethode ca. 100–220 mg/dl), „Leberdiagnostik", Serum-Elektrophorese: verminderte α-1-Fraktion
• **Infektdiagnostik:** HIV, Hepatitis
• **Röntgen-Thorax:** Zeichen eines Lungenemphysems
• **High-Resolution-CT (HR-CT):** Zeichen eines Lungenemphysems
• **Lungenfunktionsdiagnostik:** FEV_1 erniedrigt; FEV_1/VC-Ratio erniedrigt, Residualvolumen (RV) erhöht
• **Genetische Untersuchungen:** Nachweis des Genotyps

Therapie
• Beendigung des Rauchens
• Hepatitis-B-Impfung, da Risiko durch AAT-Substitution
• **Gepooltes humanes AAT (Prolastin®):** Bei AAT < 60 mg/dl, Hochrisikophänotyp PiZZ oder FEV_1 35–60 %
• **Supportive Therapie wie bei COPD:**
  – Frühzeitige Therapie eines pulmonalen Infektes
  – Impfungen gegen Pneumokokken und Influenza
• Operative Lungenvolumenreduktion → selten
• **Lungentransplantation**
• **Lebertransplantation** → danach kein AAT-Mangel mehr, da gesunder Phänotyp durch neue Leber

■ CHECK-UP
☐ Welche genetische Veränderung führt zu Mukoviszidose?
☐ Nennen Sie klinische Symptome der Mukoviszidose. Wie wird sie diagnostiziert?
☐ Welche genetische Veränderung führt zu AAT-Mangel? Benennen Sie die Allele.
☐ Welche beiden Organe sind bei einem AAT-Mangel betroffen und warum?
☐ Welche Therapieoptionen für eine Mukoviszidose und einen AAT-Mangel kennen Sie?

Interstitielle Lungenerkrankungen (ILD)

Grundlagen

Die **interstitiellen Lungenerkrankungen** sind eine Gruppe heterogener Erkrankungen, die aufgrund der gemeinsamen klinischen, radiologischen, physiologischen und pathologischen Eigenschaften zusammengefasst werden und im **Verlauf mit einer Lungenfibrose** einhergehen. Der Begriff interstitiell spiegelt die zu Beginn bestehenden pathologischen Veränderungen des Interstitiums wider. Allerdings zeigen die meisten Erkrankungen auch Veränderungen im Bereich der Alveolen und der Atemwege.

Die wichtigste Unterteilung erfolgt in Abhängigkeit von der Ursache, da Therapie und Prognose hiervon abhängig sind:

- **Idiopathisch interstitielle Pneumonie (50 %):**
  - **Idiopathisch pulmonale Fibrose**
  - Kryptogen organisierende Pneumonie (COP; Bronchiolitis obliterans organizing pneumonia, BOOP)
  - Lymphoide interstitielle Pneumonie
  - Desquamative interstitielle Pneumonie
  - Akute interstitielle Pneumonie (Hamman-Rich-Syndrom)
  - Nichtspezifische interstitielle Pneumonie
  - Mit respiratorischer Bronchiolitis assoziierte interstitielle Lungenerkrankung
- **Bekannte Ursachen (50 %)**
  - Infektionen: PjP, Viren und Bakterien
  - Noxen, z. B. Asbest, Silikose
  - Medikamente, z. B. Amiodaron, Bleomycin
  - Radiatio
  - Systemerkrankungen: rheumatoide Arthritis (RA), Sarkoidose, Kollagenosen, Vaskulitiden
  - Kreislaufbedingte Lungenschäden: ARDS, chronische Lungenstauung

Pathophysiologie

Das Interstitium (Alveolarsepten) ist das Grundgerüst der Lunge und hält die Architektur der Lungenbläschen aufrecht.

Durch eine unkontrollierte Entzündungsreaktion des pulmonalen Interstitiums kommt es zur Vermehrung von Fibroblasten und somit zur Bildung von Bindegewebsfasern. Hierdurch kommt es zur Verdickung der Alveolarsepten mit Störung der Diffusion und somit des Gasaustauschs und der Dehnbarkeit (Compliance) der Lunge. Daraus resultiert

- eine Restriktive Ventilationsstörung mit verminderter Compliance sowie
- eine Respiratorische Insuffizienz.

> **Das Endstadium aller interstitiellen Lungenerkrankungen ist die Lungenfibrose.**

Klinik

- Progrediente Belastungs-, dann Ruhedyspnoe
- Trockener Reizhusten, ggf. Hämoptysen
- Bei tiefer Inspiration plötzlicher Atemstopp (Door-stop-Phänomen)
- Auskultation: Knisterrascheln (Sklerosiphonie) beidseitig, hochgestellte Lungengrenzen
- Fortgeschritten: Uhrglasnägel, Trommelschlägelfinger
- Pulmonale Symptome kombiniert mit einer anderen Grunderkrankung

Komplikationen

- Pneumothorax bei plötzlicher Verschlechterung der Dyspnoe und thorakalen Schmerzen
- Pulmonale Hypertonie mit Cor pulmonale

Diagnostik

- **Anamnese:** insbesondere Nikotinabusus, Medikamente, Radiatio, Arbeits-und Umweltbelastungen
- **Blutbild und Differenzialblutbild:** Ausschluss/Nachweis einer Anämie, Leukozytose
- **Klinische Chemie und Gerinnung:** Leber- und Nierenfunktionswerte, CRP
  - CK zum Ausschluss einer Myositis
  - ANA, ANCA zum Ausschluss einer rheumatologischen Grunderkrankung
  - ACE (Angiotensin-Converting-Enzyme) zum Ausschluss einer Sarkoidose
- **Infektdiagnostik:** HIV, Hepatitis
- **Röntgen-Thorax:** typisch sind basale retikuläre Zeichnungsvermehrung; aber auch noduläre Infiltrate oder gemischte Muster
- **High-Resolution-CT (HR-CT):** basale, peripher betonte retikuläre Veränderungen mit Traktionsbronchiektasen und Honigwabenbildung
- **BGA:** im Verlauf Hypoxämie, respiratorische Alkalose
- **Lungenfunktionsdiagnostik:** restriktive Ventilationsstörung → Reduktion von totaler Lungenkapazität (TLC), funktioneller Residualkapazität (FRC), Residualvolumen (RV) und Vitalkapazität (VC)
- **Compliance:** ↓
- **Diffusionskapazität (DLCO):** ↓
- **BAL:** Ausschluss/Nachweis maligner Zellen, Eosinophile, Erythrozyten, Lymphozyten; Nachweis einer Asbestose, Silikose

- **Transbronchiale Biopsie:** Fibrosenachweis, spezielle Fragestellung zum Ausschluss Granulome, Asbestose, Silikose

Therapie
- Sauerstofflangzeittherapie bei respiratorischer Partialinsuffizienz
- **Kausale Therapie bei ILD mit bekannter Ursache:**
  - Antibiotische, antivirale Therapie
  - Karenz der Noxe
  - Immunsuppressive Therapie
  - Volumenhaushalt, Herzinsuffizienztherapie
- **Idiopathische pulmonale Fibrose:**
  - N-Acetylcystein verlangsamt die Verschlechterung von Vitalkapazität und DLCO
  - Pirfenidone: inhibiert TGF-b-stimulierte Kollagensynthese
  - Gegebenenfalls Sildefanil: wenn DLCO < 35 %, da im Verlauf pulmonale Hypertonie
  - Glukokortikoide als Mono- oder Kombinationstherapie mit Azathioprin → **wird aktuell nicht mehr empfohlen**
  - Lungentransplantation
  - Zukunft: Tyrosinkinase-Inhibitor, Thalidomide, Immunmodulation
- **Alle anderen idiopathischen interstitiellen Pneumonien**
  - Immunsuppressive Therapie: Steroide, Cyclophosphamid, Azathioprin
  - Lungentransplantation

▪ Exogen allergische Alveolitis

Allgemeines
Die **exogen allergische Alveolitis** ist eine lymphoplasmazelluläre interstitielle Pneumonie mit granulomatöser Bronchiolitis und Riesenzellen vom Fremdkörpertyp. **Bei genetischer Prädisposition** und kontinuierlicher Exposition kann es durch eine **immunologische Reaktion auf das inhalierte organische Antigen** zu einer interstitiellen **Lungenfibrose** kommen.
Es handelt sich um eine kombinierte **Immunkomplex- (Typ III; IgG) und zellgebundene Hypersensitivitätsreaktion (Typ IV).**
Ursächlich können landwirtschaftliche Stäube, tierische Proteine, Mikroorganismen oder bestimmte reaktive chemische Stoffe sein, z. B. Vogelzüchterlunge, Tierhändlerlunge

Klinik
- **Akut:**
  - Abrupter Symptombeginn 4–6 h nach Exposition mit Fieber, Schüttelfrost, Unwohlsein, Übelkeit, Husten, Engegefühl in der Brust und Atemnot
  - Symptome reversibel in Stunden bis Tagen nach Beendigung der Exposition

- **Subakut:**
  - Produktiver Husten, Atemnot, Müdigkeit, Appetitlosigkeit und Gewichtsverlust
  - Symptome reversibel in Wochen bis Monaten, teilweise nur unter Therapie
- **Chronisch progredient – irreversibel:**
  - Symptome analog subakut
  - Lungenfibrose

Diagnostik
- → Interstitielle Lungenerkrankungen
- **Labor:** Antikörper (IgG) gegen Antigen
- **BAL:**
  - Akut → massenhaft Granulozyten
  - Chronisch → **CD8-Lymphozytose mit CD4/CD8-Ratio < 1**

> **Eine normale BAL schließt eine exogen allergische Alveolitis aus.**

Therapie
- Allergenkarenz
- Steroide
  - Nur subakute und chronische Form
  - Beschleunigt initiale Verbesserung, aber nicht das Langzeitoutcome

Prognose
- Vogelzüchterlunge schlechter als Tierhändlerlunge
- Akut → gut
- Chronisch in Abhängigkeit vom Fibrosegrad (HR-CT zur Beurteilung der Prognose)

▪ Asbestose

Allgemeines
Die **Asbestose** gehört zu den **Pneumokoniosen,** die durch **Inhalation von anorganischen Stäuben** ausgelöst werden. Bei Inhalation kommt es zu einer langsamen progredienten, diffusen Lungenfibrose.

Pathophysiologie
- Direkte toxische Effekte der Fasern im Lungenparenchym
- Asbestfasern **> 15 µm** können nicht mehr eliminiert werden. Diese triggern eine **Akkumulation von Alveolarmakrophagen mit Induktion einer Entzündungsreaktion.**
- Durch Zytokine und Wachstumsfaktoren kommt es zur Einwanderung von Lymphozyten, Neutrophilen, Eosinophilen und zur **Fibroblastenproliferation** mit Kollagenakkumulation.
- Aufgrund der **Pleurotropie** wandern die Fasern Richtung Pleura.

Klinik
- Symptomfreie Latenzzeit von **20–30 Jahren bis zur Asbestose**
- Schleichender Beginn mit Dyspnoe bei Belastung, die auch ohne neue Asbestexposition unaufhaltsam voranschreitet.
- Auskultation: bibasales, feines endexspiratorisches Knistern
- **Pleuraerkrankungen** bereits früher **nach ca. 15 Jahren**

Komplikationen
- Pleuraerkrankungen: Pleuraplaques, Asbestpleuritis mit Ergüssen, Pleurafibrose
- Karzinomentstehung: bei Fasern mit einer Länge > 5 µm und einem Durchmesser < 3 µm → SCLC, NSCLC, malignes Mesotheliom, Larynxkarzinom

Diagnostik
- → Interstitielle Lungenerkrankungen
- **Röntgen-Thorax:** kleine bilaterale streifige, klecksige parenchymatöse Verschattungen **in den Unterlappen,** Pleuraplaques meist lateral in der **Höhe 6.–9. Rippe und entlang des Zwerchfells**
- **High-Resolution-CT (HR-CT):** subpleurale Verdichtungen unterschiedlicher Länge parallel zur Pleura, Fibrose mehr in den **unteren Lungenabschnitten,** Honigwabenmuster, Pleuraplaques diaphragmal
- **BAL:** Asbestkörperchen

Differenzialdiagnostik
Fast alle Lungenasbestosen haben pleurale Veränderungen.

Bei fehlenden pleuralen Veränderungen muss an andere interstitielle Lungenerkrankungen gedacht werden.

Therapie
- Regelmäßige Vorsorge bei bekannter Asbestexposition
- Keine spezifische Therapie, ggf. Sauerstofflangzeittherapie
- Nikotinabusus einstellen:
  - **Überadditives Lungenkarzinomrisiko**
  - Beschleunigung der Fibroseausbildung
- Weitere Asbestexposition beenden
- Pulmonale Infekte rasch therapieren
- Impfung gegen Pneumokokken und Influenza

■ Silikose

Allgemeines
Die **Silikose** ist die häufigste Pneumokoniose. Sie wird durch **Inhalation von anorganischen Siliciumoxidstäuben** ausgelöst und führt zu einer langsamen progredienten, diffusen Lungenfibrose.

Pathophysiologie
Siliciumoxid führt in wässrigem Milieu zur Entstehung von **Radikalen.** Diese führen bei Phagozytose zur **Zerstörung von Alveolarmakrophagen** mit Induktion einer **Entzündungsreaktion.** Folgend kommt es zur Entstehung von **Fibroseknötchen** mit Schrumpfungstendenz und Deformierung der Lunge.

Klinik
Symptome der Lungenfibrose mit progredienter Dyspnoe und Husten:
- **Chronische Silikose**
  - Nach **10–30 Jahren** mit schleichendem Beginn
  - Selten progressive massive Fibrose (PMF)
- **Akzelerierte Silikose**
  - Nach **10 Jahren**
  - Häufiger PMF
- **Akute Silikose**
  - **Nach Wochen bis Jahren**
  - Rasch einsetzende Symptome: Dyspnoe, Husten, Pleuritis
  - PMF in 4–5 Jahren mit Versterben der Patienten

Komplikationen
- **Chronisch obstruktive Bronchitis** → klinik- und prognosebestimmend
- Erhöhtes Risiko für Lungenkarzinom
- **Sehr hohes Risiko einer Infektion mit Mykobakterien/atypischen Mykobakterien** → **Siliko-TB**
- Assoziation mit rheumatoider Arthritis, progressiver systemischer Sklerose

Diagnostik
- → Interstitielle Lungenerkrankungen
- **Lungenfunktionsdiagnostik:** restriktive Ventilationsstörung wie unter ILD beschrieben

---

Cave: Durch die chronisch obstruktive Bronchitis, die auch führend sein kann, **zusätzlich FEV_1 ↓, FEV_1/VC ↓ und Resistance ↑**

- **Röntgen-Thorax:** < 10 mm große bilaterale noduläre **Verschattungen in den Lungenoberfeldern,** Verkalkung der hilären Lymphknoten (sogenannter Eierschalenhilus); bei PMF Verschmelzungen der nodulären Herde mit flächiger Verschattung in den Lungenoberfeldern.
- **High-Resolution-CT (HR-CT):** bei typischen Veränderungen im konventionellen Bild nicht nötig
- **BAL:** vernarbende Granulome in der Biopsie; Silikate

Therapie

- Keine spezifische Therapie, ggf. Sauerstofflangzeittherapie
- Exposition beenden
- Tbc-Testung (QuantiFERON®-Test), ggf. Therapie
- Therapie der chronisch obstruktiven Bronchitis → inhalative Steroide, β-2-Mimetika, Anticholinergika
- Therapieversuch mit systemischen Glukokortikoiden
- Lungentransplantation

■ Sarkoidose

Allgemeines

Die **Sarkoidose** ist eine multisystemische granulomatöse Erkrankung unklarer Ätiologie. Das pathologische Hauptmerkmal sind sogenannte **nichtverkäsende Granulome.** Immunologisch besteht eine **Störung der T-Zellfunktion, aber erhöhte B-Zellaktivität (IgG ↑).**
Die Sarkoidose tritt häufig im jüngeren Erwachsenenalter (20–40 Jahre) auf. Die Prävalenz liegt bei 12–20/100.000 Einwohner; relativ häufiger bei Afroamerikanern. Eine genetische Disposition ist bekannt. **Typische Merkmale der Sarkoidose sind:**
- Bihiläre Lymphadenopathie
- Pulmonal retikuläre Zeichnungsvermehrung
- Haut-, Gelenk- oder Augenläsionen

Klinik

- **Frühkindliche Sarkoidose (early onset):**
  - Typisch: Exanthem, Arthritis, Uveitis
  - Meist **keine** Lungenbeteiligung
  - Familiäre Häufung bei genetischer Disposition: Blau-Syndrom
- **Akute Sarkoidose des Erwachsenen:**
  - **Löfgren Syndrom:** bihiläre Lymphadenopathie, Sprunggelenksarthritis, Erythema nodosum
  - Meist junge Frauen
- **Langsam chronischer Verlauf bei Erwachsenen:**
  - Häufig Zufallsbefund
  - Lungenbeteiligung sehr häufig (> 90 %): Husten, Dyspnoe und Thoraxschmerzen
  - Aufgrund der systemischen Entzündungsreaktion: Müdigkeit, Unwohlsein, Fieber und Gewichtsverlust

Komplikationen

- Hyperkalzämie
- Progrediente Fibrose
- Pulmonale Hypertonie mit Cor pulmonale
- Extrapulmonale Sarkoidose

Extrapulmonale Sarkoidose

- **Haut:**
  - Makulopapulöses Exanthem: Lippen, Augenlider, Stirn, Haaransatz und/oder an Stellen früherer Traumata wie Narben oder Tätowierungen
  - **Lupus pernio Besnier:** flächige lilafarbene Veränderungen insbesondere im Gesicht
  - **Erythema nodosum:** schmerzhafte rötlich violette unscharf begrenzte Knoten an Unterschenkelstreckseite, Knie, Sprunggelenk, seltener Arme
- **Auge:** Uveitis, retinale Vaskulitis, Keratokonjunktivitis
- **Muskuloskeletal:** akute Polyarthritis, chronische Arthritis mit periostaler Knochenresorption; im Röntgenbild imponieren zystische Veränderungen (Jüngling-Syndrom).
- **Speicheldrüsen:** Sicca-Symptomatik; Heerford-Syndrom → Parotitis, Uveitis, Fazialisparese
- **Niere/Elektrolyte:** durch extrarenale Calcitriolproduktion → Hyperkalzämie
- **Neurologie:** aseptische chronische Meningoenzephalitis, Hirnnervenausfälle, insbesondere VII und VIII, Periphere sensomotorische Polyneuropathie, Myopathie, Hypophysenvorderlappen-Insuffizienz
- **Herz:**
  - Granulome im ventrikulären Septum oder Reizleitungssystem mit Arrhythmien
  - Indirekt durch pulmonale Hypertonie mit Entwicklung eines Cor pulmonale mit Rechtsherzversagen

Diagnostik

- → Interstitielle Lungenerkrankungen
- **Klinische Chemie und Gerinnung:** Standarddiagnostik, Aktivitätsparameter: Angiotensin-Converting Enzyme (ACE) bei 75 % erhöht, selten falsch positiv; löslicher IL-2 Rezeptor, Neopterin; Hyperkalzämie: erhöhte Vit. D_3-Produktion in Epitheloidzellen; IgG erhöht bei erhöhter B-Zellaktivität
- **Urindiagnostik:** Hyperkalziurie
- **Röntgen-Thorax:** Lungenveränderungen meist in den oberen Lungenabschnitten (→ Tab. 2.7).

Tab. 2.7 Veränderungen der Lunge – Stadieneinteilung mittels konventionellem Bild

Stadium	Beschreibung
0	Keine Lungenbeteiligung, keine Lymphadenopathie
I	Bihiläre Lymphadenopathie
II	Bihiläre Lymphadenopathie und retikuläre Zeichnungsvermehrung
III	Nur retikuläre Zeichnungsvermehrung
IV	Irreversibler fibrotischer Lungenumbau, Traktionsbronchiektasien, Volumenverminderung

- **High-Resolution-CT (HR-CT):** hiläre und mediastinale Lymphadenopathie, Bronchialwandverdickung, Granulome entlang der Bronchien, Gefäße und subpleuralen Regionen, Traktionsbronchiektasien, Fibrose mit Verzerrung der Lungenarchitektur
- **BAL: Lymphozytose von > 16 %; CD4/CD8-Ratio > 4 : 1**
- **Biopsie:** Nachweis nichtverkäsender Granulome bestehend aus Epitheloidzellen, Langhans-Riesenzellen mit **Asteroid-Bodies** und **Schaumann-Körperchen.** Die Granulome sind von Lymphozyten umgeben.
- **Weitere Untersuchungen in Abhängigkeit der extrapulmonalen Manifestation**

Differenzialdiagnostik
- Tuberkulose: Granulome mit zentral verkäsender Nekrose
- Lymphome, Metastasen, Lungenkarzinom
- Berryliose
- Pneumokoniosen (Asbestose, Silikose)
- Andere Lungenfibrosen

Therapie
- **Bei den asymptomatischen Patienten** → watch and wait
- **Patienten mit milder Symptomatik und Röntgen-Thorax Stadium I oder II** → inhalative Glukokortikoide
- **Starke Symptomatik, Röntgen-Thorax Stadium II oder III, Verschlechterung der Lungenfunktion, extrapulmonale Sarkoidose oder Hyperkalzämie**
  - Systemische Steroidtherapie für 4–6 Wochen
  - Langsame Reduktion und Fortführung mit geringer Dosis für 6–8 Monate
  - MTX, Azathioprin, Leflunomid, Infliximab mit oder ohne Steroid

Prognose
Häufig Spontanheilung:
- Akute Sarkoidose > 95 %
- Chronische Sarkoidose in Abhängigkeit vom Stadium: 20–70 %
- Risiko für progressiven Verlauf: Alter > 40 Jahre, Lupus pernio, Augen-, ZNS-, Herzbeteiligung, Stadium III, langer Verlauf (> 6 Monate)

■ Pulmonale Langerhans-Zell-Histiozytose (PLCH)

Allgemeines
Die pulmonale Langerhans-Zell-Histiozytose (PLCH), auch pulmonale Histiozytose X oder eosinophiles Granulom der Lunge genannt, ist eine sehr seltene interstitielle Lungenerkrankung. Sie kommt meist bei jungen Erwachsenen vor.

Im Bereich der **kleinen Bronchien** kommt es zu einer **Vermehrung von Langerhans-Zellen.** Dies sind differenzierte Zellen der monozytenmakrophagen Linie. Hierdurch kommt es zur Induktion einer Entzündungsreaktion und somit einer **Lungenfibrose.**

> Der wesentliche Risikofaktor und ggf. auch kausal für die Entstehung der PLCH ist das Rauchen. Nicht bei extrapulmonalen Histiozytosen.

Klinik
- Unproduktiver Husten, Dyspnoe, Müdigkeit, Gewichtsverlust und Fieber
- Häufiger Spontanpneumothorax
- Extrapulmonale Histiozytose mit Diabetes insipidus und Knochenläsionen

Komplikationen
- Pneumothorax
- Pulmonale Hypertension
- Veno-occlusive Disease
- Diabetes insipidus
- Erhöhtes Risiko z. B. für Lungenkarzinom, Lymphome

Diagnostik
- → Interstitielle Lungenerkrankungen
- **Röntgen-Thorax:** sternförmige Verschattungen/Knoten, retikulonoduläre Verschattungen im Gegensatz zu anderen ILDs in den Lungenoberfeldern; Mischung aus Zysten und Rundschatten, Zwerchfellrippenwinkel ist ausgespart
- **High-Resolution-CT (HR-CT):** zusätzlich zum Röntgen-Thorax-Befund → Honigwabenmuster-Verdickung der interstitiellen Septen
- **BAL:** > 5 % Langerhans-Zellen (CD1a und S-100 positiv)

Therapie
- Beendigung des Rauchens
- Gegebenenfalls systemische Steroide
- Lungentransplantation

Prognose
Verlauf sehr unterschiedlich von Spontanremission bis hin zur Endstadiumfibrose

■ CHECK-UP
- ☐ Wie können interstitielle Pneumonien grob eingeteilt werden? Was haben sie gemeinsam?
- ☐ Nennen Sie Veränderungen der Lungenfunktionsdiagnostik bei ILDs.

- Beschreiben Sie die Klinik einer exogen allergischen Alveolitis.
- Welche klinischen Manifestationen einer Sarkoidose kennen Sie? Welche extrapulmonalen Manifestationen kommen vor?
- Welche Röntgenbildveränderungen zeigen sich bei Sarkoidose?
- Beschreiben Sie die Klinik der Asbestose? Welche Hauptkomplikationen kennen Sie?
- Welche klinischen Verläufe gibt es bei der Silikose? Welche Hauptkomplikationen kennen Sie?

Atelektasen

Grundlagen
Bei einer Atelektase kommt es zu einer fehlenden Belüftung eines Lungenabschnitts. Man kann zwei Arten unterscheiden:
- **Obstruktive Atelektasen:** Aufgrund des Verschlusses eines Teils des Atemwegs kommt es zur Resorption der Luft, die sich hinter der Stenose befindet, mit konsekutivem Kollaps des Lungenparenchyms. Aufgrund von kollateralen Luftwegen, die bei Kindern noch nicht ausgebildet sind, kommt es bei diesen häufiger zu Atelektasen (z. B. nach Fremdkörperaspiration) als bei Erwachsenen (z. B. aufgrund einer Tumorstenose).
- **Nichtobstruktive Atelektasen:**
  - Durch Relaxation, z. B. bei einem Pneumothorax
  - Durch Kompression bei Tumoren oder einem Pleuraerguss
  - Durch Adhäsion bei fehlendem Surfactant
  - Durch Vernarbung, z. B. bei Sarkoidose, nekrotisierender Pneumonie
  - Durch Ausfüllung, z. B. mit einem Tumor
  - Durch Beschleunigung, z. B. bei Piloten
  - Beim sogenannten Blesovsky Syndrome: verbleibende Rundatelektase nach einem Plauaerguss nach Asbestexposition

Klinik
Dyspnoe

Diagnostik
Röntgen-Thorax:
- **Direkte Zeichen:** Verschattung des kollabierten Bereichs ohne Bronchogramm und Verschiebung von Fissuren.
- **Indirekte Zeichen:** Verschiebung der mediastinalen Strukturen auf die Seite der Atelektase; Verengung der Interkostalräume und Diaphragmahochstand auf der Seite der Atelektase, keine Abgrenzung der Herzsilhouette

Therapie
Therapie der zugrunde liegenden Ursache:
- Tumortherapie, thorakale Saugdrainage, Pleurapunktion
- Bronchoskopie: Fremdkörperentfernung, Lavage und somit Wiedereröffnung

■ CHECK-UP
- Welche Arten von Atelektasen können unterschieden werden?
- Nennen Sie direkte und indirekte Zeichen einer Atelektase im Röntgen-Thorax.

Lungenkarzinom

Allgemeines
Bei **Lungenkrebs** handelt es sich um einen Oberbegriff für eine **maligne Entartung von Zellen ausgehend von den Atemwegen oder dem pulmonalen Parenchym**. Es ist die häufigste Krebserkrankung weltweit und die häufigste Krebstodesursache. Die Inzidenz (m > w) ist in den letzten Jahrzehnten stark steigend gewesen. Seit ca. 1980 sieht man bei Männern einen Rückgang der Inzidenz, im Gegensatz zu Frauen, bei denen aufgrund des steigenden Anteils an Raucherrinnen die Inzidenz weiterhin kontinuierlich zunimmt.

- **Karzinogene:** Rauchen (85 %), berufliche Karzinogene, Umweltnoxen, genetische Disposition.
- 95 % der Lungenkarzinome können aufgrund ihrer **Histologie eingeteilt** werden:
  - **Kleinzelliges Lungenkarzinom (small cell lung cancer, SCLC: 15 %)**
  - **Nichtkleinzelliges Lungenkarzinom (non small cell lung cancer, NSCLC: 85 %)**
    - Plattenepithelkarzinom (20–30 %) → **Raucher; m ˃ w**
    - Adenokarzinom (40 %) → **Nichtraucher; w ˃ m**

- Großzelliges Karzinom (10–15 %)
- Undifferenziertes Karzinom (15–20 %)

Die restlichen ca. 5 % beinhalten adenosquamöse, sarkomatoide oder neuroendokrine Karzinome.

- **Einteilung nach Ausbreitung und Lage:**
  - Zentral: 70 %; meist SCLC oder Plattenepithel-Ca
  - Peripher: 25 %; Adenokarzinom, Sonderform: Pancoast-Tumor an der Pleurakuppel
  - Diffus: bronchoalveoläres Adeno-Ca

Klinik

Häufig liegt bei Diagnosestellung bereits eine fortgeschrittene Tumorerkrankung vor. Metastasierung häufig in die Nebennieren, die Leber, das ZNS und das Skelett.

- **Symptome durch den Primärtumor, zentraler Tumor eher als peripherer:**
  - Husten ggf. mit Hämoptysen
  - Dyspnoe
  - Brustschmerzen bei Invasion des Tumors in die Pleura bzw. Brustwand
  - Stridor
- **Intrathorakale Tumorausbreitung:**
  - Heiserkeit bei Infiltration des N. recurrens
  - Läsion des Plexus brachialis
  - Horner-Syndrom bei Infiltration des Ganglion stellatum: insbesondere Pancoast-Tumor
  - Vena-cava-superior-Syndrom mit oberer Einflussstauung
- **Extrathorakale Tumorausbreitung:**
  - Schmerzen, z. B. durch Knochenmetastasen, Ikterus bei Lebermetastasen
  - Kopfschmerzen, fokale neurologische Manifestationen, Krampfanfälle oder Verwirrtheit bei ZNS-Metastasen
- **Allgemeinsymptome:** B-Symptomatik

> Jeder therapierefraktäre Husten bei Patienten > 40 Jahren muss abgeklärt werden.

Diagnostik

- **Anamnese:** insbesondere der Risikofaktoren Nikotinabusus, Bestrahlung, Arbeits-und Umweltbelastungen wie Feinstaubexposition, Asbest, Quarzstäube, Dieselabgase
- **Familienanamnese:** da auch genetisches Risiko
- **Blutbild und Differenzialblutbild:** Thrombozytose in ca. 30 % der Fälle
- **Klinische Chemie und Gerinnung:** Leber- und Nierenfunktionswerte, CRP, PCT
- Tumormarker: **SCLC** → NSE; **NSCLC** → CYFRA 21–1 und CEA
- **Molekulargenetische Diagnostik:** bei **NSCLC** ggf. Nachweis einer EGFR-Mutation oder des EML4-ALK-Fusionsonkogens
- **Infektdiagnostik:** HIV, Hepatitis
- **Röntgen-Thorax:** ggf. Nachweis eines Rundherds, Pleuraerguss, Atelektase
- **CT-Hals, Thorax, -Abdomen:** Staging

- **Kraniales MRT: immer bei SCLC;** bei NSCLC nur bei Symptomen
- **Knochenszintigrafie**
- **Gegebenenfalls PET bzw. PET-CT:** Staging bei kurativem Therapiekonzept
- **BGA:** zur Einschätzung der postoperativen Lungenfunktion
- **Lungenfunktionsdiagnostik und Ventilations-Perfusionsszintigrafie:** zur Einschätzung der postoperativen Lungenfunktion
- **Diffusionskapazität (DLCO):** zur Einschätzung der postoperativen Lungenfunktion
- **Histologische Sicherung mit Immunphänotypisierung durch:**
  - **LK-Exstirpation**
  - **Bronchoskopie:**
    - Bronchoalveoläre Lavage und Bürstenabstriche
    - Transbronchiale Biopsie
    - Endobronchiale Ultraschalluntersuchung (EBUS), Fluoreszenz-Bronchoskopie
  - **CT-gesteuerte Lungenbiopsie**
  - **Thorakoskopie**
  - **Pleurapunktion oder Punktion von Fernmetastasen**

Komplikationen

- Obere Einflussstauung
- Hirndruck bei ZNS-Metastasierung
- **Paraneoplastische Symptome:**
  - Sekretion PTH-verwandter Hormone; meist bei NSCLC → Hyperkalzämie
  - Syndrom der inadäquaten ADH-Sekretion (SIADH); meist bei SCLC:
    - Schwartz-Bartter-Syndrom
    - Hypotone Hyperhydratation mit Verdünnungshyponatriämie
  - Cushing-Syndrom bei ektoper ACTH-Sekretion; meist bei SCLC
  - Lambert Eaton Syndrom; meist bei SCLC:
    - Antikörper gegen die präsynaptischen Kalziumkanäle
    - Mit proximal betonter Muskelschwäche
  - Dermatomyositis und Polymyositis
  - Gerinnungsstörungen mit thrombophiler Neigung
  - Pierre-Marie-Bamberger-Syndrom:
    - Hypertrophe, pulmonale Osteoarthropathie
    - Mit Schwellungen im diaphysären Bereich langer Röhrenknochen und Trommelschlägelfingern

Therapie des NSCLC

- **Stadium I und II:** auf eine Thoraxhälfte beschränkt, max. N1
  - Chirurgische Resektion
  - Bei Stadium II zusätzlich adjuvante platinhaltige Kombinationschemotherapie, z. B. Cisplatin und Gemcitabine/Permetrexed

- **Stadium III:** lokal fortgeschrittene Stadien, auch bei beiden Throraxhälften, bis N3
  - Sehr heterogene Gruppe; Therapie individuell
  - Operabel: Resektion, dann platinhaltige Kombinationschemotherapie und Radiatio (III A)
  - Inoperabel: platinhaltige Kombinationschemotherapie und Radiatio (III B)
- **Stadium IV:** disseminierte Stadien, M1
  - Palliative Chemotherapie, Radiatio
  - **Einzelne Metastase:** Resektion dieser und aggressive Therapie des Primarius mittels platinhaltiger Kombinationschemotherapie oder chirurgische Resektion
- **Weitere Therapieoptionen:**
  - Tyrosinkinase-Inhibitor Erlotinib bei EGFR-mutierten oder Crizotinib bei EML4-ALK-positiven Tumoren → nur bei NSCLC
  - Bevacizumab: monoklonaler Antikörper gegen VEGF, hemmt die Angiogenese des Tumors
- Bei lokalen Komplikationen wie z. B. oberer Einflussstauung oder symptomatischen ZNS-Metastasen sollte eine Notfallradiatio erfolgen.

Prognose NSCLC
Fünfjahresüberlebensrate:
- Operabel, Stadium I → 40–60 %
- Operabel, Stadium II → 20–40 %
- Inoperabel → 5 %

Therapie SCLC
Sehr frühe Metastasierung und rasches infiltrierendes Wachstum:
- **Very limited disease** → kleiner Tumor, max. N1
  - Chirurgische Resektion mit adjuvanter oder neoadjuvanter platinhaltiger Kombi-nationschemotherapie, z. B. Cisplatin und Etoposid
  - Gegebenenfalls Mediastinalbestrahlung
- **Limited disease:** → lokal fortgeschritten, Tumorbegrenzung auf eine Thoraxhälfte
  - Platinhaltige Kombinationschemotherapie
  - Radiatio
- **Extensive disease** → disseminiert
  - Palliative platinhaltige Chemotherapie
  - Gegebenenfalls symptomatische Radiatio
- **Bei Erreichen einer Remission immer prophylaktische/adjuvante Schädelbestrahlung**

Prognose SCLC
Fünfjahresüberlebensrate:
- Limited disease → 10–13 %
- Extensive disease → 1–2 %

■ Weitere Lungentumoren

- Metastasen: häufig
- Bronchuskarzinoid:
  - Sehr selten
  - Aus APUD-Zellen
  - Symptome wie Lungenkarzinom
  - Zusätzlich **Karzinoid-Symptome:** Flush, sekretorische Diarrhö, Asthma, Endokardfibrose
  - Diagnostik: Bronchoskopie, CT, 5-Hydroxyindolessigsäure erhöht im Urin, Somatostatin-Rezeptorszintigrafie
  - Therapie: Resektion
- Bronchusadenom: Symptome durch Stenosierung mit Atelektasenbildung oder rezidivierenden Pneumonien oder Blutungen
- Sarkome
- Benigne Tumoren wie z. B. Lipom, Fibrom, Chondrom, Osteom, Hämangiom

■ CHECK-UP
- ☐ Welche Entitäten können beim Lungenkarzinom unterschieden werden?
- ☐ Nennen Sie mindestens 2 paraneoplastische Syndrome.
- ☐ Nennen Sie die Grundlagen des Stagings.
- ☐ Beschreiben Sie die Grundlagen der Therapie.

Lungenödem

Grundlagen
Bei einem **Lungenödem** kommt es zu einer Verschiebung von Flüssigkeit in das pulmonale Interstitium und die Alveolen. Eine Unterteilung kann aufgrund der Genese erfolgen:
- **Kardiales Lungenödem:** hoher Druck auf die pulmonalen Kapillaren mit Übertritt von Flüssigkeit in die Alveolen z. B. bei Herzinfarkt, hypertensiver Krise, Tachyarrhythmien, dekompensierten Vitien
- **Nichtkardiales Lungenödem:**
  - Permeabilitätssteigerung der Lungenkapillaren: allergisch, toxisch, infektiös

- Fehlender onkotischer Druck: Niereninsuffizienz, nephrotisches Syndrom
- Erniedrigter Alveolardruck z. B. bei Postexpansionssyndrom
- Nichtkardial bedingte Druckerhöhung: Lungenembolie
- **Sonstiges:** neurologische Erkrankungen, neurochirurgische Eingriffe

Klinik

In Abhängigkeit von der Ausprägung:
- **Interstitielles Lungenödem**
  - Husten
  - Tachypnoe, Dyspnoe
  - Auskultation: häufig uncharakteristisch
- **Alveoläres Lungenödem**
  - Schwerste Dyspnoe mit Zyanose
    - Angst mit Steigerung des Sympathikotonus
    - Tachykardie
    - Arterielle Hypertonie/Hypotonie
    - Auskultation: feuchte grobblasige Rasselgeräusche
  - Bis hin zum Schock und zur Asphyxie

Komplikationen

Respiratorische Insuffizienz

Diagnostik

- **Blutbild und Differenzialblutbild:** Ausschluss/Nachweis einer Anämie, Leukozytose
- **Klinische Chemie und Gerinnung:** Standardlabor, CRP zum Ausschluss einer Pneumonie, D-Dimer zum Ausschluss einer Lungenembolie, brain natriuretic peptide (BNP) zur Messung der kardialen Belastung
- **UKG:** zur Differenzialdiagnose einer kardialen Genese bei Linksherzinsuffizienz, RHB
- **Röntgen-Thorax:** parahiläre schmetterlingsförmige Lungenverschattung, Kerley-B-Linien, ggf. Kardiomegalie
- **BGA:** Hypoxämie, Hypokapnie

Differenzialdiagnostik

- COPD → Anamnese, Obstruktion im Vordergrund
- Pneumonie → Fieber, Leukozytose, CRP, ggf. einseitiger Lungenbefund
- Asthma bronchiale → Anamnese, trockene Nebengeräusche, Obstruktion im Vordergrund

Therapie

- Aufrechte Sitzposition, hängende Beine → Nachlastsenkung
- Gabe von **Sauerstoff**
- **Morphin/Benzodiazepine** → leichte Sedierung, Hemmung des massiven Atemreizes und somit Ökonomisierung der Atmung
- **Furosemid** → Vorlastsenkung, Volumenverminderung, venöses Pooling
- **Nitroglyzerin** → Vor-/Nachlastsenkung, Blutdruckkontrolle, venöses Pooling
- **Steroide:** bei Obstruktion und allergischer Genese; bei Reizgasinhalation fraglich
- **Nichtinvasive Beatmung (NIV)** mittels CPAP (continous positive airway pressure), ggf. **Intubation und kontrollierte Beatmung**
- Dialyse bei oligo-/anurischem Nierenversagen
- Gegebenenfalls elektrische Kardioversion bei Lungenödem im Rahmen von Tachyarrhythmien

▦ Acute respiratory distress syndrome (ARDS)

Allgemeines

Beim **ARDS** kommt es aufgrund einer **diffusen Entzündungsreaktion** in der Lunge zu einer **erhöhten pulmonalen Gefäßpermeabilität mit Übertritt von Flüssigkeit in den interstitiellen und Alveolarraum.** Hierdurch kommt es zu einer Verminderung des belüfteten Lungengewebes mit konsekutiver Hypoxämie. Ursächlich kommen **direkte** Schädigungsmechanismen wie
- Pneumonie,
- Lungenprellungen,
- Inhalation giftiger Gase,
- Aspiration von Mageninhalt, Wasser, Fruchtwasser und
- zu hoch konzentrierter Sauerstoff

oder **indirekte** Schädigungsmechanismen wie
- SIRS, Sepsis, Pankreatitis,
- schwere Traumata (Kontusion, Fettembolie, Verbrennungen),
- Bluttransfusionen, TRALI, Stammzelltransplantation sowie
- Medikamente, langjähriger Alkoholmissbrauch

zu tragen.

Ein ARDS liegt vor, wenn
- die Symptome **innerhalb einer Woche** nach einem akuten Ereignis auftreten,
- in der Bildgebung **bilaterale Verdichtungen** nachweisbar sind,
- die Ursache des Ödems **nicht kardial oder durch Volumenüberladung erklärbar** ist.

Die Beurteilung der Schweregrade erfolgt durch den Quotienten aus arteriellem Sauerstoffpartialdruck (PaO_2) und inspiratorischer Sauerstoffkonzentration (F_iO_2) des Respirators (bei einen PEEP von $\geq 5\,cmH_2O$):
- Mild → $P_aO_2/F_iO_2 = 201–300\,mmHg$
- Moderat → $P_aO_2/F_iO_2 = 101–200\,mmHg$
- Schwer → $P_aO_2/F_iO_2 \leq 100\,mmHg$

Pathophysiologie

- **Exsudative Phase** → erhöhte Gefäßpermeabilität → interstitielles Ödem
- **Untergang von Pneumozyten II** → Verminderung Surfactant → alveoläres Ödem, Mikroatelektasen, Shunts
- **Proliferationsphase** → Endothelproliferation, **Entwicklung einer Lungenfibrose**

Klinik

Symptome entstehen meist innerhalb von 36–72 h und verschlechtern sich rapide:

- Husten, Thoraxschmerzen
- Tachypnoe, Einsatz der Atemhilfsmuskulatur
- Dyspnoe, Zyanose bis zur respiratorischen Insuffizienz
- Auskultatorisch: diffuse Rasselgeräusche

Diagnostik

- **Blutbild und Differenzialblutbild:** Ausschluss/Nachweis einer Anämie, Leukozytose
- **Klinische Chemie und Gerinnung:** Standarddiagnostik, zusätzlich CRP, PCT, Gerinnung; D-Dimer, Ausschluss einer DIC
- **Infektdiagnostik:** Blutkulturen, Sputum auf Pneumonieerreger
- **Echokardiografie:** Ausschluss kardiale Genese bei eingeschränkter LVEF, RHB
- **Röntgen-Thorax:** bilaterale Verdichtungen, die sich nicht allein durch Erguss, Pneumothorax oder Rundherde erklären lassen
- **CT-Thorax mit KM:** wie Röntgen-Thorax; Ausschluss einer akuten Exazerbation einer interstitiellen Lungenerkrankung, Lungenfibrose, Lungenblutung oder Lungenembolie

Komplikationen

- Barotrauma durch Beatmung mit hohen Drücken
- Nosokomiale Infektionen
- Delirium

Therapie

- Wenn möglich kausale Therapie des Auslösers
- **Intensivmedizinische Betreuung mit kontrollierter Beatmung:**
  - Möglichst lungenprotektive Beatmung mit niedrigen Beatmungsdrücken
  - Einsatz eines positiven endexspiratorischen Drucks (PEEP)
  - Permissive Hyperkapnie zulassen
  - Gegebenenfalls High Frequenz Oszillation (HFO), extrakorporale Lungenunterstützung (ECMO, ILA)

Prognose

- In Abhängigkeit von der Ursache des ARDS Mortalität bis zu 80 %
- Mortalität nicht durch respiratorische Insuffizienz, sondern durch Komplikationen

■ Pulmonale Hypertonie und Cor pulmonale

Allgemeines

Bei der **pulmonalen Hypertonie** kommt es zu einer **Erhöhung des Blutdrucks (pulmonalarterieller Mitteldruck) im kleinen Lungenkreislauf.**

Eine pulmonale Hypertonie ist definiert durch einen **in Ruhe** gemessenen **pulmonalarteriellen Mitteldruck ≥ 25 mmHg.** Normal ist ein pulmonalarterieller Mitteldruck in Ruhe von < 20 mmHg.

Eine Möglichkeit der Einteilung unterscheidet **präkapilläre** und **postkapilläre pulmonale Hypertonie:**

- **Präkapilläre pulmonale Hypertonie:** durch Erkrankungen an der **Lunge** an sich → Entstehungsmechanismus: hypoxische Vasokonstriktion
- **Postkapilläre pulmonale Hypertonie:** durch Erkrankungen des **linken Herzens** → Entstehungsmechanismus: Druck-/Volumenbelastung der Lungenstrombahn

Eine weitere Einteilung kann **nach dem Mechanismus der Entstehung** erfolgen:

- **Pulmonalarterielle Hypertonie (PAH)**
  - Idiopathische pulmonalarterielle Hypertonie (IPAH)
  - Familiäre pulmonalarterielle Hypertonie (FPAH)
  - Arzneimittel- und toxininduziert
  - Assoziierte pulmonalarterielle Hypertonie (APAH): bei Kollagenosen, HIV-Infektion, portaler Hypertension, Bilharziose, Hämolyse
  - Persistierende pulmonalarterielle Hypertonie des Neugeborenen (PPHN)
  - Pulmonale veno-okklusive Erkrankung
- **Pulmonale Hypertonie bei Erkrankungen des linken Herzen**
  - Linksventrikuläre systolische oder diastolische Dysfunktion
  - Herzklappenerkrankungen (Mitral- oder Aortenklappenvitien)
- **Pulmonale Hypertonie bei Lungenerkrankung und/oder Hypoxie:** COPD, ILD, OSAS, alveoläre Hypoventilation
- **Pulmonale Hypertonie aufgrund chronischer Thrombembolien (CTEPH)**
- **Pulmonale Hypertonie mit unklaren multifaktoriellen Mechanismen,** z. B. MDS, Sarkoidose, Tumorobstruktion, SD-Funktionsstörungen, PNH

Klinik

- Meist initial unspezifische Symptome durch fehlende Steigerung der Herzleistung bei Belastung mit:
  - Müdigkeit
  - Belastungsdyspnoe
  - Husten, ggf. Hämoptysen
  - Heiserkeit (Ortner-Syndrom)
- Im Verlauf:
  - **Angina pectoris** durch subendokardiale Hypoperfusion bei Rechtsherzbelastung und Kompression der linken Koronararterie durch verbreitete Pulmonalarterie
  - **Synkopen** durch fehlende Steigerung der Auswurffraktion bei Belastung
  - **Abdominelle Schmerzen** durch eine Leberstauung, Stauungsgastritis, Aszites
  - **Periphere Ödeme**
  - **Auskultation:** über der Pulmonalklappe → lauter 2. Herzton mit fixierter Spaltung; diastolisches Graham-Steel-Geräusch bei Dilatation des rechten Ventrikels

Diagnostik

- **Blutbild und Differenzialblutbild:** Ausschluss/Nachweis einer Anämie, Leukozytose
- **Klinische Chemie und Gerinnung:** Standarddiagnostik; zusätzlich
  - D-Dimer zum Ausschluss CTEPH,
  - ANA, ANCA zum Ausschluss einer rheumatologischen Grunderkrankung und
  - ACE zum „Ausschluss" einer Sarkoidose.
- **UKG:** Rechtsherzhypertrophie und -belastungszeichen: paradoxe Septumbewegung; Messung pulmonalarterieller Druck, ggf. systolische, diastolische Dysfunktion, Vitien
- **EKG:** Rechtsherzbelastungszeichen → S1Q3- oder Rechtslagetyp, hohes R in V1, tiefes S in V6, positiver Sokolow-Lyon-Index, ST-Senkungen und T-Negativierungen in V1–V3, Rechtsschenkel Block, P-Pulmonale
- **Rechtsherzkatheter:** invasive Druckmessung zur Bestätigung der Diagnose
- **Röntgen-Thorax:** erweiterte zentrale Lungenarterien, mit Kalibersprung in die Peripherie und Gefäßrarefizierung dort, Rechtsherzvergrößerung, verbreitertes Pulmonalissegment
- **CT-Thorax mit KM:** Ausschluss von Lungenembolien und primär pulmonaler Erkrankungen (ILDs)
- **Lungenfunktionsdiagnostik:** Ausschluss einer ILD oder obstruktiven Lungenerkrankung
- **Polysomnografie:** Ausschluss OSAS

Komplikationen

Cor pulmonale:

- Das Cor pulmonale ist eine häufige Komplikation der pulmonalen Hypertonie unabhängig von deren Genese.
- Es kommt zu einer **Hypertrophie oder Dilatation des rechten Ventrikels** mit konsekutiver Entwicklung einer **rechtsführenden Herzinsuffizienz.**
- Man kann eine **akute Form (akutes Rechtsherzversagen),** z. B. fulminante Lungenembolie, und eine **chronische Form** unterscheiden.

Therapie

- Kausale Therapie der auslösenden Grunderkrankung
- Zusätzliche generelle Therapie:
  - **Diuretika** → zur Optimierung des Volumenhaushalts
  - **Langzeitsauerstofftherapie** → bei Hypoxie, kann Druck senken
  - **Antikoagulation** → veränderter Blutfluss mit hohem Thromboserisiko
  - **ACE-Hemmer** → bei gleichzeitiger Linksherzinsuffizienz
  - **Gegebenenfalls Digitalis** → zur Erhöhung der rechtsventrikulären Auswurffraktion bei COPD oder ILD, zur Senkung der Herzfrequenz bei supraventrikulären Tachykardien
- Spezifische Therapie in Abhängigkeit vom Vasoreaktivitätstest = signifikante Abnahme des Lungenarteriendrucks im Akuttest mit Stickstoffmonoxid (NO):
  - Bei **positivem** Vasoreaktivitätstest
    - Versuch mit **Kalziumantagonisten** (Diltiazem, Amlodipin)
  - Bei **negativem** Vasoreaktivitätstest
    - **Prostanoide** (Epoprostenol, Iloprost): synthetisierte Prostacycline → Vasodilatation
  - **Endothel-Rezeptorantagonisten** (Bosentan) → hemmen die Endothelin-1 vermittelte Vasokonstriktion
  - **Phosphodiesterase-5-Inhibitoren** (Sildefanil) → Pulmonale und genitale Vasodilatation
- Lungen-/Herztransplantation

Prognose

Ohne Therapie ist die Lebenserwartung < 3 Jahre. In Abhängigkeit von der Genese und der Ausprägung der Hypertonie variabel schlechter Verlauf.

Schlafbezogene Atemstörungen

Allgemeines

Bei den **schlafbezogenen Atemstörungen** handelt es sich um Erkrankungen, die mit nächtlichen Atempausen und konsekutiver Hypoxie, gefolgt von Weckreaktionen (Arousals) einhergehen. Hierdurch ist die Erholungsphase des Patienten gestört und es kommt zu Tagessymptomen. Unterscheiden kann man:

- **Obstruktive Schlafapnoe**
- **Zentrale Schlafapnoe: ohne Schnarchen**

Bei der zentralen Schlafapnoe kommt es zum Fehlen der thorakalen und abdominalen Atembewegungen.

Pathophysiologie der obstruktiven Schlafapnoe

Aufgrund anatomischer Gegebenheiten und einem verminderten Tonus der Muskulatur kommt es zu einem partiellen oder kompletten Kollaps der Schlundmuskulatur. **Risikofaktoren sind:**

- Adipositas, männliches Geschlecht
- Polypen, Nasenscheidewandverkrümmung, vergrößerte Rachenmandeln
- Konstitutionelle Erschlaffung der Rachenmuskulatur, Veranlagung
- Dolichofazialer Gesichtstyp
- Angeborene Fehlbildungen und Fehlstellungen des Unterkiefers (Pierre-Robin-Sequenz, Goldenhar-Syndrom),
- Vergrößerung der Weichteile (z. B. Zunge), hervorgerufen durch Akromegalie
- Alkoholkonsum, Schlafmittel, Nikotin, Ecstasy

Klinik

- Lautes unregelmäßiges Schnarchen mit Atempausen
- Unruhiger Schlaf
- Tagesmüdigkeit und Konzentrationsschwäche
- Arterielle Hypertonie mit fehlender nächtlicher Absenkung um 10 % → **Non-Dipper**

Komplikationen

- Hypoxiebedingte bradykarde Rhythmusstörungen
- Pulmonale Hypertonie → Cor pulmonale
- Erhöhtes Myokardinfarkt- und Schlaganfallrisiko

Diagnostik

- **Polysomnografie**
- Hier kann der **Apnoe-Hypopnoe-Index** (AHI) erhoben werden. Dieser gibt Apnoen/Hypopnoen pro Stunde an:
  - AHI ≥ 5 bis < 15: OSAS, wenn Begleitsymptome vorliegen → leichtes OSAS
  - AHI ≥ 15 bis < 30: OSAS, auch ohne Begleitsymptome → mittelgradiges OSAS
  - AHI > 30: OSAS, auch ohne Begleitsymptome → schweres OSAS
- Die Dauer einer **Apnoe ist mindestens 10 Sekunden** lang.

Therapie

- Gewichtsreduktion
- (Nasale-)CPAP-Therapie: der kontinuierliche positive Druck verhindert den Kollaps der oberen Atemwege
- Orale/Nasale Hilfsmittel:
  - Haltevorrichtungen für die Zunge
  - Intra-orale Unterkieferprotrusionsschiene
- Chirurgische Intervention, z. B. bei Tonsillenhypertrophie

Erkrankungen der Pleura

■ Pneumothorax

Grundlagen

Bei einem **Pneumothorax** gelangt Luft zwischen Pleura visceralis und parietalis, wodurch die Ausdehnung der Lunge vermindert und somit eine Atmung nicht oder nur noch z. T. möglich ist.

Es kann zwischen **primärem Pneumothorax ohne erkennbare Ursache** und sekundärem Pneumothorax unterschieden werden. Ursachen für einen **sekundären Pneumothorax** sind:

- COPD
- Zystische Fibrose
- α1-Antitrypsin-Mangel
- Malignome der Lunge
- Nekrotisierende Pneumonien: PjP, Tbc
- Bei Endometriose des Thorax: Pneumothorax während der Periode
- Traumatischer Pneumothorax

Weiter kann zwischen **offenem/traumatischem** und **geschlossenem** Pneumothorax unterschieden werden. Letzterer geht von der Lunge oder den Atemwegen aus.

Beim **Spannungspneumothorax** kommt es aufgrund einer **Ventilfunktion** bei jeder Inspiration zum Einstrom von Luft in den Pleuraspalt, welche bei der Exspiration nicht mehr entweichen kann. Hierdurch kommt es zu einer **Verdrängung der gesunden Lunge, des Herzens und der großen thorakalen Gefäße.**

Klinik

- Akut einsetzende starke Dyspnoe und stechender Schmerz
- Atemabhängiger, pleuritischer Thoraxschmerz
- **Spannungspneumothorax:** progrediente Dyspnoe, durch Mediastinalverlagerung und Kompression der venösen Gefäße obere/untere Einflussstauung mit konsekutiver Hypotonie bei fehlendem Rückfluss vom Herzen

Diagnostik

- **Körperliche Untersuchung:** abgeschwächtes/fehlendes Atemgeräusch und hypersonorer Klopfschall über der betroffenen Seite; beim Spannungspneumothorax ggf. gestaute Halsvenen
- **Röntgen-Thorax in Exspiration:** Nachweis der viszeralen Pleuralinie, darüber fehlende Lungengefäßzeichnung; **Bei Spannungspneumothorax** zusätzlich verlagertes Mediastinum
- **Gegebenenfalls CT-Thorax** zum Nachweis von Bullae oder einer vorliegenden Lungengrunderkrankung

Therapie

Akuttherapie:

- Sauerstoffgabe, sitzende Position
- Mantelpneumothorax **< 1 cm Pleuradehiszenz** und stabiler Patient → **keine Therapie,** klinische Beobachtung, meist Resorption von selbst
- Pneumothorax **> 1 cm Pleuradehiszenz und symptomatischer Patienten** oder **> 2 cm Pleuradehiszenz** unabhängig von den Symptomen → **Anlage einer Thoraxsaugdrainage** (TSD) nach **Bülau** im 4./5. ICR der mittleren bis hinteren Axillarlinie; es erfolgt der Anschluss an ein Wasserschloss mit einem Sog von −10 cmH$_2$O.
- **Spannungspneumothorax** → Entlastung nach **Monaldi** mittels großlumiger Kanüle im 2. ICR medioklavikulär der betroffenen Seite und dadurch Zeitgewinn zur endgültigen Versorgung mittels Throaxsaugdrainage oder wenn möglich direkte Anlage der TSD

Rezidivprophylaxe:

- Video-assistierte Thorakoskopie (VATS) mit Resektion/Klippung von Emphysemblasen und Verschluss des Pleuraspalts
- OP nicht möglich oder Ablehnung: chemische Pleurodese über die Pleuradrainage zur Sklerosierung der Pleurablätter, z. B. mit Doxycylin oder Talkum

Prognose

- Häufig Rezidive
- Kein Tauchen und Flugverbot für 6 Monate

■ Pleuraerguss

Allgemeines

Bei einem **Pleuraerguss** kommt es zur Ansammlung von Flüssigkeit zwischen den Pleurablättern. Wichtigste Unterteilung → Tab. 2.8. In → Tab. 2.9 sind die möglichen Ursachen eines Pleurergusses in Abhängigkeit von Transsudat und Exsudat dargestellt.

Tab. 2.8 Parameter für die Einteilung des Pleuraergusses in Transsudat und Exsudat.

Parameter	Transsudat	Exsudat
Gesamteiweiß (GE)	< 30 g/l	> 30 g/l
GE-Pleura/GE-Serum	< 0,5	> 0,5
LDH	< 200 U/l	> 200 U/l
LDH-Pleura/ LDH-Serum	< 0,6	> 0,6
Spezifisches Gewicht	< 1.016	> 1.016

Tab. 2.9 Mögliche Ursachen eines Pleurergusses in Abhängigkeit von Transsudat und Exsudat

Transsudat	Exsudat
Dekompensierte Linksherzinsuffizienz	Pneumonie
Leberzirrhose	Malignome
Lungenembolie	Lungenembolie
Pankreatitis	Tbc
Nephrotisches Syndrom	
Rheumatische Erkrankungen	

Klinik
- Dyspnoe
- Weitere Symptome in Abhängigkeit von der vorliegenden Grunderkrankung

Diagnostik
- **Körperliche Untersuchung:** abgeschwächtes Atemgeräusch und hyposonorer/gedämpfter Klopfschall über der betroffenen Seite ab ca. 300 ml
- Sonografie des Thorax: sensitivste Methode ab 20 ml
- **Röntgen-Thorax im Stehen:** Nachweis einer gleichmäßigen Verschattung der basalen Lungenabschnitte, ab ca. 200 ml
- **CT-Thorax:** aufgrund fehlender Möglichkeit die Lunge „hinter" dem Pleuraerguss im konventionellen Röntgen-Thorax zu beurteilen
- **Pleurapunktion:** histologische Untersuchung auf maligne Zellen; klinische Chemie:
  - Eiweiß, LDH zur Entscheidung Transsudat, Exsudat,
  - Chylomikrone ↑ bei Chylothorax
  - Glukose ↓ bei Pleuraempyem, SLE, Tbc
  - Amylase ↑ bei Pankreatitis
  - Adenosin deaminase ↓ bei Tbc
  - BNP ↑ bei Herzinsuffizienz,
  - Tumormarker
  - Zellen
    - Lymphozytose: Tbc, Lymphome, Sarkoidose, rheumatische Erkrankung
    - Eosinophilie: z. B. Pneumothorax, Lungeninfarkt, Parasiten, Pilze, Asbestose, Tumor, Drogen

---

Ein pH < 7,1 ist beweisend für ein Pleuraempyem.

Therapie
- Pleurapunktion
  - Sonografische Kontrolle der Punktionshöhe
  - Punktion unter sterilen Kautelen am Oberrand der Rippe → Gefäße/Nerven verlaufen unterhalb der Rippe
  - Abnahme in geschlossenem System zur Vermeidung eines Pneumothorax
  - Max. 1.500 ml zur Vermeidung eines Reexpansionsödems
- Therapie der Grunderkrankung

■ Pleuritis

Allgemeines
Entstehung aufgrund einer direkten, meist viralen Entzündung der Pleura oder bei Mitbeteiligung einer bakteriellen Pneumonie. Man unterscheidet **Pleuritis sicca** und **Pleuritis exsudativa (mit Erguss).**
Solange ein Erguss vorliegt bestehen meistens keine typischen Schmerzen, sondern erst nach Resorption.

Klinik
Atem- und bewegungsabhängige Schmerzen

Diagnostik
- **Anamnese:** meist typisch, mit Infekt kombiniert
- **Auskultation:** „Lederknarren" bei Pleuritis sicca, bei Pleuritis exsudativa wie bei Pleuraerguss
- **Röntgen-Thorax:** basale Verschattung, Randwinkel nicht einsehbar, ggf. Infiltrate

Therapie
- Therapie der Grunderkrankung
- Analgetische Therapie mit NSAIDs

■ Pleuramesotheliom

Allgemeines
Das **Pleuramesotheliom** ist ein von den Mesothelzellen der parietalen Pleura ausgehende sehr seltene maligne Erkrankung. Peritoneum- und Perikardmesotheliome sind noch seltener. **70 % aller Pleuramesotheliome sind Asbest-assoziiert.** Weitere Risikofaktoren sind Radiatio, „Nano-Kohlenstoffröhrchen", das Simian-Virus 40 (SV-40) und bestimmte genetische Faktoren.
Histologische Einteilung:
- Epithelioides Mesotheliom → 50–60 %
- sarcomatoides Mesotheliom → 10–20 %
- Mischtyp (biphasisches Mesotheliom) → 20–30 %

Klinik
- Unspezifische pulmonale Symptome wie thorakale Schmerzen, Dyspnoe, Husten
- Lokale Komplikationen durch Tumorverdrängung

Diagnositk
- **Klinische Chemie und Gerinnung:** Standarddiagnostik; **Tumormarker** → Fibulin-3, Mesothelin, Osteopontin

- **Röntgen-Thorax:** einseitige Pleuraanomalie mit begleitendem Pleuraerguss
- **CT-Hals, -Thorax, -Abdomen:** Staging, Asbestose
- **Histologische Sicherung:** Pleurapunktion, Throrakoskopie/Bronchoskopie mit Biopsie
  - Positive Expression von Zytokeratin 5, Vimentin, Calretinin und Thrombomodulin
  - **Cave:** Impfmetastasen (Verschleppung von Tumorzellen im Stichkanal)

Therapie
- Chirurgische Intervention
- Indikation: kein Tumor außerhalb des betroffenen Hemithorax und Patient fit genug
  - Extrapleurale Pneumektomie: Entfernung beider Pleurablätter und ipsilaterale Lunge ggf. mit Diaphragma und Perikard
  - Pleurektomie/Dekortikation: nur Entfernung der Pleura, ggf. mit Diaphragma und Perikard → Bestes Outcome bei Kombination von OP mit adjuvanter oder neoadjuvanter Chemotherapie (s. u.) und Radiatio
- Keine OP-Möglichkeit
  - Palliative Radiatio
  - Chemotherapie mit Platinpräparat und Permetrexed
  - Pleurodese, z. B. Doxycylin oder Talkum bei rezidivierenden Ergüssen

Prognose
- Mittlere Überlebenszeit ca. 1 Jahr, da meistens bei Diagnose schon fortgeschrittene Erkrankung

■ **CHECK-UP**

☐ Nennen Sie die unterschiedlichen Pneumothoraxformen und ihre Therapiemöglichkeiten.
☐ Wie unterscheiden sich Exsudat und Transsudat? Nennen Sie Beispiele der Genese.
☐ Nennen Sie therapeutische Möglichkeiten für das Pleuramesotheliom.

3 Kardiologie

Herzinsuffizienz

Definition

Unter einer **Herzinsuffizienz** versteht man ein Syndrom, bei dem das Herz aufgrund struktureller oder funktioneller Ursachen nicht mehr in der Lage ist, den Organismus mit einer ausreichenden Menge an sauerstoffreichem Blut in Ruhe oder unter Belastung zu versorgen. Für das therapeutische Vorgehen ist die Kenntnis über die zugrunde liegende Erkrankung von Bedeutung.

Klassifikation

Anhand der symptomatischen Einschränkung des Patienten erfolgt die funktionelle Stadieneinteilung nach der **NYHA-Klassifikation** (→ Tab. 3.1). Sie spiegelt die Leistungsfähigkeit des Patienten wider und basiert auf den Empfehlungen der New York Heart Association (NYHA). Darüber hinaus besteht eine Klassifikation der American Heart Association (AHA). Sie berücksichtigt weniger die Beeinträchtigung

Tab. 3.1 NYHA-Klassifikation der Herzinsuffizienz

NYHA I	Körperliche Leistungsfähigkeit nicht eingeschränkt
NYHA II	Körperliche Leistungsfähigkeit leicht eingeschränkt
NYHA III	Körperliche Leistungsfähigkeit stark eingeschränkt, Beschwerdefreiheit unter Ruhebedingungen
NYHA IV	Beschwerden bei allen körperlichen Aktivitäten und in Ruhe

und Symptomatik des Patienten als vielmehr die Ursache der Entstehung und Progression der Erkrankung.

Einteilung

Die **Einteilung** der Herzinsuffizienz kann nach dem zeitlichen Verlauf erfolgen. Danach unterscheidet man eine **akute Herzinsuffizienz** und eine **chronische Herzinsuffizienz.**
Die **akute** Herzinsuffizienz entwickelt sich unterschiedlich schnell, mal innerhalb von Stunden oder Tagen, z. B. infolge eines Myokardinfarkts, mal innerhalb von Minuten oder Stunden, z. B. bei einer akuten Mitralklappeninsuffizienz bei Papillarmuskelabriss, bei einer fulminanten Lungenembolie oder bei Dekompensation einer zuvor bestehenden chronischen Herzinsuffizienz. Aber auch tachykarde wie bradykarde Herzrhythmusstörungen können zu einer akuten Herzinsuffizienz führen
Die **chronische** Herzinsuffizienz bleibt durch die vorhandenen Kompensationsmechanismen zunächst symptomarm, bis diese versagen.
Ferner kann eine **systolische von einer diastolischen Dysfunktion** unterschieden werden.
Die **systolische** Herzinsuffizienz ist durch eine Reduktion der linksventrikulären Auswurfleistung gekennzeichnet, wohingegen man unter der **diastolischen** Herzinsuffizienz eine Verminderung der diastolischen Dehnbarkeit bzw. Relaxation bei erhaltener systolischer Funktion versteht.
Dominieren Symptome, die auf eine Dysfunktion des rechten Herzens hinweisen, so spricht man von einer **Rechtsherzinsuffizenz.** Die **Linksherzinsuffizienz** zeigt Symptome, die auf eine Schwä-

che des linken Herzens hinweisen (→ Klinik). Sind sowohl Symptome der Linksherz- als auch der Rechtsherzinsuffizienz vorhanden, so spricht man auch von einer **globalen Herzinsuffizienz.** Beim **Vorwärtsversagen** ist das Herz nicht in der Lage, eine ausreichende Menge Blut in die arterielle Strombahn auszuwerfen. Beim **Rückwärtsversagen** staut sich das Blut aufgrund der unzureichenden Auswurfleistung vor dem zum betroffenen Ventrikel proximal befindlichen Kreislauf.

Epidemiologie
Die Herzinsuffizienz ist eine Erkrankung des höheren Lebensalters. So tritt die Erkrankung im Alter von 45–55 Jahren relativ selten auf. Bei Patienten, die älter als 80 Jahre alt sind, sind ca. 10 % erkrankt. Männer sind häufiger betroffen. Die chronische Herzinsuffizienz hat je nach Stadium eine hohe Sterblichkeit von ca. 20–30 % pro Jahr. Sie zählt zu den häufigsten Todesursachen sowie zu den häufigsten Ursachen, die zur stationären Aufnahme internistischer Patienten führen. Prognostisch sind diastolische wie systolische Pumpfunktion als gleichwertig anzusehen. Das 5-Jahres-Überleben ist schlechter als bei vielen Krebserkrankungen.

Ätiologie
Die Ätiologie der Herzinsuffizienz ist vielfältig und wird exemplarisch in → Tab. 3.2 aufgeführt. Etwa ⅔ der Fälle resultieren aus einer koronaren Herzerkrankung. Zu den häufigsten Komorbiditäten zählen:
- Arterielle Hypertonie
- Diabetes mellitus
- Renale Dysfunktion
- COPD

Pathophysiologie
Das gesunde Herz hat die Fähigkeit, seine **Kontraktionskraft** durch verschiedene **Mechanismen** dem Bedarf anzupassen. Diese Mechanismen stabilisieren die Myokardfunktion und gewährleisten so die Perfusion der Organe. Hierzu zählen:
- Frank-Starling-Mechanismus: Die Dehnung der Herzmuskelfasern durch eine Erhöhung der Vorlast bedingt eine Zunahme der Kontraktilität.
- Bowditch-Effekt: Der Anstieg der Herzfrequenz bedingt eine Zunahme der Kontraktionskraft.
- Sympathoadrenerge Aktivierung: Anpassung des Herzzeitvolumens und der Kontraktionskraft über die Aktivierung des sympathischen Nervensystems.

Bei **Versagen der Kompensationsmechanismen** und **Abfall des Herzzeitvolumens** im Rahmen einer Herzinsuffizienz werden jedoch Me-

Tab. 3.2 Häufige Ursachen einer Herzinsuffizienz

Kardiale Ursachen	• KHK • Dilatative Kardiomyopathie • Restriktive Kardiomyopathie (z. B. bei Amyloidose oder Hämochromatose) • Hypertrophe (obstruktive) Kardiomyopathie • Myokarditis
Strukturelle/funktionelle Ursachen	• Tachykarde Herzrhythmusstörungen (z. B. TAA) • Bradykarde Herzrhythmusstörungen (z. B. AV-Block III°) • Erworbene Herzklappenfehler (z. B. Aortenklappenstenose, Mitralklappeninsuffizienz) • Angeborene Herzklappenfehler (z. B. Ventrikelseptumdefekt, Vorhofseptumdefekt)
Extrakardiale Ursachen	• Medikamente • Arterielle Hypertonie (hypertensive Herzerkrankung) • Toxische Kardiomyopathie (Medikamente, Alkohol) • Peripartale Kardiomyopathie • Speicherkrankheiten (z. B. Amyloidose, Hämochromatose) • u. v. m.

chanismen aktiviert, die letztlich die Nachlast erhöhen und die Pumpleistung des Herzens dadurch reduzieren, sodass ein Circulus vitiosus entsteht (→ Abb. 3.1). In diesem Fall spricht man von einer dekompensierten Herzinsuffizienz. Zu diesen Mechanismen zählen:
- Neurohumorale Adaptationsmechanismen
  - Sympathikusaktivierung: Die Wirkung der Katecholamine verbessert die positiv inotrope, lusitrope und chronotrope Wirkung mit einer Verbesserung der Kontraktilität.
  - Aktivierung des Renin-Angiotensin-Aldosteron-Systems: Über die Angiotensin II vermittelte Vasokonstriktion erfolgt die Erhöhung der Nachlast, über die Aldosteronausschüttung erfolgt die Natrium- und Wasserretention mit einer daraus resultierenden erhöhten Vorlast.
  - ADH-Aktivierung: bewirkt eine Zunahme der Wasserretention und eine Erhöhung der Vorlast.
- Remodeling
  - Die Hypertrophie des Myokards bedingt eine Zunahme der kontraktilen Muskelmasse, worüber ein regionaler Funktionsausfall oder eine chronische Mehrbelastung vorübergehend kompensiert werden kann.

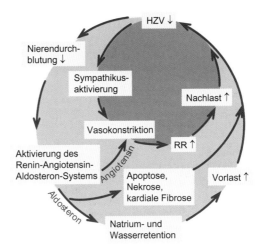

Abb. 3.1 Circulus vitiosus der Kompensationsmechanismen bei Herzinsuffizienz [L157]

Die aktuelle Leitlinie des ECS unterscheidet zwischen **typischen Symptomen** und **klinischen Zeichen** einer Herzinsuffizienz, die aus einer Störung der kardialen Struktur und Funktion resultieren.

Zu den häufigen und **typischen Symptomen** zählen:

- Dyspnoe, Orthopnoe
- Müdigkeit, Leistungsminderung
- Schwellung der Fußknöchel
- Nächtlicher Husten
- Gewichtszunahme oder Gewichtsabnahme bei fortgeschrittener Erkrankung
- Appetitlosigkeit
- Verwirrung
- Palpitationen
- Depression

Zu den **typischen Zeichen** gehören:

- Erhöhter Jugularvenenpuls
- Rasselgeräusche über der Lunge
- Verlagerung des Herzspitzenstoßes
- Periphere Ödeme
- Tachypnoe (> 16/min)
- Aszites
- Hepatomegalie

Das **IMPP** erfragt jedoch (aktuell) noch die konventionelle Einteilung, sodass diese hier ebenfalls dargestellt werden soll.

- **Symptome der Linksherzinsuffizienz:**
  - Dyspnoe
  - Asthma cardiale bis zum Lungenödem
  - Zyanose
  - Schwächegefühl
  - Leistungsminderung
- **Symptome der Rechtsherzinsuffizienz:**
  - Venenstauung
  - Periphere Ödeme, Aszites, Pleuraerguss

  - Gewichtszunahme
  - Stauungsleber bis zur Zirrhose cardiaque
- **Gemeinsame Symptome**
  - Nykturie
  - Tachykardie
  - Pleuraergüsse

Stellt sich ein Patient mit typischen Symptomen einer Herzinsuffizienz vor, so sollten eine gründliche **Anamnese** zur Evaluierung möglicher Ursache sowie eine gründliche **körperliche Untersuchung** stattfinden. Bei bestehendem V. a. einer Herzinsuffizienz sollte eine Basisdiagnostik sowie eine Echokardiografie durchgeführt werden.

Die initiale **Basisdiagnostik** umfasst eine **Laborbestimmung** (Bestimmung der Elektrolyte bei Herzrhythmusstörungen, Leberenzyme als Hinweis auf ein Rückwärtsversagen, Nüchternblutzucker, Urinstatus als Hinweis für eine Proteinurie sowie Kreatininwerte als Hinweis für ein kardiorenales Syndrom, Schilddrüsenparameter, Blutbild). Sie dient zudem dazu, zügig Hinweise für mögliche Differenzialdiagnosen zu erhalten. In bestimmten Fällen ist auch eine Bestimmung des natriuretischen Peptids (BNP) möglich.

Ein **12-Kanal-EKG** sollte zur Bestimmung des Herzrhythmus, der Herzfrequenz und der QRS-Dauer erstellt werden. Eine Sinustachykardie beobachtet man z. B. bei der dekompensierten Herzinsuffizienz. Atriale Tachykardien können Ausdruck einer Infektion, Hyperthyreose oder einer dekompensierten Herzinsuffizienz sein, ventrikuläre Herzrhythmusstörungen können auf eine koronare Herzerkrankung hinweisen, bei Kardiomyopathien auftreten oder Ausdruck einer Digitalisüberdosierung sein.

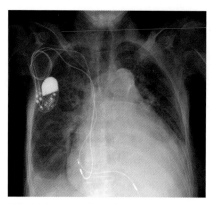

Abb. 3.2 Röntgen-Thorax bei Herzinsuffizienz: Zu sehen ist eine pulmonalvenöse Stauung Grad II und Pleuraergüsse beidseitig bei bekannter hochgradiger Mitralklappeninsuffizienz mit dem Bild einer Kardiomegalie und korrekter Schrittmacher- und Sondenlage. [T697]

Die **Echokardiografie** ist zur Beurteilung der kardialen Struktur und der diastolischen sowie systolischen Funktion erforderlich. Zudem besteht die Möglichkeit, durch dopplergestützte Maßnahmen signifikante Vitien festzustellen und den pulmonalarteriellen Druck zu bestimmen. Zudem kann sie zur Verlaufskontrolle herangezogen werden.

Im Rahmen der differenzialdiagnostischen Überlegungen sollten Patienten ergänzend eine **Röntgen-Thorax**-Aufnahme erhalten (→ Abb. 3.2). Ferner ermöglicht diese Untersuchung die Verifizierung einer Lungenstauung und ist besonders sinnvoll bei Patienten mit V. a. eine akute Herzinsuffizienz.

Zur Klärung der Ursache der bestehenden Herzinsuffizienz können weiterführende diagnostische Maßnahmen erforderlich werden. Hierzu zählen z. B. die Durchführung eines **Langzeit-EKG**, z. B. bei V. a. eine symptomatische Herzrhythmusstörung, die Durchführung eines → Belastungstests bei V. a. eine belastungsinduzierte Herzrhythmusstörung oder die Durchführung von speziellen Laborparametern bei V. a. eine Kollagenose oder Vaskulitis. Ferner kann die **kardiale Kernspintomografie** weiterführende Hinweise zur Klärung der Ätiologie geben. Patienten mit unklarer Ätiologie sollten zudem einer **Herzkatheteruntersuchung** zugeführt werden, soweit sich hieraus therapeutische Konsequenzen (z. B. Myokardbiopsie, Intervention bei KHK) ergeben könnten.

Therapie

Die Therapie der **akuten Herzinsuffizienz** muss gesondert von der Therapie der chronischen Herzinsuffizienz betrachtet werden. Primär sollte die Therapie der Ursache erfolgen (z. B. Blutdrucksenkung bei hypertensiver Krise, elektrische Kardioversion bei Tachyarrhythmia absoluta, Schrittmachertherapie bei bradykarder Herzrhythmusstörung, umgehende Koronarangiografie bei akutem Myokardinfarkt etc.). Nachfolgend erfolgt eine symptomatische Therapie. Hierzu erfolgt der Einsatz von Schleifendiuretika zur Steigerung der Diurese und zur Reduktion der Volumenbelastung. Zur Vorlastsenkung kann zudem unter Berücksichtigung der Kontraindikationen Nitroglyzerin verabreicht werden. Ferner sollte auf eine Oberkörperhochlagerung und eine ausreichende Sauerstoffgabe geachtet werden. Um die Luftnot und Angst des Patienten abzufangen, kann niedrig dosiert Morphin verabreicht werden. Gegebenenfalls können der Einsatz von positiv inotropen Medikamenten, z. B. im kardiogenen Schock, sowie die nichtinvasive oder invasive Beatmung in der Akuttherapie notwendig werden. Nach Diagnosestellung einer **chronischen Herzinsuffizienz** ergeben sich **unterschiedliche Therapieoptionen:**

- Kausale Therapie
- Pharmakologische Therapie (→ Abb. 3.3)
- Operative und apparative Therapie

Ziel der Therapie ist die Reduktion von Symptomen der Herzinsuffizienz, die Verhinderung der Hospitalisierung und der Verbesserung der Überlebensrate.

Patienten mit stabiler Herzinsuffizienz sollten zu einer moderaten körperlichen Aktivität angehalten werden. Eine bestehende Adipositas sollte möglichst reduziert werden. Bei äthyltoxischer Kardiomyopathie sollte eine Alkoholkarenz eingehalten werden. Ferner sollte die Nikotinabstinenz erörtert werden. Eine Beschränkung der Flüssigkeitszufuhr sowie die täglichen Gewichtskontrollen sollten mit dem Patienten besprochen werden. Grundsätzlich sollte jedoch die zur Herzinsuffizienz geführte Grunderkrankung **kausal** und nach den entsprechenden etablierten Verfahren behandelt werden (z. B. Myokardrevaskularisation bei KHK, Mitralklappenrekonstruktion oder Mitralklappenersatz bei hochgradigem Vitium etc.). Alle Patienten mit **systolischer Dysfunktion** sollten eine medikamentöse Therapie mit einem ACE-Hemmer und einem Betablocker erhalten, soweit keine Kontraindikationen oder Unverträglichkeiten bestehen. Bei weiterhin bestehender Symptomatik und bei einer LVEF, die ≤ 35 % liegt, kann die Therapie um einen Aldosteron-Antagonisten ergänzt werden. Ivabradin sollte bei Patienten mit Sinusrhythmus und einer Herzfrequenz von > 75 bpm, persistierenden Symptomen und einer LVEF ≤ 35 % in Erwägung gezogen werden. Diuretika mildern die Luftnot und die Ödembildung. Gelegentlich ist

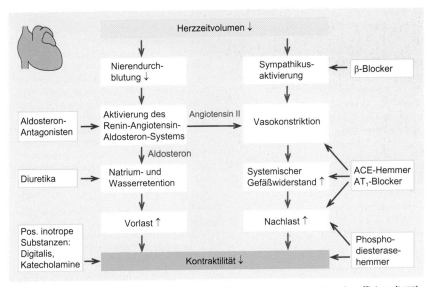

Abb. 3.3 Wirkmechanismen der verschiedenen Medikamentengruppen bei Herzinsuffizienz [L157]

eine Kombinationstherapie im Sinn einer sequenziellen Nephronblockade erforderlich. Herzglykoside kommen bei chronischem, tachyarrhythmischem Vorhofflimmern und im Sinusrhythmus als Reservemittel zum Einsatz.

Bei bestehender diastolischer Herzinsuffizienz wird ebenfalls die optimale Behandlung der Grunderkrankung (arterielle Hypertonie, Herzfrequenz und Volumenstatus) angestrebt.

Hinsichtlich der **apparativen Therapie** ist die Implantation eines Kardioverter/Defibrillators (ICD) bei ausgewählten Patienten zur Primärprävention und Sekundärtherapie des plötzlichen Herztods möglich. Die kardiale Resynchronisationstherapie (CRT) kann in Einzelfällen und bei Erfüllung bestimmter Kriterien indiziert sein. Als Ultima Ratio steht die Herztransplantation bzw. bei zunehmenden Organmangel die Implantation eines Kunstherzes (linksventrikuläres Unterstützungssystem [LVAD]) zur Verfügung.

Da eine arterielle Hypertonie mit einem erhöhten Risiko verbunden ist, eine Herzinsuffizienz zu entwickeln, ist eine optimale antihypertensive Therapie erforderlich. Führende Medikamente sind hier ACE-Hemmer (alternativ AT_1-Blocker), Betablocker, Diuretika, Hydralazin, Aldosteronantagonisten sowie Kalziumantagonisten. Eine gestörte Glukosetoleranz und ein Diabetes mellitus sind bei Herzinsuffizienz häufig und mit einer schlechteren Prognose assoziiert. Glitazone führen zur Flüssigkeits- und Salzretention und können eine Herzinsuffizienz verschlechtern.

Komplikationen
- Herzrhythmusstörungen
- Akute kardiale Dekompensation mit akutem Lungenödem und respiratorischer Insuffizienz
- Kardiogener Schock

■ CHECK-UP

☐ Wie wird die Herzinsuffizienz eingeteilt?
☐ Was sind typische Symptome für eine Linksherzinsuffizienz?
☐ Wie sehen die therapeutischen Möglichkeiten bei einer chronischen Herzinsuffizienz aus?

 Angeborene Herzklappenfehler

Angeborene Herzfehler erlangen zunehmend an Bedeutung, da das Überleben von Kindern mit angeborenem Herzfehler in den letzten Jahr-

zehnten deutlich angestiegen ist. So finden sich inzwischen zunehmend ältere Patienten mit komplexen angeborenen Vitien.

Epidemiologie

Angeborene Herzklappenfehler sind die häufigsten angeborenen Fehlbildungen beim Menschen und betreffen ca. 0,7–1 % aller Lebendgeborenen. Die Vielfalt der Fehlbildungen ist sehr groß und die Belastung für die Betroffenen und ihre Familien ist nicht zu unterschätzen.

Komplikationen

Eine komplette Heilung ist in der Regel nicht zu erwarten, sodass im Verlauf des Lebens mit Rest- und Folgeproblemen gerechnet werden muss. Zu den **Spätkomplikationen** gehören:
- Rhythmusstörungen
- Herzinsuffizienz
- Pulmonalarterielle Hypertonie
- Endokarditis
- Thrombembolische Ereignisse

■ Ventrikelseptumdefekt

Definition

Unter einem **Ventrikelseptumdefekt** (→ Abb. 3.4) versteht man einen Defekt im Ventrikelseptum mit einem von linksventrikulär nach rechtsventrikulär bestehenden Shunt.

Epidemiologie

Nach der bikuspiden Aortenklappe ist der Ventrikelseptumdefekt der häufigste angeborene Herzfehler.

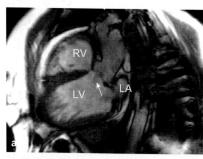

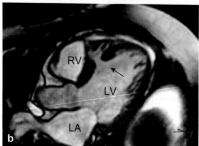

Abb. 3.4 Ventrikelseptumdefekt im MRT
[M486]

Pathophysiologie

Durch die Druckdifferenz zwischen dem linken und rechten Ventrikel wird je nach Größe des Ventrikelseptumdefekts mehr oder weniger arterielles Blut in den rechten Ventrikel gepumpt. Dies kann zu einer Druck- und Volumenbelastung des rechten Herzens mit der Folge einer pulmonalen Hypertonie und im Verlauf zu Zeichen einer Herzinsuffizienz führen. Zudem wird eine Volumenbelastung des linken Vorhofs und im Verlauf des linken Ventrikels beobachtet. Bei vollständiger Flussumkehr liegt eine sogenannte **Eisenmenger-Reaktion** vor.

Klinik

Symptome treten in Abhängigkeit von der Defektgröße auf:
- **Kleinere Defekte** bleiben asymptomatisch.
- Bei **größeren Defekten** zeigen die Patienten Belastungsdyspnoe, rezidivierende bronchopulmonale Infekte oder Zeichen der Herzinsuffizienz.
- Im Falle einer **Eisenmenger-Reaktion** zeigen die Patienten eine deutliche Einschränkung ihrer Leistungsfähigkeit mit Belastungs- und Ruhedyspnoe.

Diagnose

Der systolische **Auskultationsbefund** ohne Punctum maximum führt in der Regel zur Diagnose. Das EKG ist wenig spezifisch, ggf. können im fortgeschrittenen Stadium Zeichen der Rechtsherzbelastung gesehen werden. Die **Echokardiografie** ist Mittel der Wahl in der Diagnosestellung. Bei interventionell geplantem Verschluss sind eine Herzkatheteruntersuchung sowie eine **transösophageale Echokardiografie** indiziert.

Therapie

In 40 % der Fälle tritt ein Spontanverschluss bis zum 3. Lebensjahr ein. Hämodynamisch nicht relevante Defekte sollten nicht verschlossen werden.

Eine Operationsindiktaion besteht bei Volumenbelastung des linken Ventrikels sowie bei einem erhöhten systolischen pulmonalarteriellen Druck von mehr als 40 mmHg. Nach stattgehabter Endokarditis und bei Auftreten einer Aortenklappeninsuffizienz ist die Empfehlung zur Operation gegeben. Diese erfolgt in der Regel am offenen Herzen oder im Einzelfall interventionell im Herzkatheterlabor unter Durchleuchtung.

Eine bereits manifeste Eisenmenger-Reaktion stellt eine Kontraindikation für die operative Therapie dar.

Eisenmenger-Reaktion

Besteht längerfristig ein relevanter Links-Rechts-Shunt entsteht eine Volumen- und Druckbelastung des rechten Ventrikels, der hierfür nicht die physiologischen Voraussetzungen bietet. Die Gefäße des Lungenkreislaufs reagieren mit einer Mediahypertrophie. Der Widerstand in den Lungengefäßen erhöht sich. Dieser Prozess setzt sich so lange fort, bis der Blutdruck in der Lunge den des Köperkreislaufs übersteigt. Es entsteht ein Rechts-Links-Shunt, also eine Flussumkehr mit der Folge, dass weniger Blut im Lungenkreislauf oxygeniert wird. Klinisch zeigen diese Patienten typischerweise eine Zyanose. Infolge der Zyanose entwickelt sich eine reaktive Erythrozytose mit klinischen Zeichen der Hyperviskosität wie z. B. Kopfschmerzen, Schwindel, Sehstörungen oder zerebrale Insulte. Ferner finden sich Zeichen der Herzinsuffizienz. Eine **Eisenmenger-Reaktion** wird heute nur noch **sehr selten** beobachtet.

■ Vorhofseptumdefekt

Definition

Beim Vorhofseptumdefekt (→ Abb. 3.5) besteht typischerweise ein Links-Rechts-Shunt auf Vorhofebene. Dieser kann typischerweise an zwei Stellen vorliegen:

- 75 % der Defekte sind Ostium-secundum-Defekte (ASD II) im Bereich der Fossa ovalis,
- 20 % sind Ostium-primum-Defekte (ASD I) kranial der Atrioventrikularebene.

Epidemiologie

Der Vorhofseptumdefekt ist ein häufiger Herzfehler, der aufgrund seiner geringen Beschwerdesymptomatik häufig erst im Erwachsenenalter diagnostiziert wird.

Pathophysiologie

Defekte im Vorhofseptum führen zu einer Volumenbelastung der rechtsseitigen Kavitäten. Durch das erhöhte Shuntvolumen entsteht eine relative Stenose der Trikuspidal- und Pulmonalklappe. Wie beim Ventrikelseptumdefekt kann die pulmonalarterielle Widerstandserhöhung eine Druckbelastung des rechten Herzens bedingen. Die Entwicklung einer schweren pulmonal-

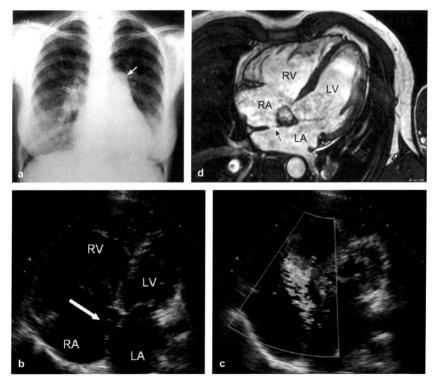

Abb. 3.5 Vorhofseptumdefekt [O458]. a) Röntgenbefund; b) Echokardiografie; c) Dopplersonografie; d) MRT (Defekt: →).

arteriellen Hypertonie oder eines Eisenmenger-Snydroms ist selten.

Klinik
Symptome treten häufig erst ab dem 40. Lebensjahr auf. Sie können sich in einer verminderten Belastbarkeit oder Palpitationen äußern. Zeichen der Rechtsherzinsuffizienz finden sich tendenziell eher spät.

Diagnose
Der typische, aber eher schwach ausgeprägte **Auskultationsbefund** entsteht durch die relative Pulmonalstenose mit 2–3/6-Systolikum mit p. m. im 2.–3. ICR links und fixierter Spaltung des 2. Herztons. Das EKG dient in erster Linie der Rhythmusanalyse, da viele Patienten mit ASD Vorhofflimmern oder Vorhofflattern entwickeln. Die **Echokardiografie** ist richtungsweisend in der Diagnosestellung, ggf. auch die transösophageale Echokardiografie. In der Herzkatheteruntersuchung können der Shunt und der Lungengefäßwiderstand bestimmt werden.

Therapie
Nur Defekte mit einer Volumenbelastung stellen eine Indikation zur operativen oder interventionellen Therapie dar, dabei soll das Fortschreiten der pulmonalarteriellen Vaskulopathie sowie die atrialen Herzrhythmusstörungen verhindert werden.

Komplikationen
Bei nicht operiertem Foramen ovale können **paradoxe Embolien** beobachtet werden, d. h., es werden im venösen Gefäßsystem Thromben nachgewiesen, die im arteriellen System entsprechend Infarkte verursachen. Zudem können im Verlauf eine zunehmende Rechtsherzinsuffizienz sowie vermehrt Vorhofarrhythmien auftreten.

■ Fallot-Tetralogie

Definition
Die **Fallot-Tetralogie** (→ Abb. 3.6) ist die häufigste zyanotisch verlaufende, angeborene Herzfehlbildung, die aus **vier Komponenten** besteht:

1. Pulmonalstenose
2. Subaortaler Ventrikelseptumdefekt
3. Über der Herzscheidewand reitende Aorta
4. Sekundäre Rechtsherzhypertrophie

Häufig sind diese Patienten bereits in den ersten 6 Lebensmonaten bereits operiert.

Pathophysiologie
Postnatal imponiert eine Zyanose durch den bestehenden Rechts-Links-Shunt, diese wird durch die Pulmonalklappenstenose noch verstärkt.

Klinik
Es finden sich **typische Symptome** wie
- Belastungsdyspnoe,
- Herzinsuffizienzsymptome,
- Palpitationen,
- Synkopen und
- plötzlicher Herztod.

Nicht operierte Kinder zeigen in der Regel eine Zyanose. Häufig findet man sie in Hockstellung, weil hierdurch der systemarterielle Widerstand erhöht wird. Physische und kognitive Beeinträchtigungen sind nicht oder nur bedingt zu beobachten. Die kompensatorische Polyglobulie führt zur Ausbildung von Uhrglasnägeln.

Diagnose
Eine Zyanose ist aufgrund der frühzeitigen Operation im Kindesalter bei Erwachsenen in der Regel nicht mehr zu beobachten. Auskultatorisch findet sich jedoch ein Systolikum als Ausdruck der Pulmonalklappenstenose. Als Ausdruck der Rechtsherzbelastung kann im 12-Kanal-EKG ein kompletter Rechtsschenkelblock beobachtet werden. Die **Echokardiografie** ist die Untersuchung mit den besten Aussagen hinsichtlich der verbliebenen rechtsventrikulären Ausflussbahnobstruktion sowie die residuellen Shunt-Verhältnisse. Eine noch bessere Aussagekraft besitzt das **Kard-MRT.** Aufgrund der komplexen Fehlbildungen ist das Kard-MRT hinsichtlich seiner Aussagekraft der Echokardiografie überlegen. Zur Objektivierung der körperlichen Leistungsfähigkeit eignet sich die **spiroergometrische Untersuchung.**

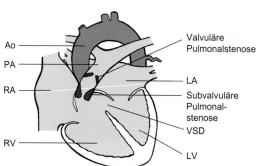

Ao
PA
RA
RV

Valvuläre Pulmonalstenose

LA
Subvalvuläre Pulmonalstenose
VSD
LV

Abb. 3.6 Morphologie der Fallot-Tetralogie [L157]

Therapie
Kinder sollten bereits früh einer Operation zugeführt werden, da insgesamt eine gute Lebenserwartung und Lebensqualität zu erzielen ist. In der Regel handelt es sich um eine Korrekturoperation.

Komplikationen
Die häufigsten Spätkomplikationen nach operativer Korrektur im Kindesalter sind:
- Pulmonalklappeninsuffizienz
- Rechtsventrikuläre Dilatation
- Rechtsventrikuläre Funktionseinschränkung

Zudem sind Patienten nach Operation einer Fallot-Tetralogie prädisponiert für atriale und ventrikuäre Herzrhythmusstörungen. Eine ICD-Implantation ist im Rahmen der Sekundärtherapie („überlebter plötzlicher Herztod") akzeptiert. Eine Ablationstherapie kann bei ventrikulären Re-Entry-Kreisen therapeutisch von Interesse sein.

■ Transposition der großen Gefäße

Definition
Hierbei liegt eine atrioventrikuläre Konkordanz (regelrechte Beziehung der Vorhöfe zu den Ventrikeln) bei ventrikulo-arterieller Diskordanz (Fehlkonnektion der Ventrikel zu den zugehörigen großen Arterien) vor.

Pathophysiologie
Die Aorta ist mit dem rechten Ventrikel und die Lungenarterie mit dem linken Ventrikel verbunden, sodass letztlich parallel geschaltete Kreisläufe bestehen. Ein Überleben ist nur bei Vorliegen eines assoziierten Shuntvitiums oder nach iatrogen erzeugtem Vorhofseptumdefekt möglich.

Klinik
Es handelt sich um ein **primär zyanotisches Vitium.** Das Ausmaß der Zyanose ist von der Größe des Shuntvitiums abhängig. Ohne Shunt können die Kinder nicht überleben.

Therapie
Die **Korrekturoperation** ist im Kindesalter die Regel. In den Sechzigerjahren erfolgte eine sogennante Vorhofumkehr mittels Tunnelierung auf Vorhofebene. Die Vorhofscheidewand wurde entfernt und auf Vorhofebene eine künstliche Umleitung des venösen Blutes geschaffen, sodass nun oxygeniertes Blut in den Körperkreislauf gelangt. Der rechte Ventrikel wurde damit zum Systemventrikel mit entsprechenden Komplikationen, da er morphologisch nicht dafür ausgelegt ist.
Seit 20 Jahren erfolgt die Korrektur der arteriellen Fehlkonnektion mit Reimplantation der Koronarien (sogenannte **arterielle Switch-Operation**). Hierbei werden die großen Arterien vertauscht und anatomisch korrekt wieder angenäht, wobei die Koronarien ebenfalls versetzt werden müssen. Es resultiert danach eine anatomisch korrekte Lage der großen Arterien mit daraus resultierendem morphologisch linkem Systemventrikel.

Komplikationen
Langzeitkomplikationen hängen von der Art der Operation ab. Bei erfolgter **artrialer Switch Operation** beobachtet man:
- Systemventrikeldysfunktion und -dilatation
- Sekundäre Trikuspidalklappeninsuffizienz
- Sowohl symptomatische tachykarde (V. a. Vorhofflattern) als auch bradykarde Herzrhythmusstörungen (Sinusknotendysfunktion)
- Plötzlicher Herztod

Bei erfolgter **arterieller Switch-Operation** finden sich:
- Dilatation der Neo-Aorta mit häufig nicht behandlungsbedürftiger Insuffizienz
- Supravalvuläre Pulmonalstenose
- Stenosen im Bereich der reimplantierten Koronarostien

Die Transposition der großen Arterien geht mit einem erhöhten Risiko für einen pulmonalarteriellen Hypertonus einher.

■ CHECK-UP

- ☐ Was versteht man unter einer Eisenmenger-Reaktion?
- ☐ Was versteht man unter der Fallot-Tetralogie?
- ☐ Was sind paradoxe Embolien?

 # Erworbene Herzklappenfehler

Herzklappenerkrankungen gehören zu den häufigsten Erkrankungen in der Kardiologie. Nachfolgend werden **die vier wichtigsten Herzklappenfehler** erörtert.

■ Aortenklappenstenose

Definition

Unter einer **Aortenklappenstenose** versteht man eine Einengung der Ausflussbahn im Bereich der Aortenklappe. Dabei kann die Verengung

- subvalvulär,
- valvulär oder
- supravalvulär lokalisiert sein.

Die valvuläre Aortenklappenstenose ist die häufigste Form. Die subvalvuläre Verengung entsteht meist durch eine muskuläre oder membranöse Verengung des Ausflusstrakts. Die supravalvuläre Aortenklappenstenose ist selten.

Die **normale Klappenöffnungsfläche** der gesunden Aortenklappe beträgt 2,6–3,5 cm².

Ätiologie und Epidemiologie

Aufgrund der steigenden Lebenserwartung ist die **kalzifizierte, degenerative** Aortenklappenstenose der häufigste Herzklappenfehler. Seltenere Ursachen für eine Aortenklappenstenose sind die angeborene, meist bikuspide Aortenklappe sowie die **postrheumatische** Form. Die bikuspide Aortenklappe entsteht durch Verwachsung zweier Klappenkommissuren, sodass eine schlitzförmige Öffnung resultiert. Die Unterscheidung zwischen kalzifizierter und bikuspider Klappe kann beim Erwachsenen manchmal schwierig werden, da die einzelnen Klappensegel nicht mehr eindeutig voneinander unterschieden werden können. Bei der rheumatisch bedingten Aortenklappenstenose verkleben die drei Kommissuren und es entsteht eine trianguläre Öffnungsfläche.

Pathogenese

Durch die Reduktion der Klappenöffnung ist das Schlagvolumen vermindert und es verbleibt enddiastolisch eine größere Menge Blut im linken Ventrikel. Der Herzmuskel muss gegen einen erhöhten Widerstand pumpen. Die chronische Druckbelastung führt zu einer konzentrischen Hypertrophie des Herzmuskels. Der Gradient an der Klappe kann hierdurch zunächst überwunden, das Herzzeitvolumen (HZV) somit mittelfristig erhalten werden. Mit der Zeit nimmt jedoch die Compliance der linken Kammer ab, bedingt durch die fortschreitende Fibrosierung des Myokard, und es entsteht eine diastolische Dysfunktion. Der Druck in der Lungenvene steigt an. Hieraus resultieren eine verminderte Leistungsfähigkeit und Luftnot. Durch den gesteigerten Sauerstoffbedarf des hypertrophierten Muskels kommt es zu Angina-pectoris-Anfällen. Synkopen sind Zeichen eines stark reduzierten HZV.

Klinik

Patienten mit einer Aortenklappenstenose bleiben lange asymptomatisch. Mit dem **Auftreten von Symptomen** verändert sich die Prognose jedoch schlagartig und es besteht in der Regel die Indikation zum Aortenklappenersatz. Folgende **Symptome** sind **typisch**:

- Belastungsinduzierte Dyspnoe
- Angina pectoris
- Schwindel und Synkope
- Eingeschränkte Leistungsfähigkeit
- Zeichen der Linksherzinsuffizienz

Diagnostik

Vor Einleitung der diagnostischen Maßnahmen ist die **Anamnese** und die **körperliche Untersuchung** wichtig, die bereits richtungsweisend sein können. Auskultatorisch findet sich typischerweise ein spindelförmiges, raues Systolikum im 2. ICR rechts parasternal mit Fortleitung in die Karotiden. Im **12-Kanal-EKG** können Zeichen der linksventrikulären Hypertrophie zu finden sein. Des Weiteren können T-Negativierungen auf eine Stenose hinweisen.

Führend in der Diagnostik der Aortenklappenstenose ist die **transthorakale Echokardiografie.** Mit dieser können die Morphologie, der Stenosierungsgrad sowie Umbauvorgänge des linken Ventrikels beurteilt werden. Zur Beurteilung des Schweregrads können die Flussbeschleunigung über die Klappe, die Bestimmung des mittleren Gradienten und die Klappenöffnungsfläche mittels der Kontinuitätsgleichung bestimmt werden. Ergänzend kann eine **transösophageale Echokardiografie** durchgeführt werden, in der die Klappenöffnungsfläche planimetrisch ausgemessen werden kann. Präoperativ erfolgt häufig eine **Herzkatheteruntersuchung,** um die Indikation zur zeitgleichen ACVB-Operation zu prüfen. Zudem besteht die Möglichkeit mittels hämodynamischer Messungen den Schweregrad der Aortenklappenstenose zu bestimmen (→ Tab. 3.3), sofern dies mit nichtinvasiven Methoden nicht gelungen ist.

Therapie

Symptomatische Patienten sollten, sofern dies die Komorbiditäten erlauben, einem Klappenersatz zugeführt werden. Inzwischen besteht neben dem offenen, chirurgischen Klappenersatz auch die Möglichkeit, über eine Katheterintervention eine biologische Klappe zu implantieren (Transcatheter aortic-valve implantation [TAVI]). In der **medikamentösen Therapie** bieten sich **Diuretika** bei Zeichen des Linksherzversagens an. **Nitrate** und **ACE-Hemmer** sollten aufgrund der Neigung zu Hypotonie, wenn überhaupt, **nur sehr vorsichtig** und unter entsprechenden Bedingungen verabreicht werden.

Tab. 3.3 Schweregradeinteilung der Aortenklappenstenose

	Grad I	Grad II	Grad III
KÖF (cm^2)	> 1,5 cm^2	1,0–1,5 cm^2	< 1,0 cm^2
Normalisiert auf KÖF	> 1,0 cm^2/m^2	0,6–1,0 cm^2/m^2	< 0,6 cm^2/m^2
Mittlerer Druck-gradient	< 20 mmHg	20–50 mmHg	> 50 mmHg

Prognose
Mit dem Auftreten von Symptomen verschlechtert sich die Prognose der Patienten. Die Lebenserwartung ist deutlich reduziert. Das Risiko für einen plötzlichen Herztod nimmt zu.

■ Aortenklappeninsuffizienz

Definition
Unter der **Aortenklappeninsuffizienz** versteht man einen unvollständigen Schluss der Aortenklappe mit der Folge, dass in der Diastole Blut in den linken Ventrikel aus der Aorta zurückfließt.

Ätiologie und Epidemiologie
Zu den Ursachen der chronischen Aortenklappeninsuffizienz zählen:
- Degenerative Veränderung
- Dilatation der Aortenwurzel
- Bindegewebserkrankungen wie das Marfan-Syndrom
- Bikuspide Aortenklappen
- Infektiöse Endokarditis

In den meisten Fällen entwickelt sich die Insuffizienz langsam und wird von einer zunehmenden Dilatation des linken Ventrikels begleitet. Bei einem akuten Ereignis (z. B. Trauma, Aortendissektion mit begleitender hochgradiger Aorteninsuffizienz, fulminant verlaufender infektiöser Endokarditis) ist der Verlauf dramatisch.

Pathogenese
Durch eine Dilatation der Aortenwurzel, des Prolaps einer Klappentasche, der eingeschränkten Beweglichkeit der Taschenklappen infolge von rheumatischen Erkrankungen oder Kalzifikationen entsteht ein unvollständiger Schluss der drei Taschenklappen. In dieser Folge entsteht in der Diastole ein Rückfluss des Blutes in den linken Ventrikel, welcher eine Volumenbelastung des linken Ventrikels bedingt. Hierdurch entsteht eine Dilatation des linken Ventrikels mit zunächst diastolischer, im Verlauf aber auch systolischer Einschränkung der Pumpfunktion. **Es resultiert eine Myokardhypertrophie** infolge der Volumenbelastung des Ventrikels.

Klinik
Symptome treten wie bei der Aortenklappenstenose **relativ spät** auf. In der Spätphase ist die Dyspnoe das führende Symptom. Aber auch eine eingeschränkte Leistungsfähigkeit, Angina-pec-toris-Beschwerden oder eine hohe Blutdruckamplitude können beobachtet werden. Zudem soll bei schwerer Aortenklappeninsuffizienz ein pulssynchrones Kopfnicken zu beobachten sein, das als **Musset-Zeichen** bezeichnet wird. Sichtbare Kapillarpulsationen nennt man Quincke-Zeichen.

Austin-Flint-Geräusch
Hierunter versteht man ein spätdiastolisches, niederfrequentes Geräusch mit p. m. über der Herzspitze, das durch die Endokardberührung des Aorteninsuffizienzjets am Mitralklappensegel bedingt wird.

Diagnostik
Anamnese und **körperlicher Untersuchungsbefund** sollten immer am Anfang der diagnostischen Reihe stehen. Auskultatorisch findet sich typischerweise ein hochfrequentes diastolisches Decrescendogeräusch mit p. m. über Erb und/oder der Aortenklappe (II. ICR rechts parasternal), das bei sitzendem, leicht vorgebeugtem Patienten besonders gut zu hören ist. Typisch ist die hohe Blutdruckamplitude, die aus einem großen Schlagvolumen (hoher systolischer Wert) und dem Blutreflux (niedriger diastolischer Wert) resultiert.
Im **EKG** können Zeichen der Linksherzhypertrophie sowie Zeichen der gestörten Reizleitung (Linksschenkelblock) vorliegen.
Das **Röntgenbild** zeigt ggf. eine Linksherzverbreiterung, eine Aortenelongation und -dilatation.
Richtungsweisend ist die **Echokardiografie,** mit der Möglichkeit die Morphologie der Aortenklappe, die Ventrikelgröße und -funktion sowie die Graduierung der Regurgitation zu beurteilen. Sie erlaubt zudem die Beurteilung der Aortenwurzel und des Klappenrings. Dopplerechokardiografisch kann semiquantitativ der Schweregrad der Insuffizienz ermittelt werden.
Im Rahmen der invasiven **Herzkatheterdiagnostik** kann der Schweregrad der Klappe ebenfalls beurteilt werden.

Therapie
Die akute Aortenklappeninsuffizienz hat eine schlechte Prognose. In diesen Fällen sollte unmittelbar eine **operative Versorgung** angestrebt

werden. Dies gilt ebenso für Patienten mit hochgradiger, chronischer Aortenklappeninsuffizienz, Patienten mit Marfan-Syndrom und Patienten mit bekanntem thorakalem Aortenaneurysma.

In der **medikamentös konservativen** Therapie steht die Nachlastsenkung mittels Vasodilatoren (ACE-Hemmer, Dihydralazin) im Vordergrund. Eine niedrige Herzfrequenz hat eine Verlängerung der Diastolendauer, eine Zunahme des Regurgitationsvolumens und eine Zunahme der Wandspannung zur Folge. Daher sollten bradykardisierende Medikamente (Betablocker) gemieden werden. Bei zunehmender kardialer Dekompensation muss zusätzlich diuretisch behandelt werden.

■ Mitralklappenstenose

Definition
Die **Mitralklappenstenose** ist eine Obstruktion des Einflusstrakts auf Höhe der Mitralklappe.

Ätiologie und Epidemiologie
Die Erkrankung ist häufig in Entwicklungsländern anzutreffen, in denen die Inzidenz für das **rheumatische Fieber** noch sehr hoch ist. Die rheumatische Endokarditis entsteht durch eine Autoimmunreaktion, die nach einer Infektion mit β-hämolysierenden A-Streptokokken induziert werden kann. Dies ist die **Hauptursache** für die Entstehung einer Mitralklappenstenose. In selteneren Fällen können als erworbene Ursache für eine Mitralklappenstenose schwere Mitralklappenringverkalkungen nachgewiesen werden. Diese werden insbesondere bei älteren Patienten mit Bluthochdruck und anderen arteriosklerotischen Erkrankungen beobachtet. Sehr selten findet sich die Mitralklappenstenose bei systemischen Erkrankungen wie dem Lupus erythematodes oder der rheumatoiden Arthritis.

Pathogenese
Durch die Entzündung im Rahmen des rheumatischen Fiebers verdicken die Segel der Mitralklappe und die Sehnenfäden verkleben. Im Verlauf entstehen zusätzlich Verkalkungen, die die Beweglichkeit weiter einschränken. Die Einengung der Öffnungsfläche zwischen linkem Vorhof und linkem Ventrikel führt zu einer Behinderung der diastolischen Füllung des linken Ventrikels. Dadurch kommt es zum einen zu einer Abnahme des linksventrikulären Schlagvolumens, zum anderen zu einem Anstieg des Druckgradienten zwischen Vorhof und Ventrikel. Dieser erhöhte Druck wird zunächst über eine Dilatation des linken Vorhofs abgefangen. Im weiteren Verlauf staut sich der Druck zurück in die Pulmonalvenen. Bei weiterem Fortschreiten kommt es zu einem reaktiven Druckanstieg im Pulmonalarteriensystem. Daraus resultiert im Verlauf eine pulmonale Hypertonie.

Klinik
Die normale Klappenöffnungsfläche der Mitralklappe beträgt 4–5 cm². Solange die Klappenöffnungsfläche > 1,5 cm² beträgt, sind häufig noch keine Symptome zu erwarten. Zu den **typischen Beschwerden** zählen:

- Leistungsminderung
- Belastungsdyspnoe bis hin zum Lungenödem
- Facies mitralis (vasodilatation weil hypoperfusion)
- Zyanose
- Periphere Ödeme
- Vorhofflimmern

Diagnostik
Eine sorgfältige **Anamnese** kann Hinweise auf ein rheumatisches Fieber ergeben. In der **körperlichen Untersuchung** hört man auskultatorisch einen lauten 1. Herzton, bei zunehmender Stenose ein diastolisches Decrescendogeräusch. Gelegentlich können durch den gestörten pulmonalen Gasaustausch und die O_2-Ausschöpfung in der Peripherie eine Zyanose gesehen werden.

Im **12-Kanal-EKG** kann gelegentlich ein Vorhofflimmern oder auch ein P sinistroatriale nachgewiesen werden. Diagnostisch ist die **transthorakale Echokardiografie** richtungsweisend. Hierbei kann auch die Morphologie der Mitralklappe meist gut beurteilt werden. Der linke Vorhof ist meist vergrößert, der pulmonalarterielle Druck kann abgeschätzt werden. Im **Röntgen-Thorax** können die Vergrößerung des linken Vorhofs, Zeichen der Lungenstauung oder der pulmonalarteriellen Hypertonie gesehen werden (→ Abb. 3.7). Ergänzend kann gelegentlich eine **transösophageale Echokardiografie** durchgeführt werden. Hierbei sind Anatomie sowie morphologische Veränderungen besonders gut darstellbar. Bei nicht eindeutigen Befunden kann mittels **Stressechokardiografie** die Hämodynamik besser beurteilt werden. In seltenen Fällen kann bei Diskrepanz zwischen Symptomen und echokardiografischen Befunden oder zur Darstellung der Herzkranzgefäße bei älteren Patienten eine **Herzkatheteruntersuchung** erfolgen (→ Tab. 3.4).

Therapie
Therapeutisch stehen die **diuretische Therapie** und die **Flüssigkeitsrestriktion** im Vordergrund.

Besteht zur Mitralklappenstenose ein Vorhofflimmern, so wird die **orale Antikoagulation** empfohlen. Im Rahmen des tachykard übergeleiteten Vorhofflimmerns oder einer Tachykardie unter Belastung verkürzt sich die diastolische Füllungsphase und der Blutfluss ist erhöht,

Tab. 3.4 Schweregrade der Mitralklappenstenose

	Leichtgradig	Mittelgradig	Hochgradig
KÖF	> 1,5 cm²	1,0–1,5 cm²	< 1,0 cm²
Mittlerer Gradient	< 5 mmHg	5–10 mmHg	> 10 mmHg
Pulmonalarterieller Druck	< 30 mmHg	30–50 mmHg	> 50 mmHg

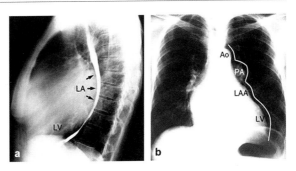

Abb. 3.7 Röntgen-Thorax bei Mitralklappenstenose [E283]

sodass hierunter häufiger Symptome zu beobachten sind, die **medikamentös** durch negativ inotrope Substanzen behandelt werden sollten. Hierzu zählen Betablocker, Kalziumantagonisten und Digitalispräparate.

Bei einer schweren Mitralklappenstenose (Mitralklappenöffnungsfläche < 1,0 cm²) und bei symptomatischen Patienten (NHYA-Stadium II–IV) sollte die **Mitralklappenvalvuloplastie** erwogen werden. Bei moderater Stenosierung (1,0–1,5 cm²) und asymptomatischen Patienten muss das weitere therapeutische Prozedere individuell entschieden werden. Die **Alternative** zur Mitralklappenvalvuloplastie ist der operative **Mitralklappenersatz.**

> **Merke**
> Bei mechanischem Klappenersatz ist eine lebenslange orale Antikoagulation mit Phenprocoumon erforderlich, da er ein hohes thrombogenes Risiko hat.

■ Mitralklappeninsuffizienz

Ätiologie und Epidemiologie
Die **Einteilung** der **Mitralklappeninsuffizienz** erfolgt in eine **akute** sowie **chronische Form.** Die wichtigsten Ursachen für eine **akute Mitralklappeninsuffizienz** sind
- bakterielle Endokarditis,
- traumatische Ursachen sowie
- ischämische Ruptur des Papillarmuskels, meist 3–8 Tage nach einem Myokardinfarkt.

Die Ursachen der **chronischen Mitralklappeninsuffizienz** sind sehr vielfältig. Der pathophysiologische Mechanismus, der zur Insuffizienz führen kann, kann sehr unterschiedlich sein.

Diese können an dieser Stelle nur exemplarisch erläutert werden. So kann die Mitralklappeninsuffizienz Folge einer dilatativen Kardiomyopathie sein, bei der sich der Mitralklappenapparat geometrisch verändert und daraus eine Schlussunfähigkeit der Mitralklappe resultiert. Anders ist es z. B. bei der Endokarditis, bei der die Insuffizienz durch Destruktion und Deformierung des Segelapparats begünstigt wird. Zu den häufigen Ursachen zählen:
- Degenerative Ursachen
  - Verkalkungen
- Infektiöse Ursachen
  - Bakterielle Endokarditis
- Ischämische Ursachen
  - Papillarmuskelabriss
- Strukturelle Ursachen
  - Dilatation des Mitralanulus *(dilative kardio-myopathy)*

Pathogenese
Bei der akuten Mitralklappeninsuffizienz tritt eine plötzliche Volumenbelastung auf, die nicht durch Steigerung des Schlagvolumens und der Auswurfleistung kompensiert werden kann, sodass eine pulmonale Druckerhöhung mit nachfolgendem Lungenödem entsteht. Es resultiert also ein kardiogener Schock infolge eines Vorwärts- sowie eines Rückwärtsversagens.

Durch die Klappeninsuffizienz bei der chronischen Mitralklappeninsuffizienz fließt Blut aus *→ in Systole* dem linken Ventrikel in den linken Vorhof. Dies führt zu einer Druckerhöhung im linken Vorhof und im Pulmonaliskreislauf. Durch das Pendelvolumen entsteht eine gesteigerte Vorlast und eine erniedrigte Nachlast. Hieraus resultiert eine Dilatation und eine Hypertrophie des linken Ventrikels sowie eine Dilatation des linken Vorhofs.

Klinik

Die akute Mitralklappensinsuffizienz ist meist durch das **klinische Bild eines kardiogenen Schocks mit Lungenödem** gekennzeichnet. Die **führenden Symptome** der chronischen Mitralklappeninsuffizienz sind:
- Leistungsknick
- Leichte Ermüdbarkeit
- Belastungsdyspnoe
- Im Verlauf finden sich Zeichen der manifesten Linksherzinsuffizienz später der Rechtsherzinsuffizienz.

Diagnostik

In der **körperlichen Untersuchung** imponiert auskultatorisch ein holosystolisches hochfrequentes Geräusch im IV. ICR medioklavikulär mit Ausstrahlung in die linke Axilla.

Das **12-Kanal-EKG** ist wenig richtungsweisend, ggf. finden sich Zeichen der linksventrikulären Hypertrophie oder ein P sinistroatriale.

Radiologisch findet sich in der Phase der Dekompensation das typische Bild eines Lungenödems, zudem kommt das Herz vergrößert zur Darstellung.

Wichtigste diagnostische Maßnahme ist die **Echokardiografie.** Hierbei ist die morphologische Beurteilung und damit ein Rückschluss auf die Ätiologie möglich. Ergänzend kann bzw. sollte eine **transösophageale Echokardiografie** durchgeführt werden, in der die Mitralklappe meist noch besser zur Darstellung kommt. Dadurch können insbesondere Informationen für die operative Vorgehensweise gewonnen werden.

Die **Koronarangiografie** ist bei Verdacht auf eine KHK oder bei entsprechend vorliegenden kardiovaskulären Risikofaktoren indiziert.

Therapie

Die **medikamentöse Therapie** besteht bei akuter Insuffizienz aus der Gabe von Schleifendiuretika zur Senkung der Vorlast sowie in der Gabe von Nachlastsenkern (Vasodilatatoren). Gegebenenfalls werden Katecholamine bis zum Zeitpunkt der operativen Sanierung erforderlich.

Sollte als **Komplikation Vorhofflimmern** dokumentiert werden, so ist die orale Antikoagulation erforderlich.

Die **definitive Therapie** der chronischen oder akuten Mitralinsuffizienz besteht im Klappenersatz oder der Mitralklappenrekonstruktion. Bei hochbetagten, multimorbiden Patienten mit hohem perioperativen Risiko besteht die Möglichkeit, die Mitralklappe zu clippen (sogenanntes MitraClip®-System).

■ **CHECK-UP**
- ☐ Nennen Sie die Ursachen für die Mitralklappeninsuffizienz?
  Bechsreiben Sie die klinischen Symptome einer hochgradigen Aortenklappenstenose?
- ☐ Was ist das Austin-Flint-Geräusch?

Erkrankungen der Koronarien

■ Koronare Herzerkrankung (KHK)

Definition

Die **koronare Herzerkrankung** ist die Manifestation der Arteriosklerose in den Herzkranzgefäßen. Die akute Manifestation der KHK wird als → akutes Koronarsyndrom bezeichnet und ist von der chronischen Verlaufsform zu unterscheiden. Der Übergang von einer stabilen in eine instabile KHK ist jedoch fließend.

Allgemeines

Die Prävalenz steigt mit dem Alter. Die KHK führt die Todesursachenstatistik an.

Im Frühstadium der Erkrankung bestehen meist keine Beschwerden, obwohl bereits arteriosklerotische Veränderungen an den Herzkranzgefäßen vorliegen. Bei Fortschreiten der Erkrankung klagen Patienten über einen vorübergehenden Brustschmerz, der als Angina pectoris bezeichnet wird.

Pathogenese

Wesentlich für die Entstehung einer KHK ist die Ruptur einer atherosklerotischen Plaques ohne kritische Einengung des Gefäßlumens. Dabei entsteht pathophysiologisch bei fortgeschrittener Erkrankung ein reversibles Mismatch aus Sauerstoffangebot und -bedarf, das meist durch körperliche Belastung, emotionale Ereignisse oder auch Stress hervorgerufen wird und in der Regel reproduzierbar ist. Die koronare Reserve ist in der Regel erschöpft, wenn das Lumen der Koronarie um mehr als 75 % der Querschnittsfläche eingeengt ist.

Risikofaktoren, die eine KHK begünstigen

- Arterielle Hypertonie
- Hypercholesterinämie
- Diabetes mellitus
- Bewegungsmangel
- Adipositas
- Nikotinabusus
- Familiäre Belastung, Geschlecht und Lebensalter

Klinik

Das typische Korrelat der KHK ist die **Angina pectoris,** die als subjektives Schmerzereignis höchst unterschiedlich beschrieben werden kann.

In der Regel wird die Angina pectoris als Schmerz bezeichnet, der links thorakal lokalisiert ist, jedoch auch im Oberbauch, im Oberkiefer, zwischen den Schulterblättern oder auch in den Armen verspürt werden kann. Der Schmerzcharakter wird brennend, drückend oder einschnürend beschrieben. Meist hält er nicht länger als 20 Minuten an. Häufig ist die Angina pectoris von einer vegetativen Begleitsymptomatik wie Übelkeit, Schwitzen oder Erbrechen begleitet. Typischerweise bessert sich die Schmerzsymptomatik auf verabreichte, schnell wirksame Nitrate oder auf körperliche Ruhe.

Einige Patienten klagen z. B. auch nur über eine neu aufgetretene Dyspnoe oder stellen sich mit neu aufgetretenen Symptomen einer Herzinsuffizienz vor. Im unglücklichsten Fall manifestiert sich die KHK im Erstereignis als Myokardinfarkt oder im Sinne eines plötzlichen Herztods.

Kriterien einer typischen stabilen Angina pectoris

- Retrosternale Schmerzen mit typischem Charakter und Dauer
- Reproduzierbar durch körperliche Belastung oder emotionalen Stress
- Verschwinden der Beschwerden in Ruhe oder nach Gabe von Nitraten

Wird der Schmerz als langsam zunehmend beschrieben mit einem anschließenden Schmerzmaximum über ca. 15 Minuten mit anschließender langsamer Symptombesserung, so spricht man auch von einer **Crescendo-Angina,** die Ausdruck eines Koronarspasmus als zugrunde liegende Ursache sein kann.

Die **Klassifikation der Angina pectoris** erfolgt nach der Canadia Cardiovascular Society (CCS) in 4 Schweregrade (→ Tab. 3.5).

Tab. 3.5 Stadieneinteilung der Angina pectoris nach CCS

CCS-Stadium	Klinik
0	Keine Beschwerden auch bei starker körperlicher Belastung
I	Pectangina nur bei schwerer körperlicher Anstrengung
II	Leichte Beeinträchtigung bei normaler körperlicher Aktivität
III	Erhebliche Beeinträchtigung bei normaler körperlicher Aktivität (normales Gehen)
IV	Angina pectoris bei geringer körperlicher Aktivität, Ruheschmerzen

Diagnostik

Art und Intensität des diagnostischen Vorgehens sind abhängig von der Art der geäußerten Beschwerden sowie der Wahrscheinlichkeit für das Vorliegen einer KHK. Dies ist eine Herausforderung für den behandelnden Arzt, da der Thoraxschmerz ein häufiges Symptom in der täglichen klinischen Tätigkeit ist. Es sollte zunächst eine **Basisdiagnostik** erfolgen, anhand dieser die Wahrscheinlichkeit für das Vorliegen einer KHK eruiert werden kann (vgl. auch aktuelle Leitlinien, www.escardio.org).

Die **Anamnese** gibt bereits erste relevante Hinweise. Hierbei sollten folgende Fragen beantwortet werden:

- Alter (Männer $\geq$ 55 Jahre, Frauen $\geq$ 65 Jahre)
- Andere vaskuläre Vorerkrankungen
- Typische Anamnese für eine Angina pectoris
- Keine Schmerzauslösung durch Palpation
- Schmerzentstehung unter körperlicher Belastung
- Kardiovaskuläres Risikoprofil

Der **körperliche Untersuchungsbefund** ist selten richtungsweisend. Er kann jedoch auf andere Manifestationen der Arteriosklerose hinweisen (z. B. Nekrosen bei pAVK, Erhebung des Gefäßstatus) und direkte Hinweise auf kardiovaskuläre Risikofaktoren (z. B. Adipositas) geben.

Die **Labordiagnostik** ist primär nicht richtungsweisend. Sie kann zum Ausschluss eines akuten Koronarsyndroms herangezogen werden. Dies würde die Bestimmung von Troponin, LDH, CK und GOT umfassen. Unter Berücksichtigung des kardiovaskulären Risikoprofils sollten die Patienten mit V. a. eine KHK eine entsprechende Labordiagnostik erhalten. Hierzu zählen:

- HBA_{1c}-Bestimmung
- Oraler Glukosetoleranztest

- Beurteilung der Nierenfunktion
  - Mikroalbumin im Urin
  - Kreatinin bzw. Bestimmung der GFR
- Lipidprofil (Gesamtcholesterin, LDL, HDL, Triglyzeride)

Jeder Patient mit einer Angina pectoris sollte ein **12-Kanal-EKG** erhalten. Hier ergeben sich Hinweise auf frische ischämietypische EKG-Veränderungen (terminale ST-Streckensenkungen), alte Narben (R-Verlust, Pardée-Q), Zeichen der linksventrikulären Hypertrophie (Sokolow-Lyon-Index), Blockbilder oder auch Herzrhythmusstörungen.

Die **Echokardiografie** ermöglicht Aussagen bezüglich der linksventrikulären Funktion, der Kinetik, des Klappenapparats oder einer hypertrophen Kardiomyopathie. Ferner gibt sie Hinweise im Rahmen der differenzialdiagnostischen Überlegungen des Thoraxschmerzes (z. B. akute Aortendissektion, akute Lungenembolie).

Ein **Röntgen-Thorax** ist meist hilfreich zum Ausschluss oder als Hinweis für eine der vielen Differenzialdiagnosen (z. B. Pneumothorax, Nachweis eines Malignoms etc.).

Das **weitere Prozedere** wird in Abhängigkeit von der altersabhängigen Prätestwahrscheinlichkeit für das Vorliegen einer KHK bei typischer Angina pectoris entschieden (→ Tab. 3.6). Je nach altersabhängiger Prätestwahrscheinlichkeit im Vergleich zur Sensitivität der gewählten Modalität zur Stresstestung kann es sinnvoll sein, direkt zur **invasiven Koronarangiografie** in PCI-Bereitschaft fortzuschreiten.

Mittels **Ergometrie** ist die Identifizierung einer Myokardischämie möglich. Jedoch erhält sie nur eine Aussagekraft bei vollständiger Ausbelastung des Patienten. Hierbei ist wichtig, dass zuvor eine mögliche Betablockermedikation rechtzeitig pausiert wird, um einen entsprechenden Herzfrequenzanstieg überhaupt zu erreichen. Als Zeichen der myokardialen Ischämie sind nur horizontale oder deszendierende ST-Streckensenkungen von > 0,1 mV anzusehen. Zudem können pektanginöse Beschwerden, Rhythmusstörungen oder Blutdruckabfälle hinweisend sein. Die Sensitivität dieser Untersuchung liegt bei 45–50 % und die Spezifität bei 85–90 %.

Sind Echokardiografie und Ergometrie nicht aussagekräftig kann ergänzend eine **Stressechokardiografie** durchgeführt werden oder es können weitere Bildgebungen wie die Myokardszintigrafie oder das **Kard-MRT** erfolgen. Nichtinvasive diagnostische Methoden haben eine Sensitivität und eine Spezifität von ca. 85 %, sodass ggf. eine frühzeitige **Herzkatheteruntersuchung** erforderlich wird.

Therapie

Die Therapie wird aufgrund ihres Umfangs nur stichpunktartig dargestellt. **Ziel** der Therapie ist die **Reduktion der Symptome** sowie die **Verbesserung der Prognose.**

Lebensstiländerung

- Körperliche Aktivität: mehr als 3 ×/Woche über mindestens 30 min
- Rauchen: begünstigt die atherosklerotischen Gefäßveränderungen und sollte vermieden werden
- Alkoholkonsum: ist in geringen Mengen eher protektiv, in höheren Mengen jedoch kardiotoxisch (→ alkoholische Kardiomyopathie).
- Körpergewicht: der Ziel-BMI sollte bei < 25 kg/m^2 liegen

Reduktion der Risikofaktoren

- Arterielle Hypertonie: Der Zielbutdruck sollte bei allen Patienten bei < 140 mmHg/ < 90 mmHg liegen.
- Hypercholesterinämie: Können die Zielwerte (LDL-Cholesterin < 70 mg/dl) nicht erreicht werden, ist ggf. eine medikamentöse Therapie mit HMG-CoA-Reduktase-Inhibitoren einzuleiten.
- Diabetes mellitus: Ein Ziel-HBA$_{1c}$ < 7 % sollte angestrebt werden.

Medikamentöse Therapie (Empfehlungsgrad in Klammern)

- β-Rezeptorenblocker (I, A)
  - reduzieren den myokardialen Sauerstoffbedarf,
  - reduzieren die Anzahl und Dauer der Myokardischämien und
  - verbessern die Belastungstoleranz.

Tab. 3.6 Klinische Prätestwahrscheinlichkeit in % für das Vorliegen einer KHK bei typischer Angina pectoris (Auszug aus den aktuellen ESC Guidelines 2013)

Alter	Männer	Frauen
30–39	59	28
40–49	69	37
50–59	77	47
60–69	84	58
70–79	89	68
> 80	93	76

Bei einer Prätestwahrscheinlichkeit von > 85 % (= rot) ist eine unmittelbare invasive Diagnostik indiziert, bei einer Prätestwahrscheinlichkeit von 66–85 % (= rosa) sollte ein nichtinvasiver Stresstest durchgeführt werden, bei einer Prätestwahrscheinlichkeit von 15–65 % (= blau) kann ein Belastungs-EKG durchgeführt werden. (Quelle: ESC-Guidelines 2013)

- Nitrate (I, B)
  - vermindern die myokardiale Wandspannung und damit den Sauerstoffbedarf und
  - bedingen eine Dilatation der Koronargefäße.
- Kalziumantagonisten (I, A) wirken insbesondere durch eine Verminderung der Nachlast antianginös
- ACE-Hemmer/AT1-Blocker (I, A) gehören aufgrund ihrer kardioprotektiven Wirkung zur Standardtherapie bei Patienten mit KHK.
- Thrombozytenaggregationshemmer (I, A)
  - haben eine entscheidende Bedeutung bei der Entstehung der Atherosklerose sowie in der Pathogenese des akuten Myokardinfarkts und gehören daher zur Standardtherapie.
  - In der Regel Acetylsalicylsäure, alternativ Clopidogrel
- HMG-CoA-Reduktasehemmer (I, A) senken insbesondere das LDL-Cholesterin und reduzieren die ischämischen Ereignisse bei KHK.
- Ivabradin (IIb, B)
  - ist ein If Kanal Blocker.
  - senkt die Herzfrequenz am Sinusknoten und damit den myokardialen Sauerstoffbedarf, ohne Einfluss auf Blutdruck oder die Inotropie zu haben.
- Ranolazin (IIb, B) kann eingesetzt werden, wenn eine unzureichende Symptomlinderung unter Betablockern und Kalziumantagonisten nicht gewährleistet ist.

Differenzialdiagnosen
Die Differenzialdiagnosen des akuten Brustschmerzes sind in → Tab. 3.7 exemplarisch aufgeführt.

■ Akutes Koronarsyndrom (ACS)

Definition
Das akute Koronarsyndrom ist der Oberbegriff für Erkrankungen, die die unmittelbare lebensbedrohliche Phase der KHK darstellen. Leitsymptom des ACS ist der akute Thoraxschmerz. Anhand der ST-Streckenveränderung im 12-Kanal-EKG wird das ACS in einen ST-Streckenhebungsinfarkt **(STEMI)** und ein akutes Koronarsyndrom ohne ST-Strecken **(NSTE ACS)** gegliedert. Nach laborchemischer Bestimmung des Troponins wird weiter in einen Nicht-ST-Streckenhebungsinfarkt (NSTEMI) und in eine instabile Angina pectoris unterteilt (→ Abb. 3.8).

■ Akutes Koronarsyndrom mit ST-Streckenhebung

Definition
Der ST-Streckenhebungsinfarkt ist ein lebensbedrohliches Ereignis. Durch den akuten Verschluss eines oder mehrere Herzkranzgefäße entsteht eine Ischämie mit Untergang von Herzmuskelgewebe. Das typische Korrelat ist die signifikante ST-Elevation im EKG. Die **Diagnose eines** Myokardinfarkts (→ Abb. 3.8) kann gestellt werden bei laborchemischem Nachweis ansteigender oder abfallender kardialer Biomarker **und**

- Symptomen der Herzischämie oder
- Signifikanter ST-Elevation im EKG oder einem neu aufgetretenen Linksschenkelblock oder
- beim Nachweis einer pathologischen Q-Zacke im EKG oder
- beim Nachweis einer echokardiografischen Kinetikstörung oder
- beim Nachweis eines intrakoronaren Thrombus während der Koronarangiografie, oder bei
- überlebtem plötzlichen Herztod mit ischämischen EKG-Veränderungen oder LSB.

Epidemiologie
Weltweit ist die KHK die häufigste Todesursache. Es sterben ca. 7 Millionen Menschen/Jahr. Die Inzidenz beträgt ca. 66/100.000 Einwohner. Die Mortalität des STEMI steigt unter bestimmten Bedingungen, z. B. Alter, vergangene Zeit bis zur Intervention, Komorbiditäten wie Diabetes mellitus, Niereninsuffizienz, linksventrikuläre Pumpfunktion etc. an.

Pathogenese
Inzwischen ist die Definition des Myokardinfarkts deutlich präziser geworden und es erfolgt eine Klassifikation in 5 Typen in Abhängigkeit der zugrunde liegenden Pathogenese (vgl. aktuelle Leitlinien).

Tab. 3.7 Differenzialdiagnosen des akuten Brustschmerzes

Kardiale Erkrankungen	• Myokarditis • Perikarditis • Klappenerkrankungen
Vaskuläre Erkrankungen	• Aortenaneurysma • Aortendissektion
Orthopädische/ neurologische Erkrankungen	• Rippenfraktur • Muskeltrauma • Interkostalneuralgie • Zosterneuralgie
Gastrointestinale Erkrankungen	• Refluxösophagitis • Gastritis • Pankreatitis • Cholezystitis
Pulmonale Erkrankungen	• Akute Lungenembolie • Pneumothorax • Pleuritis • Pneumonie

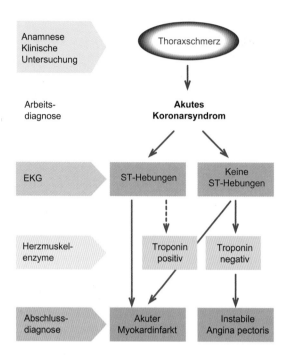

Abb. 3.8 Diagnostischer Ablauf und Terminologie beim akuten Koronarsyndrom [L157]

So spricht man z. B. von einem **Myokardinfarkt Typ 1,** wenn durch Ruptur, Ulzeration, Einriss oder Erosion einer atherosklerotischen Plaque mit intraluminaler Thrombose ein verminderter myokardialer Blutfluss mit nachfolgender Myokardnekrose entsteht. Auslöser sind hierfür z. B. körperliche Anstrengung oder emotionaler Stress.

Der **Myokardinfarkt Typ 2** hingegen wird durch ein Missverhältnis von myokardialem Sauerstoffangebot und -bedarf hervorgerufen, wobei pathogenetisch eine KHK fehlt (z. B. bei Vasospasmus, Anämie, Hypotonie etc.).

Auf die weiteren 3 Typen soll an dieser Stelle auf die aktuelle Leitlinie verwiesen werden.

Klinik

Leitsymptom ist ein plötzlich auftretender Schmerz im Brustbereich, der in den Oberbauch, den Kiefer oder den linken Arm ausstrahlen kann, in der Regel länger als 20 min anhält und nicht auf Nitroglyzerin sensibel ist. Häufig ist eine vegetative Begleitsymptomatik wie Übelkeit, Erbrechen oder ein Schweißausbruch zu beobachten. Frauen, alte Patienten und solche mit einem Diabetes mellitus können atypische Beschwerden zeigen.

Diagnostik

Zunächst erfolgt die **Anamneseerhebung.** Ein Thoraxschmerz, der länger als 20 Minuten besteht und sich nicht auf Nitroglyzerin bessert, ist hochverdächtig.

Ein **12-Kanal-EKG,** sollte unmittelbar (innerhalb der ersten 10 Minuten) erfolgen und befundet werden (→ Abb. 3.9). Für signifikante **ST-Hebungen** gelten ≥ 0,1 mV in allen Ableitungen und ≥ 0,2 mV in den Ableitungen V_2 und V_3 als Grenze. Gegebenenfalls ist die Erfassung der rechts- und linkskordialen Ableitungen erforderlich.

Atypische EKG-Veränderungen wie ein neu aufgetretener Linksschenkelblock, typische Beschwerden und Schrittmacher-EKG, Patienten mit fehlenden EKG-Veränderungen und anhaltenden Beschwerden sowie isolierte ST-Hebungen in aVR sollten ebenfalls wie ein ST-Hebungsinfarkt behandelt werden.

Eine **Blutentnahme** sollte zur Bestimmung der Serummarker zeitnah erfolgen. Die Ergebnisse sollten aber nicht abgewartet werden, um eine Reperfusionstherapie zu initiieren.

Im Verlauf sollten jedoch alle Patienten eine **Echokardiografie** erhalten, um die linksventrikuläre Pumpfunktion sowie das Infarktareal zu beurteilen. Ist die Echokardiografie nicht weiterführend kann alternativ auch ein **MRT** durchgeführt werden.

Initialstadium	Beträchtliche T-Überhöhung (Erstickungs-T); meist bei Klinikeinweisung nicht mehr nachweisbar	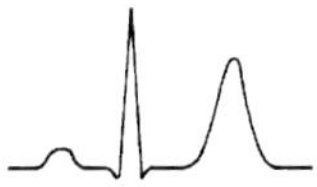 Erstickungs-T
Stadium I (frisches Stadium)	ST-Hebung mit Abgang aus dem absteigenden QRS-Schenkel, evtl. in den gegenüberliegenden Ableitungen spiegelbildliche Senkung	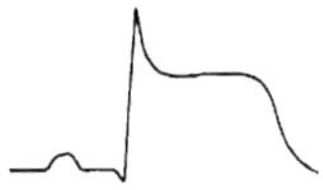
Zwischenstadium	ST-Hebung, Auftreten pathologisch tiefer Q-Zacken, evtl. R-Verlust, terminal spitznegative T-Welle. ST-Hebung > 6 Wo.: an Aneurysma denken!	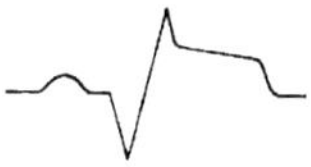
Stadium II (Folgestadium)	Rückbildung der ST-Hebung, T-Welle wird tiefer, spitzer, evtl. Aufbau einer kleinen R-Zacke, pathologische Q-Zacke persistiert (Pardée-Q).	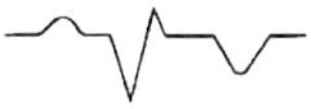
Stadium III (Endstadium)	Pathologische Q-Zacke, ST-Hebung nicht mehr nachweisbar, T-Welle positiv, R-Zacke nimmt wieder an Höhe zu.	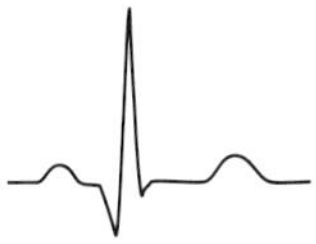

Abb. 3.9 EKG-Stadien des ST-Hebungsinfarkts [L157]

Therapie des STEMI

Patienten mit einem ST-Hebungsinfarkt sollten möglichst ohne Verzögerung (< 3 h) einer vollständigen und anhaltenden Reperfusion mittels **Koronarangiografie** in PCI-Bereitschaft zugeführt werden (time is muscle).

Zur Behandlung der Schmerzsymptomatik ist Morphium das am häufigsten genutzte **Medikament**. Intramuskuläre Injektionen sollten vermieden werden. Patienten mit Dyspnoe, Hypoxie oder akuter Herzinsuffizienz sollten zusätzlich Sauerstoff erhalten. Eine medikamentöse Anxiolyse kann ggf. erforderlich werden.

Die antithrombozytäre Therapie besteht aus Aspirin und einem $P2Y_{12}$-Rezeptorantagonist (Prasugrel, Ticagrelor oder Clopidogrel, → Tab. 3.8).

GP IIb/IIIa sollten bei entsprechendem Nachweis von intrakoronarem, thrombotischem Material zum Einsatz kommen. Zudem erhalten die Patienten unfraktioniertes oder fraktioniertes Heparin.

Die Überwachung der Patienten sollte bei unkomplizierter Koronarintervention durch eine Chest Pain Unit über mindestens 24 h erfolgen.

Komplikationen

Hierzu zählen:
- Herzrhythmusstörungen, insbesondere ventrikuläre Tachykardien und Kammerflimmern
- AV-Blockierungen
- Kardiogener Schock
- Papillarmuskelabriss mit akuter Klappeninsuffizienz
- Gefahr des Aneurysma mit Gefahr der Ruptur und nachfolgender Herzbeuteltamponade

Sekundärtherapie

Um erneute Myokardinfarkte zu vermeiden erfolgt eine entsprechende **Sekundärtherapie:**
- Risikofaktorenmanagement/Lifestyle-Modifikation → Ziel: BMI < 25 kg/m², Nikotinkarenz, Bewegung (> 5 × 30 min/Woche)
- Duale Plättchenaggregationshemmung aus ASS und Prasugrel, Ticagrelor oder Clopidogrel über 12 Monate; danach lebenslange Plättchenaggregationshemmung mittels ASS
- Bei erforderlicher Triple-Therapie (duale Plättchenaggregationshemmung + Marcumar) sollte diese nicht länger als erforderlich verabreicht werden.

- Betablocker
  - sollten alle Patienten erhalten.
  - sind indiziert bei Patienten mit eingeschränkter linksventrikulärer Pumpfunktion und Herzinsuffizienz (I, A).
  - sollten bei arterieller Hypertonie, Tachykardie und fehlenden Zeichen einer Herzinsuffizienz auch i. v. vorab verabreicht werden (IIa, B)
- Kalziumantagonisten vom Verapamil-Typ sind bei Betablockerunverträglichkeit möglich (IIb, B).
- CSE-Hemmer bei Hyperlipoproteinämie → Ziel: LDL < 70 mg/dl, HDL > 45 mg/dl, TG < 200 mg/dl (I, A)
- ACE-Hemmer (I, A)
  - Bei Herzinsuffizienz und Diabetes mellitus.
  - Bei allen, solange keine Kontraindikation besteht.
- Aldosteron Antagonisten (I, B) bei eingeschränkter linksventrikulärer Pumpfunktion ≤ 40 %
- Optimale RR-Einstellung und Stoffwechselkontrolle (Diabetes/HLP)

■ Akutes Koronarsyndrom ohne ST-Strecken-Hebung

Definition

Bei diesen Patienten sieht man im EKG dynamische, unauffällige oder unspezifische ST-Streckenveränderungen. Mittels serieller EKG-Anfertigungen, wiederholter Laborparameter und bildgebender Verfahren soll die Arbeitsdiagnose gesichert werden.
Das initiale Mortalitätsrisiko ist im Vergleich zum STEMI geringer, zeigt aber nach 6 Monaten eine Angleichung und ist langfristig höher als beim STEMI.

Klinik

Der Nicht-ST-Hebungsinfarkt ist durch eine **Symptomvielfalt** charakterisiert und wird **klinisch in 4 Formen** unterteilt:
1. Anhaltende Angina pectoris in Ruhe über mehr als 20 min
2. Neu aufgetretene Angina pectoris (De-novo-Angina)
3. Zunahme einer bisher stabilen Angina pectoris (Crescendo-Angina)
4. Angina pectoris nach Myokardinfarkt

Der Schmerz wird wie bei der KHK als retrosternales Druckgefühl beschrieben (vgl. auch „Symptomatik der KHK"). Atypische Manifestationen sind Bauchschmerzen, stechende oder pleuritische Beschwerden oder eine zunehmende Dyspnoe.

Diagnostik

Die **Anamese** ist wichtig und nicht zu unterschätzen. Der körperliche Untersuchungsbefund ist meist nicht richtungsweisend, er kann aber Hinweise auf mögliche Differenzialdiagnosen geben (z. B. hypersonorer Klopfschall über der Lunge bei Pneumothorax).
Das **EKG** sollte unmittelbar abgeleitet werden und nach 3–6 h, 24 h und bei erneuter Symptomatik wiederholt werden. Zudem sollten die rechts- und linkspräkordialen Ableitungen (V7–V9 sowie V3R und V4R) abgeleitet werden. Ein normales EKG schließt ein NSTEMI nicht aus.
Laborchemisch spielt das kardiale Troponin eine zentrale Rolle für die Diagnosestellung und sollte 2–4 h nach stationärer Aufnahme erneut bestimmt werden. Dadurch lässt sich ein Myokardinfarkt mit einer Sensitivität von fast 100 % detektieren.

> Da Troponinerhöhungen auch bei Patienten ohne NSTEMI auftreten können, lässt der alleinige Nachweis eines Troponins die Diagnose eines NSTEMI nicht zu.

Die **Echokardiografie** sollte zur Beurteilung der linksventrikulären Pumpfunktion sowie zur Beurteilung der Kinetikstörung herangezogen werden. Darüber hinaus kann sie hinsichtlich anderer differenzialdiagnostischer Ursachen der Thoraxschmerzen wichtige Informationen liefern (z. B. Rechtsherzbelastung bei Lungenembolie).
Eine **invasive Herzkatheteruntersuchung** sollte bei Patienten mit einem hohen Risiko (z. B. anhaltende Beschwerden, Tachykardie, Hypotonie, Zeichen der Herzinsuffizienz) umgehend erfolgen. Bei unauffälligem Labor und fehlenden EKG-Veränderungen erfolgt die invasive Diagnostik erst nach Durchführung eines Ischämienachweises.

> **Differenzialdiagnosen einer Troponinelevation (exemplarisch)**
> - Tachy- und Bradyarrhythmien
> - Myokarditis
> - Aortendissektion
> - Akute Lungenembolie
> - Niereninsuffizienz
> - Apoplektischer Insult
> - Schwere Anämie
> - Hypertrophe Kardiomyopathie
> - Z. n. Defibrillation

Therapie

Die **medikamentöse Therapie** erfolgt mittels antiischämischer Substanzen. Diese verringern den myokardialen Sauerstoffbedarf oder verbessern die myokardiale Sauerstoffversorgung. Die antiischämische Therapie umfasst:

- Nitrate (I, C) → Zur Vorlastsenkung bei Herzinsuffizienz
- Betablocker → Bei eingeschränkter linksventrikulärer Pumpfunktion (I, B) sowie bei Tachykardie oder Hypertonie (I, B)
- Kalziumantagonisten sind indiziert bei
  - fortbestehender Angina pectoris trotz Nitrat und Betablocker (I, B),
  - vasospastischer Angina und
  - Betablockerunverträglichkeit.

Patienten mit einem NSTEMI sollten lebenslang Acetylsalicylsäure zur Plättchenaggregationshemmung erhalten. Über 12 Monate ist eine duale Plättchenaggregationshemmung mittels P2Y$_{12}$-Rezeptorblockern indiziert. Zu diesen zählen Ticagrelor, Prasugrel und Clopidogrel. Ticagrelor und Prasugrel sind zwei Substanzen, die im Vergleich zu Clopidogrel eine Mortalitätssenkung bewirken. Einen Überblick über P2Y$_{12}$-Rezeptorblocker gibt → Tab. 3.8.

Die frühere Gabe von GPIIb/IIIb-Rezeptorantagonisten hat durch die neuen Plättchenaggregationshemmer an Bedeutung verloren und sollte Patienten mit intrakoronarer Thrombuslast vorgehalten werden – entsprechend der Therapie des STEMI.

Nachteil der dualen Plättchenaggregationshemmung ist die erhöhte gastrointestinale Blutungskomplikation. Patienten mit stattgehabter gastrointestinaler Blutung oder Ulkusanamnese sollten daher zusätzlich Protonenpumpenhemmer erhalten (IA).

Ergänzend sollten die Patienten eine Antikoagulation, z. B. mit Fondaparinux oder unfraktioniertem Heparin erhalten.

Die **invasive Diagnostik** bzw. Revaskularisation sollte bei Patienten mit einem relevanten Troponinverlauf sowie dynamischen EKG-Veränderungen durchgeführt werden. Patienten mit

- einer anhaltenden klinischen Beschwerdesymptomatik,
- akuter Herzinsuffizienz,
- hämondynamischer Instabilität oder
- malignen Herzrhythmusstörungen

sollten umgehend invasiv diagnostiziert und therapiert werden. Bei hohem Risikoscore (z. B. GRACE-Score) oder bei Hochrisikopatienten (z. B. Pat. mit Diabetes, eingeschränkter LVEF, Z. n. kurz zurückliegender PCI etc.) ist eine invasive Diagnostik innerhalb von 24 h empfohlen.

Sekundärtherapie

Patienten haben nach einem ACS ein erhöhtes Risiko für eine erneute Ischämie, sodass die Sekundärtherapie von Bedeutung ist und nicht unterschätzt werden sollte. Neben rehabilitativen Maßnahmen und Anbindung an strukturierte Programme (z. B. Koronarsport) ist eine **medikamentöse Therapie** erforderlich:

- Betablocker bei LVEF ≤ 40 %
- ACE-Hemmer bei allen Patienten und bei LVEF ≤ 40 %, Herzinsuffizienz, Diabetes mellitus, arterieller Hypertonie und Niereninsuffizienz
- AT-Blocker bei ACE-Hemmerintoleranz
- Aldosteronantagonisten (Eplerenon) bei Z. n. Myokardinfarkt mit einer LVEF von < 35 % und bereits bestehender Medikation mit einem Betablocker und ACE-Hemmer
- Statintherapie, Ziel: LDL-Cholesterin < 70 mg/dl

Differenzialdiagnosen

Trotz laborchemischer, elektrokardiografischer und echokardiografischer Veränderungen finden sich in 15 % der Fälle eines NSTE ACS keine relevante Stenosen. Folgende Ursachen sind hierfür denkbar:

- Spontane Lyse ein intrakoronarer Thrombus
- Koronarspasmen
- Tako-Tsubo Kardiomyopathie

Tab. 3.8 P2Y$_{12}$-Inhibitoren (aus: Der Kardiologe, 2012, 6:283–301)

	Clopidogrel	Prasugrel	Ticagrelor
Reversibilität	Irreversibel	Irreversibel	Reversibel
Wirkbeginn	2–4 h	30 min	30 min
Wirkdauer	3–10 h	5–10 h	3–4 h
Kontraindikation		› 75 Jahre ‹ 60 kg Z. n. apoplektischem Insult	Aktive gastrointestinale Blutung
Stardosis	Startdosis 300–600 mg, dann 75 mg	Startdosis 60 mg, dann 1 × 10 mg	180 mg, dann 2 × 90 mg

CHECK-UP

- ☐ Welche Risikofaktoren kennen Sie für die Entstehung einer KHK?
- ☐ Was versteht man unter einer Angina pectoris? Wie wird sie charakterisiert?
- ☐ Nennen Sie Differenzialdiagnosen des akuten Thoraxschmerzes?
- ☐ Was versteht man unter einem akuten Koronarsyndrom? Wie wird es eingeteilt?
- ☐ Worin unterscheidet sich die Therapie des STEMI zum NSTEMI?
- ☐ Nennen Sie Ursachen für eine Troponinelevation.

Kardiomyopathie

Unter einer **Kardiomyopathie** versteht man eine Zusammenfassung an Erkrankungen, die das Myokard betreffen und mit einer kardialen Dysfunktion einhergehen (→ Abb. 3.10). Die Genese der Kardiomyopathie ist sehr vielfältig und wird hier nur auf die nachfolgenden drei Formen beschränkt.

Es gibt ferner eine Einteilung der Kardiomyopathie nach der WHO, auf die an dieser Stelle jedoch nicht weiter eingegangen werden soll.

Dilatativ
Ao
LA
LV
Vergrößerung des linken und/oder des rechten Ventrikels mit gestörter systolischer Ventrikelfunktion
Hypertroph
mit Obstruktion
Dysproportionale Hypertrophie des linken Ventrikels unter bevorzugter Einbeziehung des Septums ohne linksventrikuläre Dilatation mit bzw. ohne intraventrikulären systolischen Druckgradienten
ohne Obstruktion
Restriktiv
Vermehrte Steifigkeit des endomyokardialen Gewebes mit Behinderung der links- und/oder rechtsventrikulären diastolischen Füllung

Abb. 3.10 Einteilung der Kardiomyopathien [M183]

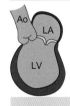

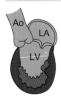

■ Dilatative Kardiomyopathie

Definition
Die **dilatative Kardiomypathie** (DCM) ist durch eine Dilatation des Herzens mit einer eingeschränkten linksventrikulären Pumpfunktion gekennzeichnet.

Ätiologie
Ist die Genese der dilatativen Kardiomyopathie nicht abschließend zu klären, so spricht man von einer **primären Kardiomyopathie.** Häufig handelt es sich aber um den Folgezustand anderer Erkrankungen (**sekundäre Kardiomyopathien**). Hierzu zählen
- Infektionskrankheiten (z. B. Enteroviren, Parvoviren),
- Alkohol und kardiotoxische Medikamente,
- endokrinologische Erkrankungen wie der Diabetes mellitus oder die Hyperthyreose,
- Systemerkrankungen wie der systemische Lupus erythematodes,
- ischämisch bedingt infolge einer KHK oder
- infolge einer anhaltenden Tachykardie.

Erwähnung sollte auch die Stresskardiomyopathie finden, die auch als Tako-Tsubo-Kardiomyopathie bekannt ist und eine reversible Form der Kardiomyopathie darstellt.

Klinik
In der Regel finden sich Symptome der → chronischen Herzinsuffizienz. Des Weiteren können supraventrikuläre oder ventrikuläre Herzrhythmusstörungen bis zum plötzlichen Herztod beobachtet werden.

Diagnostik
Wie immer kann die **Anamnese** entscheidende Hinweise in der Ursachenfindung geben. Sie sollte immer gründlich erhoben werden.
Die Diagnose einer dilatativen Kardiomyopathie ist eine **Ausschlussdiagnose.** Wegweisend ist die **Echokardiografie.** Hier sind in der Regel alle vier Herzhöhlen dilatiert, die ventrikuläre Wanddicke, zumindest im Endstadium der Erkrankung, ausgedünnt und die linksventrikuläre Pumpfunktion herabgesetzt.
Im **Röntgen-Thorax** kann eine Kardiomegalie gesehen werden, zudem möglicherweise auch Zeichen einer kardialen Dekompensation. Reizleitungsstörungen und Rhythmusstörungen werden mittels **EKG** und **LZ EKG** erfasst.
Mittels **Koronarangiografie** wird eine ischämische Genese ausgeschlossen bzw. nachgewiesen. Werden Speichererkrankungen oder entzündliche Erkrankungen vermutet, kann die **Myokardbiopsie** weiterhelfen. Ferner sollten im Rahmen der differenzialdiagnostischen Überlegungen serologische Laborbestimmungen zum Ausschluss

einer Systemerkrankung erfolgen (z. B. Bestimmung von ANA-Titer und ds DNA).

Therapie
Die **Therapie** der dilatativen Kardiomyopathie entspricht der **der → chronischen Herzinsuffizienz.** Jedoch kann je nach Ursache eine antivirale oder immunsuppressive Therapie erforderlich werden. Bei schwergradig eingeschränkter linksventrikulärer Pumpfunktion kann zur **Primärprophylaxe** von ventrikulären Herzrhythmusstörungen eine **ICD-Therapie** erwogen werden. Zudem besteht die Möglichkeit des mechanischen Herzersatzes (= linksventrikuläres Unterstützungssystem, LVAD), der in Zukunft aufgrund des Organmangels zunehmend an Bedeutung gewinnen wird. Ultima Ratio ist die Herztransplantation.

Komplikationen
Gefürchtete Komplikationen sind:
- Kammerflimmern
- Plötzlicher Herztod
- Zunehmende/akute Herzinsuffizienz
- Embolischer Schlaganfall/systemische Embolien

■ Hypertrophe Kardiomyopathie

Definition
Bei der **hypertrophen Kardiomyopathie** handelt es sich um ein Krankheitsbild mit Hypertrophie meist des linken Ventrikels, wobei diese meist septal betont ist und mit einer Obstruktion (= hypertroph obstruktive Kardiomyopathie, HOCM) oder ohne Obstruktion (= hypertroph nichtobstruktive Kardiomyopathie, HNCM) der linksventrikulären Ausflussbahn einhergehen kann.

Ätiologie
Eine **Häufung** dieses Krankheitsbildes tritt in Familien auf. Eine genetische Ursache ist **inzwischen** nachgewiesen worden. Die hypertrophe Kardiomyopathie ist die häufigste Ursache für plötzliche Todesfälle bei Jugendlichen und Sportlern. Es gibt aber auch sekundäre Myokardhypertrophien etwa beim Hyperparathyreoidismus.

Pathophysiologie
Makroskopisch findet sich eine meist septal betonte Hypertrophie meist des linken, aber auch des rechten Ventrikels. Während der Systole kann eine Obstruktion des aortalen Ausflusstrakts entstehen. Dies führt zu einer Druckbelastung des linken Ventrikels. Zudem ist durch die Myokardhypertrophie der Herzmuskel versteift und es resultiert eine diastolische Funktionsstörung infolge der zunehmenden Myokardfibrose.

Klinik

Häufig handelt es sich um einen **Zufallsbefund** bei Erstdiagnose. Erfolgt die Erstdiagnose in höherem Lebensalter imponiert in der Regel eine diastolische Dysfunktion mit Belastungsdyspnoe und belastungsabhängigen Tachykardien. Ferner treten Synkopen und Präsynkopen auf. Zudem werden typische oder atypische Thoraxschmerzen beschrieben. Im fortgeschrittenen Stadium können Zeichen der chronischen Herzinsuffizienz imponieren. Eine erhöhte Inzidenz für den plötzlichen Herztod ist nachgewiesen.

Diagnostik

Anamnese und körperlicher Untersuchungsbefund sind meist unergiebig. Im **12-Kanal-EKG** kann häufig ein positiver Sokolow-Index als Zeichen für eine linksventrikuläre Hypertrophie nachgewiesen werden. Ferner können Repolarisationsstörungen vorkommen.

Das **Langzeit-EKG** dient dazu, höhergradige supraventrikuläre und ventrikuläre Herzrhythmusstörungen nachzuweisen.

Richtungsweisend ist die **Echokardiografie** mit einer ausgeprägten, meist septal betonten Hypertrophie. Zudem kann eine Mitralklappeninsuffizienz, eine systolische Vorwärtsbewegung des anterioren Mitralsegels (SAM-Phänomen) sowie eine Hypokontraktilität des steifen Septums bestehen.

Die **Herzkatheteruntersuchung** dient der Messung der Hämodynamik und der Planung einer Intervention und ist insbesondere bei Angabe einer Angina-pectoris-Symptomatik zum Ausschluss einer relevanten KHK indiziert.

Therapie

Diese kann einerseits **konservativ** mittels **Betablocker- oder Kalziumantagonisten vom Verapamil-Typ** erfolgen. Vor- und nachlastsenkende Medikamente wie Nitrate oder ACE-Hemmer führen zur Erhöhung des Gradienten im Ausflusstrakt und sind bei HOCM daher kontraindiziert. Ferner sind positiv inotrope Substanzen wie Digitalis oder Sympathomimetika kontraindiziert, da sie durch die Zunahme der Kontraktionskraft die Obstruktion im linksventrikulären Ausflusstrakt verstärken können.

Bei **potenziell malignen Herzrhythmusstörungen** ist die **Implantation eines ICD** (auch im Rahmen der Primärprävention) Mittel der Wahl.

Bei **hochsymptomatischen Patienten** mit einer hypertroph obstruktiven Kardiomyopathie ist die transkutane myokardiale Septumablation **(TASH)** indiziert. Hierbei wird reiner Alkohol mittels Koronarangiografie gezielt in den ersten Septalast der linken Herzkranzarterie injiziert, wodurch ein Infarkt imitiert wird und das hypertrophierte Myokard schrumpft; dadurch wird die Obstruktion verringert. Alternativ kann auch ein **operatives Vorgehen** (transaortale subvalvuläre Myektomie) erwogen werden. Hier scheinen die Langzeitdaten denen der TASH überlegen zu sein.

■ Restriktive Kardiomyopathie

Definition

Die **restriktive Kardiomyopathie** zeichnet sich durch eine zunehmende Steifigkeit des Herzens mit Beteiligung des Myokards aus. Dabei bleibt die systolische Pumpfunktion erhalten und die Größe der Ventrikel normal. **Kennzeichnend** ist die Dilatation der Vorhöfe. Die sekundäre restriktive Kardiomyopathie ist Folge anderer Erkrankungen, z. B. der Amyloidose, der Sarkoidose oder Hämochromatose. Bei der primären Form ist die Ätiologie unbekannt.

Klinik

Die **Symptomatik** ist durch die chronische Herzinsuffizienz geprägt, die durch die diastolische Funktionsstörung bedingt ist.

Diagnostik

Wegweisend ist auch hier die **Echokardiografie,** mit der ein restriktives Füllungsmuster nachgewiesen werden kann. Typischerweise stellen sich die Ventrikel normal groß dar, wohingegen die Vorhöfe durch die erhöhte Vorhoftätigkeit die eingeschränkte ventrikuläre Füllung kompensieren müssen und in der Folge dilatieren.

Die **Herzkatheteruntersuchung** dient der Druckmessung und ggf. der Myokardbiopsie, in der meist eine interstitielle Fibrose nachgewiesen werden kann. Sie dient jedoch primär dem Ausschluss anderer Erkrankungen.

Therapie

Die Therapie sollte im Sinne der Grunderkrankung **zeitnah** erfolgen. Zudem steht die Therapie der Herzinsuffizienz, mit dem Ziel die Diastolendauer möglichst zu verlängern, im Vordergrund. Die **Prognose** ist **ohne Herztransplantation schlecht.**

■ CHECK-UP

- ☐ Wie werden die Kardiomyopathien unterteilt?
- ☐ Was ist der Unterschied zwischen einer hypertrophen Kardiomyopathie und einer hypertroph obstruktiven Kardiomyopathie?
- ☐ Welche invasive Therapiemöglichkeit besteht in der Behandlung der HOCM?

Entzündliche Herzerkrankungen

▪ Endokarditis

Definition
Die Endokarditis ist eine schwerwiegende Entzündung des Endokards, wobei meistens die Herzklappen betroffen sind.

Epidemiologie
Die **Endokarditis** ist eine Erkrankung mit einer hohen Letalität von 20–30 % (→ Abb. 3.11, → Abb. 3.12). Die Inzidenz liegt bei 20–30 Fälle/1.000.000 Einwohner. Sie betrifft insbesondere ältere Menschen und Patienten mit Klappenprothesen. Zu den **häufigsten Erregern** gehören
- Staphylokokken,
- Streptokokken und
- Enterokokken.

Klinik
Die klinischen Symptome sind vielfältig:
- Intermittierendes Fieber
- Schwäche, Appetitlosigkeit, Gewichtsverlust, Arthralgien
- Kardiale Symptome: Herzgeräusche (neu oder geändert im Klang), Zeichen der Herzinsuffizienz
- Kutane Symptome: Petechien, Osler-Knötchen, Janeway-Läsionen
- Hinweise für eine Nierenbeteiligung im Sinn einer Immunkomplex-vermittelten Glomerulonephritis

Diagnostik
Die Diagnose ist schwierig zu stellen. Die transthorakale und transösophageale Echokardiografie sind zum Nachweis von Vegetationen besonders geeignet. **Blutkulturen** (insgesamt drei Paar) sind zur mikrobiologischen Diagnostik weiterhin das **Untersuchungsverfahren der Wahl.** Sie sollten vor Einleitung einer antibiotischen Therapie abgenommen werden. Die **Duke-Kriterien** helfen, die Diagnose einer infektiösen Endokarditis sicher und rechtzeitig zu stellen (→ Tab. 3.9).

Tab. 3.9 Duke-Kriterien

Hauptkriterien	Nebenkriterien
Keimnachweis in der Blutkultur	Fieber › 38 °C
Endokardbeteiligung: Neues Herzgeräusch, typischer Echobefund	Prädisposition: Herzerkrankungen, Drogen i. v.
	Vaskuläre Phänomene: Embolien, septische Lungeninfarkte, intrakranielle Blutungen, Janeway-Läsionen
	Immunologische Phänomene: Glomerulonephritis, Osler-Knoten, Rheumafaktoren
	Mikrobiologischer Nachweis

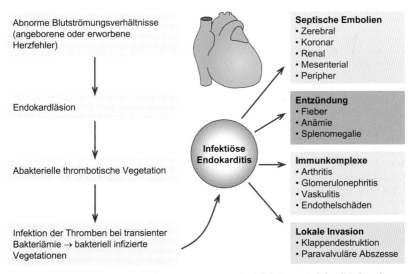

Abb. 3.11 Pathogenese und klinische Manifestationen der infektiösen Endokarditis [L157]

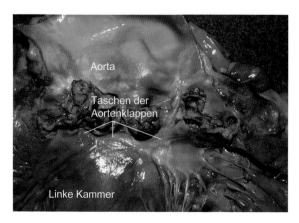

Aorta

Taschen der
Aortenklappen

Linke Kammer

Abb. 3.12 Endokarditis der
Aortenklappe [T173]

Therapie

Das Ziel der **konservativen Therapie** ist die
Eradikation des Mikroorganismus. Grundsätzlich sollte die antibiotische Therapie erst nach
Keimnachweis und dann nach Antibiogramm
erfolgen. Meist besteht die antibiotische Therapie in einer Antibiotikakombination. Zudem
sollten sie intravenös verabreicht werden. Zugänge sollten häufig gewechselt, ZVK-Anlagen
gemieden werden.
Eine **engmaschige klinische Kontrolle** ist
zwingend erforderlich. Hierzu zählen die tägliche Auskultation sowie die wöchentliche echokardiografische Verlaufskontrolle.
In bestimmten Fällen wie z. B. bei der akuten
Klappeninsuffizienz mit nachfolgender kardialer
Dekompensation, bei Prothesenendokarditis,
Abszessen oder Schock ist die umgehende **operative Sanierung** indiziert.

Komplikationen

Insbesondere in den ersten 2 Wochen ist ein
strenges Monitoring der Patienten **erforder-
lich,** um frühzeitig Komplikationen zu erkennen
und zu behandeln. Hierzu zählen:
- Neurologische Komplikationen
  - Zerebrale Embolien
  - Transitorisch ischämische Attacken bis hin
    zum
  - Hirnabszess
- Nephrologische Komplikationen
  - Akutes Nierenversagen
- Vaskulitische Komplikationen
  - Petechiale Einblutungen
- Kardiale Abszedierungen
- Sepsis, septischer Schock

Prävention

Eine **antibiotische Prophylaxe** ist auf **Hochrisikopatienten** (Patienten mit Klappenprothese,
Z. n. Endokarditis, angeborene komplexe, in der
Regel zyanotische Herzklappenfehler) beschränkt. Es werden eine gute Mundhygiene

und **regelmäßige zahnärztliche Untersuchungen** empfohlen, da durch einen schlechten
Zahn- und Parodontalstatus rezidivierende Bak-
teriämien verursacht werden können.

■ Myokarditis

Definition

Die **Myokarditis** ist eine entzündliche Erkrankung des Herzmuskels. **Gefürchtet** ist die **inflammatorische dilatative Kardiomyopathie**
als Komplikation der Myokarditis mit Dilatation
des linken Ventrikels und eingeschränkter linksventrikulärer Pumpfunktion.

Ätiologie

Die Myokarditis wird durch **infektiöse** und
nichtinfektiöse Ursachen bedingt. Klassische
kardiotrope Viren sind Entero- und Adenoviren.
Aber auch das Parvovirus B19 und Herpesviren
können eine Myokarditis verursachen. Zudem
konnten Bakterien (z. B. Borrelia burgdorferi),
Pilze oder Helminthen nachgewiesen werden.
Die nichtinfektiöse Myokarditis kann auch toxisch bedingt sein, z. B. durch Zytostatika, Drogen oder Alkohol.

Klinik

Die Symptomatik ist durch den **unterschiedlichen Verlauf** der Erkrankung sehr vielfältig. So
treten vollständig symptomlose Verläufe auf, die
ohne kardiale Folgen ausheilen. Das klinische
Bild kann aber auch von Zeichen der Herzinsuffizienz (Leistungsknick, Dyspnoe) über eine
akute Angina-pectoris-Symptomatik bis hin
zum klinischen Bild des akuten Myokardinfarkts
mit vermehrt auftretenden Herzrhythmusstörungen imponieren.

Diagnostik

Laborchemisch können erhöhte Entzündungsparameter nachweisbar sein. Biomarker wie
Troponin und Kreatininkinase sind insbesondere in der Akutphase der Erkrankung erhöht.

BNP kann als Ausdruck der Herzinsuffizienz erhöht sein.

Die Aussagekraft der **Virusserologie** ist limitiert und wird daher nicht grundsätzlich empfohlen.

Elektrokardiografisch können ST-Streckenveränderungen, die einem ST-Hebungsinfarkt ähneln, imponieren. Störungen im Reizleitungssystem sowie Arrhythmien können auftreten. **Echokardiografisch** gibt es keine spezifischen Veränderungen (ggf. Perikarderguss, eingeschränkte links- oder rechtsventrikuläre Pumpfunktion, diastolische Dysfunktion), daher ist ein sensitives diagnostisches Verfahren die **kardiale Magnetresonanztomografie.** Das Muster der Kontrastmittelanreicherung ist wesentlich für die Diagnosestellung.

Als Goldstandard gilt jedoch nach wie vor die **Endomyokardbiopsie.** Diese sollte insbesondere bei herzinsuffizienten Patienten, die eine medikamentöse oder mechanische Unterstützung des Herzens benötigen, sowie bei Patienten mit einer Anamnese von 2 Wochen bis 3 Monaten, die sich unter einer medikamentösen Therapie nicht erholen, durchgeführt werden. Es handelt sich um einen komplikationsarmen Eingriff bei versierten Untersuchern.

Therapie und Prognose

Abhängig von der klinischen Symptomatik sollte eine **medikamentöse Herzinsuffizienztherapie nach Leitlinien** erfolgen. Eine **körperliche Schonung** bis zur vollständigen Normalisierung der linksventrikulären Pumpfunktion ist notwendig.

Unter diesen Maßnahmen ist häufig eine Ausheilung der Erkrankung zu beobachten. In seltenen Fällen wird die Implantation eines Schrittmachers oder implantierbaren Kardioverter-Defibrillators (ICD) erforderlich. Bei **fulminanter** Myokarditis kann auch die **Herztransplantation** notwendig werden. Die Myokarditis ist eine häufige Ursache für den plötzlichen Herztod bei jungen Sportlern.

■ Perikarditis

Definition

Unter einer **Perikarditis** versteht man eine akute Entzündung des Perikards. Ätiologisch unterscheidet man infektiöse von nichtinfektiösen Ursachen (→ Tab. 3.10).

Pathophysiologie

Das entzündete parietale Perikard reibt gegen das viszerale, wodurch sich Flüssigkeit im Perikardbeutel bildet. Die Ansammlung von Perikardflüssigkeit führt zur Tamponade mit Druck auf die Herzhöhlen. Das verdickte, ggf. auch ver-

Tab. 3.10 Ursachen für eine Perikarditis

Infektiös	Nichtinfektiös
Viral (z. B. Coxsackie-Viren, Adenoviren, ECHO-Viren)	Post-Infarkt
Tuberkulös	Urämisch bei Niereninsuffizienz
Bakteriell	Neoplasitische
	Strahleninduziert
	Autoimmun, z. B. beim SLE, Kollagenosen
	Mediamenteninduziert (z. B. Chemotherapie)

kalkte Perikard kann die diastolische Füllung des Herzens behindern.

Klinik

Folgende **Symptome** können auftreten:
- Retrosternale oder linksthorakale Schmerzen
- Subfebrile Temperaturen
- Tachykardie
- Dyspnoe
- Perikardreiben in der Auskultation als typischer Befund

Diagnostik

Das **12-Kanal-EKG** zeigt typischerweise eine konkave ST-Streckenhebung. Die **Echokardiografie** ist wegweisend bei Vorliegen eines Perikardergusses.

CT und **MRT** sind in der primären Diagnostik **nicht indiziert,** können aber bei V. a. einen malignen Erguss von Bedeutung sein. **Laborchemisch** können die Entzündungswerte erhöht sein, aber auch die kardialen Biomarker wie Troponin und Kreatininkinase. Je nach vermuteter Genese der Perikarditis können weitere Laborparameter notwendig werden (z. B. bei V. a. Tuberkulose, Tumor oder Autoimmunerkrankungen). Gegebenenfalls kann zur Klärung der Ätiologie die Biopsie erforderlich werden.

Therapie

Patienten mit einer Perikarditis sollten sich **prinzipiell körperlich schonen.** Eine **medikamentöse Therapie,** in der Regel mittels NSAR, wird zur **Schmerzlinderung** und **Entzündungshemmung** eingeleitet. Bei Persistenz der Entzündung kann ergänzend auch Colchicum verordnet werden. **Je nach Genese** ist eine Ausweitung der medikamentösen Therapie erforderlich. Ferner bedarf es der regelmäßigen echokardiografischen Verlaufskontrolle, um Komplikationen wie die Herzbeuteltamponade frühzeitig zu erkennen.

■ Perikarderguss

Definition
Der **Perikarderguss** stellt eine Zunahme der perikardialen Flüssigkeit dar, die beim Gesunden ca. 15–50 ml beträgt (→ Abb. 3.13). Eine **Perikardtamponade** ist ein zunehmender Perikarderguss, der zur Erhöhung des intraperikardialen Drucks, einer Beeinträchtigung der diastolischen Kammerfüllung und zu einer Verminderung des Schlagvolumens führt. Bei langsamer Entstehung des Perikardergusses kann der Perikardbeutel bis zu 2 l Flüssigkeit fassen.

Ätiologie
Häufige **Ursachen** für einen Perikarderguss sind:
- Neoplasien
- Urämische Perikarditis
- Tuberkulose
- Iatrogene Ursachen, z. B. Dissektion im Rahmen einer Koronarintervention
- Standfort-A-Dissektion bei thorakalem Aortenaneurysma

Pathophysiologie und Klinik
Die Abnahme des Schlagvolumens führt zur **Erhöhung der Herzfrequenz,** um das benötigte Herzzeitvolumen zu erreichen. Zudem resultiert eine **Hypotonie.** Als Zeichen des erhöhten Zentralvenendrucks sieht man einen **Halsvenenstau, periphere Ödeme,** ggf. Aszites oder auch eine Anasarka.

Diagnostik
Eine **rasche Bildgebung** bei V. a. einen Perikarderguss/eine Perikardtamponade **kann lebensrettend sein.** An erster Stelle steht die **Echokardiografie. Elektrokardiografisch** kann eine periphere Niedervoltage hinweisend sein.

Im **Röntgen-Thorax** findet sich eine Vergrößerung des Herzschattens, der als Boxbeutelform beschrieben wird.
Die **Computertomografie** kann insbesondere Hinweise auf die Ursache geben (z. B. Nachweis eines Bronchialkarzinoms).

> Bei hämodynamisch instabilen Patienten ist die Untersuchung mittels CT zunächst jedoch nicht indiziert.

Die **diagnostische Punktion** (Labor, Histopathologie und Infektiologie) kann zur Klärung der Ursache beitragen.

Therapie
Die Therapie richtet sich nach der hämodynamischen Beeinträchtigung und der vermuteten Grunderkrankung. **Bei hämodynamisch relevantem Erguss ist die umgehende, entlastende Punktion Mittel der Wahl.** Katecholamine können die Herzleistung kurzfristig steigern, Vasodilatatoren und negativ inotrope Substanzen sollten gemieden werden.

■ Konstriktive Perikarditis

Definition
Bei der **konstriktiven Perikarditis** handelt es sich um einen narbigen Folgezustand der akuten Perikarditis. Die Ätiologie ist wie bei der akuten Perikarditis, wobei die **häufigste Ursache** für die Perikarditis constrictiva die **Tuberkulose** sein soll (→ Tab. 3.11).

Pathogenese
Durch die chronische Entzündung entsteht eine Fibrosierung, Verdickung und Versteifung beider Perikardblätter. Hierdurch wird die diastolische Füllung beeinträchtigt. Eine Dehnung des

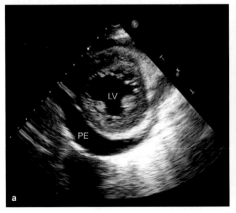
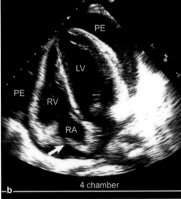

Abb. 3.13 Großer Perikarderguss (PE = Perikarderguss, LV = linker Ventrikel, RA = rechtes Atrium, RV = rechter Ventrikel) [G236]

Tab. 3.11 Ursachen der Pericarditis constrictiva

Idiopathische Ursachen
Postoperative Ursachen
Postinfektiöse Ursachen (tuberkulös oder eitrig)
Strahlentherapie
Systemerkrankungen
Andere Ursachen: Neoplasien, Urämie, Sarkoidose

Herzens in der mittleren und späten Diastole wird durch das starre Perikard behindert, sodass die Blutfüllung der Herzkammern frühzeitig stoppt. Damit ist das Schlagvolumen relativ konstant, das Herzzeitvolumen wird letztlich über die Herfrequenz reguliert.

Klinik
Das progrediente Krankheitsbild ist durch Zeichen des Rückwärtsversagens, wie Jugularvenenstau, Ödeme, Anasarka, Cirrhose cardiaque so-

wie durch Zeichen des Vorwärtsversagens wie Müdigkeit, Belastungsdyspnoe oder kardiale Kachexie gekennzeichnet.

Diagnostik
Zur Diagnosestellung sind folgende Untersuchungen hilfreich:
- EKG: ggf. Niedervoltage, Tachykardie als unspezifisches Zeichen
- Echokardiografie: verdicktes Perikard, biatriale Dilatation, Dilatation der V. cava
- Röntgen-Thorax: ggf. Kalzifizierung des Perikards, Herzgröße kann normal, aber auch vergrößert sein
- MRT: Dieses bildet sowohl das Perikard als auch das Myokard und die kardiale Physiologie ab.
- Links- und Rechtsherzkatheter: Diese Untersuchungen helfen, den Schweregrad der Erkrankung einzuschätzen.

Therapie
Die Therapie der Wahl ist die **Perikardektomie.**

■ **CHECK-UP**

☐ Was ist die Therapie der Wahl beim Nachweis eines hämodynamisch relevanten Perikardergusses?
☐ Was sind die Duke-Kriterien?
☐ Nennen Sie Komplikationen der Endokarditis.

 Tachykarde supraventrikuläre Herzrhythmusstörungen

■ **Vorhofflimmern**

Definition
Vorhofflimmern ist die häufigste Herzrhythmusstörung. Sie ist eine chronisch fortschreitende Erkrankung. Man unterscheidet:
- Paroxysmales Vorhofflimmern: Anfälle von Vorhofflimmern sind selbstlimitierend; üblicherweise innerhalb von 48 h konvertiert das Vorhofflimmern in den ursprünglichen Sinusrhythmus.
- Persistierendes Vorhofflimmern: Das Vorhofflimmern besteht länger als 7 Tage und wird durch eine medikamentöse oder elektrische Kardioversion beendet.
- Lang anhaltendes persistierendes Vorhofflimmern: Hier dauert das Vorhofflimmern schon länger als ein Jahr an bevor es rhythmuserhaltend therapiert wird.
- Permanentes Vorhofflimmern: Das Vorhofflimmern wird akzeptiert. Die Frequenzkontrolle steht im Vordergrund.

Pathophysiologie
Durch die kreisende Erregung der Vorhöfe entstehen Vorhofflimmerfrequenzen von 350–600/min. Dies führt zu einem Verlust der Vorhofkontraktion. Hierdurch wird der Blutfluss insbesondere im linken Vorhofohr deutlich reduziert. Dies geht mit einem erhöhten Risiko der Thrombenbildung einher, mit der möglichen Folge von kardioembolischen Ereignissen (z. B. Schlaganfall, → Abb. 3.14).

Klinik
Es gibt Patienten, die vollständig beschwerdefrei sind und keinerlei Symptome verspüren. Ansonsten finden sich eher unspezifische Beschwerden:
- Allgemeine Müdigkeit
- Leistungsminderung
- Palpitationen, Schwindel
- Thorakale Schmerzen
Die klinische Symptomatik stellt den häufigsten Grund dar, eine rhythmuserhaltende Therapie zu verfolgen.

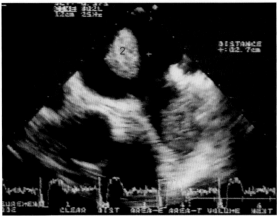

Abb. 3.14 Thromben im linken Vorhof [M185]

Diagnostik

Die **Anamnese** kann Hinweise ergeben. Es ist von Interesse, den **bisherigen Krankheitsverlauf** und die stattgehabte Vormedikation zu erheben. Die körperliche Untersuchung, insbesondere die Auskultation lässt den ersten Verdacht auf ein Vorhofflimmern zu. Gelegentlich kann peripher ein Pulsdefizit getastet werden. Die Diagnose wird anhand des **EKGs** gestellt (→ Abb. 3.15). Dabei stellen sich absolut irreguläre RR-Intervalle im Oberflächen-EKG dar. Eine P-Welle kann nicht abgegrenzt werden. Ergänzend sollte eine **Echokardiografie** erfolgen, um vermutete Herzerkrankungen nachzuweisen.

Therapie

Die **initiale Akutbehandlung** umfasst die **Herzfrequenzkontrolle,** die mittels Betablocker und Kalziumantagonisten vom Nicht-Dihydropyridin-Typ durchgeführt werden kann. Bei Hypotonie oder Herzinsuffizienz kann die Gabe von Digitalis oder Amiodaron erforderlich werden. Ferner umfasst die Therapie die Überprüfung der **Indikation einer oralen Antikoagulation,** um thrombembolische Ereignisse zu verhindern, sowie die Entscheidung über die rhythmuserhaltende oder frequenzkontrollierte Therapie.

Frequenzkontrolle

Permanentes Vorhofflimmern wird mittels Frequenzkontrolle behandelt. Dies erfolgt durch Medikamente, die die Reizleitung am AV-Knochen verlangsamen. Hierdurch wird einerseits die Verbesserung der Herzleistung, andererseits die Symptomlinderung erzielt. Betablocker, Digitalis und Kalziumantagonisten vom Nicht-Dihydropyridin-Typ werden bevorzugt. In Ausnahmefällen (z. B.

bei eingeschränkter linksventrikulärer Pumpfunktion) ist auch die Gabe von Amiodaron möglich. Die Zielherzfrequenz liegt bei < 110 bpm in Ruhe.

Rhythmuskontrolle

Insbesondere zur **Behandlung des symptomatischen und paroxysmalen Vorhofflimmerns** ist die Rhythmuskontrolle Therapie der Wahl. Neben der elektrischen Kardioversion ist auch eine medikamentöse Kardioversion möglich. Propafenon oder Flecainid werden bei Patienten ohne strukturelle Herzerkrankungen eingesetzt. Sie sind jedoch kontraindiziert bei Herzinsuffizienz, Z. n. Myokardinfarkt, KHK und linksventrikulärer Hypertrophie. Sie können auch oral als Einzeldosis verabreicht werden, wenn die Wirksamkeit zuvor unter stationären Bedingungen überprüft worden ist (sogenanntes Pill-in-the-Pocket-Prinzip). Ferner stellt die Katheterablation eine Alternative dar.

Orale Antikoagulation

Die Schlaganfallgefährdung bei Vorhofflimmern ist eine bedeutende Einflussgröße für die erhöhte Mortalität. Zur Vermeidung von thrombembolischen Ereignissen sollten Patienten mit Vorhofflimmern eine orale Antikoagulation in Abhängigkeit des CHA_2DS_2-VASc-Scores, der zur individuellen Risikostratifizierung dient, erhalten. Ist der CHA_2DS_2-VASc-Score ≥ 1 Punkt, so wird die orale Antikoagulation empfohlen (→ Tab. 3.12). Die orale Antikoagulation erfolgt entweder mit Marcumar oder mit einem neuen oralen Antikoagulans (Dabigatran, Rivaroxaban oder Apixaban). Der HAS-BLED-Score ermöglicht die Bewertung des Blutungsrisikos. Ist er ≥ 3 Punkte, sollte eine

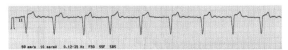

Abb. 3.15 EKG-Befund bei normofrequent übergeleitetem Vorhofflimmern [M185]

engmaschige Betreuung erfolgen und regelmäßig die Indikation zur oralen Antikoagulation
überprüft werden.

- Die Letalität ist verdoppelt.
- Das Schlaganfallrisiko ist erhöht.
- Krankenhausaufenthalte sind häufiger.
- Die linksventrikuläre Pumpfunktion kann
  überhaupt nicht, aber auch bis hin zur Tachy-
  kardiomyopathie beeinträchtigt sein.

■ AV-Knoten-Re-Entry-Tachykardie (AVNRT)

Definition
Bei der **AV-Knoten-Re-Entry-Tachykardie**
(→ Abb. 3.16) handelt es sich um die häufigste supra-
ventrikuläre, paroxysmale Herzrhythmusstörung.
Insbesondere junge Frauen sind davon betroffen.

Tab. 3.12 CHA$_2$DS$_2$-VASc-Score zur Abschätzung des Schlaganfallrisikos

Risikofaktor	Punktwert*
Herzinsuffizierenz (= Congesti-ve heart failure [C])	1
Hypertonie [H]	1
Alter [A] › 75 Jahre	2
Diabetes [D]	1
TIA oder Schlaganfall (Stroke [S])	2
Vaskuläre Erkrankungen [V]: KHK, pAVK etc.	1
Alter [A] 65–74	1
Weibliches Geschlecht (Sex [S])	1

* Ab einem Punktwert von 1 wird eine orale Antikoagulation empfohlen.

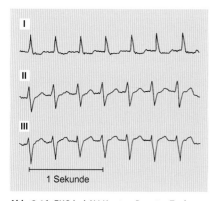

Abb. 3.16 EKG bei AV-Knoten-Reentry-Tachy-
kardie [L157]

Pathophysiologisch existieren **zwei Bahnen im
AV-Knoten** nebeneinander, eine langsam leitende („slow pathway") und eine schnell leitende
Bahn („fast pathway"). Meist wird die Herzrhythmusstörung durch eine atriale Extrasystole
getriggert. Dadurch, dass die schnelle Bahn von
der zuvor erfolgten Erregung noch refraktär ist,
verläuft die Erregung nun über die langsame
Bahn; und kann dann nach Erholung der schnellen Bahn den Vorhof retrograd wieder erregen.
So entsteht letztlich eine kreisende Erregung, bei
der Vorhof und Kammer quasi gleichzeitig er-
regt werden.

Diese Herzrhythmusstörung beginnt und endet
plötzlich. Die Patienten beschreiben Palpitationen, Herzrasen, Schwindel sowie eine Beeinträchtigung ihrer Leistungsfähigkeit.

Neben der **Anamnese,** die bereits richtungsweisend sein kann, ist das **EKG** weiterführend. Meist
stellt sich hier eine Schmalkomplextachykardie
mit einer Herzfrequenz zwischen 160 und 220
bpm dar. Die RR-Abstände sind dabei absolut
regelmäßig. P-Wellen können in der Regel aufgrund der gleichzeitigen Erregung von Kammer
und Vorhof nicht gesehen werden. Ferner kann
die **elektrophysiologische Untersuchung** bei
unklarer Schmalkomplextachykardie weiterführend sein.

Die Unterbrechung der AVNRT ist durch die
Verzögerung der Erregungsleitung im AV Knoten möglich. Dies kann durch Valsalva Manöver, Karotisdruck oder Trinken von kaltem
Wasser provoziert werden. **Medikamentös** ist
die Gabe von Adenosin Mittel der Wahl, die eine vollständige Erregungsüberleitung im AV
Knoten blockiert. Die definitive Therapie ist die
Durchführung einer AV Knoten Modulation,
dabei wird der schnelle Pathway im AV-Knoten
zerstört.

- **Vorhofflattern**
  - Insbesondere bei 1 : 1- und 2 : 1-Überlei-
    tung
  - Durch vagale Manöver kann der AV-Block
    verstärkt und die P-Welle demaskiert wer-
    den.
- **AV-Re-Entry-Tachykardie bei WPW-Syn-
  drom**
  - P-Welle erscheint nach dem QRS-Komplex
  - Im Sinusrhythmus verkürztes PQ-Intervall
    mit typischer Deltawelle

■ Atrioventrikuläre Re-Entry-Tachykardie (AVRT)

Definition

Die Entstehung einer **AVRT** ist an das Vorhandensein einer **akzessorischen atrioventrikulären Leitungsbahn** geknüpft (→ Abb. 3.17). Erfolgt die Erregung dabei antegrad, das heißt vom Vorhof auf die Kammern über den AV-Knoten und retrograd, also von der Kammer zurück auf den Vorhof über das akzessorische Bündel, so spricht man von einer **orthodromen** AVRT, im gegensätzlichen Fall von einer **antidromen** AVRT.

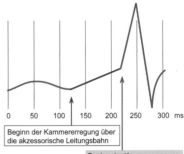

Beginn der Kammererregung über die akzessorische Leitungsbahn

Beginn der Kammererregung über den AV-Knoten

Wolff-Parkinson-White-Syndrom

Das Wolff-Parkinson-White-Syndrom stellt die häufigste Form der AVRT dar und ist durch eine akzessorische Leitungsbahn gekennzeichnet. Männer sind häufiger betroffen, die Erstdiagnose wird meist im frühen Erwachsenenalter gestellt.

In Ruhe erfolgt die Erregungsausbreitung sowohl über das akzessorische Bündel als auch über den AV-Knoten. Im Oberflächen-EKG stellt sich typischerweise eine Verbreiterung des QRS-Komplexes als Ausdruck für die Präexzitation dar. Man spricht auch von der sogenannten Delta-Welle.

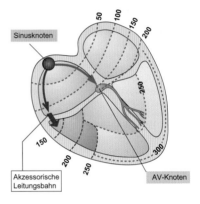

Sinusknoten

Akzessorische Leitungsbahn

AV-Knoten

Abb. 3.17 Erregungsablauf und EKG bei akzessorischer AV-Leitungsbahn [L157]

Klinik

Die AVRT unterscheidet sich nicht von der Symptomatik der AV-Knoten-Re-Entry-Tachykardie.

Diagnostik

Richtungsweisend ist auch hier die Erstellung eines **12-Kanal-Oberflächen-EKG.** Im Fall einer orthodromen AV-Re-Entry-Tachykardie finden sich schmale QRS-Komplexe. Die Herzfrequenz liegt zwischen 150 und 220 bpm. Manchmal ist eine P-Welle hinter dem QRS-Komplex erkennbar. Bei antidromer Erregung resultiert aufgrund der atypischen Erregung der Herzkammer typischerweise ein breiter QRS-Komplex. Die **elektrophysiologische Untersuchung** hat nicht nur diagnostische sondern auch therapeutische Konsequenzen.

Therapie

Die Terminierung kann ebenfalls durch vagale Manöver versucht werden. Medikamente, die die AV-Überleitung verzögern (Verapamil oder Digitalis) sind **kontraindiziert,** da sie die Leitungsfähigkeit des akzessorischen Bündels beschleunigen und damit Kammerflimmern auslösen können. In der akuten Therapie kann mittels Adenosin der Re-Entry-Kreislauf durchbrochen werden. In der **Langzeittherapie** ist die **Katheterablation Mittel der Wahl.**

■ CHECK-UP

- ☐ Was ist eine orthodrome AVRT?
- ☐ Welche supraventrikulären tachykarden Herzrhythmusstörung kennen Sie?
- ☐ Was ist der CHA$_2$DS$_2$-VASc-Score? Was sagt er aus?
- ☐ Warum neigen Patienten mit Vorhofflimmern zu thrombembolischen Ereignissen?

Tachykarde ventrikuläre Herzrhythmusstörungen

■ Ventrikuläre Tachykardie, Kammerflattern, Kammerflimmern

Definition

Von einer **ventrikulären Tachykardie** (→ Abb. 3.18) wird gesprochen, wenn mehr als 3 ventrikuläre Aktionen auftreten. Dauert die ventrikuläre Tachykardie länger als 30 Sekunden, spricht man von einer anhaltenden VT.
Kammerflattern (→ Abb. 3.19) ist eine ventrikuläre Herzrhythmusstörung mit einer Frequenz von 250–320/min.
Bei **Kammerflimmern** (→ Abb. 3.20) lassen sich QRS-Komplexe nicht mehr im Oberflächen-EKG abgrenzen. Die Flimmerwellen haben eine Frequenz > 320/min.

Kammerflimmern ist unbehandelt immer tödlich!

Pathophysiologie

Ventrikuläre Tachykardien sowie Kammerflattern und Kammerflimmern treten bei einer Reihe von Grunderkrankungen auf. Am häufigsten sind sie bei ausgeprägten strukturellen Herzerkrankungen zu beobachten. Hierzu zählen:
- KHK
- Kardiomyopathie
- Myokarditis
- Angeborene und erworbene Herzklappenfehler
- QT-Syndrome (metabolisch oder iatrogen [medikamentös])

Klinik

Die klinische Präsentation kann vom asymptomatischen Patienten bis zum plötzlichen Herztod reichen. Neben Palpitationen, Schwindel und unklaren Synkopen klagen Patienten auch über Angina-pectoris-Beschwerden.

Diagnostik

Die **Anamnese** kann Risikofaktoren erheben, die mit einem erhöhten Risiko für ventrikuläre Herzrhythmusstörungen einhergehen (z. B. Z. n. Myokardinfarkt, Medikamente, strukturelle Herzerkrankungen). **Jeder Patient** sollte ein **12-Kanal-EKG** erhalten. Hier ergeben sich manchmal Hinweise auf die Ursache der Herzrhythmusstörung (QTc-Zeit, WPW-Syndrom, ST-Streckenveränderungen etc.). Im **Langzeit-KG** können anhaltende und nichtanhaltende ventrikuläre Tachykardien dokumentiert werden. Belastungsinduzierte Herzrhythmusstörungen können mittels **Ergometrie** provoziert werden. Die **Echokardiografie** gibt erhebliche Hinweise für strukturelle Herzerkrankungen. Bei überlebtem plötzlichen

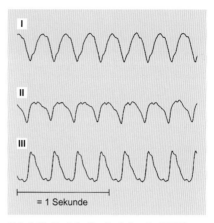

Abb. 3.18 Ventrikuläre Tachykardie [M185]

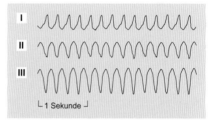

Abb. 3.19 EKG bei Kammerflattern [L157]

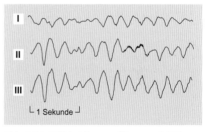

Abb. 3.20 EKG bei Kammerflimmern [L157]

Herztod sollte immer eine invasive **Koronarangiografie** durchgeführt werden.

Therapie

In der **Akuttherapie** der ventrikulären Tachykardie ist die **erste Frage** immer: Handelt es sich um einen kreislaufstabilen oder kreislaufinstabilen Patienten?
Beim **instabilen Patienten** ist die unmittelbare Defibrillation Therapie der Wahl. Bei hämodynamisch **stabilem Patienten** kann eine medikamentöse Terminierung versucht werden. Hierzu werden insbesondere Ajmalin und Amiodaron eingesetzt. Die Therapie der Wahl bei einer Torsade-de-pointes-Tachykardie ist Magnesium i. v.

In der **Langzeittherapie** wird versucht, dass die auslösende Ursache beseitigt wird, also z. B. Absetzen von Medikamenten, die die QTc-Zeit verlängern, die Ausheilung einer Myokarditis etc. Eine primärprophylaktische **ICD-Implantation** sollte erfolgen bei:

- LVEF < 35 % und Z. n. Myokardinfarkt
- LVEF < 35 % und Herzinsuffizienz
- Nichtischämischer DCM und LVEF < 30 %

Eine primärprophylaktische **CRT-ICD-Implantation** sollte erfolgen bei: LVEF < 35 %, QRS-Dauer > 130 ms, LSB, SR und Vorhofflimmern.

■ CHECK-UP

☐ Welche drei tachykarden ventrikulären Herzrhythmusstörungen kennen Sie?
☐ Was ist die Therapie der Wahl bei einem instabilen Patienten mit Kammerflattern?

Bradykarde Herzrhythmusstörungen

Störungen in der Erregungsausbreitung entlang des Leitungssystems führen entweder zu bradykarden Herzrhythmusstörungen oder Blockbildern im abgeleiteten 12-Kanal-EKG. Die wesentliche Behandlungsform von bradykarden Herzrhythmusstörungen basiert auf der Schrittmachertherapie.

■ Sinusknotendysfunktionen

Allgemeines

Treten elektrophysiologische Störungen im Schrittmacherzentrum des Herzens, dem Sinusknoten, auf, so spricht man von einer **Sinusknotendysfunktion.** Aufgrund des Umfangs werden hier nur einige wenige Krankheitsbilder erörtert. Die Sinusknotendysfunktion kann sich als banale **Sinusbradykardie** oder als **Sinusknotenarrest** (Sinusknotenimpuls fällt aus) manifestieren.

Zu den Sinusknotendysfunktionen zählt aber auch das **Bradykardie-Tachykardie-Syndrom.** Diese Herzrhythmusstörung ist durch einen Wechsel von bradykarden und tachykarden Phasen gekennzeichnet. Manchmal wird die Bradykardieneigung beim Bradykardie-Tachykardie-Syndrom durch die medikamentöse Therapie einer tachykarden Herzrhythmusstörung (z. B. Vorhofflimmern) aggraviert, sodass im Verlauf eine **Schrittmachertherapie** erforderlich werden kann.

Klinik

Bei höhergradigen Bradykardien können die Patienten über Schwindel, Müdigkeit, Präsynkopen oder Synkopen berichten. Im Rahmen des Bradykardie-Tachykardie-Syndroms berichten die Patienten vermehrt über Palpitationen.

Diagnostik

Sie umfasst die **laborchemische Bestimmung** der Elektrolyte (z. B. zum Ausschluss einer Hyperkaliämie als Ursache für eine Bradykardie) sowie der Schilddrüsenparamter. Bei medikamentöser Vorbehandlung mit bradykardisierenden Medikamenten, z. B. Amiodaron oder Digitalispräparate, sollte eine entsprechende Spiegelbestimmung vorgenommen werden. Zudem liefern **EKG** und **Langzeit-EKG** wichtige Informationen hinsichtlich des Herzfrequenzverlaufs, der Bradykardiedauer sowie möglicher relevanter Pausen. Ist diese Diagnostik nicht zielführend kann die Implantation eines Ereignisrekorders **(Event-Recorder)** erwogen werden.

Therapie

Zur **akuten, medikamentösen Therapie** der bradykarden Herzrhythmusstörung stehen Parasympatholytika (Atropin) und Sympathikomimetika (Orciprenalin) zur Verfügung. Als Ultima Ratio besteht die Möglichkeit der passageren, auch externen Schrittmachertherapie.

In der **medikamentösen Langzeittherapie** kann durch das Absetzen oder die Dosisreduktion von bradykardisierenden Medikamenten wie Betablockern, Digitalispräparaten, Kalziumantagonisten etc. meist eine Besserung erzielt werden. Zudem sollte eine Hormonsubstitution bei Nachweis einer Schilddrüsenunterfunktion erfolgen, ein Elektrolytausgleich vorgenommen oder eine mögliche Medikamentenüberdosierung ausgeschlossen werden. Ist all dies nicht zielführend, ist die **permanente Schrittmacherstimulation die definitive Lösung.**

■ AV-Blockierungen

Definition

Bei **AV-Blockierungen** ist die Fortleitung der Erregung vom Vorhof über den AV-Knoten auf die Herzkammer gestört. Eine Unterteilung erfolgt in Grad I–III.

Ursachen

- Vegetativ: erhöhter Vagotonus bei Sportlern
- Medikamentös:
  - Betablocker
  - Herzglykoside
  - Kalziumantagonisten
  - Antiarrhythmika
- Herzerkrankungen
  - Myokardinfarkt (häufig Hinterwandinfarkt)
  - Myokarditis, Endokarditis
- Operationen/iatrogen, z. B. im Rahmen von Herzklappenoperationen mit Verletzung des AV-Knotens

Klassifikation

AV-Block I. Grades

Hierbei wird die Erregung verzögert auf die Kammern übergeleitet. Im Oberflächen-EKG resultiert eine Verlängerung des PQ-Intervalls (> 200 ms). Es folgt jedoch weiterhin auf jede P-Welle ein QRS-Komplex (→ Abb. 3.21).

AV-Block II. Grades, Typ Wenckebach (Synonym: Mobitz I)

Hierbei ist die AV-Überleitung teilweise gestört. Die Überleitung auf den AV-Knoten nimmt von Schlag zu Schlag zu, bis die Erregung blockiert wird. Danach beginnt die Erregung erneut. Im Oberflächen-EKG erkennt man eine Zunahme der PQ Zeit bzw. eine Verkürzung der RR-Intervalle, bis dann auf die P-Welle kein QRS-Komplex mehr folgt.

AV-Block II. Grades, Typ Mobitz (Synonym: Mobitz II)

Die Vorhoferregung wird plötzlich nicht mehr auf die Kammern übergeleitet. Elektrokardiografisch folgt auf eine P-Welle plötzlich kein QRS-Komplex mehr, ohne dass sich zuvor die PQ-Zeit verlängert hat. Die Leitungsstörung be-

findet sich häufig im His-Bündel. Es besteht die Gefahr der Progredienz zum AV-Block III°.

AV-Block III. Grades

Die Erregungsleitung von den Vorhöfen auf den AV-Knoten ist vollständig unterbrochen. Es wird keine Erregung mehr auf die Kammern übergeleitet. Im Oberflächen-EKG zeigt sich eine vollständige Dissoziation zwischen Kammern und Vorhöfen, d. h., dass sowohl der QRS-Komplex als auch die P-Welle regelmäßig, aber unabhängig voneinander im Oberflächen-EKG erscheinen. Liegt die Blockierung proximal, erscheint der

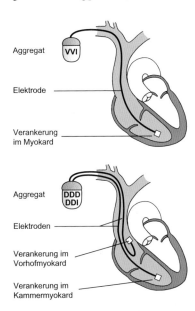

Abb. 3.22 Schemazeichnung Ein- und Zweikammerschrittmacher [L157]

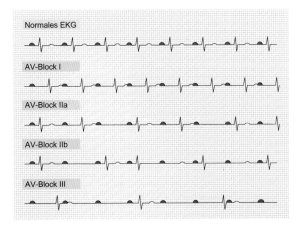

Abb. 3.21 Verschiedene Formen der AV-Blöcke [L157, L231]

Kammerkomplex noch schmal. Je distaler der Ort der Blockierung jedoch im Reizleitungssystem ist, desto breiter wird der QRS-Komplex.

Klinik
Die Symptome entsprechen den Beschwerden anderer bradykarder Herzrhythmusstörungen.

Diagnostik
Die **Methode der Wahl** in der Diagnostik ist die Erstellung eines **12-Kanal-EKGs** zur Dokumentation der Rhythmusstörung. Sollte dies nicht unmittelbar die Herzrhythmusstörung detektieren können, so wäre ein Langzeit-EKG indiziert und in begründeten Fällen die Implantation eines Ereignisrekorders zu diskutieren.
Ferner sollte immer nach Ursachen geforscht werden (Einnahme von bradykardisierenden Medikamenten, Herzinfarkt, OP etc.).

Therapie
In der **Akutphase** besteht die Indikation zur medikamentösen Beschleunigung (z. B. mit Atropin). Dies ist aber insbesondere bei AV-Blockierungen, die im unteren Reizleitungssystem lokalisiert sind, nicht immer wirksam, sodass die passagere, ggf. auch externe Schrittmacherstimulation erforderlich wird.
Außerdem sollten alle bradykardisierenden Medikamente pausiert, ggf. vollständig abgesetzt werden. Die **Indikation zur langfristigen Schrittmacherimplantation** ist abhängig von der Symptomatik und der Prognose der Erkrankung (→ Abb. 3.22).

■ CHECK-UP

☐ Wie unterscheidet sich der AV-Block II. Grades, Typ Mobitz vom AV-Block II. Grades Typ Wenkebach?
☐ Welche Medikamente, die den Herzrhythmus verlangsamen können, kennen Sie?

 ## Arterielle Hypertonie

Definition
Der arterielle Hypertonus (→ Tab. 3.13) wird definiert als systolischer Blutdruck ≥ 140 mmHg und/oder einem diastolischen Blutdruck von ≥ 90 mmHg. Es werden 3 Schweregrade der arteriellen Hypertonie unterschieden.

Epidemiologie
Die Prävalenz, an einem Bluthochdruck zu erkranken, liegt bei 30 %–45 % und steigt mit zu-

nehmendem Alter an. 30 % der Hypertoniker wissen nichts von ihrer Erkrankung und 50 % der bekannten Hypertoniker sind unzureichend eingestellt. Dabei hat die Erkrankung eine weitreichende Bedeutung für die Entstehung von zerebrovaskulären Erkrankungen, für die KHK und die chronische Herzinsuffizienz.

Pathogenese
Die Regulation des Blutdrucks ist eine wichtige Funktion des Körpers. Sie dient der Aufrechterhaltung des zerebralen Perfusionsdrucks. Die Regulation des Blutdrucks ist in erster Linie eine Leistung der Niere über das Renin-Angiotensin-Aldosteron-System (RAAS System). Wird dieses aktiviert, steigt durch die Aldosteronausschüttung die Wasser- und Kochsalzretention an und das Blutvolumen steigt. Zudem erfolgt über die Ausschüttung von Angiotensin eine periphere Vasokonstriktion.

Ätiologie und Einteilung
Die arterielle Hypertonie wird in die **primäre, auch essenzielle, Hypertonie** und in die **sekundäre Hypertonie** unterteilt, wobei letztere Folge eines anderen Krankheitsbildes ist. Häufig findet man die arterielle Hypertonie im Rahmen des sogenannten metabolischen Syndroms. Auch eine erhöhte Kochsalzzufuhr trägt

Tab. 3.13 Grenzwerte für die Definition zur arteriellen Hypertonie

Kategorie	Systole (mmHg)	Diastole (mmHg)
RR-Messung in der Klinik	≥ 140	≥ 90
Ambulante RR-Messung		
RR-Messung tagsüber	≥ 135	≥ 85
Nächtliche RR-Messung	≥ 120	≥ 70
24-Stunden-Blutdruckmessung	≥ 130	≥ 80
Häusliche RR-Messung	≥ 135	≥ 85

zu einer Blutdrucksteigerung bei. Chronischer Stress wird ebenfalls als Ursache für eine primäre Hypertonie angesehen.

Mögliche **sekundäre Ursachen** sind:

- Schlaf-Apnoe-Syndrom
- Renale Hypertonie
  - Renoparenchymatös
  - Renovaskulär
- Endokrine Hypertonie
  - Conn-Syndrom
  - Cushing-Syndrom
  - Akromegalie
  - Hyperthyreose
- Andere
  - Aortenisthmusstenose
  - Bei Schmerzen
  - Systemischer Lupus erythematodes, Vaskulitiden
  - Drogen

Bei klinischen Hinweisen für einen sekundären Hypertonus (z. B. Zeichen für ein Cushing-Syndrom, Blutdruckdifferenz bei Messungen an beiden Armen etc.) ist einen weiterführende Diagnostik erforderlich.

Klinik

Symptome können längere Zeit fehlen. Letztlich sind sie eher unspezifisch. Von Betroffenen werden z. b. frühmorgendlich auftretende Kopfschmerzen, Schwindel, Ohrensausen, Palpitationen, Belastungsdyspnoe oder Nasenbluten beschrieben.

Komplikationen

Gefürchtete Komplikationen des Blutdrucks sind die **Folgeschäden an den Endorganen.** Hierzu zählen:

- Hypertensive Enzephalopathie
  - Hirninfarkt
  - Hirnmassenblutung
- Hypertensive Retinopathie

- Hypertensive Herzerkrankung
  - Linksherzhypertrophie
  - KHK
  - Linksherzinsuffizienz
- Hypertensive Nephropathie
  - Hypertensive Glomerulosklerose
  - Nierenversagen

Diagnostik

Das Vorliegen einer arteriellen Hypertonie wird durch die **regelmäßige Blutdruckmessung,** die sowohl selbstständig als auch im hausärztlichen Umfeld erfolgen kann, diagnostiziert. Sie wird weiterhin als **Goldstandard** gewertet.

Der Fokus bei der Erstdiagnose einer arteriellen Hypertonie sollte neben der Einschätzung des gesamten kardiovaskulären Risikos auch auf mögliche sekundäre Ursachen gelenkt und diese ggf. ausgeschlossen werden. Ferner ist das Ziel, bereits eingetretene Folgeschäden zu diagnostizieren und frühzeitig zu behandeln. Folgende **Diagnostik** wird **empfohlen:**

- Erstellung eines 12-Kanal-EKGs, ggf. LZ-EKG bei V. a. Herzrhythmusstörungen
- Echokardiografie (z. B. Nachweis der linksventrikulären Hypertrophie), ggf. auch weiterführende Diagnostik (z. B. Belastungstest)
- Bestimmung z. B. des Knöchel-Arm-Indexes als Hinweis für andere arterielle Krankheitsbilder
- Bestimmung des Serumkreatinins und der GFR sowie der Mikroalbuminurie, um Folgeschäden an Endorganen nachzuweisen
- Blutfette und Blutzuckerbestimmung bei allen Patienten

Therapie

Bis auf wenige Ausnahmen sollte der Zielblutdruck < 140 mmHg systolisch betragen. Bei Patienten, die älter als 80 Jahre sind, liegt der Zielblutdruck systolisch zwischen 150 und 140 mmHg. Der diastolische Blutdruck sollte < 90 mmHg sein, bei Diabetespatienten < 85 mmHg.

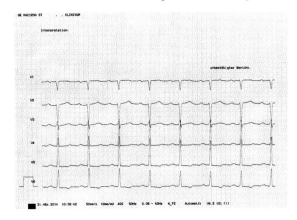

Abb. 3.23 EKG mit Zeichen der Linksherzhypertrophie [M846]

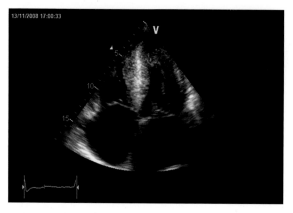

13/11/2008 17:00:33

Abb. 3.24 Echokardiografie mit Zeichen der Linksherzhypertrophie [T696]

Die **Änderung des Lebensstils** sind Eckpfeiler der Therapie. Hierzu zählt:

- Salzrestriktion auf 5–6 g/Tag
- Kontrolle des Körpergewichts (Ziel: BMI 25 kg/m^2)
- Regelmäßige körperliche Aktivität (30 min 5–7×/Woche)
- Mediterrane Ernährung
- Nikotinkarenz
- Moderater Alkoholkonsum

Bei Patienten mit einem hohen oder sehr hohen kardiovaskulären Risikoprofil ist auch die unmittelbare mediakamentöse Therapie indiziert. Diese kann als Monotherapie oder auch als Kombination aus mehreren antihypertensiven Medikamenten erfolgen (→ Medikamente zur antihypertensiven Therapie). Bei älteren Patienten sollte eine antihypertensive Therapie bei einem systolischen Druck von ≥ 160 mmHg verordnet werden. Eine Kombination aus ACE-Hemmern und AT$_1$-Blockern wird nicht mehr empfohlen.

Der Therapierfolg kann an regelmäßigen Selbstmessungen oder im Rahmen von 24-h-Blutdruckmessungen kontrolliert werden. Im Fall eines **therapieresistenten arteriellen Hypertonus** ist die Gabe eines Alphablockers (Doxazosin) oder eines Aldosteronantagonisten möglich. Als Ultima Ratio bei anhaltend hohen Blutdruckwerten erlangt die **renale Denervierung** als invasives Verfahren zunehmend an Bedeutung.

Ferner sollte eine Therapie weiterer Risikofaktoren behandelt werden (z. B. Statine bei Patienten mit moderatem bis hohem kardiovaskulärem Risiko).

Medikamente zur antihypertensiven Therapie

- ACE-Hemmer
- Angiotensin-Rezeptorblocker
- Betablocker
- Kalziumantagonisten
- Diuretika

■ CHECK-UP

- ☐ Nennen Sie mögliche Ursachen für einen sekundären arteriellen Hypertonus.
- ☐ Welche Medikamente stehen in der Therapie des arteriellen Hypertonus zur Verfügung?
- ☐ Welches ist der Zielblutdruck in der Therapie des arteriellen Hypertonus?

Synkope

Definition

Die **Synkope** ist ein vorübergehender Bewusstseinsverlust mit zerebraler Minderperfusion und Verlust des Muskeltonus. Sie tritt meist plötzlich und unerwartet auf und ist von kurzer Dauer mit vollständiger Rückbildung der Symptomatik.

Epidemiologie

Synkopen treten relativ häufig auf, dennoch wird nur in den wenigsten Fällen ärztliche Hilfe oder ärztlicher Rat in Anspruch genommen. Am häufigsten finden sich Reflexsynkopen, gefolgt von kardial bedingten Synkopen.

Klassifikation

Folgende Klassifikation ist gebräuchlich:
- Kardial bedingte Synkopen
- Reflexsynkopen
- Synkopen bei orthostatischer Hypotension

Kardiale Synkope

Hierzu zählen **rhythmogene Synkopen** (z. B. durch bradykarde oder tachykarde Herzrhythmusstörungen) sowie **strukturelle Ursachen** (z. B. bei Aortenklappenstenose oder HOCM).

Reflexsynkope

Hierunter versteht man Ereignisse, die als synkopenauslösenden Mechanismus eine Vasodilatation durch Sympathikushemmung und/oder eine vorwiegend vagal bedingte Bradykardie oder Asystolie aufweisen. Hierzu zählen z. B.
- die neurokardiogene Synkope, die nach längerem Stehen auftritt,
- die emotional induzierte Synkope, z. B. bei Blutentnahmen oder anderen Schmerzereignissen,
- die Karotissinussynkope durch Manipulation des Karotissinus sowie
- die situativen Synkopen (z. B. Miktionssynkope).

Synkopen bei orthostatischer Hypotension

Die orthostatische Hypotension ist durch einen relevanten Blutdruckabfall von mehr als 20 mmHg definiert. Der Hauptpathomechanismus besteht bei der orthostatischen Hypotension in einer unzureichenden sympathisch vermittelten Vasokonstriktion. Sie kann
- bei zahlreichen Krankheitsbildern auftreten (z. B. Morbus Parkinson, Multisystematrophie, Diabetes mellitus) oder
- als Nebenwirkung von Medikamenten oder bei Volumenmangel zu beobachten sein.

Diagnostik

Die initiale Diagnostik umfasst eine Anamnese, eine körperliche Untersuchung, eine Blutdruckmessung sowie die Erstellung eines **12-Kanal-EKGs.** Die Diagnostik kann dann nach Bedarf ergänzt werden (z. B. um eine Echokardiografie

bei begründetem Verdacht auf eine strukturelle oder mechanische Herzerkrankung). Bei V. a. ein rhythmogenes Ereignis sollte ein **EKG-Monitoring** erfolgen. Bei V. a. eine Reflexsynkope ist eine **Kipptischuntersuchung** erforderlich. Durch Massage des Karotissinus kann eine Synkope erneut provoziert werden. Eine **Ergometrie** kann bei Auftreten einer Synkope unter Belastung durchgeführt werden. Bei diagnostischer Unsicherheit sollte eine **Risikostratifizierung** vorgenommen werden (z. B. gibt es Hinweise auf eine strukturelle Herzerkrankung, EKG-Veränderungen wie LSB oder Veränderungen der QTc-Zeit, anamnestische Hinweise auf einen plötzlichen Herztod in der Familie, Synkope im Liegen oder bei körperlicher Belastung etc.), um das weitere diagnostische Prozedere festlegen zu können.

Therapie

Ziel ist die **Verhinderung weiterer Synkopen.** Je nach Genese ist Aufklärung und Beruhigung indiziert.

Therapie der kardialen Synkope

Sie richtet sich nach der zugrunde liegenden Ursache. Werden kardiale Arrhythmien nachgewiesen, ist die spezifische Therapie der führenden Arrhythmie indiziert (z. B. Schrittmacherimplantation, Katheterablation, ICD etc.). Liegt die Ursache in einer strukturellen Herzerkrankung, so sollte die Grunderkrankung therapiert werden (z. B. Aortenklappenersatz bei hochgradiger Aortenklappenstenose).

Therapie der Reflexsynkope

- Bei Prodromi können isometrische mechanische Manöver indiziert sein.
- Eine Schrittmacherindikation besteht insbesondere beim Nachweis einer kardioinhibitorischen Synkope oder einem Karotissinus-Syndrom.

Therapie der orthostatischen Hypotension

- Adäquate Volumenzufuhr und Salzaufnahme
- Gegebenenfalls Kompressionsstrümpfe
- Medikamentöser Therapieversuch mit Midodrin oder Fludrocortison

Differenzialdiagnosen

- Epileptischer Anfall
- Kryptogene Sturzattacken (drop attacks)
- Hypoglykämie
- Psychogene Anfälle

4 Angiologie

 ## Krankheiten arterieller Gefäße

■ Periphere arterielle Verschlusskrankheit (pAVK)

Definition
Die **periphere arterielle Verschlusskrankheit** bezeichnet eine Einschränkung der Durchblutung der Arterien, die die Extremitäten versorgen. Selten ist die Aorta betroffen.

Epidemiologie
Die Prävalenz ist altersabhängig und steigt mit höherem Lebensalter an. Ab einem Alter ≥ 70 Jahren liegt sie bei 15–20 %. Es besteht eine erhebliche Koinzidenz der pAVK mit zerebralen und kardialen Durchblutungsstörungen. **Diabetiker** haben ein 2- bis 4-fach erhöhtes Risiko an einer pAVK zu erkranken. So liegt die Prävalenz bei Diabetikern, die älter als 50 Jahre sind, bei 29 %. Männer sind häufiger als Frauen betroffen.

Ätiologie und Pathogenese
Risikofaktoren
Führende Risikofaktoren sind
• Rauchen und
• Diabetes mellitus, gefolgt von
• arterieller Hypertonie,
• Hypercholesterinämie und
• familiärer Belastung (seltener).
In der **Pathogenese** ist die **Arteriosklerose meist ursächlich.** Seltener finden sich Vaskulitiden, kongenitale oder erworbene Gefäßmissbildungen.
Durch die arteriosklerotisch bedingte Verengung der Gefäße tritt distal der Stenose ein Mangel an Sauerstoff und es entstehen Symptome wie Schmerz, Schwäche, kalte und blasse Haut.

Verschlusstypen
Die klinischen Beschwerden sind abhängig von der Lokalisation der Stenose und finden sich typischerweise distal der Verengung. Dabei ist der Pulsstatus distal der Stenose abgeschwächt oder sogar aufgehoben.
Folgende Verschlusstypen werden unterschieden:
• Aortoiliakaler Verschlusstyp
• Femoropoplitealer Verschlusstyp (häufigster)
• Peripherer Verschlusstyp (below the knee)

Klinik
Die Klinik hängt vom Stadium der Erkrankung ab. Sie ist durch den belastungsinduzierten, ischämiebedingten Schmerz gekennzeichnet, der reproduzierbar ist und sich in Ruhe rasch bessert. Daher resultiert die allgemeingültige Bezeichnung der sogenannten **Schaufensterkrankheit** (entsprechend Stadium II).
Die klinische Einteilung orientiert sich an der maximalen schmerzfreien Gehstrecke und wird üblicherweise nach Fontaine eingeteilt (→ Tab. 4.1). International wird jedoch häufig die Einteilung nach Rutherford verwendet.

Diagnostik
Zu Beginn der Untersuchung stehen die **Anamnese** und die sorgfältige **klinische Untersuchung** mit Berücksichtigung der Auskultations- und Palpationspunkte. Zu achten ist insbesondere auf Farbe und Behaarung der Beine sowie auf Hautveränderungen und trophische Störungen.
Es erfolgt danach die **dopplersonografische Messung** der arteriellen Verschlussdrücke der A. dorsalis pedis und der (→ Abb. 4.2) A. tibialis posterior sowie die Berechnung des **Knöchel-Arm-Indexes** (ABI, → Tab. 4.2). Zudem kann die Gehstreckeneinschränkung über ein standardisiertes **Laufbandergometer** (3 km/h, 12 % Steigung) bestimmt werden.

Tab. 4.1 Stadieneinteilung der pAVK nach Fontaine

Stadium	Klinik
I	Beschwerdefreiheit
II	Belastungsabhängiger Schmerz, Claudicatio intermittens • Stadium II a: Gehstrecke › 200 m • Stadium II b: Gehstrecke ‹ 200 m
III	Ruheschmerz
IV	Zusätzlich trophische Störungen (z. B. Nekrosen, trockene oder feuchte Gangrän, → Abb. 4.1)

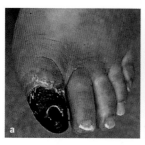 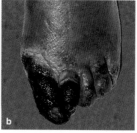

Abb. 4.1 Trockene und feuchte Gangrän [M180]

Tab. 4.2 Knöchel-Arm-Index (ABI)*

ABI	Klinik
> 0,9–1,2	Normale Durchblutung
0,9–0,75	Leichte Durchblutungsstörung
< 0,75–0,5	Mittelschwere Durchblutungsstörung
< 0,5	Kritische Ischämie

* Der ABI ist das Verhältnis von systolischem Knöcheldruck zu systolischem Armdruck und dient der Abschätzung der peripheren arteriellen Verschlusskrankheit.

Wenn indiziert, folgt die bildgebende Diagnostik mittels Duplexsonografie, DSA (digitale Subtraktionsangiografie) und MR-Angiografie.

Therapie
Die Therapie der pAVK **umfasst Basismaßnahmen, konservative Maßnahmen** sowie **invasive Maßnahmen.** Diese umfassen im Einzelnen:
- **Basismaßnahmen**
  - Gewichtsreduktion bei Übergewicht
  - Nikotinkarenz bei Rauchern
  - Behandlung der arteriellen Hypertonie, der Hypercholesterinämie sowie des Diabetes mellitus
- **Konservative Therapie**
  - Gehtraining
  - Fußpflege, Wundtoilette
  - Medikamentöse Therapie
    - Thrombozytenaggregationshemmer
    - Vasoaktive Substanzen (Iloprost und Alprostadil)
    - Schmerzmittel nach Bedarf
- **Invasive Therapie**
  - Perkutane transluminale Angioplastie (PTA)
  - Operative Revaskularisation (Bypass, Thrombendarteriektomie, Gefäßprothese, Interponat)
  - Lokale Maßnahmen zur Wundheilung (Amputation, Wunddébridement etc.)

▪ Akuter Arterienverschluss im Extremitätenbereich

Definition
Der **akute Arterienverschluss** ist durch eine plötzlich komplette oder hochgradig filiforme Verlegung des Arterienlumens durch eine Embolie oder eine arterielle Thrombose bedingt.

Ätiologie und Pathogenese
Die **Emboliequelle** ist häufig kardialer Genese, bedingt etwa durch Vorhofflimmern oder durch ein Aneurysma nach Myokardinfarkt. Ferner finden sich ursächlich arterielle Thrombosen, wohingegen embolische Verschlüsse infolge einer Endokarditis eher seltener sind. Prädilektionsstelle ist der femoropopliteale Übergang. Tritt der Verschluss im Bereich der Aortengabel auf, so spricht man von einem akuten **Leriche-Syndrom.** Durch den akuten Verschluss tritt distal der Stenose eine Ischämie auf.

Klinik
Das Vollbild wird anhand der **6 klinischen „Ps"** charakterisiert:
1. **P**ain (Schmerz)
2. **P**aleness (Blässe)
3. **P**ulslessness (Pulslosigkeit)
4. **P**araesthesia (Gefühlsstörung)
5. **P**aralysis (Lähmung)
6. **P**rostration (Schock)

Diagnose
Die Lokalisation des akuten Verschlusses lässt sich anhand des Pulsstatus erheben. Anhand von **Laborparametern** wie z. B. Laktat, Kreatinkinase oder Laktatdehydrogenase kann der Gewebeuntergang nachgewiesen werden. Wegweisend in der Diagnostik ist die unmittelbare Durchführung einer **Angiografie,** mit der der definitive Verschluss sowie die Lokalisation der Stenose nachgewiesen werden können.

Therapie
Der **akute Arterienverschluss** ist ein **akuter Notfall.** Ziel ist die unmittelbare Revaskularisation mittels
- Lysetherapie (z. B. mit rt-PA oder Urokinase),
- Aspirationsthrombektomie oder

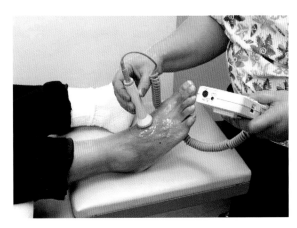

Abb. 4.2 Bestimmung des Dopplerdrucks über der A. dorsalis pedis [E919]

- durch chirurgische Embolektomie mittels Fogarty-Katheter.

Ferner umfasst die **Erstversorgung** die Schock- und Schmerzbehandlung. Außerdem sollte das betroffene Bein tief gelagert werden (erhöhter Perfusionsdruck). Zur **Rezidivprophylaxe** erhalten die Patienten je nach Genese des Verschlusses eine orale Antikoagulation (bei Genese Vorhofflimmern) oder die Gabe von Thrombozytenaggregationshemmern.

Leriche-Syndrom

Beim **Leriche-Syndrom** handelt es sich um einen kompletten Verschluss der Aorta distal des Abgangs der Nierenarterien. Ursächlich sind neben der Arteriosklerose, Vaskulitiden und Blutgerinnsel. Je nachdem, ob es sich um ein akutes Ereignis oder ein langsam fortschreitendes Krankheitsbild handelt, findet man entweder die klassischen Symptome des akuten arteriellen Verschlusses oder es werden zunehmend Störungen der Blasen- und Rektumfunktion sowie eine erektile Dysfunktion bis hin zur Impotenz seitens des Patienten beklagt.

▪ Arterielle Verschlusskrankheit der Hirnarterien und Schlaganfall

Definition

Als **ischämischer Schlaganfall** wird ein akutes fokal neurologisches Defizit aufgrund einer umschriebenen Durchblutungsstörung des Gehirns bezeichnet.

Epidemiologie

Die Inzidenz liegt bei etwa 160–240/100.000 Einwohner. Die Prävalenz steigt mit dem Alter. Patienten mit pAVK oder KHK haben ein erhöhtes Risiko.

Schlaganfalltypen

Es lassen sich der **ischämische Insult** (plötzlich auftretende Minderdurchblutung) und der **hämorrhagische Insult** (akute Hirnblutung) unterscheiden. Aufgrund der raumfordernden Wirkung durch eine intrazerebrale Blutung kann in den nachgeordneten Regionen ebenfalls eine Ischämie auftreten. Tritt in einem primär ischämischen Infarkt eine sekundäre Blutung auf, spricht man von **hämorrhagischer Infarzierung.** Der ischämische Insult ist der häufigste (ca. 85%).

Ätiologie und Pathogenese

Die Ursache liegt meist in der Arteriosklerose der hirnzuführenden Gefäße. **Wesentlicher Risikofaktor** ist der arterielle Hypertonus, aber auch die klassischen kardiovaskulären Risikofaktoren Diabetes mellitus, Rauchen, Alter und Hyperlipoproteinämie etc. sind zu berücksichtigen. Zudem spielen Embolien, z. B. bei Vorhofflimmern, oder septische Embolien bei Endokarditis eine Rolle.

Klinik

Die neurologische Symptomatik richtet sich nach dem betroffenen Hirnareal, ist aber nicht immer eindeutig zuzuordnen. Zu den **Zeichen eines Schlaganfalls** zählen (genaue Zuordnung siehe Lehrbücher der Neurologie):

- Sehstörung auf einem oder beiden Augen (evtl. einseitige Pupillenerweiterung), Gesichtsfeldausfall, Doppelbilder
- Fehlende Wahrnehmung eines Teils der Umwelt oder des eigenen Körpers (Neglect)
- Schwindel, Übelkeit, Erbrechen
- Gangstörung, Gleichgewichts- oder Koordinationsstörung (Ataxie)
- Paresen im Gesicht, in einem Arm, einem Bein oder einer ganzen Körperhälfte
- Verwirrung, Sprach-, Schrift- oder Verständnisstörung, Wortfindungsstörungen, stärkster Kopfschmerz ohne erkennbare Ursache bei evtl. entgleistem Blutdruck

- Schluckstörungen (Dysphagie)
- Orientierungsstörungen

Diagnostik

Anamnese, körperliche und die orientierende neurologische Untersuchung unterstützen die Diagnosestellung und die Einschätzung des Schweregrads. Der Beginn der Symptomatik und mögliche Lysekontraindikationen sollten dokumentiert werden. Zur Abgrenzung zwischen Hirninfarkt und Hirnblutung sollte zeitnah ein **cCT,** ggf. ein MRT durchgeführt werden (→ Abb. 4.3).

Zur Beurteilung der extrakraniellen Gefäße sollte im Verlauf die **Doppler-/Duplexsonografie** eingesetzt werden. Außerdem sollte eine **Umfelddiagnostik** mit der Frage einer kardiologischen Genese (Suche einer Emboliequelle) erfolgen (Echo, TEE und LZ-EKG).

Therapie

Bei akutem apoplektischem Insult sollte eine **Lysetherapie** nach Ausschluss einer intrazerebralen Blutung und Abwägung möglicher Kontraindikationen innerhalb von 4,5 h nach Beginn der klinischen Symptomatik durchgeführt werden. Bei A.-carotis-interna-Stenosen oder -Verschlüssen ist die **chirurgische Thrombendarteriektomie** Therapie der Wahl. Die Indikation zur Intervention ist bei bestehender Symptomatik gegeben. Ist die Stenose > 70 % und bestehen keine Symptome, ist die Indikation ebenfalls gegeben. Alternativ ist eine **PTA mit Stentimplantation** möglich.

Prävention

Die präventiven Maßnahmen umfassen
- die Behandlung der Risikofaktoren einer Arteriosklerose (Nikotinkarenz, körperliche Aktivität, kein hoher Alkoholkonsum, gut eingestellter Bluthochdruck etc.),
- die orale Antikoagulation bei chronischem Vorhofflimmern,
- die Gabe von Thrombozytenaggregationshemmern zur Sekundärprävention sowie
- eine Statin-Therapie

Subclavian-Steal-Phänomen

Unter dem **Subclavian-Steal-Phänomen** (→ Abb. 4.4) versteht man eine hochgradige Stenose im Bereich der proximalen A. subclavia bzw. des Trc. brachiocephalicus mit Minderperfusion des betroffenen Arms. Die Minderversorgung wird über die A. vertebralis als Kollaterale ausgeglichen (Strömungsumkehr in diesem Gefäß).

Durch die reduzierte zerebrale Blutversorgung finden sich klinisch Symptome wie Schwindel, Übelkeit und Synkopen. Unter Anstrengung treten am Arm aufgrund der reduzierten Perfusion belastungsinduzierte Schmerzen und muskuläre Erschöpfung auf.

▪ Akuter Mesenterialinfarkt

Definition

Der **akute Mesenterialinfarkt** ist ein lebensbedrohlicher Zustand mit plötzlichem Verschluss der Mesenterialgefäße (am häufigsten ist die

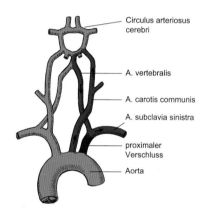

Circulus arteriosus cerebri

A. vertebralis

A. carotis communis

A. subclavia sinistra

proximaler Verschluss

Aorta

Abb. 4.4 Subclavian-Steal-Phänomen [L190]

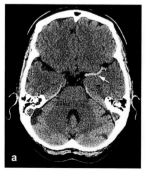
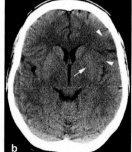
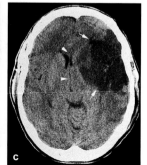

Abb. 4.3 cCT des Schädels mit Nachweis eines apoplektischen Insults [M443]

A. mesenterica superior betroffen, ca. 85 %) mit nachfolgender Infarzierung und Nekrotisierung des entsprechenden Darmabschnitts.

Epidemiologie, Risikofaktoren
Die **Letalität** der akuten mesenterialen Ischämie ist seit Jahren unverändert **hoch.** Sie steigt mit zunehmender Verzögerung der richtigen Diagnosestellung.
Embolische Verschlüsse (z. B. Thrombembolien bei Vorhofflimmern) sind aufgrund der weitverbreiteten oralen Antikoagulation inzwischen rückläufig. Arterielle Thrombosen und nichtokklusive Ischämieformen (z. B. bei Abfall des Herzzeitvolumens) nehmen jedoch zu. Die venöse mesenteriale Thrombose ist seltener und tritt z. B. im Rahmen von Malignomen (z. B. Pankreaskarzinom) oder bei angeborener Thrombophilie auf.

Pathophysiologie
Eine **akute Durchblutungsstörung des Darms** führt innerhalb von 6 h zu einer irreversiblen mukosalen Ischämie mit Zerstörung der Mukosabarriere und Translokation von Bakterien.

Klinik
Drei Stadien des akuten Mesenterialinfarkts:
*   **Initialstadium** → akute, diffuse abdominelle, ggf. krampfartige Beschwerden und Durchfälle
*   **Stilles Intervall** → bedingt durch ein Zugrundegehen der intramuralen Schmerzrezeptoren durch die anhaltende Minderperfusion lässt die Schmerzsymptomatik nach („fauler Frieden“).
*   **Endstadium** → Zusammenbruch der Mukosabarriere mit bakterieller Translokation so-

wie Darmwandgangrän mit Durchwanderungsperitonitis, Ileus, Sepsis und Multiorganversagen

Diagnostik
Die Diagnose ist aufgrund der vielen möglichen Differenzialdiagnosen **relativ schwierig** und wird häufig zu spät gestellt. Die Diagnostik sollte neben der körperlichen Untersuchung, der Laborbestimmung inklusive **Laktatbestimmung** auch ein **Röntgen-Abdomen** und ein **Angio-CT** umfassen. Gegebenenfalls kann eine **Katheterangiografie** erfolgen. Die Angiografie bietet in geeigneten Fällen die Chance zur sofortigen nichtoperativen Intervention.

Therapie
Ziel ist die **umgehende Wiederherstellung der Darmdurchblutung** mittels
*   endovaskuläre Techniken:
    *   Transfemorale Aspirationsembolektomie
    *   Lokale Fibrinolyse (rt-PA oder Urokinase)
    *   Stent-PTA (bei arteriosklerotischen Gefäßverschlüssen)
    *   Spülperfusion
*   chirurgischer Therapieoptionen (bei zentraler Gefäßokklusion oder Peritonitis):
    *   Resektion des betroffenen Darmsegments

▓ Aortenaneurysma

Definition
Unter einem **Aneurysma der Aorta** versteht man eine Aufweitung der Aorta (→ Abb. 4.5). Je nach Lokalisation spricht man von einem thorakalen oder abdominellen Aortenaneurysma.

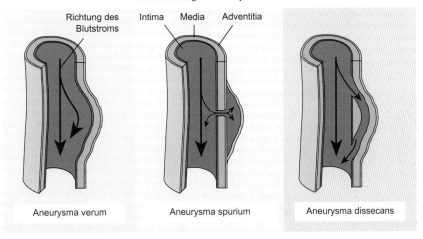

Differenzierung der Aneurysmen

Richtung des Blutstroms   Intima   Media   Adventitia

Aneurysma verum   Aneurysma spurium   Aneurysma dissecans

Abb. 4.5 Verschiedene Aneurysmaformen [L115]

Einteilung

- **Aneurysma verum:** Einbeziehung aller Wandschichten, meist Folge einer Arteriosklerose, meist Männer (Männer : Frauen = 1 : 3) jenseits des 50. Lebensjahrs mit arteriellem Hypertonus und pAVK.
- **Aneurysma spurium:** Dabei besteht eine Abtrennung zwischen Intima/Media und Adventitia, meist Folge einer (iatrogen) stumpfen oder scharfen Verletzung.
- **Aneurysma dissecans:** Bei einer Dissektion wühlt sich das Blut zwischen die Schichten der Gefäßwand vor und zerteilt (disseziert) diese. Dadurch entsteht eine zweite, künstlich geschaffene Blutbahn, ein Pseudolumen.

Risikofaktoren

Risikofaktoren sind
- hohes Alter,
- Nikotinabusus,
- fortgeschrittene Arteriosklerose der Aorta sowie
- die arterielle Hypertonie.

Zudem gibt es **genetische Erkrankungen,** die die Entstehung eines Aortenaneurysmas begünstigen können (Marfan-Syndrom, Ehlers-Danlos-Syndrom, Turner-Syndrom).

Klinik

Meist stummer Verlauf, daher Zufallsbefund im Rahmen der Echokardiografie, Abdomensonografie, Röntgen Thoraxaufnahme o. Ä. Gegebenenfalls treten diffuse Brust-, Bauch- oder Rückenschmerzen auf, ggf. finden sich seitendifferente Leistenpulse.

Diagnostik

Die **Abdomensonografie** hat einen hohen Stellenwert als Screeninguntersuchung und in der Verlaufsbeobachtung des abdominellen Aortenaneurysmas. Bei einem Aortendurchmesser von > 5 cm sollten **vierteljährliche Kontrollen** erfolgen. **Ergänzend** sollte ein **Angio-CT** oder **MRT** erfolgen.

Therapie

Sobald die thorakale Aorta ascendens einen Durchmesser von 5 cm, die thorakale Aorta descendens einen Durchmesser von 6 cm oder die abdominale Aorta einen Durchmesser von 5–5,5 cm (Frauen 4,5–5 cm) erreicht hat, ist die Indikation für die endovaskuläre oder **offen chirurgische Therapie** gegeben. **Symptomatische Aneurysmen** sollten unabhängig von der Größe therapiert werden.

Prognose

Alle Patienten sollten angewiesen werden, das Rauchen zu unterlassen. Zudem sollten Patienten mit einem Aortenaneurysma Statine zur Sekundärtherapie erhalten. Eine gute Blutdruckeinstellung sollte angestrebt werden. Das Rupturrisiko steigt mit dem Durchmesser der Aorta und beträgt bei einem Durchmesser von über 6 cm ca. 7 %.

■ Akute Aortendissektion

Definition

Die **Aortendissektion** ist die häufigste akute Aortenerkrankung. Es kommt zu einem Einriss der aortalen Intima mit Aufspaltung der Aortenwand und Bildung eines falschen Lumens (→ Aortenaneurysma). Der hohe Druck im falschen Lumen kann innerhalb von Minuten zur Ruptur der Adventita führen, was zum tödlichen Verbluten des Patienten führt.

Einteilung

Es hat sich eine Unterscheidung zwischen Aortendissektionen mit und ohne Beteiligung der Aorta ascendens durchgesetzt (→ Abb. 4.6). Die **Stanford-Klassifikation** beschreibt die Lokalisation des intimalen Einrisses. Tritt dieser im Bereich der Aorta ascendens auf, spricht man vom Typ Stanford A oder einer proximalen Dissektion, tritt dieser jedoch distal der linken Arteria subclavia auf, so handelt es sich um eine Stanford-B- oder eine distale Dissektion.

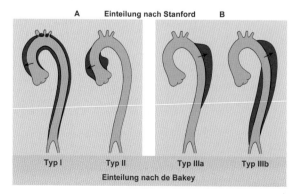

A Einteilung nach Stanford B

Typ I Typ II Typ IIIa Typ IIIb

Einteilung nach de Bakey

Abb. 4.6 Schematische Darstellung des Aneurysma dissecans der Aorta [L157]

Klinik

Zu den geäußerten Beschwerden einer akuten Aortendissektion zählen:

- Akuter Vernichtungsschmerz im Brust-, Rücken- oder Abdominalbereich
- Gefühl eines im Verlauf wandernden Schmerzes
- Gegebenenfalls Blutdruckabfall und Schocksymptomatik bei größeren Blutverlusten
- Zeichen der Perikardtamponade bei Ruptur in den Herzbeutel
- Gegebenenfalls Symptome von Durchblutungsstörungen an Extremitäten oder Bauchorganen
- Atemnot
- Todesangst

Diagnostik

Die schnittbildgebenden Verfahren, insbesondere das **Angio-CT** haben einen hohen Stellenwert. Ergänzend kann die **transthorakale oder transösophageale Bildgebung** weiterführen.

Therapie

Die akute Aortendissektion ist ein Notfall, der mit einer hohen Letalität einhergeht. Therapeutisch ist die **Operation** oder **Stentimplantation** möglich.

Prognose

Die Mortalität des rupturierten Aortenaneurysma liegt bei 80 %.

■ CHECK-UP

- ☐ In welche Stadien wird die pAVK nach Fontaine eingeteilt?
- ☐ Wie gestaltet sich der klinische Verlauf bei einer akuten Mesenterialischämie?
- ☐ Ab wann sollte ein Aortenaneurysma operiert werden?
- ☐ Was ist ein Subclavian-Steal-Syndrom?

 # Krankheiten venöser Gefäße

■ Varikosis und chronisch venöse Insuffizienz

Definition

Die **Varikosis** (→ Abb. 4.7) ist eine degenerative Erkrankung des oberflächlichen Venensystems der Beine. Sie führt zu einer Dilatation des Venenrohrs mit Verschlussinsuffizienz der Venenklappen, sodass das Blut aus dem tiefen Venensystem der Beine in das oberflächliche zurückfließt. Dabei entstehen erweiterte, gewundene und verlängerte, subkutan gelegene Venen, die als Krampfadern (Varizen) bezeichnet werden. Diese sind bei 10–30 % der Bevölkerung zu finden. Im Verlauf entstehen Ödeme, Hautveränderungen und Ulzerationen.

Epidemiologie

Bis zu 50 % aller Menschen haben Veränderungen im Sinne einer chronisch venösen Insuffizienz.

Ätiologie

Die Ätiologie ist unbekannt. Folgende **Risikofaktoren** können das Auftreten einer chronisch venösen Insuffizienz begünstigen:

- Alter
- Familiäre Vorbelastung
- Bindegewebsschwäche
- Prolongiertes Stehen/sitzende Tätigkeiten
- Zunehmender Body-Mass-Index
- Schwangerschaft

Pathophysiologie

Das Venensystem der unteren Extremität besteht aus einem epifaszialen, einem tiefen und einem perforierenden System. Die Vv. perforantes verbinden die oberflächlichen mit dem tiefen Venensystem. Eine inadäquate Muskelpumpe, eine Klappeninsuffizienz sowie venöse Obstruktionen bedingen eine Erhöhung des venösen Drucks, sodass das Blut aus dem tiefen ins oberflächliche Venensystem zurückfließt. Das **Gesamtbild** wird als **chronisch venöse Insuffizienz** bezeichnet.

Klinik

Nach Widmer wird die chronisch venöse Insuffizienz in drei Stadien eingeteilt (→ Tab. 4.3).

Diagnostik

Sowohl die Schwere der klinischen Symptome als auch die Zeichen der chronisch venösen Insuffizienz korrelieren mit dem Maß des venösen Refluxes, der duplexsonografisch dargestellt werden kann. Die **farbkodierte Duplexsonografie** ist somit die wichtigste bildgebende Untersuchungsmethode. Die **Phlebografie** ist nur dann indiziert, wenn nichtinvasive Methoden nicht hinreichend aussagekräftig sind und durch diese Diagnostik ein entsprechender Erkenntnisgewinn zu erwarten ist.

Therapie

Therapeutisches Ziel sollte die **Verbesserung der bestehenden Symptome** sein, insbesondere die

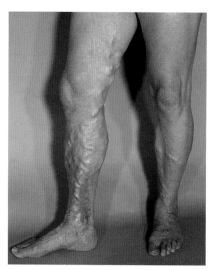

Abb. 4.7 Schwere Stammvarikosis [M180]

Tab. 4.3 Stadien der chronisch venösen Insuffizienz nach Widmer

Stadium	Klinik
I	• Reversible Ödeme • Corona phlebectatica
II	• Persistierende Ödeme • Hyperpigmentierung • Dermatosklerose (flächenhafte Verdickung und Vernarbung der Haut) • Atrophie blanche (→ Abb. 4.8) • Stauungsekzem
III	• Ulcus cruris

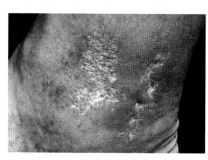

Abb. 4.8 Atrophie blanche [T417]

Reduktion der Ödembildung und die Heilung von Ulzerationen. Folgende **konservative therapeutische Maßnahmen** sind dazu hilfreich:
• Beinhochlagerung
• Kompressionstherapie
• Wundmanagement bei Ulzerationen
• Therapie der Ursache

Als **invasive Maßnahme** steht die operative Entfernung der Krampfadern zur Verfügung.

■ Tiefe Venenthrombose

Definition
Unter einer **tiefen Beinvenenthrombose** versteht man eine partielle oder vollständige Verlegung der Venen durch Blutgerinnsel. Sie neigen zu appositionellem Wachstum mit Embolisierung in die Lunge.

Ätiologie
In der Entstehung der tiefen Beinvenenthrombose ist die **Virchow-Trias** entscheidend. Sie umfasst:
• Eine Änderung der Blutzusammensetzung:
  – Zum Beispiel Gerinnungsstörungen wie Faktor-V-Leiden-Mutation, Protein-S-Mangel
  – Schwangerschaft
  – Exsikkose
  – Antiphospholipid-Syndrom
• Eine Herabgesetzte Blutströmungsgeschwindigkeit:
  – Varizen
  – Bettlägerigkeit
  – Postoperativ
• Schäden an der Gefäßwand:
  – Vaskulitiden
  – Verletztungen

Risikofaktoren
Zu den Risikofaktoren zählen:
• Kontrazeptiva
• Schwangerschaft
• Rauchen
• Angeborene oder erworbene Thrombophilie
• Adipositas
• Immobilisation

Klinik
Die klassischerweise überall beschriebenen Symptome wie Schmerz, Spannung, Verfärbung, Schwellung und Venenzeichnung sind relativ unspezifisch (→ Abb. 4.9). In manchen Lehrbüchern werden folgende Zeichen, die als Hinweis für eine TVT gelten, erwähnt:
• Meyer-Zeichen: Wadenkompressionsschmerz
• Homans-Zeichen: Wadenschmerz bei Dorsalflexion des Fußes
• Payr-Zeichen: Fußsohlenschmerz bei Druck auf die Fußsohle
Anhand von Scores lässt sich die klinische Wahrscheinlichkeit einer Thrombose relativ gut abschätzen. Führend ist hier der **Wells-Score,** der bereits bei der → Lungenembolie angesprochen wird.

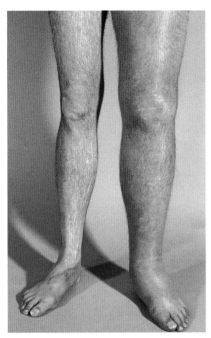

Abb. 4.9 Klinisches Bild bei ausgeprägter Bein- und Beckenvenenthrombose [A400]

Diagnostik
Neben dem **klinischen Erscheinungsbild** und der Einschätzung der **klinischen Wahrscheinlichkeit** der Thrombose dient ergänzend die **laborchemische Bestimmung der D-Dimere** zur Detektion einer Thrombose.

> **D-Dimere** sind Endprodukte der Proteolyse von Fibrin. Sie sind bei jeder Form der Aktivierung der Gerinnungskaskade nachweisbar, so also auch bei Entzündungen, Traumata, Schwangerschaft, Operationen oder fortgeschrittenen Tumorerkrankungen. Damit sind sie unspezifisch und müssen im Kontext der Beschwerden bewertet werden.

Eine einfach anzuwendende und aussagekräftige Untersuchung ist hingegen die **Kompressionssonografie.** Die **Phlebografie** ist ergänzend zur weiteren Therapieplanung sinnvoll. In Einzelfällen wie z. B. bei V. a. eine Thrombose im Bereich der Beckenstrombahn oder der V. cava ist ein **Angio-CT** indiziert.
Eine generelle **Thrombophiliediagnostik** wird aktuell **nicht empfohlen.** Eine **Tumorsuche** kann bei älteren Patienten sinnvoll sein.

Therapie
Ziel ist die **Vermeidung des postthrombotischen Syndroms** sowie der **akuten Lungenembolie.** Daher ist bei Diagnosesicherung eine umgehende orale Antikoagulation indiziert. Diese kann durch unfraktioniertes oder niedemolekulares Heparin, alternativ über Phenprocoumon oder die neuen oralen Antikoagulanzien (z. B. Rivaroxaban) erfolgen. Zudem sollte zur Vermeidung des postthrombotischen Syndroms zeitnah eine Kompressionstherapie eingeleitet werden.
Da eine Thrombose und damit die Gefahr einer Lungenembolie in der **Schwangerschaft** erhöht ist, ist insbesondere bei bestehender Schwangerschaft eine definitive Abklärung erforderlich. Eine Antikoagulation sollte in diesem Fall über das Wochenbett hinaus verabreicht werden.

Folgen
Durch die Thrombose werden Venenklappen zerstört, die den venösen Reflux verstärken. Es entwickelt sich eine chronisch **venöse Insuffizienz,** welche als **postthrombotisches Syndrom** bezeichnet wird. Dies beobachtet man bei einem Drittel bis zur Hälfte aller Fälle.
Eine weitere, gefürchtete Komplikation ist die **Lungenembolie.**

> Ein **Abscheidungsthrombus** entsteht in der Regel an einer Endothelläsion mit Aktivierung der Thrombozytenaggregation und der plasmatischen Gerinnung mit Bildung von Fibrin, sodass letztlich ein Gerinnsel aus Plättchen, Fibrin, Leukozyten und Erythrozyten resultiert.
> Ein **Gerinnungsthrombus** entsteht durch die Stagnation der Blutsäule. Thrombozyten und Endothelzellen setzen prokoagulatorische Substanzen frei. Sie haben keine Beziehung zur Gefäßwand und können daher leicht zu peripheren Embolien führen.

■ Tiefe Armvenenthrombose

Definition
Unter einer **tiefen Armvenenthrombose** versteht man eine Thrombose der tiefen Venen der oberen Extremität. Die Thrombose betrifft in der Regel die tiefe Arm-, Achsel- oder Schlüsselbeinvene. Das Syndrom wird auch als **Paget-von-Schroetter-Syndrom** bezeichnet. Es tritt relativ selten auf und betrifft in erster Linie junge Menschen.

Ätiologie
Ursächlich ist gelegentlich ein → Thoracic-outlet-Syndrom. Darüber hinaus können ZVK-Anlagen, Arbeiten über Kopf oder forcierte Belastungen des Arms eine Thrombose bedingen. Häufig bleibt die Ursache aber auch unbekannt.

Thoracic-outlet-Syndrom

Dies wird auch als **Engpasssyndrom der oberen Thoraxapertur** bezeichnet. Dabei muss das Gefäßnervenbündel, bestehend aus A. und V. subclavia sowie Plexus brachialis drei Engstellen überwinden:

1. Vordere bzw. hintere Skalenuslücke
2. Kostoklavikularraum
3. Raum zwischen Proc. coracoideus und M. pectoralis minor

Diese Engstellen sind Prädispositionsstellen für Durchblutungsstörungen, Gefühlsstörungen und Lähmungserscheinungen des Arms.

Klinik

Es wird eine **plötzlich auftretende Schwellung der oberen Extremität** beobachtet. Symptome der Lungenembolie treten bei 4–10 % der Fälle auf.

Diagnostik

Neben der klinischen Symptomatik ist der Nachweis der D-Dimere hilfreich. Ansonsten erfolgt die **weiterführende Bildgebung**, z. B. durch eine Computertomografie, sodass auch andere Besonderheiten (anatomische Besonderheiten, Tumoren etc.) diagnostiziert werden können.

Therapie

Ziel der Therapie ist die **Vermeidung der akuten Lungenembolie**. Bei Nachweis eines Thoracic-outlet-Syndroms sollte eine **Dekompression** vorgenommen werden. Eine **orale Antikoagulation** sollte eingeleitet werden und über mindestens drei Monate fortgeführt werden.

■ Thrombophlebitis

Definition

Bei der **Thrombophlebitis** handelt sich um eine umschriebene Thrombose im oberflächlichen Venensystem, die häufig mit einer Entzündung der Gefäßwand als Ursache oder Folge einhergeht.

Klinik

Die Entzündung imponiert durch eine **strangförmige Rötung** und eine **druckschmerzhafte Schwellung**.

Therapie

Die Therapie besteht aus der **Mobilisation des Patienten** und der **Kompressionsbehandlung**. Unterstützend können antiphlogistische Medikamente verordnet werden. Eine systemische Antikoagulation ist i. d. R. nicht indiziert.

■ Antiphospholipid-Syndrom

Definition

Das **Antiphospholipid-Syndrom** ist durch das Auftreten von venösen oder arteriellen Thrombosen sowie wiederholten Fehlgeburten gekennzeichnet.

Der Nachweis erfolgt über sogenannte Antiphospholipid-Antikörper. Zu ihnen zählen das Lupus-Antikoagulans, die Cardiolipin-Antikörper sowie Antikörper gegen β-2-Glykoprotein. Häufig findet man die Antikörper auch in Zusammenhang mit anderen rheumatischen Krankheitsbildern wie dem Lupus erythematodes, der rheumatoiden Arthritis oder dem Sjögren-Syndrom.

Pathogenese

Die Autoantikörper beeinflussen die Koagulabilität des Blutes durch ihre prokoagulabile Einwirkung auf Protein C, Annexin und Plättchen, was eine vermehrte Bildung von Thromben bedingt.

Klinik

Das Antiphospholipid-Syndrom ist durch das **Auftreten von venösen oder arteriellen Thrombosen** gekennzeichnet. Das klinische Erscheinungsbild ist dabei recht vielfältig. So finden sich am häufigsten Thrombosen, meist in der Wade, aber auch in den Nierenvenen, hepatisch, axillär oder in der V. subclavia. Die meisten arteriellen Thrombosen betreffen das Gehirn und imponieren klinisch in Form des **apoplektischen Insults** oder der **transitorisch ischämischen Attacke (TIA)**. **Manifestationsformen in der Schwangerschaft** sind die Plazentainsuffizienz, die Fehlgeburt sowie die vorzeitige Entbindung.

Diagnostik

Zur Diagnose eines Antiphospholipid-Syndroms bedarf es einiger Kriterien:

- Auftreten einer oder mehrerer unerklärter thromboembolischer Ereignisse.
- Erhöhte Rate an Schwangerschaftskomplikationen wie
  - Tod eines morphologisch gesunden Fetus nach der 10. SSW
  - Vorzeitige Entbindung vor der 34. SSW aufgrund einer Eklampsie, Präklampsie oder Plazentainsuffizienz
  - Mehr als 3 Fehlgeburten vor der 10. SSW
- Unerklärte Thrombozytopenie oder Verlängerung der Blutungszeit

Zudem wird das Vorhandensein von Antiphospholipid-Antikörpern (→ Definition) über mindestens 12 Wochen gefordert.

Therapie

Zur Therapie des Antiphospholipid-Syndroms stehen **unterschiedliche Medikamente** zur Verfügung. Hierzu zählen:

- Heparin
- Phenprocoumon
- Acetylsalicylsäure (ASS)

Gegebenenfalls wird eine Therapie mit Zytostatika erforderlich. Patienten mit Lupus erythematodes profitieren unter Umständen von Hydroxychloroquin. Bei thrombotischen Ereignissen in der Schwangerschaft ist Phenprocoumon kontraindiziert. Die Dauer der Antikoagulation ist letztlich nicht geklärt, jedoch sollten Patienten mit gesicherten Antiphospholipid-Syndrom langfristig therapiert werden.

Differenzialdiagnosen

Die Differenzialdiagnosen sind vielfältig und daher nachstehend nur exemplarisch aufgeführt.
- Venöse Thrombosen
  - Protein-C-Mangel, Protein-S-Mangel, Faktor-V-Leiden-Mutation
  - Tumoren und myeloproliferative Erkrankungen
  - Nephrotisches Syndrom
- Arterielle Thrombosen
  - Arteriosklerose
  - Thrombembolische Ereignisse durch Vorhofflimmern, Endokarditis, eingeschränkte linksventrikuläre Pumpfunktion
- Thrombotische Mikroangiopathien: Thrombotisch-thrombozytopenische Purpura, hämolytisch urämisches Syndrom
- Sepsis mit disseminierter intravaskulärer Gerinnung (DIC)

■ CHECK-UP

- ☐ Was versteht man unter der Virchow-Trias?
- ☐ Nennen Sie mindestens 3 Symptome der chronisch venösen Insuffizienz.
- ☐ Was sind Ursachen für eine tiefe Beinvenenthrombose?
- ☐ Was ist das Paget-von-Schroetter-Syndrom?

Embolien

■ Lungenembolie

Definition

Bei der **Lungenembolie** kommt es zu einer akuten Verlegung der Arteria pulmonalis oder deren peripherer Äste durch Thromben mit nachfolgender akuter Rechtsherzbelastung. Die Thromben entstammen dem venösen System, zu 95 % aus dem Stromgebiet der V. cava inferior. Die **akute Lungenembolie** stellt einen häufigen **kardiovaskulären Notfall** dar und geht mit einer hohen Letalität von ca. 11 % einher. Die Diagnose ist durch die z. T. relativ unspezifische klinische Symptomatik schwierig.

Prädisponierende Faktoren

Prädisponierende Faktoren sind
- operative Eingriffe, insbesondere der unteren Extremität (Knochenfrakturen, Hüft- und Kniegelenksersatz), aber auch
- Malignome,
- orale Antikonzeptiva,
- Immobilisation,
- Schwangerschaft oder
- Adipositas.

Symptome

Zu den Symptomen einer Lungenembolie zählen:
- Dyspnoe mit plötzlichem Beginn
- Pleuritische oder retrosternale Schmerzen
- Husten
- Synkopen
- Hämoptysen
- Tachypnoe
- Tachykardie
- Zyanose
- Halsvenenstauung

Auf jeden Fall sollte im Rahmen der körperlichen Untersuchung auch auf die Zeichen einer tiefen Venenthrombose geachtet werden.

Cave: Die Lungenembolie kann auch symptomarm sein.

Diagnostik

Neben der Anamnese und der klinischen Symptomatik sollte ergänzend ein **12-Kanal-EKG** erfolgen mit der Frage nach Rechtsherzbelastungszeichen ($S_I Q_{III}$-Typ, inkompletter/kompletter Rechtsschenkelblock, P pulmonale, Tachykardie). In der **arteriellen Blutgasanalyse** findet sich häufig eine Hypoxämie (erniedrigter pO_2) bei gleichzeitiger Hypokapnie (Erniedrigung des pCO_2). Laborchemisch können **erhöhte D-Dimere** richtungsweisend sein, die jedoch unspezifisch sind.

Diese Routineuntersuchungen besitzen einen niedrigen diagnostischen Wert und können eine Lungenembolie weder bestätigen noch ausschließen. Daher gibt es zur weiteren Eingrenzung sog. Score-Systeme, wie z. B. den Wells-Score (→ Abb. 4.10).

Nach der klinischen Wahrscheinlichkeit des Vorhandenseins einer Lungenembolie kann der **Einsatz bildgebender Verfahren** erfolgen. Neben der **Echokardiografie** (Nachweis von Rechtsherzbelastungszeichen) erfolgt als Diagnostikum der Wahl die **Computertomografie** (→ Abb. 4.11). Alternativ, im klinischen Alltag jedoch nicht immer verfügbar, ist diagnostisch auch die **Perfusions-/Ventilationsszintigrafie** oder die **Pulmonalisangiografie** möglich.

Therapie

Patienten mit akuter Lungenembolie sollten auf einer **Überwachungsstation** beobachtet werden.

Je nach klinischem Befund erfolgt die Sauerstoffgabe, die Oberkörperhochlagerung, ggf. die Gabe von Katecholaminen zur Kreislaufstabilisierung und, wenn erforderlich, die Reanimtation mit Beatmung. **Instabile Patienten** sollten umgehend eine **Lyse-Therapie** unter Beachtung der Kontraindikationen erhalten. In Ausnahmefällen ist eine **chirurgische Embolektomie** möglich. Ferner ist die **Antikoagulation,** initial mit niedermolekularem Heparin in therapeutischer Dosierung, im Verlauf mit Vitamin-K-Antagonisten oder neuen oralen Antikoagulanzien, erforderlich.

Wells-Score	
Wells [221]	
Variable	Punkte
Prädisponierende Faktoren	
Frühere TVT oder LE	+1,5
Frische Operation oder Immobilation	+1,5
Krebserkrankung	+1
Symptome	
Hämoptyse	+1
Klinische Zeichen	
Herzfrequenz >100 Schläge pro Minute	+1,5
Klinische Zeichen einer TVT	+3
Klinische Einschätzung	
Alternative Diagnose unwahrscheinlicher als LE	+3
Klinische Wahrscheinlichkeit	
niedrig	0 bis 1
mittel	2 bis 6
hoch	≥ 7
Klinische Wahrscheinlichkeit (dichotomisiert)	
LE unwahrscheinlich	0–4
LE wahrscheinlich	> 4

Abb. 4.10 Klinische Wahrscheinlichkeit einer Lungenembolie nach Wells [E283]

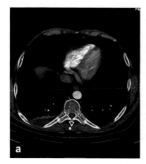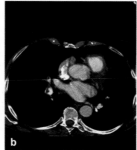

Abb. 4.11 Spiral-CT-Befund einer akuten Lungenembolie [M104]

■ Lymphödem

Definition
Das **Lymphödem** ist Folge einer Insuffizienz des Lymphgefäßsystems mit sicht- und tastbarer Flüssigkeitsansammlung im Gewebe.

Epidemiologie
Bei hoher Dunkelziffer liegt die Zahl der Patienten, die an einem Lymphödem erkrankt sind bei ca. 1,2 Millionen (→ Abb. 4.12). In der Regel sollten vor Diagnosestellung eines Lymphödems andere internistische Krankheitsbilder ausgeschlossen werden.

Einteilung
Man unterteilt die Lymphödeme in **primäre** und **sekundäre Ursachen,** wobei primäre häufig in der Pubertät auftreten und Frauen häufiger betroffen sind.

Das **sekundäre Lymphödem** ist Folge vieler Erkrankungen, die nachstehend beispielhaft aufgeführt sind.
- Z. n. Lymphknotenresektion der Axilla bei Mammakarzinom
- Rezidivierende Erysipele
- Traumata
- Radiatio
- Tumorerkrankungen im kleinen Becken mit Behinderung des Lymphabflusses
- Spätstadium einer chronisch venösen Insuffizienz
- Medikamentöse Ursachen, z. B. Kalziumantagonisten, Dihydralazin, NSAR
- Infektionen durch Filarien als weltweit häufigste Ursache

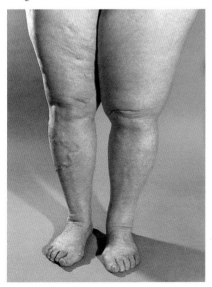

Abb. 4.12 Beidseitiges Lymphödem [M180]

Zu den **Risikofaktoren,** die ein Lymphödem bedingen können, zählen:
- Alter
- Adipositas
- Rheumatoide Arthritis

Klinik
Wegweisend ist das sogenannte **Stemmer-Zeichen.** Darunter versteht man eine Zehenrückenhautverdickung insbesondere der 2. Zehe. Patienten beschreiben häufig ein Gefühl der Beinschwere, eine Schwellung und Schmerzhaftigkeit. Es besteht in ⅔ der Fälle eine Asymmetrie der Beinumfänge. Die Diagnose ist im Frühstadium schwierig, da sekundäre Gewebsveränderungen noch fehlen.

Es erfolgt in der Regel eine **Unterteilung** in **4 Stadien,** wobei das Stadium 0 als Latenzstadium bezeichnet wird. Stadium I ist durch eine weiche Schwellung mit reversiblem Ödem gekennzeichnet. Im Stadium II zeigen sich zunehmende Hautveränderungen mit Fibrosierung der Unterhaut. Stadium III ist das Endstadium mit dem Bild einer Elephantiasis mit schweren Hautveränderungen, Entzündungen, Ulzerationen sowie Pilzinfektionen.

Diagnostik
Primär ist das klinische Erscheinungsbild richtungsweisend in der Diagnosestellung. Unterstützend kann die **Sonografie** zum Nachweis interstitieller Flüssigkeit herangezogen werden, die **Funktionslymphszintigrafie,** die **indirekte Lymphangiografie** oder die **MR-Lymphangiografie** kann ergänzend eingesetzt werden.

Therapie
Die **konservative Therapie der Wahl** ist die klassische **Lymphdrainage,** zudem die konsequente **Kompressionstherapie,** die **Hautpflege** sowie entsprechende **Bewegungsübungen.** Eine operative Vorgehensweise ist nur bei wenigen Patienten sinnvoll und indiziert. Sie umfasst insbesondere plastische Eingriffe.

Es sei noch auf die sozialen, physikalischen, emotionalen und funktionellen Beeinträchtigungen der Patienten im Alltag hingewiesen, z. B. Angst, Depression, gestörtes Sexualverhalten etc.

Differenzialdiagnosen
Ödeme treten auch auf
- bei Niereninsuffizienz,
- bei kardialer Dekompensation,
- bei Eiweißmangel,
- infolge von Tumorerkrankungen,
- im Rahmen eines postthrombotischen Syndroms oder
- bei einem Lipödem.

CHECK-UP

- ☐ Welche Symptome sind bei einer Lungenembolie zu erwarten?
- ☐ Wie können Sie eine Lungenembolie diagnostizieren?
- ☐ Was ist ein Lymphödem? Welche therapeutischen Optionen bestehen?
- ☐ An welche Krankheitsbilder müssen Sie denken, wenn sich ein Patient mit Ödemen in Ihrer Praxis vorstellt?

5 Gastroenterologie

Allgemeines

■ Unklares und akutes Abdomen

Ätiologie

Die Ursachen eines **unklaren** oder akuten Abdomens sind vielfältig. Die Herausforderung für den Arzt ist dabei, das akute Abdomen mit unmittelbarem Handlungsbedarf vom unklaren Abdomen mit nicht lebensbedrohlichem Zustand zu differenzieren. Die häufigsten **Ursachen** eines akuten Abdomens sind (→ Abb. 5.1):
- Appendizitis
- Cholezystitis und Cholangitis
- Mechanischer Ileus
- Pankreatitis
- Peritonitis

Symptome

Die klinische Präsentation reicht von unspezifischen Beschwerden bis zu klinischen Zeichen eines perforierten Hohlorgans:
- Appetitlosigkeit, Erbrechen, Übelkeit
- Jegliche Form von Bauchschmerzen, Sodbrennen
- Diarrhöen, Fieber
- Hämatochezie, Meläna
- Peritonismus

- Pralles druckdolentes Abdomen
- Zeichen von Sepsis, Hypovolämie, Anämie

Diagnostik

Zur Diagnostik gehören eine ausführliche Anamnese und körperliche Untersuchung sowie je nach Fokus und Dringlichkeit:
- Urinuntersuchung
- Labor: Blutbild, Elektrolyte, Blutzucker, Lipase, Leberwerte, Gallewerte, CK, Troponin
- EKG: Ausschluss kardiale Ursache
- Sonografie des Abdomens: freie Flüssigkeit, Tumoren, Organmorphologie
- Abdomen-Übersichtsaufnahme in Linksseitenlage: freie Luft unter rechtem Zwerchfell
- CT-Abdomen
- Ösophagogastroduodenoskopie (ÖGD), Koloskopie
- ERCP
- Gynäkologische, urologische Vorstellung
- Als Ultima Ratio: explorative Laparotomie

Therapie

Die Therapie richtet sich nach der auslösenden Ursache.

1 Rechter Oberbauch

Hepatitis, Leberzirrhose,
Lebertumor, Leberruptur,
Gallensteine, Cholezystitis,
Ulcus duodeni,
Nephrolithiasis,
Pyelonephritis,
subphrenischer Abszess,
basale Pneumonie

2 Linker Oberbauch

Milzruptur, Pankreatitis,
Ulcus ventrikuli,
Ulcus duodeni, Colitis,
Nephrolithiasis,
Pyelonephritis,
Herzinfarkt,
Angina pectoris,
subphrenischer Abszess,
basale Pneumonie

5 Epigastrisch

Hiatushernie,
Ösophagitis,
Ulcus ventriculi,
Magentumor,
Herzinfarkt,
Angina pectoris

6 Periumbilikal

Pankreatitis,
Appendizitis,
Aortenaneurysma,
Meckel-Divertikel

4 Linker Unterbauch

Leistenhernien,
Divertikulitis,
Kolontumor,
Salpingitis/Adnexitis,
Ovarialzysten,
Bauchhöhlen-
schwangerschaft,
Uretersteine,
Hodentorsion,
Harnverhalt

3 Rechter Unterbauch

Appendizitis, Ileitis (Morbus
Crohn), Hernien, Salpingitis/
Adnexitis, Ovarialzysten,
Bauchhöhlenschwangerschaft,
Ileus, Uretersteine,
Leistenhernie, Hodentorsion,
Harnverhalt

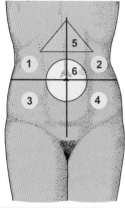

Abb. 5.1 Schematische Darstellung von Schmerzlokalisationen und möglichen Ursachen [L157]

 CHECK-UP

- ☐ Nennen Sie Ursachen und Symptome eines unklaren oder akuten Abdomens.
- ☐ Wie erfolgt die Diagnostik?

Erkrankungen des Ösophagus

■ Gastroösophageale Refluxkrankheit (GERD)

Ätiologie

Die dominierenden Ursachen für eine **gastroösophageale Refluxkrankheit** sind die Insuffizienz des unteren Ösophagussphinkters sowie anatomische Veränderungen des gastroösophagealen Übergangs wie einer axialen Hernie (→ Abb. 5.2). Ein situationsabhängiger Reflux ist physiologisch und tritt gewöhnlicherweise nach dem Essen oder im Schlaf auf. Abzugrenzen hiervon ist die Ösophagitis. Aufgrund der unspezifischen Symptomatik sind Angaben zur Prävalenz schwierig. Vermutlich sind etwa 20 % der Bevölkerung in der westlichen Welt betroffen. Die wichtigsten Ursachen für die Refluxkrankheit sind:

- Primäre Insuffizienz des unteren Ösophagussphinkters
- Axiale Hiatushernie (→ Abb. 5.3)
- Aggressives Refluat
- Adipositas

Klinik

Die Klinik ist sehr variabel und kann der kardialer Erkrankungen ähneln, was die Diagnostik nicht erleichtert:

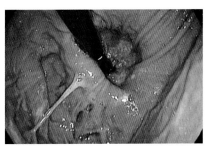

Abb. 5.2 Darstellung einer axialen großen Hernie während der Inversion in einer ÖGD [M847]

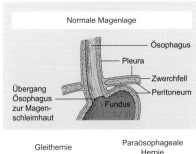

Normale Magenlage

Ösophagus
Pleura
Zwerchfell
Peritoneum
Übergang Ösophagus zur Magenschleimhaut
Fundus

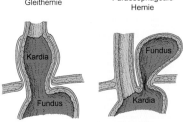

Gleithernie
Paraösophageale Hernie
Kardia
Fundus
Fundus
Kardia

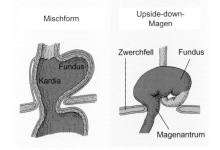

Mischform
Upside-down-Magen
Fundus
Kardia
Zwerchfell
Fundus
Magenantrum

Abb. 5.3 Schematische Darstellung von Hiatushernien [L190]

- „Brennender" retrosternaler Schmerz
- Dysphagie, Odynophagie
- Globusgefühl
- Epigastrische Schmerzen, Nausea
- Regurgitation
- Chronischer Reizhusten
- Laryngitis
- Bronchospasmus

Diagnostik

Die Diagnose kann manchmal bereits aufgrund der klinischen Symptomatik erfolgen. **Eine endoskopische** Diagnostik (ÖGD) mit Biopsien sollte erfolgen, wenn neben den klinischen Symptomen eine empirische Therapie mit Protonenpumpeninhibitoren 2-mal täglich erfolglos war. Zeigt sich in der endoskopischen Diagnostik ein unauffälliger Befund, liegt eine **nichterosive Refluxkrankheit** (NERD) vor. Weitere diagnostische Optionen sind:

- pH-Manometrie des Ösophagus
- Sonografie des Abdomens
- Ösophagusbreischluck bei Verdacht auf peptische Strikturen

Ein EKG sowie möglicherweise weitere klinische (Auskultation), laborchemische (Troponin) und echokardiografische Diagnostik sollten eine kardiologische Ätiologie der Beschwerden ausschließen.

Nicht immer ist eine Ösophagogastroduodendoskopie (ÖGD) zur Diagnose einer gastroösophagealen Refluxkrankheit (GERD) notwendig.

Differenzialdiagnosen

- Infektiöse Ösophagitis
- Medikamentöse Ösophagitis
- Eosinophile Ösophagitis
- Achalasie
- Koronare Herzkrankheit

Los-Angeles-Klassifikation

Die Los-Angeles-Klassifikation (→ Abb. 5.4) ist eine Möglichkeit zur Schweregradeinteilung der Erkrankung. Hierbei werden 4 Schweregrade unterteilt:

- Grad A: eine oder mehrere Schleimhautläsionen < 5 mm
- Grad B: mindestens eine Schleimhautläsion > 5 mm, nicht mehr als 2 Mukosafalten
- Grad C: mehrere Mukosafalten betroffen, keine zirkuläre Ausdehnung
- Grad D: zirkuläre Defekte

Alternative Einteilung: Klassifikation nach Savary-Miller und MUSE-Klassifikation.

Therapie

Eine optimale Therapie der Erkrankung ist bislang nicht gefunden.

- Nichtmedikamentöse Therapie:
  - Veränderung der Ess- und Lebensgewohnheiten
  - Gewichtsreduktion
  - Fettärmere Ernährung

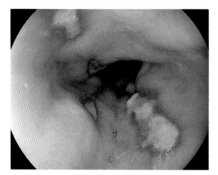

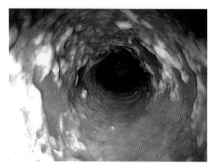

Abb. 5.4 Gastroösophageale Refluxkrankheit Grad C nach der Los-Angeles-Klassifikation mit longitudinaler nichtzirkulärer Ausdehnung [M847]

- – Kleine häufige Mahlzeiten
- – Vermeidung von Alkohol, Nikotin und Koffein
- – Oberkörperhochlagerung (30°) während des Schlafens
- • Medikamentöse Therapie:
  - – Protonenpumpeninhibitoren (PPI), 1 × täglich (Standard) oder 2 × täglich (Hochdosis) → idealerweise 30 Minuten vor dem Essen einnehmen
  - – H$_2$-Rezeptorantagonisten

> PPI als Standarddosierung (1× täglich) über 8 Wochen beseitigt in 86 % die Symptome.

Komplikationen
- • Barrett-Ösophagus
- • Ulzerationen
- • Strikturen
- • Ösophagusstenosen

■ Ösophagitis

Ätiologie
Die **Entzündung der Speiseröhre** kann verschiedene Ursachen haben. Neben chemischen Ursachen (Reflux) sind weitere Auslöser:
- • Infektiöse Ösophagitiden (Soorösophagitis bei immunsupprimierten Patienten)
- • Medikamentöse Ösophagitiden: Kaliumsubstitution, Tetrazykline, Bisphosphonate
- • Radiogene Ösophagitiden: nach Bestrahlungen (Ösophaguskarzinom, HNO-Tumor)

Die Ursache der eosinophilen Ösophagitis ist unbekannt. Es wird vermutet, dass eine allergische Genese Auslöser sein könnte.

Abb. 5.5 Das endoskopische Bild zeigt das makroskopische Bild einer Soorösophagitis [M847]

Klinik
Die Symptome einer Ösophagitis ähneln denen der Refluxkrankheit und sind individuell unterschiedlich stark ausgeprägt:
- • Dysphagie mit und ohne Schmerzen
- • Retrosternales Brennen, Sodbrennen
- • Bei der Soorösophagitis eventuell weißliche Belege auch enoral
- • Mundgeruch, Zahnarrosionen
- • Bolusgefühl
- • In seltenen Fällen Apthen und Ulzerationen

> Eine Ösophagitis kann auch symptomlos sein.

Diagnostik
Die Diagnose wird durch eine Ösophagogastroduodenoskopie (ÖGD) gestellt. Die Soorösophagitis ist dabei eine Blickdiagnose (→ Abb. 5.5). Die esosinophile Ösophagitis wird durch Stufenbiopsien histologisch gesichert.

Therapie
Die Therapie der Ösophagitis richtet sich nach der Ursache. Im Vordergrund steht dabei die **kausale Therapie der Grunderkrankung.** Im Fall einer chemischen Ursache steht die Therapie mit einem Protonenpumpeninhibitor wie bei der GERD im Vordergrund. Die Soorösophagitis wird je nach Ausprägung lokal antimykotisch behandelt. Eventuell ist auch eine systemische Therapie mit Fluconazol notwendig. Die eosinophile Ösophagitis wird mit lokaler Gabe von Kortikosteroiden (Inhalative Kortikoide schlucken) behandelt.

> Bei systemischer Therapie mit Fluconazol werden inital 400 mg/Tag und in der Folge 200 mg/Tag verabreicht.

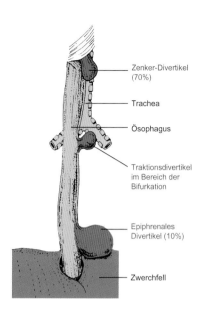

Zenker-Divertikel (70%)

Trachea

Ösophagus

Traktionsdivertikel im Bereich der Bifurkation

Epiphrenales Divertikel (10%)

Zwerchfell

Abb. 5.6 Schematische Darstellung der Lokalisation von Ösophagusdivertikeln [L190]

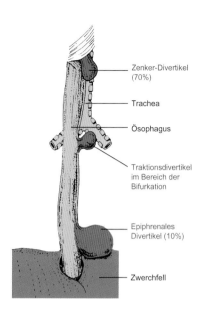

Komplikationen
- Ulzerationen
- Strikturen
- Ösophagusstenosen

■ Ösophagusdivertikel

Ätiologie
Drei verschiedene **Divertikelformen des Ösophagus** sind bekannt. Es handelt sich um entwicklungsgeschichtliche Residuen (→ Abb. 5.6):
- Zenker-Divertikel (70 %): häufigste Form, Aussackung der dorsalen Hypopharynxwand
- Bifurkationsdivertikel (20 %): echter Divertikel in Höhe der Trachealbifurkation
- Epiphrenales Pulsionsdivertikel (10 %): Pseudodivertikel oberhalb des Zwerchfells

Klinik
Nicht selten sind Ösophagusdivertikel symptomlos und Zufallsbefunde im Rahmen einer endoskopischen Diagnostik. Mögliche Symptome sind:
- Dysphagie
- Regurgitation bei der Nahrungs- und Flüssigkeitsaufnahme
- Vermehrte Aspirationsneigung, Reizhusten
- Mundgeruch, Bolusgefühl

Diagnostik
Die Diagnose wird primär endoskopisch durch eine Ösophagogastroduodenoskopie (ÖGD) gestellt. Alternativ oder ergänzend ist eine radiologische Darstellung mit wasserlöslichem Kontrastmittel möglich (Breischluck).

Therapie
Eine in 95 % der Fälle erfolgreiche Therapie des Zenker-Divertikels ist die endoskopische Therapie durch Mukomyotomie des M. cricopharyngeus. Selten wird noch eine operative Divertikelresektion durchgeführt. In asymptomatischen Fällen kann auch auf eine endoskopische oder operative Therapie verzichtet werden.

Komplikationen
- Aspirationspneumonie
- Fistelbildungen
- Blutungen und Perforationen

■ Achalasie

Ätiologie
Die **Achalasie** ist eine seltene Erkrankung des Ösophagus. Hierbei kommt es durch eine Degeneration des Plexus myentericus zu einer schluckreflektorischen Erschlaffung des unteren Ösophagussphinkters. Dies führt häufig zu einer prästenotischen Aufweitung mit Behinderung der Nahrungspassage.

Klinik
Die Symptomatik gleicht denen anderer Erkrankungen des Ösophagus. Hauptmerkmale sind:
- Dysphagie
- Regurgitation von Speisen, eventuell mit Aspiration
- Retrosternale Beschwerden
- Völlegefühl
- Krampfartige Schmerzen
- Gewichtsabnahme
- Mundgeruch, Bolusgefühl

Diagnostik
Die Diagnostik erfolgt durch:
- Ösophagogastroduodenoskopie (ÖGD) mit Entnahme von Biopsien
- Röntgenbreischluckuntersuchung
- Ösophagus-Manometrie

Therapie
Die **endoskopische Dilatation** der Engstelle ist Therapie der Wahl. Nicht selten sind diese Dilatationen rezidivierend durchzuführen. In einigen Fällen ist eine Passagesicherung mit einem Stent möglich. Alternativ können dem Patienten Botulinum-Injektionen in den unteren Ösophagussphinkter und medikamentöse Alternativen (Nifedipin vor dem Essen) angeboten werden. Beides hat schlechte Langzeitergebnisse. **Operativ** ist eine Gottstein-Heller-Operation (extramuköse Myotomie des unteren Ösophagussphinkters) mit einer Erfolgsquote von 90 % möglich.

■ Ösophaguskarzinom

Ätiologie

Das **Ösophaguskarzinom** kommt in zwei unterschiedlichen Formen als **Plattenepithelkarzinom** und **Adenokarzinom** vor. Etwa 90 % der Karzinome in Deutschland sind Plattenepithelkarzinome. Ätiologisch typisch für das meist distal gelegene Adenokarzinom ist ein Barrett-Syndrom bei Refluxkrankheit (→ Abb. 5.7). Als Risikofaktoren für die Entstehung gelten:

- Nikotin- und Alkoholabusus
- Übergewicht und Fettleibigkeit
- Nahrungsbestandteile: Nitrosamine, Aflatoxine, Betelnüsse
- Ösophagusstrikturen und Achalasie
- Gastrektomie
- Atrophische Gastritis
- Howell-Evans-Syndrom
- Humane Papillomaviren (insbesondere HPV 16 und 18) werden diskutiert
- Refluxkrankheit

> 10–15 % der Patienten haben ein Zweitkarzinom im Kopf-Hals-Bereich.

Klinik

Die Symptome von Adenokarzinom und Plattenepithelkarzinom im Ösophagus sind sehr ähnlich:

- Frühsymptome sind häufig unspezifisch: Abneigung gegen Speisen
- Dysphagie und Gewichtsverlust sind häufig
- Tumorkachexie
- Initialsymptome können Bolusereignisse sein (z. B. Fleischbolus)
- Regurgitation, Aspiration von Speisen mit und ohne Pneumonie
- Eisenanämie durch chronischen Blutverlust aus dem Tumor
- Meläna, Hämatemesis

Diagnostik

Die Diagnose wird primär endoskopisch (ÖGD) und durch Histologie gestellt. Die Chromoendoskopie, bei der die Ösophagusschleimhaut mit Lugol-Lösung angefärbt wird, kann in ausgewählten Fällen von diagnostischem Nutzen sein. In seltenen Fällen kann ein Bariumbreischluck zur Diagnostik beitragen. Nach histologischer Sicherung sollte ein Staging erfolgen:

- Endosonografie zur Bestimmung von T im Rahmen der TNM-Klassifikation (→ Tab. 5.1)
- Sonografie des Abdomens
- CT-Thorax und CT-Abdomen
- Gegebenenfalls Positronenemissionstomografie (PET)

Therapie

Bereits 50–60 % der Patienten befinden sich bei Diagnosestellung in einer inkurablen Situation.

- **Operativ:**
  - Im Stadium T1a ist eine endoskopische Resektion möglich. Die Heilungsrate ist dann hoch.

Tab. 5.1 TNM-Klassifikation beim Ösophaguskarzinom (→ Abb. 5.8, → Abb. 5.9)

Stadium	Befallsmuster
T	**Primärtumor**
TIS	Carcinoma in situ
T1a	Invasion der Lamina propria und Muscularis mucosae
T1b	Invasion der Submukosa
T2	Invasion der Muscularis propria
T3	Invasion der Adventitia
T4a	Invasion von Pleura, Perikard oder Zwerchfell
T4b	Invasion von Aorta, Wirbelkörper oder Trachea

Dazu N0–3 (ohne Lymphknoten → 7 Lymphknoten), und M0 oder M1 für Fernmetastasen

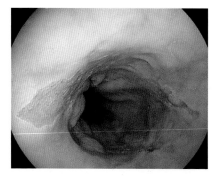

Abb. 5.7 Endoskopisches Bild eines Barrett-Ösophagus (linksseitig) mit Zeichen des Reflux am gastroösophagealen Übergang (rechtsseitig) [M847]

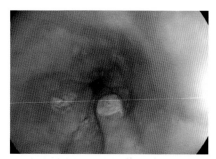

Abb. 5.8 Endoskopisches Bild eines distalen Ösophaguskarzinoms (Plattenepithelkarzinom), das histologisch ein T1a-Stadium ergab [M847]

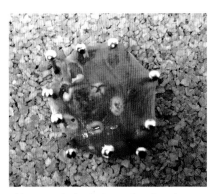

Abb. 5.9 Endoskopisches Mukosektomie-resektat eines Ösophaguskarzinoms in situ [M847]

– Ab dem Stadium T1b ist eine Lymphkno-ten-Metastasierung bei 20 % der Fälle mög-lich, daher muss bei kurativer Zielsetzung eine radikale Operation erfolgen: Resektion des Ösophagus mit radikaler Lymphaden-ektomie und Dünndarminterponat oder Schlauchmagenhochzug.
- **Chemotherapeutika:** 5-Flurouracil, Cispla-tin, Docetaxel, Irinotecan

Je nach Stadium ist eine Radiochemotherapie möglich. Als palliative Maßnahmen können die Einlage von Ösophagus-Stents und die Einlage einer PEG-Sonde sinnvoll sein.

Möglicherweise hat die Einnahme von Aspi-rin und NSAIR einen protektiven Effekt bei der Entstehung.

■ **CHECK-UP**

☐ Nennen Sie mögliche Symptome einer GERD?
☐ Nach welchen Schweregraden lässt sich die Erkrankung einteilen?
☐ Welche Therapiemöglichkeiten gibt es?
☐ Was versteht man unter einer PPI-Standarddosis?
☐ Nennen Sie Ursachen einer Ösophagitis.
☐ Welche klinischen Symptome erwarten Sie bei einer Ösophagitis?
☐ Wie wird die eosinophile Ösophagitis behandelt?
☐ Nennen Sie 3 Divertikelformen mit ihrer Häufigkeit im Ösophagus.
☐ Welche Beschwerden könnten Patienten angeben?
☐ Wie erfolgt die endoskopische Therapie des Zenker-Divertikels?
☐ Was führt zu den Beschwerden bei Achalasie?
☐ Welche Symptome treten auf?
☐ Wie erfolgen die endoskopische und die operative Therapie?
☐ Nennen Sie Ursachen für die Entstehung eines Ösophaguskarzinoms.
☐ Was ist ätiologisch typisch für ein Adenokarzinom?
☐ Welche Symptome haben die Patienten?
☐ Wie erfolgt eine radikale operative Therapie?

 Erkrankungen des Magens

■ Akute und chronische Gastritis

Ätiologie

Die **akute Gastritis** wird meist durch exogene Noxen oder Stressoren ausgelöst.
- Exogene Noxen: Alkohol, Aspirin, NSAR, Kortikosteroide, Lebensmittelvergiftung
- Stressoren: Verbrennungen, Traumata, In-tensivpatienten, Leistungssportler

Davon abzugrenzen ist die **chronische Gastri-tis,** die man in drei Typen klassifizieren kann:
- Typ-A-Gastritis: Autoimmungastritis (Kardia und Corpus) → Autoimmune Genese: Parietalzell-Antikörper (90 %), Intrinsic-Fac-tor-Antikörper (70 %)
- Typ-B-Gastritis: bakterielle Gastritis → Heli-cobacter-pylori-Infektion (Lebensjahre ent-sprechend Prävalenz)
- Typ-C-Gastritis: chemische Gastritis → NSAR oder Gallereflux im Antrum (→ Abb. 5.10)

Klinik

Akute und chronische Gastritis können häufig symptomlos sein. Mögliche Symptome sind:
- Appetitlosigkeit
- Übelkeit, Erbrechen, Aufstoßen
- Unspezifische epigastrische Beschwerden
- Foetor ex ore
- Zahnarrosionen

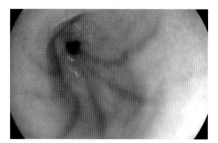

Abb. 5.10 Endoskopisches Bild einer streifigen Antrumgastritis [M847]

Diagnostik

Der Verdacht auf eine akute Gastritis oder chronische Gastritis ergibt sich primär aus der Anamnese und den klinischen Symptomen. Die **chronische Gastritis** kann nur durch ÖGD und Histologie gesichert werden. Dabei werden im Rahmen der ÖGD Biopsien aus Antrum und Korpus entnommen (Helicobater-pylori-Diagnostik). Hierzu verwendet der Pathologe die Giemsa-Färbung. Zudem kann ein Helicobacter-Urease-Test (HUT) aus dem Biopsiematerial erfolgen. Zu den nichtinvasiven Testmethoden zählen:

- ^{13}C-Atemtest (geringe Sensitivität insbesondere unter PPI-Therapie)
- HP-Antigen im Stuhl
- HP-IgG-AK im Serum

Therapie

Zur primären Therapie der **akuten Gastritis** sollte die auslösende Ursache beseitigt werden. Bei der Typ-A-Gastritis kann möglicherweise die Gabe von Vitamin B$_{12}$ nötig sein. Bei Nachweis von Helicobacter pylori im Rahmen der Typ-C-Gastritis ist eine Eradikationstherapie möglich. Hierzu wird die sogenannte **„französische Tripletherapie"** angewandt:

- Protonenpumpeninhibitor, 2 × Standarddosis/Tag
- Clarithromycin, 2 × 500 mg/Tag
- Amoxicillin, 2 × 1 g/Tag

Alternativ ist die **„italienische Tripletherapie"**, bei der Amoxicillin durch Metronidazol ersetzt wird, möglich. Zu beachten ist allerdings, dass Helicobacter pylori in 30–50 % der Fälle resistent gegen Metronidazol ist. Inzwischen sind Resistenztestungen von Helicobacter pylori auch aus Biopsien möglich.

Komplikationen

- Reinfektionen mit Helicobacter pylori nach Eradikation ca. 1 % pro Jahr
- Ulcus ventriculi und Ulcus duodeni
- MALT-Lymphome
- Magenkarzinom

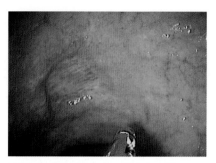

Abb. 5.11 Endoskopisches Bild eines Ulcus duodeni (Forrest III) im Bulbus zur Vorderseite lokalisiert. Histologisch zeigte sich eine Helicobacter-positive Antrumgastritis [M847]

■ Gastroduodenale Ulkuskrankheit

Ätiologie

Im Gegensatz zur chronischen Gastritis mit einem Schleimhauterythem der Magenschleimhaut kommt es bei der **Ulkuskrankheit** zu oberflächlichen Epitheldefekten (Erosionen) oder Ulzerationen als Ausdruck von tieferen Defekten, die die Submukosa erreichen. Unterschieden wird zudem ein Ulcus ventriculi (Inzidenz 50 : 100.000 Erkrankungen/Jahr) von einem Ulcus duodeni. Ätiologisch häufig sind:

- Chronische B-Gastritis (Helicobacter-pylori-positiv): 99 % bei Ulcus duodeni, 75 % bei Ulcus ventrikuli
- Chronische C-Gastritis (15-fach erhöhtes Risiko bei Einnahme von NSAR und Kortikosteroiden)
- Stressulzerationen (Intensivpatienten)

- **Typische Lokalisation:** Antrum kleine Kurvatur
- **Atypische Lokalisationen:** Korpus und Fundus sind karzinomverdächtig!

Klinik

Viele Patienten mit gastroduodenaler Ulkuskrankheit werden erst mit einer Komplikation symptomatisch:

- Blutung (20 %)
- Perforation (5 %)
- Karzinomatöse Entartung eines Ulcus ventriculi (3 %)

Grundsätzlich können Patienten ähnliche Symptome wie bei der auslösenden Erkrankung (B- oder C-Gastritis) haben. Für das Ulcus duodeni ist zudem ein Nüchternschmerz im Epigastrium, der sich nach Nahrungsaufnahme bessert, typisch. Beim Ulcus ventriculi zeigt sich ein von der Nahrungsaufnahme abhängiger Schmerz.

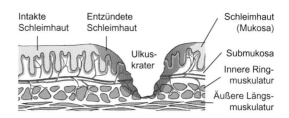

Abb. 5.12 Schematische Darstellung eines Ulkus [L190]

Diagnostik

Die Diagnose, ebenso wie die Behandlung von Komplikationen, erfolgt primär endoskopisch durch eine Ösophagogastroduodenoskopie (ÖGD, → Abb. 5.11). Diagnostisch obligat sind Biopsien aus Antrum und Korpus sowie aus der Erosion oder dem Randwall des Ulkus selbst (→ Abb. 5.12). Eine Verlaufskontrolle mit Biopsien ist zum Ausschluss eines Magenkarzinoms sinnvoll. Eine Ultraschalluntersuchung des Abdomens kann helfen Differenzialdiagnosen auszuschließen.

Differenzialdiagnosen

- Refluxkrankheit
- Pankreatitis
- Cholelithiasis
- Reizmagen-Syndrom (Ausschlussdiagnose)
- Zollinger-Ellison-Syndrom

Therapie

Eine erfolgreiche Eradikationstherapie von Helicobacter pylori führt in 90 % der Fälle zu einer Ausheilung der Ulkuskrankheit. **Mittel der Wahl** ist eine **Therapie mit Protonenpumpeninhibitoren (PPI),** die in doppelter Standarddosis (täglich) in besonders schweren Fällen auch intravenös verabreicht werden. Je nach klinischer Symptomatik kann auch eine supportive Therapie mit motilitätssteigernden und analgetischen Medikamenten erwogen werden. Eine **chirurgische Therapie** (Ulkusexzision, Gefäßligatur der A. gastroduodenalis) erfolgt, wenn Komplikationen der Ulkuskrankheit endoskopisch nicht erfolgreich therapiert werden können.

■ Magenkarzinom

Ätiologie

Bereits bei Diagnosestellung haben 50 % der Patienten mit einem **Magenkarzinom** einen fortgeschrittenen Befund. Nur ein Teil kann zu diesem Zeitpunkt kurativ operiert werden. Inzidenz und Prävalenz des Magenkarzinoms sind sehr unterschiedlich. Während in Japan die Inzidenz sehr hoch ist, ist diese in Westeuropa abnehmend. Ätiologisch für die Entstehung des Magenkarzinoms sind:

Tab. 5.2 TNM-Klassifikation beim Magenkarzinom

Stadium	Befallsmuster
T	**Primärtumor**
T1a	Invasion der Lamina propria und Muscularis mucosae
T1b	Invasion der Submukosa
T2	Invasion der Muscularis propria
T3	Invasion der Subserosa
T4a	Invasion von Serosa
T4b	Invasion von Nachbarorganen

Dazu N0–3b (ohne Lymphknoten bis ≥ 16 regionäre Lymphknoten) und M0 oder M1 für Fernmetastasen. Die Ergänzung „p" vor TNM gibt die histologische Sicherung an.

- Typ-B-Gastritis: Helicobacter pylori wird bei > 90 % der Patienten mit Magenfrühkarzinom festgestellt (wichtigster Risikofaktor)
- Typ-A-Gastritis (chronisch atrophe Gastritis)
- Adenomatöse Magenpolypen
- Magenteilresektionen in der Anamnese (meist Jahrzehnte zurückliegend)
- Ernährung: hoher Nitratgehalt in geräucherten und gesalzenen Speisen
- Nikotinabusus
- Genetische Faktoren (Peutz-Jeghers-Syndrom, FAP, HNPCC)

35 % der Magenkarzinome sind im Antrum und Pylorusbereich lokalisiert. Der wichtigste Risikofaktor ist ein Befall mit Helicobacter pylori.

Klinik

Die Symptome eines Magenkarzinoms ähneln in der Frühphase denen der ätiologisch zugrunde liegenden Ursache. Patienten mit Magenkarzinom (→ Tab. 5.2) geben am häufigsten **Gewichtsverlust** und persistierende epigastrische Beschwerden an. **Weitere mögliche Symptome** sind:

- Dysphagie, Erbrechen, Übelkeit
- Inappetenz
- B-Symptomatik
- Hämatemesis

- Bauchumfangszunahme (Aszites, Tumorausdehung, Hepatomegalie)

Diagnostik

Der **Goldstandard** in der Diagnostik ist die Ösophagogastroduodenoskopie (ÖGD). Hierbei ist eine ausgiebige Entnahme von Biopsien aller suspekten Veränderungen nötig. Nach histologischer Sicherung des Tumors beinhaltet das Staging folgende Maßnahmen:
- Endosonografie zur TNM-Klassifizierung
- Ultraschall des Abdomens
- CT-Abdomen und CT-Thorax (Röntgen-Thorax)
- Gegebenenfalls Positronenemissionstomografie (PET)
- Gegebenenfalls explorative Laparotomie

Histologisch werden unterschieden:
- Siegelringkarzinom (schlechte Prognose)
- Papilläres, muzinöses, tubuläres Adenokarzinom
- Plattenepithelkarzinom
- Kleinzelliges Karzinom

Prüfung des HER-2-Rezeptorstatus (Therapierelevanz!)

> **pT1 (Frühkarzinome):** 5-Jahres-Überlebensrate 90 %, daher epigastrische Beschwerden endoskopisch abklären.

Differenzialdiagnosen
- Gastroduodenale Ulkuskrankheit
- Refluxkrankheit
- Reizmagen-Syndrom (Ausschlussdiagnose)
- Erkrankungen von Leber, Galle oder Pankreas

Therapie

Die Therapie richtet sich maßgeblich nach dem Stadium der Erkrankung. Ziel der Therapie ist eine **R0-Resektion**. Bei Frühkarzinomen (pT1a) ist auch eine endoskopische Resektion möglich. Bei fortgeschrittenen Tumoren ist ein multimodales Therapievorgehen, das in einer Tumorkonferenz besprochen werden sollte sinnvoll:
- **Chirurgisch:**
  - Gastrektomie oder partielle Gastrektomie, ggf. mit Ösophagusteilresektion, Splenektomie
  - Lymphadenektomie
- **Chemotherapeutika** in unterschiedlicher Kombination je nach Zielsetzung: Epirubicin, Cisplatin, 5-Fluorouracil, Trastuzumab (bei HER-2+), Capecitabin
- **Palliative Thrapiemaßnahmen:**
  - Ernährungsmedizin (PEJ-Sonde, parenterale Ernährung)
  - Endoskopischer Passage erhalt bei Stenosierung (Stent)

■ CHECK-UP

- ☐ Wie unterscheiden sich akute und chronische Gastritis?
- ☐ Welche Symptome sind möglich?
- ☐ Wie erfolgt die „Französische Tripletherapie"?
- ☐ Nennen Sie den Unterschied zwischen chronischer Gastritis und Ulkuskrankheit.
- ☐ Wie unterscheiden sich Ulcus duodeni und Ulcus ventriculi symptomatisch?
- ☐ Welche diagnostische Maßnahme ist obligat?
- ☐ Wie erfolgt die Therapie der gastroduodenalen Ulkuskrankheit?
- ☐ Nennen Sie Risikofaktoren für die Entstehung des Magenkarzinoms.
- ☐ Welche Symptome treten auf?
- ☐ Wie erfolgt die Diagnostik? Welche Therapieoptionen sind möglich?
- ☐ Welche Prognose haben Magenfrühkarzinome?

Erkrankungen des Dünndarms

■ Akute Enterokolitiden

Ätiologie

Das Leitsymptom der **akuten Enterokolitis** ist die Diarrhö. Diese ist definiert als eine Stuhlentleerung mehr als 3 ×/Tag. Dabei kann eine verminderte Stuhlkonsistenz oder eine vermehrte Stuhlmenge vorliegen. Die Ätiologie ist multifaktoriell:
- Infektiös (z. B. bakteriell: Escherichia coli, Shigellen, Salmonellen; viral: Noroviren)
- Lebensmitteltoxine (bakterielle Toxine, z. B. von Staphylococcus aureus)
- Medikamente
- Nahrungsmittel
- Maldigestion (nach Operationen am Gastrointestinaltrakt)
- Malabsorptionssyndrome (z. B. Laktoseintoleranz)

- Tumoren (Kolonkarzinom, neuroendokrine Tumoren)
- Chronisch entzündliche Darmerkrankungen
- Reizdarmsyndrom

Etwa ⅓ der Menschen in Deutschland hat mindestens 1 ×/Jahr Diarrhö. Bei anhaltenden Diarrhöen über 2 Wochen spricht man von chronischer Diarrhö.

Klinik
Das Leitsymptom der Erkrankung sind Diarrhöen. Diese variieren nach Dauer, Frequenz, Konsistenz, Volumen, Geruch und Beimengungen. Weitere Symptome (z. B. Exsikkose, akutes Nierenversagen) sind meist Konsequenz des hohen Wasser- und Elektrolytverlusts aus dem Darm. Sie gilt es zu verhindern oder frühzeitig zu erkennen.

Diagnostik
Die Anamnese sowie die körperliche Untersuchung geben bereits wegweisende Befunde vor. Die Diagnostik sollte ergänzt werden durch:
- Laborchemische Diagnostik (Elektrolyte, Entzündungszeichen, Nierenwerte)
- Stuhlinspektion (ggf. wiederholend)
- Stuhluntersuchung (Mikrobiologie, Parasitologie)
- Koloskopie nach klinischem Befund und diagnostischem Wert
- Spezielle Diagnostik bei Maldigestion oder -absorption (H_2-Atemtest bei Laktoseintoleranz, ggf. Duodenoskopie mit Biopsie bei Sprue)

Therapie
Wichtigster Bestandteil der Maßnahmen ist die **Therapie der Ursache.** Hierzu kann je nach Ätiologie auch eine medikamentöse Therapie mit Sekretions- oder Motilitätshemmern erfolgen. Komplikationen kann durch eine ausreichende Rehydrierung vorgebeugt werden. Zudem kann die Gabe von Antibiotika sinnvoll sein. Grundsätzlich sollten auch hygienische Maßnahmen Beachtung finden. Spasmolytika und Analgetika können supportiv ebenfalls unterstützen.

Nicht jede Diarrhö benötigt eine Therapie!

■ Malassimilationssyndrome

Ätiologie
Malassimilationssyndrome sind Verdauungsstörungen, die durch enteralen Verlust von Nährstoffen gekennzeichnet sind. Dies führt bei chronischer Diarrhö zum Gewichtsverlust und zu Mangelsyndromen. Die Syndrome werden unterschieden in Maldigestion und Malabsorption mit unterschiedlicher Ätiologie.

Maldigestion bezeichnet eine Störung der Vorverdauung, Malabsorption dagegen eine Resorptionsstörung.

Klinik
Die Symptome sind vielfältig und richten sich häufig nach der Ursache.
- Chronische Diarrhöen
- Abgeschlagenheit, Müdigkeit, Schwäche, Inappetenz
- Gewichtsverlust und Kachexie
- Ödeme (Eiweißverlust)
- Flatulenzen und geblähtes Abdomen
- Vitaminmangelerscheinungen (Rachitis, Osteomalazie, Nachtblindheit, Blutungsneigungen)

Diagnostik
Die Diagnostik orientiert sich an den klinischen Symptomen. Aspekte einer diagnostischen Abklärung können sein:
- Stuhluntersuchungen (Elastase im Stuhl, Fettbestimmung, Mikrobiologie)
- Xylose-Toleranz-Test zur Differenzierung von Maldigestion und Malabsorption
- Schilling-Test (radioaktiv markiertes Vitamin B_{12} zum Nachweis einer Malabsorption)
- Bildgebende Verfahren: Ultraschall des Abdomen, CT, ERCP, MRCP
- H_2-Atemtest (Laktoseintoleranz)
- Endoskopische Diagnostik (Gastroskopie, Koloskopie)

Therapie
Die kausale Therapie steht im Vordergrund:
- Enzymsubstitution (bei Pankreasinsuffizienz)
- Diät (glutenfreie Kost, laktosearme Ernährung)
- Operative Therapie (Tumoren, Entzündungen)

Zur supportiven Therapie zählen, wenn notwendig, parenterale Ernährung und parenterale Substitution von Vitaminen sowie eine Regulierung des Wasser- und Elektrolythaushalts.

■ Morbus Whipple, Laktoseintoleranz und Gallensäureverlust

Ätiologie
Morbus Whipple, Laktoseintoleranz und Gallensäureverlustsyndrom zählen zu den Malassimilationssyndromen. Ätiologisch liegt hier eine Malabsorptionsstörung vor (→ Tab. 5.3).

Klinik
Malabsorptionsstörungen können ähnliche klinische Symptome haben (→ Tab. 5.4). Hierzu zählen:

Tab. 5.3 Tabellarische Gegenüberstellung von Malabsorptionsstörungen nach Ätiologie

Ätiologische Unterschiede		
Morbus Whipple	Laktoseintoleranz	Gallensäuremalabsorption
Infektiös durch systemische Infektion mit Tropheryma whipplei	Laktasemangel: • Primär (genetisch, autosomal-ressesiv) • Sekundär (erworben)	Ausfall der Gallensäurerückresorption durch Morbus Crohn, Ileumresektion oder bakterielle Dekonjugation

Tab. 5.4 Gegenüberstellung von Symptomen nach Ursache

Klinische Unterschiede bei den Symptomen		
Morbus Whipple	Laktoseintoleranz	Gallensäuremalabsorption
• Enteropathische Arthritis und Sakroilitis, Polyserositis, retroperitoneale Lymphadenopathie • Neurologisch: Ataxie, Myoklonie	Symptome nach Genuss von laktosehaltigen Nahrungsmitteln	• Chologene Diarrhö • Cholelithiasis

- Chronische Diarrhöen, Steatorrhö
- Blähungen und Flatulenzen
- Abgeschlagenheit, Müdigkeit, Schwäche, Inappetenz
- Mangelernährungserscheinungen

Diagnostik
Anamnese und klinische Untersuchung bilden wichtige Bestandteile der Diagnostik. Allgemeine diagnostische Maßnahmen wie bei Malassimilationssydromen üblich, sollten überlegt werden (→ Tab. 5.5). Die spezifische Diagnostik richtet sich nach der Ursache.

Therapie
Wie bei allen Malassimillationssyndromen steht die kausale Therapie im Vordergrund. Ergänzt werden kann je nach Ursache eine spezifische Therapie (→ Tab. 5.6).

■ Dünndarmneoplasien

Ätiologie
Die Diagnose einer **Dünndarmneoplasie** ist aufgrund ihres seltenen Auftretens sehr schwierig. Grundsätzlich können sowohl gutartige als auch bösartige Tumoren im Dünndarm entstehen. Zu den **bösartigen** zählen insbesondere:
- Adenokarzinome
- Lymphome
- Sarkome

Tab. 5.5 Gegenüberstellung von möglichen diagnostischen Untersuchungen nach Ätiologie

Diagnostische Maßnahmen		
Morbus Whipple	Laktoseintoleranz	Gallensäuremalabsorption
• Mehrere Duodenalbiopsien • PCR auf Erreger	• H_2 Atemtest • Laktosetoleranztest	• ^{14}C Glykocholat-Atemtest • $^{75}SeHCAT$-Test • Therapieversuch

Tab. 5.6 Gegenüberstellung spezieller Therapiemöglichkeiten

Therapieoptionen		
Morbus Whipple	Laktoseintoleranz	Gallensäuremalabsorption
• Antibiotische Therapie: – Induktion 2 Wochen – Erhaltung 1 Jahr	• Vermeidung laktosehaltiger Nahrung • Ernährungsberatung	• Therapie mit Cholestyramin • Kalziumgabe • Fettrestriktion

Gutartig sind:
- Adenome
- Leiomyome
- Lipome

Der Anteil an allen gastrointestinalen Tumoren liegt < 5 %.

Klinik
Die klinischen Beschwerden der Tumoren sind unspezifisch und ähneln denen anderer Erkrankung im Abdomen. Häufig angegeben werden:
- Abdominale Schmerzen
- Übelkeit und Erbrechen
- Gewichtsverlust
- Klinische Zeichen einer gastrointestinalen Blutung (Hämatemesis, Meläna)

Diagnostik
Die Diagnose wird aufgrund der sehr unspezifischen Beschwerden sehr spät gestellt. Zur Diagnostik bei Dünndarmtumoren gehören:
- Ösophagogastroduodenoskopie (ÖGD)
- Doppel-Ballon-Enteroskopie (Spiegelung bis ins Ileum möglich)
- Kapselendoskopie
- Sonografie des Abdomens, CT-Abdomen
- FDG-PET
- Wünschenswert ist eine histologische Diagnosesicherung.

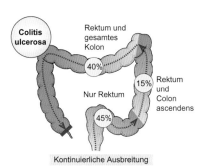

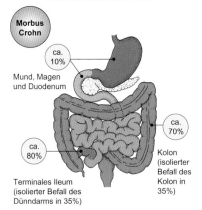

Abb. 5.13 Schematische Darstellung der Lokalisation von Morbus Crohn und Colitis ulcerosa [L157]

Therapie

Die Therapie **richtet sich nach der Dignität.** Bei locoregionaler Begrenzung ist eine chirurgische Therapie möglich. Bei lokal fortgeschrittenen Tumoren kann dem Patienten eine palliative Chemotherapie angeboten werden. Im Fall eines Adenokarzinoms kann eine Oxaliplatin-basierte Therapie ergänzt durch Capecitabine erwogen werden. Eine Therapie sollte von Zentren mit gastroonkologischer Erfahrung durchgeführt werden. Die Prognose benigner Tumoren ist gut, die maligner Tumoren schlecht.

■ Morbus Crohn

Ätiologie

Beim **Morbus Crohn** handelt es sich um eine diskontinuierlich, segmental auftretende Entzündung, die primär das terminale Ileum und das proximale Kolon befällt. Grundsätzlich kann die Erkrankung aber alle Teile des Gastrointestinaltrakts vom Mund bis zum Anus befallen (→ Abb. 5.13). Der Häufigkeitsgipfel bei Aus-

Tab. 5.7 Die Montreal-Klassifikation ermöglicht eine klinische Einteilung des Morbus Crohn

Montreal-Klassifikation	
A (Alter)	• A1 < 16 Jahre • A2 17–40 Jahre • A3 > 40 Jahre
L (Lokalisation)	• L1 Ileum • L2 Kolon • L3 ileokolisch • L4 oberer gastrointestinaler Trakt
B (Biologie)	• B1 keine Strikturen • B2 strikturierend • B3 penetrierend • B3p perianal penetrierend

bruch der Erkrankung liegt zwischen 15 und 35 Jahren. Assoziationen sind mit einer NOD2-Genmutation vorhanden, obwohl die genaue Ätiologie unbekannt ist.

> Raucher erkranken häufiger am Morbus Crohn und seltener an einer Colitis ulcerosa.

Klinik

Das Leitsymptom der Erkrankung sind schleimige meist nichtblutige Durchfälle mit Flatulenzen. Weitere Symptome können sein:
- Abdominelle Beschwerden
- Kolikartige abdominelle Schmerzen
- Resistenzen im rechten Unterbauch (Konglomerattumor)

Der Verlauf ist häufig schubförmig. Möglich ist auch ein chronisch aktiver Verlauf mit persistierenden Symptomen über 6 Monate. Die Einteilung der klinischen Symptomatik erfolgt nach der Montreal-Klassifikation, die für den Verlauf von Bedeutung ist (→ Tab. 5.7).

Extraintestinale Symptome sind beim Morbus Crohn häufiger als bei der Colitis ulceraosa. Hierzu zählen:
- Akrodermatitis enteropathica
- Pyoderma gangraenosum
- Episkleritis, Iritis, Uveitis
- Ankylosierende Spondylitis (HLA-B27 positiv)
- Fisteln und Abszesse sind häufig

Diagnostik

Anamnese, Symptome und körperliche Untersuchung sind wichtige Wegweiser bei der Diagnosefindung. Die Ileoskopie mit Stufenbiopsien ist das wichtigste endoskopische Diagnostikum. Da der Morbus Crohn alle Anteile des Gastrointestinaltrakts betreffen kann, sollte dieser einmal vollständig untersucht werden:

Tab. 5.8 Medikamentöse Therapiemöglichkeiten bei Morbus Crohn

Medikamentöse Therapie	
Kortikosteroide	Lokal (Budenosid) als Tabletten, Klysmen, Suppositorien Systemisch (Prednisolon) mit stufenweiser Dosisreduktion
Immunsuppressiva	Methotrexat, Azathioprin, Cyclosporin, Tacrolimus
Biologicals	TNF-alpha-Antagonisten (Infliximab, Adalimumab)

- Ösophagogastroduodenoskopie
- Gegegebenenfalls Doppel-Ballon-Enteroskopie
- Darmsonografie
- Hydro-MRT des Dünndarms (Fisteln)

Laborchemisch können Entzündungswerte im Blut erhöht sein. Stuhlproben auf Calprotectin und pathologische Keime sollten erfolgen. Eine Diagnostik zum Ausschluss oder zur Behandlung eines Malassimilationssyndroms sollte erfolgen.

Therapie
Patienten mit einer chronisch entzündlichen Darmerkrankung wie dem Morbus Crohn sollten eine **Ernährungsberatung** erhalten. Im akuten Schub benötigen die Patienten ggf. auch eine parenterale Ernährung. Zu den weiteren möglichen konservativen Therapiemaßnahmen zählen: Substitution von Spurenelementen, Nikotinkarenz, Analgesie, Spasmolyse und eine Osteoporoseprophylaxe mit Vitamin D.

Die Wahl der **medikamentösen Therapie** richtet sich dabei nach Schwere und Verlauf der Erkrankung. Erfolgsraten bis 70 % mit dauerhafter Remission sind möglich.

Mithilfe der **Ballondilatation** im terminalen Ileum können endoskopische Strikturen und Stenosen dilatiert werden. Zudem können auch Fisteln endoskopisch therapiert werden. Eine **chirurgische Therapie** ist indiziert bei:

- Abszessen mit Perforation und Peritonitis,
- mechanischem Ileus
- endoskopisch nicht therapierbaren relevanten Stenosen
- therapierefraktären Verläufen (Teilresektionen mit der Gefahr eines Kurzdarmsyndroms).

Colitis ulcerosa

Ätiologie
Die Colitis ulcerosa ist wie der Morbus Crohn eine chronisch entzündliche Darmerkrankung (→ Abb. 5.13), deren Ätiologie bis heute unbekannt ist. Ein gehäuftes Auftreten der Erkran-

kung wird zwischen dem 25. und 35. Lebensjahr beobachtet. Pathogenetisch kommt es zu einer Störung der Barrierefunktion in der Darmwand mit Ausbildung von Erosionen, Nekrosen und Ulzerationen. Eine zurückliegende Darminfektion wird als Auslöser diskutiert. In 85 % der Fälle verläuft die Erkrankung chronisch-rezidivierend.

> Bei der Colitis ulcerosa kommt es zu einer kontinuierlichen Ausbreitung der Erkrankung im Dickdarm.

Das Befallsmuster wird durch die Montreal-Klassifikation in Proktitis, Linksseitenkolitis und Pankolitis unterteilt.

Klinik
Das Leitsymptom der Erkrankung sind blutig-schleimige Durchfälle, die eventuell von Fieber und allgemeiner Schwäche bei Anämie begleitet werden. Viele Patienten äußern Tenesmen (krampfartige abdominale Beschwerden) vor der Defäkation. Nebenbefundlich können auftreten:

- Aphthen
- Erythema nodosum
- Iritis
- Uveitis
- Episkleritis
- Arthritis
- Primär sklerosierende Cholangitis (PSC)

Diagnostik
Anamnese, klinische Beschwerden und körperliche Untersuchung mit digitalrektaler Untersuchung geben wichtige Informationen und können bereits wegweisend sein. Die **Ileokoloskopie mit Stufenbiopsien** ist ein unersetzliches Diagnostikum. Laborchemisch können Entzündungswerte im Blut als Verlaufsparameter unter Therapie dienen. Auch das Calprotectin im Stuhl sowie Stuhlproben auf pathologische Keime dienen der Diagnostik. Die **Darmsonografie** zur Beurteilung der Darmwandentzündung spielt eine wichtige Rolle. Eine regelmäßige Kontrollkoloskopie bei erhöhtem Risiko für kolorektale Karzinome wird den Patienten empfohlen (→ Abb. 5.14).

Komplikationen
- Toxisches Megakolon
- Kolonperforation
- Massiver Blutverlust
- Malnutrition
- Kolorektales Karzinom

Therapie
Konservative Therapiemaßnahmen umfassen zum einen eine **ernährungsmedizinische**

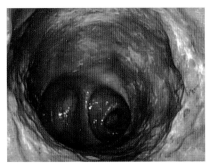

Abb. 5.14 Koloskopisches Bild einer Colitis ulcerosa mit Zeichen der Schleimhautentzündung und Verlust der Haustrierung im Colon transversum [M847]

Betreuung dieser Patienten und die **primär medikamentöse Therapie.** Diese erfolgt als Step-up- oder Step-down-Therapie. Hierfür stehen folgende Medikamente zur Verfügung:

- Mesalazin (5-ASA), per os und rektal
- Glukokortikoide, per os und rektal
- Immunsuppressiva
  - Azathioprin, Ciclosporin, Tacrolimus
  - TNF-alpha-Antagonisten, IgG1$_κ$-Antagonist (Golimumab)

Therapierefraktäre Patienten sowie Patienten mit hohem Risiko für kolorektale Karzinome und Patienten mit Komplikationen werden mit einer **Hemikolektomie** oder **Proktokolektomie** therapiert. Bei Letzterer erfolgt die Anlage eines ileoanalen Pouches. Neben einer klinischen und endoskopischen Remission bekommt der histologische Nachweis einer Remission immer mehr Bedeutung bei der Beurteilung des Therapieerfolgs.

Infliximab und Adalimumab sind monoklonale Antiköper gegen TNF-alpha.

■ **CHECK-UP**

☐ Wie ist eine Diarrhö definiert? Nennen Sie ätiologische Ursachen. Wie erfolgt die Diagnostik? Welche Therapiemaßnahmen sind denkbar?

☐ Wie können Malassimilationssyndrome unterschieden werden? Nennen Sie mögliche klinische Symptome? Was wird beim Schilling-Test radioaktiv markiert und im Sammelurin bestimmt? Nennen Sie mögliche Therapieverfahren.

☐ Nennen Sie Unterschiede in der Ätiologie der genannten Malaabsorptionserkrankungen? Wie äußern sich die Symptome? Welche diagnostischen Möglichkeiten ergeben sich? Nennen Sie die Therapievorgehensweise nach Ätiologie getrennt.

☐ Nennen Sie unterschiedliche Formen von Dünndarmtumoren. Welche Symptome sind möglich? Welche endoskopische Diagnostik ist möglich? Nennen Sie Therapieoptionen.

☐ Erläutern Sie die Montreal-Klassifikation beim Morbus Crohn. Nennen Sie das Leitsymptom der Erkrankung. Welche Diagnostik ergibt sich aus dem Befallsmuster des Morbus Crohn? Wie erfolgt die Therapie? Was besagt die Montreal-Klassifikation?

☐ Nennen Sie das Leitsymptom der Colitis ulcerosa. Wie erfolgt die Diagnostik? Nennen Sie medikamentöse Therapieoptionen.

Erkrankungen des Dickdarms

■ Mikroskopische Kolitis

Ätiologie

Die **mikroskopische Kolitis** zeichnet sich durch ein klinisches Bild mit z. T. schweren wässrigen Durchfällen und unauffälligem koloskopischem Befund aus. Die Erkrankung tritt typischerweise bei Frauen > 60 Jahre auf. Eine multifaktorielle Genese wird angenommen, dabei wird der Gebrauch von NSAR als möglicher Auslöser diskutiert. Zwei Typen werden unterschieden:

- Kollagene Kolitis
- Lymphozytäre Kolitis (etwas häufiger)

Die mikroskopische Kolitis hat einen unauffälligen koloskopischen Befund.

Klinik

Das Leitsymptom sind wässrige anhaltende (teils wochenlange) Diarrhöen, die auch in Schüben verlaufen können. Weitere Symptome sind:

- Gewichtsverlust und abdominale Beschwerden (40 %)
- Übelkeit, nächtliche Diarrhöen
- Exsikkose mit Komplikationen (akutes Nierenversagen)

Diagnostik

Die endoskopische Diagnostik mit Stufenbiopsien ist die wichtigste Maßnahme. Insbesondere Stufenbiopsien erscheinen sinnvoll, da ein diskontinuierlicher Befall beschrieben wird. Zum Ausschluss von Differenzialdiagnosen sollten Stuhlproben auf pathogene Keime und Calprotectin im Stuhl bestimmt werden.

Differenzialdiagnosen

- Chronisch entzündliche Darmerkrankung
- Infektiöse Diarrhöen
- Laktoseintoleranz
- Sprue

Therapie

Die Therapie umfasst neben supportiven Therapiemaßnahmen (ausreichende Flüssigkeitssubstitution, Analgesie, Spasmolyse) bis zur endgültigen Diagnosestellung die **Beendigung einer NSAR-Therapie.** Bei Gallensäureverlustsyndrom sollte Cholestyramin gegeben werden. **Medikamentöse Therapie der Wahl** ist die Gabe eines lokal wirkenden Glukokortikoides (Budenosid). In 25 % der Fälle tritt eine Besserung ein, allerdings rezidivieren auch 75 % der Fälle.

> Budenosid wird über 6 Wochen initial mit 9 mg/Tag verabreicht. Hierbei werden 3 × 3 mg als Retardpräparat eingenommen.

■ Clostridium-difficile-Infektion

Ätiologie

Durch den Gebrauch von Antibiotika zur Behandlung von Infektionen kommt es zu einer Störung der bakteriellen intestinalen Flora. In den häufigsten Fällen ist Clostridium difficile ein anaerobes grampositives sporen- und toxinbildendes Bakterium ursächlich für die Pathogenese. Primär wurde dies bei Patienten mit einer antibiotischen Therapie durch Clindamycin nachgewiesen. Aber auch andere Antibiotika können eine **Clostridium-difficile-Kolitis** verursachen (→ Abb. 5.15):

- Fluorchinolone
- Breitspektrum-Penicilline
- Cephalosporine

Und sogar die eigentlich zur Therapie der Erkrankungen eingesetzten Antibiotika (Vancomycin und Metronidazol) können die Kolitis auslösen. Zu den **Risikofaktoren** bei der Pathogenese gehören:

- Hospitalisation
- Komorbide Patienten
- Ältere Patienten (insbesondere > 65 Jahre)
- Therapie mit Protonenpumpeninhibitoren
- Enterale Ernährung
- Viszeralchirurgische Eingriffe

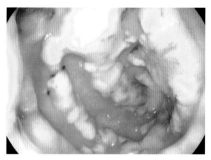

Abb. 5.15 Clostridium-difficile-Kolitis mit dem charakteristischen koloskopischen Bild von Pseudomembranen [M847]

- Chemotherapie
- Stammzelltransplantation

> Die Inzidenz der Clostridium-difficile-assoziierten Diarrhö hat sich in den letzten 20 Jahren bei hospitalisierten Patienten verdoppelt.

Klinik

Über eine von 2 Toxinen (Enterotoxin [„Toxin A"] und Cytotoxin [„Toxin B"]) vermittelte Inflammation der Darmwand entsteht das Leitsymptom „wässrige Diarrhö" (10–15 × täglich). Weitere Symptome, die auch noch 10 Wochen nach einer Antibiotikatherapie auftreten können, sind:

- Diffuse abdominale Schmerzen
- Bauchkrämpfe
- Fieber
- Exsikkose

Patienten mit einer Clostridium-difficile-Kolitis können auch asymptomatisch sein.

Diagnostik

Klassischerweise erhärtet sich der Verdacht auf eine Kolitis anhand der Anamnese und der klinischen Symptomatik. Weitere diagnostische Maßnahmen sind:

- Klinische Chemie (klassischerweise Leukozytose)
- Blutgasanalyse (Laktatazidose)
- Stuhlproben (Toxinnachweis)
- Darmwandultraschall (verdickte Darmwand, gesteigerte Durchblutung)
- Endoskopische Diagnostik
  - Sigmoidoskopie oder Koloskopie: Pseudomembranen
  - Keine ausgiebige Luftinsufflation, Gefahr eines Megakolon mit Perforation
- Histologie (Typ 1: milde, Typ 2: mittelschwere, bis Typ 3: nekrotisierende Form)

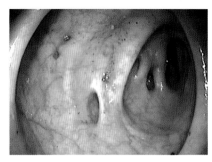

Abb. 5.16 Divertikulose bei einer 85-jährigen Patientin, die über vermehrte Obstipation klagt. Der koloskopische Befund zeigt Sigmadivertikel mit Einengung des Darmlumens [M847]

- Akutes Abdomen (Megakolon, Darmperforationen)
- Aszites und Laktatazidose
- Schwere Sepsis
- Antibiotikaresistenzen
- Reinfektionen

Therapie

Symptomatische Patienten, bei denen die Toxine nachgewiesen werden, sollten therapiert werden. Hierzu zählt **primär**, sofern möglich, die **frühestmögliche Beendigung der antibiotischen Therapie.** Als initiale antiobtische Therapie der Erkrankung wird empfohlen:

- Metronidazol (p. o.) 500 mg 3 ×/Tag für 10–14 Tage oder
- Vancomycin (p. o.) 125 mg 4 ×/Tag für 10–14 Tage

Vancomycin i. v. hat keinen Effekt, da es nicht in die Kolonschleimhaut perimetriert. Bei Reinfektionen können je nach Schwere wieder Metronidazol und Vancomycin eingesetzt werden. Fidaxomycin (200 mg 2 ×/Tag) ist eine mögliche Alternative, ebenso wie eine Stuhltransplantation in Zentren mit Erfahrung.

Ergänzend zur antibiotischen Therapie kann je nach Schwere der Erkrankung und Alter des Patienten eine **supportive Therapie** sinnvoll sein:

- Ausreichende Flüssigkeitszufuhr, ggf. i. v.
- Analgesie
- Parenterale Ernährung

Bei Komplikationen (z. B. Perforation) ist eine **chirurgische Therapie** notwendig.

■ Divertikulose und Divertikulitis

Ätiologie

Die **Divertikulose** ist ein häufiger Befund, primär ohne Krankheitswert, insbesondere bei älteren Menschen (→ Abb. 5.16). Dabei haben etwa 70 % asymptomatische Verläufe. Die Erstdiagno-se ist häufig ein Zufallsbefund im Rahmen einer Koloskopie oder einer bildmorphologischen Untersuchung des Abdomens.

Klinik

Die unkomplizierte Divertikulitis ist häufig ein Zufallsbefund und macht keine Beschwerden. Ein Teil der Patienten berichtet von unspezifischen Symptomen wie veränderten Stuhlgewohnheiten, Flatulenzen, Blähungen und Bauchkrämpfen. Im Rahmen einer Divertikulitis treten häufig linksseitige Unterbauchschmerzen mit Übelkeit und Erbrechen auf. Je nach Schwere der Entzündungen und möglichen Komplikationen sind auch lokalisierte und generalisierte Infektzeichen möglich. Das Leitsymptom der Divertikelblutung ist die schmerzlose Hämatochezie.

> Zurückhaltung mit endoskopischer Diagnostik bei akuter Divertikulitis!

Diagnostik

Die Diagnose beinhaltet je nach Schwerebild der Erkrankung:

- Klinische Untersuchung
- Laborchemische Untersuchung
- Abdomen- und Darmultraschall
- CT-Abdomen
- Koloskopie im Intervall

Komplikationen

- Divertikulitis
- Divertikelblutung
- Stenosen
- Divertikelperforationen

Therapie

Die **unkomplizierte Divertikulose** bedarf keiner speziellen Therapie. Bei chronischen Beschwerden könnte eine Sigmaresektion überlegt werden. Anders als angenommen gibt es bislang keine ausreichenden Daten zu einer Ernährungsempfehlung. Im Fall einer **unkomplizierten Divertikulitis** ist eine konservative orale antibiotische Therapie (Fluorchinolon und Metronidazol, oder Amoxicillin-Clavulansäure) und Nahrungskarenz Mittel der Wahl. Im Intervall sollte eine Koloskopie durchgeführt werden. Bei der **komplizierten Divertikulitis mit Peritonitis oder Perforation** sollte die antibiotische Therapie i. v. gegeben werden. Sofern sich ein Abszess bildet kann eine radiologische Drainierung möglich sein. Da die meisten Divertikelblutungen selbstlimitierend sind, ist auch hier ein konservatives Vorgehen mit Optimierung der Gerinnung und ggf. Bluttransfusionen vertretbar. Bei Versagen der konservativen Maßnahmen ist in allen Fällen eine operative Therapie Ultima Ratio.

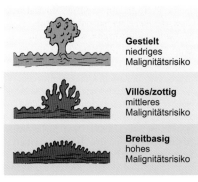

Gestielt
niedriges
Malignitätsrisiko

Villös/zottig
mittleres
Malignitätsrisiko

Breitbasig
hohes
Malignitätsrisiko

Abb. 5.17 Schematische Darstellung von möglichen Dickdarmpolypen und dem Risiko der Entartung [L190]

Tab. 5.9 TNM-Klassifikation beim kolorektalem Karzinom

Stadium	Befallsmuster
TIS	Carcinoma in situ (intraepithelialer Befall)
T1	Invasion der Submukosa
T2	Invasion der Muscularis propria
T3	Invasion des pericolorektalen Gewebes
T4a	Invasion des Peritoneums
T4b	Invasion eines anderen Organs

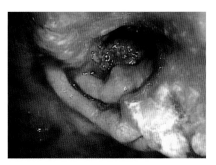

Abb. 5.19 Endoskopisches Bild eines stenosierenden Kolonkarzinoms im Colon sigmoideum [M847]

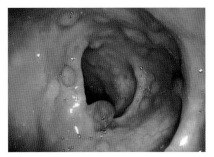

Abb. 5.18 Endoskopisches Bild mit „Adenomrasen" im Kolon bei einem jungen männlichen Patienten mit FAP [M847]

■ Kolorektales Karzinom

Ätiologie

Bereits bei ⅓ der Patienten mit **kolorektalem Karzinom** ist zum Zeitpunkt der Diagnosestellung eine Metastasierung vorhanden (→ Abb. 5.17). Weltweit ist es der dritthäufigste Tumor bei Männern und der zweithäufigste bei Frauen. Als Risikofaktoren für die Entstehung gelten u. a. die familiäre adenomatöse Polyposis (FAP, → Abb. 5.18), chronisch entzündliche Darmerkrankungen, das Lynch-Syndrom, Adenome, Fettleibigkeit, chronischer Alkoholgenuss und Diabetes mellitus.

Klinik

Die Symptome eines kolorektalen Karzinoms sind variabel vorhanden. Häufig geben die Patientin unspezifische abdominale Beschwerden und Veränderungen ihrer Stuhlgewohnheiten an. Leitsymptome sind die Hämatochezie oder Meläna, die bei Auftreten in jedem Fall diagnostisch abgeklärt werden sollten. Weitere unspezifische Symptome sind Anämie, Gewichtsverlust, Abgeschlagenheit und Schwäche.

Diagnostik

Der **Goldstandard** der Diagnostik ist die **Koloskopie** mit histopathologischer Sicherung des Tumors (→ Tab. 5.9). Alternative Methoden bieten die Sigmoidoskopie zu einem primär schnellen differenzialdiagnostischen Blutungsausschluss z. B. einer Divertikelblutung. CT-Abdomen und MRT bieten gelegentlich Zufallsbefunde im Rahmen einer anderen Diagnostik, die dann ebenfalls zu einer endoskopischen Abklärung führt (→ Abb. 5.19). Der Bariumkontrasteinlauf ist ein mögliches radiologisches Diagnostikum, wenn die Koloskopie nicht durchführbar ist. Tumormarker eignen sich nicht zur Diagnostik oder zum Screening eines kolorektalen Karzinoms.

Staging

Das Staging dient zur **Feststellung der Ausdehnung des Tumors** und ist von entscheidender Bedeutung für die weitere Therapie. Es sollte beinhalten: Abdomen-Sonografie, CT-Abdomen und CT-Becken, CT-Thorax und die Bestimmung der Tumormarker (CEA, CA 19–9) als Verlaufsparameter vor Beginn einer Therapie. Am häufigsten erfolgt eine Metastasierung in Lymphknoten, Leber, Lungen und Peritoneum.

Therapie

Etwa 80 % der Tumoren sind lokal begrenzt und können chirurgisch reseziert werden. Da in den häufigsten Fällen ein Karzinom nach einer Polypektomie eines Adenoms histopathologisch festgestellt wird, ist auch die endoskopische Resektion, sofern bestimmte Voraussetzungen erfüllt sind, z. B. tumorfreier Resektionsrand und keine lymphovaskuläre Invasion nachweisbar, eine mögliche Therapieoption. Eine engmaschige endoskopische Nachsorge ist obligat. Darüber hinaus stehen neoadjuvante und adjuvante Chemotherapien je nach Stadium und Allgemeinzustand des Patienten zur Verfügung. Im Fall eines metastasierten Stadiums ist die Gabe von FOLFOX (Oxaliplatin, Leucovorin, Fluorouracil, Capecitabine) möglich. Beim FOLFIRI-Schema ersetzt Irinotecan das Oxaliplatin.

Prognose

Die Prognose des kolorektalen Karzinoms ist abhängig vom Tumorstadium. Bis zum Stadium T3 ohne Lymphknoten-Metastasen überleben statistisch 85 % der Patienten nach 5 Jahren. Sofern eine Metastasierung vorliegt ist die Prognose schlechter.

■ CHECK-UP

- ☐ Welche beiden Typen der mikroskopischen Kolitis sind bekannt? Wie stellt sich das typische koloskopische Bild dar? Nennen Sie klinische Symptome. Wie erfolgt die Therapie?
- ☐ Welche Antibiotika verursachen hauptsächlich eine Clostridium-difficile-Kolitis?
- ☐ Was ist das Leitsymptom einer Clostridium-difficile-Kolitis? Wie erfolgt die Diagnostik?
- ☐ Wie sollte die antibiotische Therapie erfolgen? Was ist bei Vancomycin zu beachten?
- ☐ Welche klinischen Symptome hat ein Patient mit Divertikulitis?
- ☐ Wie erfolgt die Diagnostik einer Divertikulose?
- ☐ Welche anibiotische Therapie erwägen Sie bei akuter Divertikulitis?
- ☐ Was sind Risikofaktoren für die Entstehung des kolorektalen Karzinoms? Nennen Sie diagnostische Maßnahmen zum Staging. Welche therapeutischen Möglichkeiten gibt es?

Erkrankungen des Pankreas

■ Akute Pankreatitis

Ätiologie

Die akute Entzündung ist gekennzeichnet durch abdominale Beschwerden und erhöhte Pankreasenzyme im Blut. 75 % der Erkrankungen werden durch Gallensteine und Alkohol verursacht. Auch wenn die Mortalität der **akuten Pankreatitis** in den letzten Jahren zurückgegangen ist, so kann die Erkrankung auch heute noch in einem häufig letalen Multiorganversagen verlaufen. Weitere Ursachen, die eine akute Pankreatitis auslösen können sind:

- Nikotinabusus (unbekannte Ätiologie)
- Hypertriglyceridämie (> 1.000 mg/dl)
- Post-ERCP-Pankreatitis (3 % nach diagnostischer, 5 % nach therapeutischer ERCP)
- Hyperkalzämie
- Genetische Ursachen (CFTR-Mutation, PRSS-1-Mutation)
- Pankreas divisum
- Medikamente (z. B. Azathioprin, Valproinsäure, Diuretika, Aminosalicylate)
- Virale und bakterielle Infektionen
- Trauma
- Kardiovaskuläre Ursachen (Ischämie, Schock)
- Idiopathisch

> 75 % der akuten Pankreatitiden werden durch Gallensteine und Alkohol verursacht.

Klinik

Im Rahmen einer akuten Pankreatitis kommt es häufig zu heftigen epigastrischen Beschwerden und Schmerzen mit Übelkeit und Erbrechen. Die weiteren Symptome sind sehr von der Ursache abhängig und variieren von Patient zu Patient (→ Tab. 5.10):

- Ein Teil der Patienten ist asymptomatisch.
- Kolikartige Schmerzen (beim Gallensteinleiden)
- Fieber, Dyspnoe, Tachypnoe, Hypotonie (Pleuraergüsse)
- Epigastrische Druckschmerzen, Distension des Abdomens, paralytischer Ileus
- Haut- und/oder Sklerenikterus
- Cullen-Zeichen, Grey-Turner-Zeichen
- Hepatomegalie
- Zeichen eines septischen Schocks oder Multiorganversagens

Diagnostik

Die Diagnostik erfolgt primär über die Klinik und Anamnese des Patienten. Daran schließt

Tab. 5.10 Klassifikation der akuten Pankreatitis.

Stadium	Ausprägung
Milde akute Pankreatitis	Kein Organversagen, keine lokale oder systemische Komplikation
Moderate akute Pankreatitis	Transientes Organversagen (< 48 h) und/oder lokale oder systemische Komplikation ohne Multiorganversagen (> 48 h)
Schwere akute Pankreatitis	Anhaltendes Organversagen eines oder mehrerer Organe

sich eine laborchemische und bildgebende Diagnostik an:
- Lipase und Amylase i. S. erhöht
- Erhöhung des C reaktiven Proteins im Serum
- Leukozytose, Hämatokriterhöhung bei Wasserverlust ins Interstitium
- Hypo- oder Hyperkaliämie
- Hypoglykämie, metabolische Entgleisungen
- Röntgen-Thorax (Erguss, Infiltrate, Atelektasen)
- Sonografie des Abdomens (Gallensteine, Cholestase, Pankreasödem, Nekrose)
- Endosonografie
- CT-Abdomen, MR-Abdomen

Eine erhöhte Lipase i. S. hat eine Sensitivität von 82–100 % für eine Pankreatitis.

Differenzialdiagnosen
- Magenulzeration
- Choledocholithiasis
- Cholangitis, Cholezystitis
- Mesenterialischämie
- Akute Hepatitis

Therapie
Die Therapie der akuten Pankreatitis richtet sich nach klinischen, laborchemischen Parametern und dem Schweregrad der Erkrankung. Milde Verlaufsformen sind häufig nach 7 Tagen überstanden und bedürfen keiner invasiven Therapie.
- Supportive Therapiemaßnahmen:
  - Schmerztherapie (nach WHO-Stufenschema, häufig Opiate)
  - Intravenöse Flüssigkeitstherapie
  - Korrektur der metabolischen Entgleisung (Blutzuckermessung)
  - Intensivmedizinische Überwachung nach Schweregrad
  - Bilanzierung (Ein- und Ausfuhrkontrolle)
  - Sauerstoffapplikation nach peripherer Sättigung (< 95 %)

- Elektrolytkontrolle (Hypokalziämie nur bei Neurologie ausgleichen)
- Antikoagulation
- Prophylaktische antibiotische Therapie erwägen (unklare Datenlage)
- Endoskopische Therapiemaßnahme: Endoskopisch retrograde Cholangiopankreatikografie (ERCP) mit Sphinkterotomie bei biliärer Pankreatitis (Gallensteine)
- Chirurgische Therapiemaßnahme:
  - Bei bakteriellen Superinfektionen ggf. Nekrosektomie
  - Cholecystektomie bei Gallensteinursache im Intervall

- Patienten mit einer milden akuten Pankreatitis sollten primär nüchtern bleiben.
- Eine frühestmögliche enterale Ernährung bei schwerer akuter Pankreatitis wird empfohlen.

Komplikationen
- Nekrotisierende Verlaufsform (15 % der Patienten)
- Abdominales Kompartmentsyndrom
- Multiorganversagen
- Diabetes mellitus
- Chronische Pankreatitis
- Pankreaspseudozysten

Prognose
Die Prognose ist abhängig von Schweregrad und Komplikationen. Die Mortalität bei Patienten mit Multiorganversagen beträgt annähernd 50 %.

■ **Chronische Pankreatitis**

Ätiologie
In 80 % der Fälle ist der chronische Alkoholabusus Ursache für eine **chronische Pankreatitis**. Diese kann morphologisch unterschieden werden in:
- Pankreatitis mit fokaler Nekrose
- Pankreatitis mit segmentaler oder diffuser Fibrose
- Kalzifizierende Pankreatitis

In 15 % der Fälle ist die Ursache unbekannt. Weitere Ursachen sind:
- Medikamente
- Fettstoffwechselstörungen
- Hyperparathyreoidismus
- Hereditäre Pankreatitis
- Autoimmunpankreatitis (IgG_4 i. S. erhöht)

Die Bestimmung der Pankreas-Elastase-1 im Stuhl kann indirekt Auskunft über die exokrine Pankreasfunktion geben.

Klinik

90 % der Patienten mit chronischer Pankreatitis geben rezidivierende kolikartige epigastrische Schmerzen an. Diese können auch gürtelförmig auftreten und in den Rücken ausstrahlen. Mögliche andere Symptome sind:

- Fettunverträglichkeit mit Erbrechen und Übelkeit
- Steatorrhö, Meteorismus, Gewichtsabnahme, Diarrhö
- Diabetes mellitus (eventuell insulinpflichtig)

Diagnostik

Im Vordergrund der Diagnostik stehen die Anamnese und die klinischen Beschwerden. Die Bestimmung von Lipase und der Pankreas-Elastase-1 im Stuhl geben sehr sensitiv Hinweis auf das Vorliegen der Erkrankung. Zu bedenken ist allerdings, dass normale Laborwerte die Erkrankung nicht ausschließen. Weitere bildgebende diagnostische Maßnahmen können sein:

- Ultraschall des Abdomens und Röntgen-Abdomen-Übersicht (Pankreasverkalkungen)
- Endosonografie (Pseudozysten)
- CT-Abdomen
- MRT-Abdomen

Therapie

Die Therapie der chronischen Pankreatitis richtet sich nach dem klinischen und bildmorphologischen Bild. Kausal ist durch Alkoholabstinenz bereits eine Verbesserung der Beschwerden möglich. Zu den weiteren **konservativen Therapiemöglichkeiten** gehören:

- Ernährungsmedizinisch: häufige kleine kohlenhydratreiche Mahlzeiten, fettarm
- Pankreasenzymsubstitution
- Blutzuckereinstellung (ggf. Insulintherapie)

Endoskopisch:

- Drainage symptomatischer Pseudozysten
- Ballondilatation von Pankreasgangstenosen, ggf. Stenteinlage
- Stoßwellenlithotripsie bei Pankreasgangsteinen

Chirurgisch:

- Pankreasteilresektion (Komplikationen, Tumorverdacht)

Komplikationen

Pankreaspseudozysten (20 %)

■ Pankreaskarzinom

Ätiologie

Bis heute haben Patienten mit einem **Adenokarzinom des Pankreasgangs** eine schlechte Überlebensprognose. Die Ursachen der Erkrankung sind noch nicht vollständig verstanden und mitunter multifaktoriell bedingt.

- **Risikofaktoren:**
  - Nikotinabusus
  - Übergewicht und Adipositas
  - Körperliche Inaktivität
  - Chronische Pankreatitis
  - Positive Familienanamnese für Pankreaskarzinome
- **Hereditäre Ursachen:**
  - Hereditäre Pankreatitis
  - Peutz-Jeghers-Syndrom
  - FAMMM-Syndrom (Nävusdysplasie-Syndrom)
  - Lynch-Syndrom und FAP
  - Patienten mit Mutationen im BRCA1- und BRCA2-Gen
  - Louis-Bar-Syndrom (Ataxia teleangiectatica)
  - Partielle Gastrektomie und Cholezystektomie

Weitere assoziierte Risikofaktoren sind der Befall mit Helicobacter pylori, die Infektion mit Hepatitis B, Diabetes mellitus sowie der Gebrauch von NSAIR und Aspirin. Derzeit noch unklar ist die Datenlage, in welcher Form Alkohol- und Kaffeegenuss das Risiko der Tumorentstehung beeinflussen. Darüber hinaus gibt es

Präkanzerosen:

- Intraduktal papillär muzinöse Neoplasie (IPMN)
- High-grade intraepitheliale pankreatische Neoplasie (PanIN)

Deutlich seltener als das Adenokarzinom des Pankreas ist der neuroendokrine Tumor des Pankreas (5 %).

---

85 % der Patienten mit Pankreaskarzinom haben ein Adenokarzinom. Weltweit ist es die achthäufigste Todesursache.

Klinik

Die wichtigsten Symptome sind abdominale Schmerzen, Ikterus und Gewichtsverlust. Häufig treten die Symptome in einem bereits fortgeschrittenen Stadium der Erkrankung auf. Weitere häufige klinische Manifestationen sind:

- Hepatomegalie
- Kachexie
- Courvoisier-Zeichen
- Epigastrische Bauchumfangszunahmen, ggf. tastbare Tumorausbreitung
- Steatorrhoe
- Erbrechen und Übelkeit
- Aszites

Die häufigsten Pankreaskarzinome sind im Pankreaskopf lokalisiert (60 %), was viele der klinischen Beschwerden wie z. B. das Auftreten eines Ikterus durch Obstruktion des Gallengangs be-

Tab. 5.11 TNM-Klassifikation des Pankreaskarzinoms

Stadium	Befallsmuster
pTx	Primärtumor kann nicht diagnostiziert werden
pT0	Kein Primärtumor nachweisbar
pTis	Carcinoma in situ
pT1	Durchmesser ≤ 2 cm, Tumor innerhalb Pankreas
pT2	Durchmesser > 2 cm, Tumor innerhalb Pankreas
pT3	Peripankreatisches Tumorwachstum
pT4	Primärtumor infiltriert Gefäße
Dazu pNx, 0,1 (Regionärer Lymphknoten) und pMx, 0,1 (Fernmetastasen)	

gründet. Möglicherweise geben Störungen des Glukosestoffwechsels, die primär als Diabetes mellitus gedeutet wurden, ebenfalls Hinweise auf den Beginn der Erkrankung.

Diagnostik
Aufgrund der fehlenden Spezifität ist die Sicherung der Diagnose allein aus den klinischen Symptomen nicht möglich (→ Tab. 5.11). Zur initialen Diagnostik sollten neben einer ausführlichen Anamnese und der klinischen Untersuchung auch folgende Diagnostika gehören:
- Klinische Chemie (Leber, Pankreas)
- Sonografie des Abdomens (Cholestase, Raumforderung, Lymphknoten)
- Endosonografie, eventuell mit Feinnadelpunktion (FNP)
- Endoskopisch retrograde Cholangiopankreatikografie (ERCP)
- CT-Abdomen
- Magnetresonanz-Cholangiopankreatikografie (MRCP)
- Histologische Sicherung durch Endosonografie oder/und transkutane Biopsie

CA 19–9 als Tumormarker ist kein primäres Diagnostikum, sondern dient als Verlaufsmarker.

Differenzialdiagnosen
- Magenkarzinom
- Cholangiokarzinom
- Choledocholithiasis
- Cholangitis

Therapie
Aufgrund der meist späten Diagnosestellung sind operative kurative Therapiemöglichkeiten meist begrenzt. Dabei ist eine Metastasierung sowie ein Gefäßeinbruch in umliegende Gefäße (Arteria und Vena mesenterica superior) als Kontraindikation für eine chirurgische Vorgehensweise zu sehen.
- **Chirurgische Therapiemaßnahme:** Whipple-OP (Pankreatikoduodenektomie mit biliodigestiver Anastomose und partieller Gastrektomie)
- **Endoskopische Therapiemaßnahme:** ERCP mit Einlage eines Stents zur Sicherung des Galle- und Pankreasabflusses
- **Palliative Chemotherapie:**
  - Gemcitabin-Monotherapie
  - 5-FU, Irinotecan und Oxaliplatin (Folfirinox)
- **Supportive Therapiemaßnahmen:**
  - Schmerztherapie (nach WHO-Stufenschema)
  - Intravenöse Flüssigkeitstherapie
  - Ernährungstherapie
  - Palliativmedizin

Prognose
Nach Pankreatektomie mit befallenen Lymphknoten liegt die Überlebensrate nach 2 Jahren < 10 %. Allerdings sind nur 15–20 % der Patienten bei Diagnosestellung operabel.

■ CHECK-UP
- ☐ Welche Ursachen kann eine akute Pankreatitis haben? Nennen Sie klinische Symptome. Welcher Laborwert hat bei der Diagnostik eine hohe Sensitivität? Wie erfolgt die Therapie der akuten Pankreatitis? Welche Hauptursache hat die chronische Pankreatitis? Nennen Sie klinische Symptome.
- ☐ Welcher Laborwert im Stuhl kann Auskunft über die exokrine Pankreasfunktion geben? Nennen Sie Therapieoptionen.
- ☐ Nennen Sie Risikofaktoren für die Entstehung eines Pankreaskarzinoms. Welche klinischen Symptome treten auf? Nennen Sie mögliche Therapieoptionen. Wie ist die Prognose der Erkrankung?

Erkrankungen des Gallensystems

■ Cholelithiasis und Cholezystitis

Ätiologie
Die **akute Cholezystitis** ist gekennzeichnet durch syndromale Schmerzen im rechten Oberbauch, deren Ursache in den meisten Fällen eine **Cholelithiasis** ist. Hierbei kommt es sekundär zu einer bakteriellen Besiedlung der Gallenblase. Die häufigsten Erreger sind:
- Escherichia coli (41 %)
- Enterokokken (12 %)
- Klebsiellen (11 %)
- Enterobacter (9 %)

Die Erkrankung kann chronifizieren (chronische Cholezystitis). Etwa 10 % der Gallenblasenentzündungen entstehen in Abwesenheit von Gallensteinen (akalkulöse Cholezystitis). **Risikofaktoren** für die Entstehung von Gallensteinen sind:
- Schwangerschaft
- Übergewicht
- Schneller Gewichtsverlust (Diät)
- Leberzirrhose
- Hypertriglyceridämie
- Hämolytische Anämien
- Diabetes mellitus
- Alter
- Weibliches Geschlecht
- Ethnische Herkunft
- Kontrazeptiva
- Ileozökalresektion

Ein Großteil der Patienten mit Gallensteinen ist asymptomatisch. Die Prävalenz von Gallensteinen nimmt in allen Teilen der Welt mit dem Alter zu. Frauen sind häufiger betroffen als Männer.

> Die 6 „F" (**f**emale, **f**ourty, **f**amily, **f**air, **f**ertile, **f**at) sind nur ein Teil der relevanten Risikofaktoren für die Entstehung von Gallensteinen.

Klinik
Die Leitsymptome einer akuten Cholezystitis sind:
- Abdominale Schmerzen, typischerweise im rechten Oberbauch mit Ausstrahlung in die rechte Schulter
- Fieber, Übelkeit, Erbrechen

Die Schmerzen sind typischerweise über mehrere Stunden persistierend. Anamnestisch berichten die Patienten manchmal als Auslöser den Genuss von fettigen Speisen. Weitere Symptome sind:
- Tachykardie

- Peritonitischer Bauchschmerz
- Positives Murphy-Zeichen (schmerzhafte Palpation der Gallenblase bei Inspiration)

Diagnostik
Neben der Anamnese und der klinischen Untersuchung erfolgt die Diagnostik durch:
- Klinische Chemie (Leukozytose, Bilirubin ↑↑, AP, gGT, ALT und AST ↑↑)
- Sonografie des Abdomens (Cholestase, Nachweis von Gallensteinen)
- Magnetresonanz-Cholangiografie (MRCP)
- CT-Abdomen
- Choleszintigrafie

> Die **akute Gallenkolik** ist von der akuten Cholezystitis zu unterscheiden, auch wenn das Beschwerdebild ähnlich sein kann. Die Gallenkolik kann Vorläufer einer akuten Cholezystitis wie auch einer Cholangitis sein.

Therapie
Die Patienten sollten zur Therapie stationär aufgenommen werden und eine **supportive Therapie** erhalten. Hierzu zählt:
- Flüssigkeit i. v. (kristalloide Lösung)
- Analgesie (Opiate), Spasmolyse
- Nahrungskarenz, Magensonde

Antibiotische Therapie: Beta-Laktamase-Inhibitor oder Metronidazol und Ceftriaxon
Chirurgische Therapiemaßnahme: Cholezystektomie bei Komplikationen oder im Intervall

Komplikationen
- Gallenblasengangrän
- Perforation mit Peritonitis und Sepsis
- Fisteln
- Gallensteinileus

> Die Prognose der akuten Cholezystitis ist gut. Die Mortalität beträgt ca. 1 % bei jungen, sonst gesunden und 10 % bei älteren komorbiden Patienten.

■ Choledocholithiasis und Cholangitis

Ätiologie
Die **akute Cholangitis** ist ein klinisches Syndrom, das je nach Schwere lebensbedrohlich sein kann. Ätiologisch liegt der Erkrankung eine bakterielle Besiedlung des Gallensystems zugrunde. Diese erfolgt in der Regel als aufsteigende Infektion aus dem Dünndarm und selten

durch hämatogene Streuung. Prädestiniert sind Patienten mit:

- **Choledocholithiasis**
- Maligne und benigne Gallenwegsstenosen (z. B. bei PSC)
- Biliärer Stentversorgung
- Papillotomien nach ERCP
- Galleobstruktion durch Tumoren (cholangiozelluäre Karzinome, Pankreaskarzinome)

> Die häufigsten verursachenden Keime sind: Escherichia coli (25–50 %), Klebsiellen (15–20 %) und Enterobakterien (5–10 %).

Klinik

Klassischerweise tritt bei ca. 75 % der Patienten die **Charcot-Trias** auf:

- Fieber,
- Ikterus und
- abdominale Schmerzen.

Übelkeit und Erbrechen sind dagegen eher unspezifische Begleiterscheinungen. Hypotonie und Tachykardie können Zeichen einer beginnenden oder einer bereits manifesten biliären Sepsis oder eines septischen Schocks sein.

Diagnostik

Eine schnelle diagnostische Evaluation kann den Krankheitsverlauf positiv beeinflussen. Hierzu zählen:

- Klinik und Anamnese
- Blutkulturen
- Klinische Chemie (Bilirubin ↑↑, AP, γ-GT, ALAT und ASAT ↑↑)
- Sonografie des Abdomens (Cholestase, Nachweis von Gallensteinen)
- Magnetresonanz-Cholangiografie (MRCP)
- ERCP zur Diagnostik und ggf. zur unmittelbaren Therapie

Differenzialdiagnosen

- Akute Divertikultitis
- Akute Cholezystitis
- Akute Appendizitis
- Akute Pankreatitis
- Leberabszess
- Mirizzi-Syndrom
- Rechtsseitige Unterlappenpneumonie

Therapie

Eine schnelle **Ursachenbehandlung** kann Komplikationen vermeiden. Bei Choledocholithiasis und bei benignen Stenosen kann eine Steinextraktion oder die Einlage eines Stents mittels **ERCP** die Obstruktion beseitigen. Eine ERCP sollte notfallmäßig in folgenden Situationen erwogen werden:

- Persistierende starke abdominale Schmerzen
- Fieber
- Neurologische Symptome (Verwirrtheit)

Ist eine ERCP zur Behebung der Cholestase nicht möglich kann alternativ eine perkutane transhepatische Cholangiografie (PTC) mit Drainierung durchgeführt werden.

Weitere Therapieoptionen sind:

- Antibiotische Therapie (Betalactamase-Inhibitor, alternativ Cephalosporin oder Fluorchinolon mit Metronidazol)
- Supportive Therapie: Analgesie, Flüssigkeitsgabe i. v., nüchtern, ggf. intensivmedizinische Überwachung
- Cholezystektomie bei Komplikationen oder im Intervall

Komplikationen

- Septischer Schock
- Multiorganversagen

> 80 % der Patienten sprechen auf konservative Therapiemaßnahmen an.

■ Primär sklerosierende Cholangitis (PSC)

Ätiologie

Die **primär sklerosierende Cholangitis (PSC)** ist eine chronische Erkrankung, deren Ätiologie unbekannt ist. Sie ist gekennzeichnet durch

- Inflammation,
- Fibrose und
- Strikturen

im intra- und/oder extrahepatischen Gallensystem. Der Progress der Erkrankung führt zur Leberzirrhose.

> Bei etwa 90 % der Patienten mit PSC liegt auch eine Colitis ulcerosa vor. Umgekehrt liegt aber nur bei etwa 5 % der Patienten mit Colitis ulcerosa eine PSC vor.

Klinik

Etwa 50 % der Patienten mit PSC sind asymptomatisch und fallen durch eine unklare Erhöhung der Cholestaseparameter zufällig auf (→ Abb. 5.20). Mögliche Symptome der Erkrankung sind:

- Übelkeit und Erbrechen
- Pruritus
- Ikterus
- Hepato- und/oder Splenomegalie
- Exkoriationen

Diagnostik

- Klinik und Anamnese
- Klinische Chemie (Bilirubin ↑↑, AP, γ-GT)
- Autoimmundiagnostik: Hypergammaglobulinämie, IgG-4 ↑, p-ANCA ↑, IgM ↑
- Sonografie des Abdomens (Cholestase, Leberparenchymschaden)

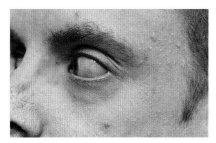

Abb. 5.20 Patient mit PSC mit Exkoriationen und Hautzeichen von Pruritus und Ikterus [M847]

- Magnetresonanz-Cholangiografie (MRCP)
- Die endoskopischretrograde Cholangiopankreatikografie (ERCP) zeigt das typische Bild des mit Strikturen durchsetzten Gallensystems. Die transkutane Leberbiopsie ist kein obligates diagnostisches Mittel, kann aber bereits bestehende Komplikationen erfassen.

Therapie

Die Therapie der PSC hat das Ziel den **Progress der Erkrankung aufzuhalten.** Bei fortgeschrittener Erkrankung steht die Behandlung der Komplikationen im Vordergrund.

Medikamentöse Therapieoptionen:
- Immunsuppressiva, Kortison, Antibiotika und Ursodesoxycholsäure konnten bislang in Studien keinen Vorteil bei der Behandlung zeigen.
- Symptomorientierte Therapie wie z. B. bei Pruritus

Endoskopische Therapie:
- ERCP mit Dilatation und Stenteinlage (→ Abb. 5.21)
- Cholangioskopie mit Bürstenzytologie und Biopsie (Cholangiokarzinom)

Der **Goldstandard** der Therapie ist die Lebertransplantation, obwohl 15–20 % der Patienten im Transplantat eine erneute PSC entwickeln. Bedauerlicherweise findet durch den Organmangel in Deutschland eine Transplantation gar nicht oder häufig zu einem viel zu späten Zeitpunkt statt.

Komplikationen
- Cholangitis
- Cholangiokarzinom (10–15 % erhöhtes Risiko)
- Gallenblasenkarzinom
- Leberzirrhose und hepatozelluläres Karzinom (HCC)
- Kolonkarzinom bei gleichzeitig vorhandener Colitis ulcerosa

---

Unbehandelt hat die PSC eine letale Prognose.

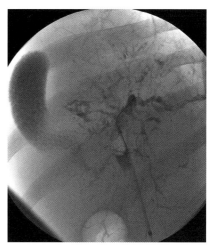

Abb. 5.21 Rarefizierung des Gallensystems bei PSC während der ERCP [M847]

■ Cholangiozelluläres Karzinom (CCC)

Ätiologie

Das **cholangiozelluläre Karzinom (CCC)** ist ein insgesamt seltener Tumor der Gallenwege. Auch Gallenblasentumoren kommen mit einer Inzidenz von 3 : 100.000/Jahr ähnlich selten vor. Risikoerkrankungen für die Entstehung sind:
- Primär sklerosierende Cholangitis (PSC)
- Choledochuszysten
- Cholelithiasis
- Parasiten in den Gallenwegen (Trematoden, Opisthorchis, Clonorchis)
- Lynch-Syndrom
- Mehr als 90 % der Tumoren sind Adenokarzinome. In den letzten Jahren wurden eine Zunahme der intrahepatischen und eine Abnahme der extrahepatischen Manifestationsorte beobachtet.

Die Klassifikation des cholangiozellulären Karzinoms nach Bismuth-Corlette ist in → Tab. 5.12 dargestellt.

Tab. 5.12 Klassifikation des cholangiozellulären Karzinoms (CCC) nach Bismuth-Corlette

Typ	Beschreibung
I	Tumor unterhalb der Hepatikusgabel im Ducts hepaticus communis
II	Tumor beteiligt die Hepatikusgabel
IIIa	Tumor reicht bis in die rechten Gallensegmente
IIIb	Tumor reicht bis in die linken Gallensegmente
IV	Tumor reicht in rechte und linke Gallensegmente

Klinik

Frühsymptome sind sehr selten. Mögliche Symptome sind:

- Ikterus mit Pruritus (66–90 %)
- Abdominale Beschwerden (30–50 %)
- Gewichtsverlust (30–50 %)
- Fieber (20 %)
- Hepatomegalie (25–40 %)
- Courvoisier-Zeichen (selten)

Diagnostik

Zur Diagnostik gehören:

- Klinik und Anamnese
- Klinische Chemie (Bilirubin, AP, gGT ↑↑, gelegentlich auch ALT und AST ↑↑)
- Sonografie des Abdomens (Cholestase)
- Endosonografie mit Feinnadelbiopsie zur Beurteilung der regionalen Tumorausbreitung
- CT-Abdomen
- MRT-Abdomen
- Magnetresonanz-Cholangiografie (MRCP)
- Endoskopisch retrograde Cholangiografie (ERC)
- Cholangioskopie mit Bürstenzytologie und/oder Biopsie (→ Abb. 5.22)
- Tumormarker mit Histologie (CA 19–9, eventuell Biliary-Insulin-Like-Growth-Faktor)

Differenzialdiagnose

Pankreaskarzinom

Therapie

In den meisten Fällen ist eine kurative Therapie nicht mehr möglich.

- **Chirurgische Therapieoptionen:**
  - Erweiterte Leberteilresektionen, ggf. mit vorheriger Portalvenenembolisation (Induktion einer Leberhypertrophie)
  - Sehr selten Lebertransplantation

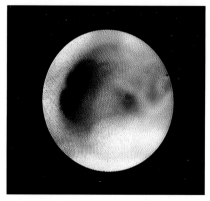

Abb. 5.22 Cholangioskopie (SpyGlass®) mit makroskopischem Befund eines CCC [M847]

- **Chemotherapie:**
  - Radiochemotherapie mit Gemcitabine und Cisplatin
  - Photodynamische Therapie
- **Palliative Therapie:**
  - Endoskopische Stent-Therapie
  - Prophylaktische Antibiotikaeinnahme nach erstmaliger Cholangitis
  - Adäquate Analgesie

Bei der seltenen R0-Resektion ist eine 5-Jahres-Überlebensrate bis 40 % beschrieben.

■ CHECK-UP

- ☐ Nennen Sie Risikofaktoren für die Entstehung von Gallensteinen.
- ☐ Welche klinischen Symptome treten bei einer akuten Cholezystitis auf? Nennen Sie Therapieoptionen. Welche Antibiotika können zur Behandlung eingesetzt werden?
- ☐ Was sind prädisponierende Ursachen für eine Cholangitis? Nennen Sie die 3 Symptome der Charcot-Trias? Welches Diagnostikum kann gleichzeitig Therapeutikum sein? Nennen Sie Therapieoptionen und Komplikationen?
- ☐ Nennen Sie Ursachen und Symptome der PSC. Wie erfolgt die Diagnose? Nennen Sie Komplikationen.
- ☐ Nennen Sie Risikofaktoren für die Entstehung eines CCC? Wie erfolgt die Einteilung nach Bismuth-Corlette? Nennen Sie Symptome. Wie erfolgen Diagnostik und Therapie?

Erkrankungen der Leber

■ Hepatitis A

Ätiologie

Die **Hepatitis A** ist eine weltweit vorkommende Infektion der Leber mit einem fäkal-oralen Übertragungsweg. Das Hepatitis-A-Virus (HAV) ist ein RNA-Enterovirus aus der Gruppe der Picornaviren. Besonders gefährdet für die Infektion sind Menschen in Ländern mit niedrigen Hygienestandards. Weitere Risikogruppen sind:

- Medizinisches Fachpersonal
- Erzieherinnen und Erzieher
- Kanalarbeiter

Die Inkubationzeit beträgt ungefähr 30 Tage. Ein akutes fulminantes Leberversagen ist extrem selten und betrifft bevorzugt Patienten mit bereits bestehenden chronischen Lebererkrankungen.

> Die Infizierung erfolgt fäkal-oral häufig durch verunreinigtes Wasser oder Meeresfrüchte.

Klinik

Die Erkrankung beginnt meistens abrupt. Der Verlauf ist akut. Relevante Symptome sind:

- Ikterus bei 75 % der Erwachsenen
- Übelkeit, Erbrechen
- Inappetenz
- Fieber
- Rechtsseitige Oberbauchschmerzen

Diagnostik

Die Diagnose der Erkrankung erfolgt durch:

- Klinik und Anamnese, auch mit Reiseanamnese
- Klinische Chemie (meist deutliche Erhöhung der Transaminasen ALT [GPT] und AST (GOT) ↑↑)
- Serum: Anti-HAV-IgM (akute Infektion), Anti-HAV-IgG (abgelaufene Infektion)
- Sonografie des Abdomens (Leberparenchymschäden)
- Eine Leberbiopsie ist in der Regel nicht notwendig.

> Die Erkrankung heilt in 85 % der Fälle in 3 Monaten folgenlos aus. Nach 6 Monaten sind fast alle Patienten gesundet. Danach besteht lebenslange Immunität.

Therapie

Da die Erkrankung meistens selbstlimitierend ist, reicht häufig eine **supportive Therapie** der klinischen Symptome. Wichtig ist eine **Prävention** zur Eindämmung der Übertragung. Hierzu zählen:

- Handhygiene
- Wasser abkochen
- Nahrungsmittel adäquat zubereiten (kochen)
- Vermeidung von Wasser und Speisen aus Endemiegebieten
- Immunisierung

> Eine passive Immunisierung gegen Hepatitis A ist möglich.

■ Hepatitis B

Ätiologie

Die **Hepatitis B** kann akut und chronisch auftreten. Dabei handelt es sich um ein DNA-Virus aus der Familie der Hepadnaviren. Die Erkrankung ist ein globales Gesundheitsproblem mit geschätzt über 300 Millionen Virusträgern. Die Übertragung erfolgt parenteral, sexuell und perinatal. Risikofaktoren für die Infektion sind:

- Patienten, die keinen Impfschutz haben
- Sexueller Kontakt mit Trägern des HBsAg-positiven Virus
- Homosexuelle Männer
- Patienten mit chronischen Leberparenchymschäden
- Infektionen mit HIV oder Hepatitis C
- Dialysepatienten
- Schwangere
- Immunsupprimierte Patienten

> Das Hepatitis-B-Virus wird parenteral, sexuell und perinatal übertragen.

Klinik

Die klinischen Symptome gleichen denen anderer Hepatitiden. Der Verlauf der Erkrankung kann in 65 % der Fälle auch asymptomatisch sein; 25 % verlaufen akut.

Diagnostik

- Klinik und Anamnese (→ Tab. 5.13)
- Klinische Chemie (Leber- und Cholestaseparameter ↑↑)
- Sonografie des Abdomens (Leberparenchymschäden)
- Eine Leberbiopsie sollte bei chronischen Verläufen erwogen werden.

> Ein über 6 Monate persistierend positiver HbsAg-Befund ist Ausdruck einer chronischen Hepatitis B mit erhöhtem Risiko für die Entstehung einer Leberzirrhose und eines hepatozellulären Karzinoms (HCC).

Tab. 5.13 Serummarker und ihre Bedeutung für die Phase einer Hepatitis-B-Infektion

HbsAg	HBeAg	Anti-HBc-IgM	Anti-HBc-IgG	Anti-Hbs	Anti-HBe	HBV-DNA	Interpretation
Akute Hepatitis B							
Positiv	Positiv	Positiv				↑↑	Frühe Phase
		Positiv				↑↑	Diagnosefenster
			Positiv	Positiv	Positiv	Negativ	Restitution
			Positiv				Impfung
Chronische Hepatitis B							
Positiv	Positiv		Positiv			↑↑	Replikation
Positiv			Positiv		Positiv	↑/Negativ	Geringe oder keine Replikation

Therapie

Im Vordergrund der allgemeinen Therapie steht eine **Vermeidung lebertoxischer Medikamente** und der Genuss anderer **lebertoxischer Substanzen** wie Alkohol. Des Weiteren erfolgt supportiv eine symptomorientierte Behandlung. Im Rahmen einer Chronifizierung stehen folgende Medikamente für die Therapie zur Verfügung:

- Interferon
- Lamivudin
- Adefovir
- Entecavir
- Telbivudin
- Tenofovir

Dabei richtet sich die Therapie (Medikament und Dauer) nach klinischen, morphologischen und laborchemischen Kriterien.

> Eine Infektion mit dem Hepatitis-D-Virus ist nur bei einer Infektion mit Hepatitis B möglich. Eine Ausheilung ist in 90 % der Fälle beschrieben.

Prognose

Etwa 12–20 % der Patienten mit chronischer Hepatitis B entwickeln eine Leberzirrhose. Und 15 % entwickeln nach 10 Jahren Krankheitsdauer ein hepatozelluläres Karzinom (HCC). Die Einführung neuer Medikamente ist vielversprechend für eine Verbesserung dieser Prognose.

> Eine Immunisierung gegen Hepatitis B ist nach dreimaliger Impfung in über 90 % der Fälle effektiv.

▨ Hepatitis C

Ätiologie

Das RNA-Virus aus der Gruppe der Flaviviren führt nach Infektion zur **Hepatitis C.** Der Übertragungsweg entspricht dem der Hepatitis B. Die akute Infektion ist häufig selbstlimitierend und führt nur selten zum akuten Leberversagen. Die Hepatitis C chronifiziert häufig (60–80 %). Die Infektion erfolgt

- parenteral,
- sexuell,
- perinatal und
- sporadisch mit ungeklärtem Übertragungsweg (45 %).

> Vom Hepatitis-C-Virus sind 6 Genotypen und mehr als 100 Subtypen bekannt.

Klinik

Die Symptome sind häufig unspezifisch und gleichen denen der Hepatitis A. In 85 % der Fälle wird ein asymptomatischer Verlauf angenommen. In 50 % der Fälle heilt die Erkrankung aus. **Extrahepatische Manifestationen:**

- Lymphome und Kryoglobulinämie
- Membranoproliferative Glomerulonephritis
- Thyreoiditis
- Porphyria cutanea tarda
- Lichen planus
- Diabetes mellitus

Diagnostik

- Klinik und Anamnese
- Klinische Chemie (Leber- und Cholestaseparameter ↑↑)
- Serum: Anti-HCV (positiv 4 Wochen bis 5 Monate nach Infektion) und HCV-RNA zur Bestimmung der Viruslast (Therapiemarker)
- Sonografie des Abdomens (Leberparenchymschäden)
- Eine Leberbiopsie sollte bei chronischen Verläufen erwogen werden.

> Etwa 20 % der Patienten entwickeln in 20 Krankheitsjahren eine Leberzirrhose.

Therapie

Eine Hepatitis C sollte ähnlich wie die Hepatitis B in Zentren mit hepatologischer Expertise behandelt werden. Trotz Therapie zeigen Patienten Reinfektionen, auch nach einer Lebertransplantation. Dabei richten sich die medikamentösen Therapien und deren Länge nach dem Genotyp sowie nach dem Ansprechen der Therapie. Eine **akute Hepatitis C** wird mit Peginterferon alfa behandelt.

Für Patienten mit **chronischer HCV-Infektion** werden medikamentös eingesetzt: Peginterferon mit Ribavirin (plus Boceprevir oder Telaprevir bei Genotyp 1).

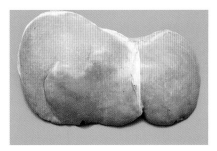

Abb. 5.23 Pathologisches Präparat einer Fettleber [M847]

> Mit einer Kombinationstherapie heilt die Infektion bei 90 % der Patienten mit Genotyp 2 oder 3 aus.

Prognose

Verschiedene Faktoren beeinflussen den Krankheitsverlauf: Alter, ethnische Herkunft, Geschlecht, Koinfektionen, Alkoholabusus, gesellschaftliche Faktoren und Umweltfaktoren.

◼ Nichtalkoholische Fettlebererkrankung (NAFLD, NASH)

Ätiologie

Die **nichtalkoholische Fettlebererkrankung (NAFLD)** betrifft ca. 20 % der Bevölkerung in den westlichen Industrienationen (→ Abb. 5.23, → Abb. 5.24). Die Erkrankung entsteht fast ausschließlich als Folge des metabolischen Syndroms oder des Diabetes mellitus. Weitere Ursachen können sein:

- Medikamente (Kortison, Amiodaron, Nifedipin, Diltiazem)
- Pankreatikoduodenektomie
- Parenterale Ernährung
- Chronisch entzündliche Darmerkrankungen
- Morbus Wilson

> Die **Steatohepatitis** ist eine histologische Diagnose und beschreibt neben dem Leberzellschaden auch entzündliche Infiltrate im Leberparenchym.

Klinik

Die Symptome der Steatosis hepatis sind unspezifisch. Häufig fehlen Beschwerden gänzlich. In machen Fällen sind rechtsseitige Oberbauchbeschwerden vorhanden. Bei einem Progress der Erkrankung über die Steatohepatitis bis zur Leberzirrhose zeigen sich entsprechende Symptome.

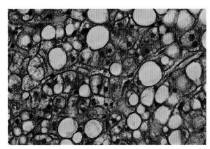

Abb. 5.24 Histologisches Bild einer makrovesikulären Leberverfettung (HE-Färbung) [M847]

Diagnostik

- Ernährungs-, Alkohol- und Familienanamnese
- Klinische Chemie (meist gGT ↑↑), Blutzuckertagesprofil
- Serum: Ausschluss anderer Lebererkrankungen
- Sonografie des Abdomens (vermehrtes Binnenecho des Parenchyms, „weiße Leber")
- Eine Leberbiopsie sollte nicht primäres diagnostisches Mittel sein.

> Ein De-Ritis-Quotient (AST/ALT) < 1 kann ein Hinweis für eine NASH sein.

Therapie

Vor einer invasiven Diagnostik (Leberbiopsie) sollte ein Therapieversuch zur **Änderung der Lebensumstände im Vordergrund** stehen:

- Einstellung Diabetes mellitus
- Gewichtsreduktion
- Körperliche Bewegung
- Vermeidung medikamentöser Noxen

◼ Alkoholische Fettlebererkrankung (AFLD, ASH)

Ätiologie

Obwohl die Alkoholtoleranz individuell unterschiedlich ist sind ⅓ aller Lebererkrankungen der westlichen Welt durch Alkohol verursacht. Dabei ist die Alkoholtoleranz von Vorerkrankungen, Alter, Geschlecht und Ernährungszustand abhängig. Lebertoxisch ist dabei das Abbauprodukt Azetaldehyd.

> Ein geringer Alkoholkonsum kann das kardiovaskuläre Risiko mindern.

Klinik
Ähnlich wie bei der NAFLD ist die **alkoholisch induzierte Verfettung der Leber** bis zum Progress sehr häufig asymptomatisch. Eine **Fettleberhepatitis (ASH) bei Alkoholabhängigkeit** kann folgende Symptome haben:
- Hepatomegalie mit rechtsseitigen Oberbauchschmerzen
- Müdigkeit, Appetitlosigkeit, Kachexie
- Ikterus, Foetor hepaticus oder/und alcoholicus
- Hypoglykämien durch Hemmung der Glukoneogenese bei Alkoholintoxikationen

Diagnostik
- Alkoholanamnese und Sozialanamnese
- Klinische Chemie (meist gGT↑↑), De-Ritis-Quotient meist > 1, Makrozytose
- CDT (Carbohydrate-Deficient-Transferrin) als Marker für chronischen Alkoholkonsum nicht spezifisch genug
- Serum: Ausschluss anderer Lebererkrankungen
- Sonografie des Abdomens
- Eine Leberbiopsie sollte nicht primäres diagnostisches Mittel sein.

> Ein De-Ritis-Quotient (AST/ALT) > 1 kann ein Hinweis für eine ASH sein.

Therapie
Eine medikamentöse Therapie ist nicht bekannt. **Die einzig effektive Therapie ist die Alkoholkarenz.** Hierzu benötigt der Patient häufig psychosoziale und psychiatrische Unterstützung. Die Rückfallraten sind hoch. Eine supportive Therapie mit Thiamin (Vitamin B_1) und Folsäure kann bei der Alkoholkrankheit zur Vermeidung der Wernicke-Enzephalopathie sinnvoll sein.

■ Hämochromatose
Ätiologie
Bei einer **Hämochromatose** handelt es sich um eine Eisenspeicherkrankheit (Eisenablagerung mit Gewebeschädigung) oder eine Eisenablagerung ohne Gewebeschädigung (Hämosiderose). Ein Defekt im HFE-Gen führt bei der Erkran-

kung zur vermehrten Eisenresorption im Dünndarm. Die Vererbung erfolgt autosomal-rezessiv oder autosomal-dominat.

> Die Hämochromatose wird nach dem betroffenen Genlokus in 4 Typen unterteilt. Der adulte Typ I ist dabei der häufigste (ca. 90 % der Fälle).

Klinik
Patienten haben folgende Symptome
- Hepatomegalie (90 %)
- Leberzirrhose (75 %)
- Splenomegalie (15 %)
- „Bronze-Diabetes" (70 %)
- Arthropathien (30 %)
- Kardiomyopathien mit Rhythmusstörungen

Diagnostik
- Anamnese und Klinik
- Familienanamnese und Untersuchung
- Genetische Diagnostik: C282Y-Mutation im HFE-Gen in 90 % der Fälle
- Plasma: Ferritin und Transferinsättigung ↑↑
- MRT (semiquantitative Eisenbestimmung)
- Leberbiopsie (Berliner-Blau-Färbung)

> Bei Patienten mit Leberzirrhose sind regelmäßige sonografische Kontrollen zur Früherkennung eines hepatozellulären Karzinoms empfohlen.

Therapie
Bei bereits entwickelter **Leberzirrhose** ist eine **Lebertransplantation** anzustreben. In der **präzirrhotischen Phase** können folgende **Therapiemaßnahmen** helfen:
- Ernährungsmedizin: schwarzer Tee und Kaffee hemmen die Eisenaufnahme, wenig Fleisch
- Aderlasstherapie: Frequenz nach Ferritinwert und Erreichen einer mikrozytären Anämie
- Einnahme von Eisenchelatoren

> Eisenchelatoren (Deferoxamin) sind neurotoxisch.

■ Morbus Wilson
Ätiologie
Der **Morbus Wilson** ist eine autosomal-rezessiv vererbte Erkrankung des Kupferspeichersystems im Wilson-Gen. Hierbei kommt es zu einer verminderten biliären Ausscheidung von Kupfer über das betroffene Protein. Die Manifestation der Erkrankung erfolgt häufig im Kindesalter, manchmal bereits mit neurologischen Sympto-

men. Die Ablagerung von Kupfer erfolgt in der Leber, im ZNS, in den Augen und Nieren.

> **Unklare Hepatopathie bei Patienten < 35 Jahren → An den Morbus Wilson denken!**

Klinik
Die Erkrankung betrifft immer die Leber. Ein Krankheitsverlauf mit den entsprechenden Symptomen von der Steatosis hepatis bis zur Leberzirrhose ist möglich. Aufgrund der Ablagerungsorte sind weitere Symptome:
- ZNS: Rigor, Tremor, Dysarthrie, psychische Erkrankungen
- Augen: Kayser-Fleischer-Ring (Verfärbung des Kornealrandes)
- Nieren: sekundäres Fanconi-Syndrom
- Blut: hämolytische Anämien als Erstsymptom sind möglich

Diagnostik
- Anamnese und Klinik
- Neurologische und psychiatrische Untersuchung
- Genetische Diagnostik bei über 250 bekannten Mutationen schwierig
- Serum: Coeruloplasmin, Kupfer
- Urin: erhöhte Kupferausscheidung (> 100 μg/Tag)
- Spaltlampenuntersuchung (Kayser-Fleischer-Ring)
- Sonografie des Abdomen (Leberparenchymschäden)
- Leberbiopsie

Therapie
Eine Therapieeinleitung vor dem Auftreten der ersten Symptome führt zu einer nicht eingeschränkten Lebenserwartung. Wichtig ist eine **kupferarme Diät.** Wichtigster Bestandteil der Therapie ist die **Chelatorentherapie:**
- Trientine (Mittel der 1. Wahl)
- D-Penicillamin

Vitamin B_6 und Zink können supportiv und präventiv zur Vermeidung einer Optikusneuropathie helfen. Bei Fortschritt in eine Leberzirrhose ist eine **Lebertransplantation** mit Heilung des genetischen Defekts anzustreben.

■ Leberzirrhose

Ätiologie
Die **Leberzirrhose** ist das Endstadium vieler Erkrankungen, die direkt und indirekt die Leber betreffen. Die Zirrhose entwickelt sich meist über eine Fibrose und beschreibt eine irreversible Schädigung des Organs. Die 4 Hauptursachen in den entwickelten Ländern, die zur Zirrhose führen, sind:

- Alkoholkrankheit
- Hepatitis B und C
- Nichtalkoholische Fettlebererkrankung
- Hämochromatose

Weitere Ursachen können sein:
- Autoimmune Hepatitis
- Primäre und sekundär biliäre Zirrhose
- Primär sklerosierende Cholangitis
- Toxische Hepatitiden (Medikamente)
- Morbus Wilson
- Alpha-1-Trypsinmangel
- Polyzystische Lebererkrankung
- Infektionen mit Brucellose, Syphillis, Echinokokken, Schistosomiasis
- Chronische Rechtsherzinsuffizienz
- Lebervenenthrombose
- Idiopathisch

> Eine Unterteilung der Leberzirrhose kann histologisch in kleinknotig, großknotig oder gemischte Formen erfolgen.

Klinik
Die Symptome der Erkrankung sind vielfältig. Bis zur Ausbildung können die zugrunde liegenden Ursachen und die fortschreitende Schädigung auch asymptomatisch verlaufen. **Unspezifische Symptome** sind:
- Anorexie, Malnutrition, Gewichtsverlust
- Übelkeit, Bauchschmerzen

Spezifische Symptome bei einer hepatisch hydropen und/oder enzephalopathischen Dekompensation:
- Ikterus (Skleren- und/oder Hautikterus)
- Pruritus mit Kratzspuren
- Obere gastrointenstinale Blutungen (Varizenblutung)
- Bauchumfangszunahmen (Aszites, → Abb. 5.25)
- Verwirrtheitszustände (hepatische Enzephalopathie)

Patienten mit einer Zirrhose können einzelne oder mehrere **klinische Befunde** zeigen:
- Spider nävi (Brust und Bauch)
- Bauchglatze
- Omphalozele (→ Abb. 5.25)
- Caput medusae
- Gynäkomastie
- Splenomegalie
- Palmarerythem (→ Abb. 5.26)
- Foetor hepaticus
- Asterixis
- Dupuytren-Kontraktur

Diagnostik
- Anamnese und klinische Untersuchung
- Klinische Chemie (Bilirubin hoch, Transaminasen, Cholestaseparameter, Eiweiß, Gerin-

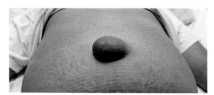

Abb. 5.25 Patient mit Leberzirrhose und Zeichen von Aszites mit Omphalozele [M847]

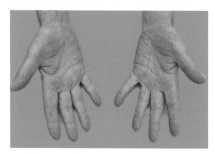

Abb. 5.26 Patient mit Leberzirrhose und einem Palmarerythem [M847]

nung, Thrombozyten, Ammoniak) sowie Labor zur Ätiologie der Zirrhose
- AFP-Bestimmung (hepatozelluläres Karzinom)
- Sammelurin (hepatorenales Syndrom)
- Sonografie und Elastografie (Parenchymschaden, Aszites)
- Duplexsonografie (Pfortaderthrombose)
- CT-Abdomen, MRT-Abdomen
- Feinnadelbiopsie oder laparoskopische Leberbiopsie
- Einteilung nach Child-Pugh-Klassifikation für Schweregrad und Prognose (→ Tab. 5.14)

Therapie
Primär sollte die auslösende Ursache oder die Grunderkrankung adäquat behandelt werden.
Ziel ist die **Vermeidung von Komplikationen** und eine **Verzögerung der Krankheitsprogression:**
- Hydrope Dekompensation: regelmäßige Aszitespunktionen, diuretische Therapie
- Spontan bakterielle Peritonitis (SBP): antibiotische Therapie
- Hepatorenales Syndrom: Anpassung der diuretischen Therapie, ggf. Hämopressingabe
- Enzephalopathische Dekompensation: abführende Maßnahmen
- Hepatisches Koma: intensivmedizinische Versorgung, ggf. Beatmung
- Varizenblutung: regelmäßige endoskopische Kontrollen, ggf. Ligaturbehandlung, Betablocker
- Kardiomyopathie: kardiologische Mitbetreuung und Herzinsuffizienztherapie

Tab. 5.14 Child-Pugh-Stadium A: 5–6 Punkte, B: 7–9 Punkte, C: 10–15 Punkte, 1-Jahres-Patienten-Überleben: A: 100 %, B: 80 %, C: 45 %

Child-Pugh-Klassifikation			
Parameter	Punkte		
	1	2	3
Aszites	Keiner	Leicht	Moderat
Bilirubin	< 2 mg/dl	2–3 mg/dl	> 3 mg/dl
Albumin	> 3,5 g/dl	2,8–3,5 g/dl	< 2,8 g/dl
INR	< 1,7	1,7–2,3	> 2,3
Enzephalopathie	Keine	Grad 1–2	Grad 3–4

- Hepatozelluläres Karzinom: regelmäßiges Screening, ggf. Operation

Goldstandard der Behandlung ist die Lebertransplantation. Aufgrund der fehlenden Verfügbarkeit geeigneter Spenderorgane versterben viele Patienten auf der Warteliste oder aufgrund von Komplikationen nach der Transplantation. Für die Zuteilung der Organe ist der MELD-Score (Model of Endstage Liver Disease) das maßgebliche Allokationskriterium. Er errechnet sich aus Bilirubin, INR und Kreatinin. Ein MELD-Score von 40 hat eine 3-Monatssterblichkeit von annähernd 100 %, ein MELD-Score von 1 eine Sterblichkeit von < 5 %.

Komplikationen
- Hydrope Dekompensation
- Spontan bakertielle Peritonitis (SBP)
- Hepatorenales Syndrom
- Hepatopulmonales Syndrom
- Enzephalopathische Dekompensation
- Hepatisches Koma
- Varizenblutung
- Kardiomyopathie
- Hepatozelluläres Karzinom

> Patienten mit einem MELD von >30 bei Transplantation haben eine 1-Jahres-Überlebensrate von ca. 50 %. In Deutschland lag der MELD-Score bei Transplantation in den letzten Jahren etwa bei 35.

■ Akutes Leberversagen

Ätiologie
Das **akute Leberversagen** ist durch einen plötzlich auftretenden Leberschaden ohne vorbestehende Lebererkrankung mit hepatischer Enzephalopathie und Erhöhung des INR-Werts gekennzeichnet. Unbehandelt verläuft die Erkrankung infaust. Die Behandlung der Erkrankung sollte in speziellen Zentren mit der Möglichkeit einer Lebertransplantation erfolgen. Bei Morbus

Wilson, Hepatitis B und autoimmuner Hepatitis kann das akute Leberversagen auch Ausdruck der Erstdiagnose sein. Die Ursachen können vielfältig sein:
- Medikamente (insbesondere Acetaminophen)
- Virale Hepatitiden
- Viruserkrankungen (HSV, VZV, EBV, CMV)
- Alkoholhepatitis
- Autoimmune Hepatitis
- Budd-Chiari-Syndrom
- Ischämische Hepatopathie
- HELLP-Syndrom
- Hepatektomie
- Sepsis
- Knollenblätterpilzvergiftung
- Maligne Tumorinfiltrationen der Leber
- Idiopathisch

Die Einteilung kann erfolgen in hyperakut (< 7 Tage), akut (7–21 Tage) oder subakut (> 21 Tage bis < 26 Wochen).

Klinik
Die Symptome können denen einer dekompensierten Leberzirrhose gleichen, da es zu einem plötzlichen mitunter vollständigen Verlust der Leberfunktion mit hepatozellulärer Nekrose kommt. Die **prodromalen Symptome** sind häufig unspezifisch:
- Fatigue, Lethargie
- Anorexie
- Übelkeit, Erbrechen
- Rechtsseitige Oberbauchschmerzen
- Ikterus und Pruritus
- Bauchumfangs-/Gewichtszunahme

Spezifische Symptome sind:
- Blutungsneigungen (Haut, Schleimhäute, Gastrointestinaltrakt)
- Enzephalopathie (→ Tab. 5.15)

Diagnostik
- Anamnese und klinische (neurologische) Untersuchung
- Klinische Chemie (Leber- und Cholestasewerte)
- Blutgruppenbestimmung (Komplikationsmanagement)
- Laborwertbestimmungen (z. B. Virologie, Mikrobiologie, Parasitologie) nach Ätiologie
- Toxikologisches Screening (Urin, Serum)
- Ultraschalluntersuchung (Parenchymschaden, Aszites)
- Duplexsonografie (Pfortaderthrombose)
- CT-Abdomen, MRT-Abdomen
- CCT bei unklarer Vigilanzminderung (Ausschluss intrakranielle Blutung)
- Feinnadelbiopsie oder laparoskopische Leberbiopsie

Tab. 5.15 Enzephalopathie nach den Westhaven-Kriterien

Grad	Beschreibung
I	Konzentrationsschwäche, Antriebsstörung, Merkschwierigkeiten
II	Erhöhtes Schlafbedürfnis, intellektuelle Leistungsfähigkeit ↓, Asterixis
III	Sopor, Verwirrtheit, verminderte Reaktion auf Schmerzreiz, Inkontinenz
IV	Koma

Therapie
Eine **intensivmedizinische Überwachung** in einem **Transplantationszentrum** sollte schnellstmöglich angestrebt werden. Eine supportive Therapie mit Vermeidung oder Behandlung von Komplikationen sowie die Ausschaltung auslösender Ursachen steht im Vordergrund. Eine frühzeitige Anmeldung auf die Warteliste für Lebertransplantationen sollte nach Bestimmung der King's-College-Kriterien erwogen werden. Bei einem durch Acetaminophen induziertem Leberversagen kann Acetylcystein als Antidot nach Schema gegeben werden. Hierdurch wird die Mortalität bei diesen Patienten gesenkt.

Die Überlebenswahrscheinlichkeit liegt bei ca. 60 %. Ein Teil der Patienten (40 %) benötigt keine Transplantation.

■ Akute Immunhepatitis (AIH)

Ätiologie
Die **akute Immunhepatitis (AIH)** tritt in allen Altersstufen auf und ist gekennzeichnet durch zirkulierende Autoantikörper und hohe Globulinkonzentrationen. Frauen sind häufiger betroffen als Männer. Das Erkrankungsalter liegt zwischen 40 und 50 Jahren. Eine Unterscheidung erfolgt in 2 Typen (→ Tab. 5.17).

Klinik
Der Verlauf reicht von asymptomatischer Präsentation und subklinischem Verlauf bis hin zu Patienten mit akutem Leberversagen. Im Rahmen der körperlichen Untersuchung können auftreten:
- Hepatomegalie
- Splenomegalie
- Zeichen des chronischen Leberparenchymschadens oder akuten Leberversagens
- Ikterus
- Extrahepatische Symptome assoziierter Erkrankungen

Tab. 5.16 King's-College-Kriterien zur Bestimmung der Schwere des akuten Leberversagens. Sind die Kriterien erfüllt, ist eine Meldung auf die Warteliste zur Lebertransplantation sinnvoll.

King's-College-Kriterien	
Acetaminophen induziertes Leberversagen	• paO$_2$ pH < 7,3 unabhängig vom Grad der Enzephalopathie oder • Enzephalopathie Grad III oder IV und • Prothrombinzeit > 100 Sekunden und • Kreatinin > 3,4 mg/dl

Alle anderen Ursachen des akuten Leberversagens	• Prothrombinzeit > 100 Sekunden unabhängig vom Grad der Enzephalopathie oder
	• 3 der 5 folgenden Befunde:
	  – Alter < 10 Jahre oder > 40 Jahre
	  – Ätiologie: Nicht-A-, Nicht-B-Hepatitis, Halothan-Hepatitis, idiosynkratische Medikamentenreaktion
	  – Ikterus mehr als 7 Tage vor Beginn der Enzephalopathie
	  – Prothrombinzeit > 50 Sekunden
	  – Bilirubin > 18 mg/dl

Tab. 5.17 Autoantikörper i. S. nach Typ der AIH.

	ANA	ASMA	Anti-LKM-1	Anti-LC-1	p-ANCA	Anti-SLA/LP
Typ I (klassisch)	+	+/−	−	−	+	−
Typ II	−	−	+	+/−	−	+

Andere Autoimmunerkrankungen:
- Hämolytische Anämie
- Idiopathische Thrombozytopenie (ITP)
- Diabetes mellitus Typ I
- Thyreoiditis
- Sprue
- Colitis ulcerosa

Diagnostik
Die Diagnose kann in vielen Fällen bereits anhand klinischer und laborchemsicher Befunde gestellt werden. Zu Diagnostik gehören:
- Anamnese und klinische Untersuchung
- Bestimmung der Autoantikörper i. S. (→ Tab. 5.17)
- Ausschluss anderer Lebererkrankungen
- Sonografie des Abdomens
- Cholangiografie bei therapieresistenten Patienten und Kindern zum Ausschluss einer PSC oder autoimmun sklerosierenden Cholangitis
- Leberbiopsie (portal lymphozytäre, manchmal eosinophile Infiltration)
- Gegebenenfalls Diagnostik bei extrahepatischen Symptomen (andere Autoimmunerkrankungen)

Differenzialdiagnosen
- Primär biliäre Zirrhose
- Primär sklerosierende Cholangitis
- Overlap-Syndrom mit den beiden genannten Differenzialdiagnosen

Therapie
Die Therapie sollte in Zentren erfolgen. Ziel ist eine **Remissionsinduktion und -erhaltung.** Mögliche Therapieoptionen sind:

- **Medikamentös:**
  – Erstlinientherapie: Glukokortikoidgabe mit oder ohne Azathioprin
  – Alternative Therapieversuche: Mycophenolatmofetil, Cyclosporin, Tacrolimus, Budenosid
- **Chirurgisch:** Lebertransplantation bei akutem Leberversagen oder Zirrhose
- **Supportiv:** Behandlung der Komplikationen

Prognose
Die Mortalität der Erkrankung ist auch bei früher Therapieeinleitung hoch. Die 5-Jahres-Überlebensrate liegt bei 50 %.

■ Hepatozelluläres Karzinom (HCC)

Ätiologie
Das **hepatozelluläre Karzinom (HCC)** ist die weltweit zweithäufigste Todesursache. Dabei sind Männer häufiger betroffen als Frauen. In Deutschland liegt die Inzidenz bei 4,5 : 100.000/Jahr für Männern und 1,7: 100.000/Jahr für Frauen. Besonders Patienten mit chronischer Hepatitis B und chronischer Hepatitis C sind betroffen. Als bedeutender Risikofaktor gilt auch die Leberzirrhose, als Endstadium vieler verschiedener Erkrankungen.

Auch Patienten ohne Leberzirrhose können an einem HCC erkranken.

Klinik
Primär haben Patienten klinische Symptome der zugrunde liegenden Lebererkrankung. Dabei können hepatische Dekompensationen Aus-

druck eines HCC (maligner Aszites) sein. Mögliche Symptome sind:

- Rechtsseitige Oberbauchschmerzen mit Gewichtsverlust
- Tastbarer oder sichtbarer Tumor im rechten Oberbauch
- Hämobilie, Ikterus und Diarrhöen
- Dyspnoe und Knochenschmerzen (Metastasen)
- Blutiger Aszites
- Fieber bei Tumorzerfall
- Hauteffloreszenzen (Dermatomyositis, Pemphigus foliaceus, Porphyria cutanea tarda)
- Leberabszesse und paraneoplastisches Syndrom (Elektrolytentgleisungen)

Diagnostik

- Anamnese und Epikrise der Lebererkrankung, klinische Untersuchung (→ Tab. 5.18)
- Regelmäßige Sonografie der Leber (alle 3–6 Monate), bereits Präventiv bei Leberzirrhose
- Klinische Chemie: Leber- und Cholestasewerte, Tumormarker: Alfa-Fetoprotein (AFP)
- MR-Abdomen, CT-Abdomen (hypervaskularisierte Herde)
- Leberbiopsie
- CT-Thorax und PET-CT (Staging)

Je nach Referenzwert ist die Sensitivität und Spezifität des AFP als Tumormarker unterschiedlich:

- AFP < 16 μg/l (Sensitivität 62 %, Spezifität 89 %)
- AFP < 20 μg/l (Sensitivität 60 %, Spezifität 91 %)
- AFP < 100 μg/l (Sensitivität 31 %, Spezifität 99 %)
- AFP < 200 μg/l (Sensitivität 22 %, Spezifität 99 %)

Differenzialdiagnosen

- Hämangiom
- Fokal noduläre Hyperplasie

Therapie

Patienten mit Leberzirrhose sollten regelmäßig auf ein HCC gescreent werden. Eine Anbindung an ein hepatologisches Zentrum ist sinnvoll. Je nach Child-Pugh-Stadium sind folgende Therapiemaßnahmen möglich:

Tab. 5.18 TNM-Klassifikation des hepatozellulären Karzinoms (HCC).

Stadium	Befallsmuster
T	**Primärtumor**
Tx	Primärtumor kann nicht beurteilt werden
T0	Kein Hinweis für Primärtumor
T1	Solitärer Tumor ohne Gefäßinvasion
T2	Solitärer Tumor mit Gefäßinvasion oder multiple Tumoren alle < 5 cm
T3a	Mehrere Tumoren > 5 cm
T3b	Multiple Tumoren mit Invasion der V. portae oder der Vv. hepaticae
T4	Infiltration von Nachbarorganen oder des viszeralen Peritoneums
N	**Lymphknoten**
Nx	Regionale Lymphknoten können nicht beurteilt werden
N0	Keine regionalen Lymphknoten
N1	Regionale Lymphknotenmetastasen
M	**Metastasen**
M0	Keine Metastasen
M1	Fernmetastasen

- **Chirurgisch:**
  - Leberteilresektion
  - Lebertransplantation (je nach Ausdehnung)
- **Interventionell:**
  - Radiofrequenzablation (RFA)
  - Perkutane Alkoholablation
  - Transarterielle Chemoembolisation
  - Radioembolisation, Stereotaktische Radiotherapie
  - Kryoablation
- **Medikamentös:** systemische Chemotherapie und molekulare Zieltherapie (Tyrosinkinase-Inhibitoren)

Die Einnahme von Statinen soll der Entstehung einer HCC protektiv entgegenwirken.

Prognose

Das mediane Überleben bei Diagnose beträgt 6–20 Monate.

■ CHECK-UP

- ☐ Nennen Sie den Übertragungsweg des Hepatitis-A-Virus. Welche Symptome treten auf?
- ☐ Wie kann das Virus i. S. nachgewiesen werden? Welche Präventionsmaßnahmen sollten erfolgen?
- ☐ Nennen Sie Risikofaktoren für eine Hepatitis-B-Infektion. Wie häufig verläuft die Erkrankung asymptomatisch? Welcher Serummarker sollte nach einer Impfung positiv sein? Nennen Sie Medikamente zur Therapie.

☐ Nennen Sie Übertragungswege des Hepatitis-C-Virus. Was sind Symptome der Erkrankung? Welche extrahepatischen Manifestationen kommen vor? Welche Bedeutung hat die Bestimmung der HCV-RNA? Nennen Sie Medikamente zur Therapie.

☐ Nennen Sie Ursachen für eine NAFLD. Was bezeichnet eine NASH? Nennen Sie diagnostische Möglichkeiten. Was sollte im Vordergrund der Therapie stehen?

☐ Was wirkt bei der AFLD lebertoxisch? Nennen Sie mögliche Symptome? Wofür steht CDT? Welche Bedeutung hat es? Welche supportiven Therapiemaßnahmen können sinnvoll sein?

☐ Nennen Sie die Ursache für eine Hämochromatose? Was bezeichnet eine Hämosiderose? Nennen Sie klinische Symptome und diagnostische Möglichkeiten. Wie erfolgt die Therapie?

☐ Was führt zu einem Morbus Wilson? Nennen Sie klinische Symptome getrennt nach möglichen Manifestationsorten. Warum ist eine genetische Diagnostik wenig sinnvoll? Nennen Sie wichtige medikamentöse Therapieoptionen.

☐ Nennen Sie Ursachen für die Entstehung einer Leberzirrhose? Nennen Sie klinische Symptome. Wofür steht die Child-Pugh-Klassifikation? Was sind Therapieoptionen? Was ist der Goldstandard der Therapie?

☐ Nennen Sie Ursachen eines akuten Leberversagens. Welche Symptome kann man beobachten? Was besagen die King's-College-Kriterien? Nennen Sie Therapieoptionen.

☐ Welche autoantikörper differenzieren die Typen der AIH? Nennen Sie Symptome. Welche diagnostischen Maßnahmen sollten erfolgen? Erläutern Sie medikamentöse, chirurgische und supportive Therapiemaßnahmen.

☐ Welche Patienten haben ein besonders hohes Risiko bei der Entstehung des HCC? Nennen Sie mögliche extrahepatische Symptome. Wie erfolgt die Diagnostik? Nennen Sie interventionelle Therapieverfahren.

6 Rheumatologie

Rheumatoide Arthritis (RA)

Allgemeines

Die **rheumatoide Arthritis** ist eine chronisch entzündliche Systemerkrankung, die einen schubförmigen Verlauf nimmt. Typisch ist der symmetrische und polyarthritische Befall vorwiegend der Hand- und Fußgelenke. Die daraus resultierende Synovialitis kann neben Arthritis und Bursitis zu einer Tendovaginitis führen. Darüber hinaus kann es zu extraartikulären Manifestationen kommen.

Die Ätiologie ist bislang ungeklärt, allerdings sind 65–80 % der Patienten HLA-DR4-positiv und weisen somit eine genetische Disposition auf. Als Triggermechanismus werden bakterielle und virale Infekte (z. B. EBV) diskutiert. Epidemiologisch sind Frauen häufiger betroffen als Männer.

Klinik

Die Symptome der RA sind variabel und abhängig vom Stadium der Erkrankung.

- **Initialphase:** unspezifische Allgemeinsymptome, eine über 60 Minuten anhaltende Morgensteifigkeit, symmetrische Schwellung vorwiegend der kleinen Hand- und Fußgelenke, meist ohne Beteiligung der Endgelenke (→ Abb. 6.1), Druckschmerz mit **Gaenslen-Zeichen** (= schmerzhafter Händedruck, Kraftminderung).
- **Spätphase:** Gelenkzerstörung und Funktionseinschränkung mit Ulnardeviation, Schwanenhals- und Knopflochdeformität (→ Abb. 6.2), Atrophie der Fingermuskulatur, Hammerzehen sowie ggf. HWS-Befall mit atlantoaxialer Dislokation.
- **Endstadium:** Sekundärarthrose und Ankylose auch der großen Gelenke. Häufig im Verlauf auftretend: Karpaltunnelsyndrom, Tendovaginitis, Bursitis mit z. B. Bakerzyste in der Kniekehle, Rheumaknoten, extraartikulä-

re Organmanifestationen mit u. a. Vaskulitiden, Perimyokarditiden, Pleuritis, Keratoconjunctivitis sicca.

Sonderformen

Caplan-Syndrom, Felty-Syndrom, juvenile rheumatoide Arthritis, Alters-RA (auch als LORA bezeichnet „Late Onset Rheumatoid Arthritis").

Diagnostik

- **Laboruntersuchungen**
  - Blutbild: Anämie, Thrombo- und Leukozytose
  - Klinische Chemie: CRP ↑, BSG ↑, α-/γ-Globuline ↑, Eisen i. S. ↓, Ferritin i. S. ↓
  - Spezielle Untersuchungen: ggf. Nachweis von Rheumafaktoren, CCP-Antikörper mit > 90 % Spezifität und 60 % Sensitivität, ggf. Nachweis von ANA
- **Bildgebende Verfahren**
  - Röntgen: Hände/Vorfüße, ggf. HWS, bei Nachweis typischer Erosionen (u. a. gelenknahe Demineralisation, periphere Osteoporose, Knochen- und Knorpeldestruktionen, Subluxationen, Ankylosen) beweisend für die Diagnose. Ein Röntgen-HWS ist vor allem zur Verlaufskontrolle der Erkrankung wichtig, da bei langjährigen Verläufen die Gefahr einer Querschnittslähmung besteht.
  - Sonografie: Gelenkergüsse, synoviale Proliferation, Tendovaginitiden
  - MRT: hochsensitiv für entzündliche Vorgänge des Weichteilgewebes, kein Standardverfahren
  - Szintigrafie: kein Standardverfahren

Die Diagnosekriterien des American College of Rheumatology (ACR) von 1987 sind in → Tab. 6.1 aufgeführt.

Eine RA ist gesichert, wenn 4 von 7 Kriterien erfüllt sind und mindestens 6 Wochen vorliegen. Im Frühstadium müssen diese Symptome jedoch

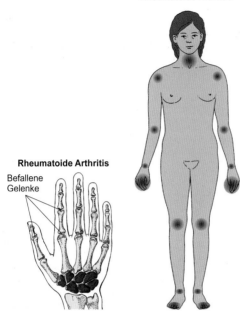

Rheumatoide Arthritis

Rheumatoide Arthritis
Befallene
Gelenke

Abb. 6.1 Befallsmuster bei RA. Typisch sind der symmetrische Befall kleiner und großer peripherer Gelenke und die häufige Aussparung der Hüft- und Fingerendgelenke. [L157/L190]

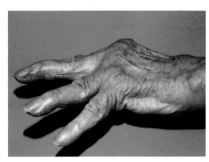

Abb. 6.2 Schwanenhalsdeformität. Die Finger sind im Mittelgelenk überstreckt und im Endgelenk gebeugt. Auch die Mm.-interossei-Atrophie und Ulnardeviation ist sichtbar. [M114]

noch nicht vorliegen, sodass 2010 zusammen mit der European League Against Rheumatism (EULAR) neue Klassifikationskriterien festgelegt wurden (→ Tab. 6.2). Ab einer Punktzahl von 6 ist das Vorliegen einer RA gesichert.

Therapie
Die Therapie der RA setzt an unterschiedlichen Stellen an und ist **abhängig von Stadium und Verlauf** der Erkrankung.
- Eine **frühzeitige physikalische Therapie** zur Bewegungserhaltung stellt einen wesentlichen Bestandteil der Therapie dar und sollte dauerhaft durchgeführt werden.

Tab. 6.1 Diagnosekriterien des American College of Rheumatology (ACR) von 1987

Kriterium	Beschreibung
1	Morgensteifigkeit über 1 Stunde
2	Arthritis in mehr als 3 Gelenkregionen
3	Arthritis der Hand- oder Fingergelenke (PIP, MCP, Handwurzelgelenke)
4	Symmetrischer Befall
5	Rheumaknoten
6	Rheumafaktoren i. S.
7	Radiologische Veränderungen

- Sobald die Diagnose einer RA gestellt wurde sollte eine **medikamentöse Therapie** mit einem Basistherapeutikum in Form eines klassischen DMARDs erfolgen. In Einzelfällen kann schon bei hochgradigem Verdacht nach Einbeziehung der ACR- und EULAR-Kriterien mit der Therapie begonnen werden. Goldstandard unter den DMARDs stellt bis heute Methotrexat (MTX) als Mono- oder Kombinationstherapie dar. Weitere klassische Therapeutika sind u. a. Leflunomid, Sulfasalazin, Azathioprin, Cyclosporin A, Chloroquin und in Ausnahmefällen Goldverbindungen (häufige Nebenwirkungen!).

Tab. 6.2 Klassifikationskriterien des ACR/EULAR (2010)

Klassifikation	Punkte
Gelenkbeteiligung	
1 großes Gelenk (Schulter/Hüfte/ Knie/Ellenbogen)	0
2–10 große Gelenke	1
1–3 kleine Gelenke (MCP/PIP/ Handwurzel) ± große Gelenke	2
4–10 kleine Gelenke ± große Gelenke	3
› 10 Gelenke (mindestens 1 kleines Gelenk)	5
Serologische Nachweise	
Rheumafaktor oder CCP-AK schwach positiv	2
Rheumafaktor oder CCP-AK hoch positiv (3-mal so hoch wie normal)	3
Akute-Phase-Reaktion	
CRP- oder BSG-Erhöhung	1
Symptomdauer	
› 6 Wochen	1

Bei fehlendem Therapieansprechen durch ein einzelnes DMARD sollten diese frühzeitig miteinander kombiniert oder um eine neuartige Substanz ergänzt werden. Durch diese sogenannten Biologicals – wie TNF-alpha-Hemmer, Antagonisten gegen IL-1 und IL-6 und der B-Zell-Antikörper Rituximab – wird die Wirkung der klassischen DMARDs gesteigert. Daher eignen sich diese nur als Kombinationstherapie mit einer klassischen Substanz.

- Glukokortikoide und NSAIDs sollten lediglich symptomatisch als kurzfristige ergänzende Therapie zu einer **Basistherapie** eingesetzt werden. Neben der systemischen Basistherapie können lokale Therapieansätze wie Radiosynoviorthese oder chirurgische sowie arthroskopische Eingriffe an einzelnen Gelenken vorgenommen werden.

Prognose
Die Prognose der RA ist sehr unterschiedlich und von vielen Faktoren abhängig. So kommt es bei manchen Patienten zu einer Spontanremission, in 50 % der Fälle besteht jedoch nach 10 Jahren eine Erwerbsunfähigkeit. Extraartikulärer Befall, Beteiligung vieler Gelenke, hochtitriger Rheumafaktor und hohe Entzündungsaktivität sind prognostisch ungünstige Faktoren.

■ CHECK-UP

☐ Was sind die Risikofaktoren für die Entstehung der rheumatoiden Arthritis?
☐ Nennen Sie Klassifikationskriterien der RA.
☐ Welche therapeutischen Möglichkeiten gibt es?

 ## Spondylarthropathien

■ Ankylosierende Spondylitis (Morbus Bechterew)

Allgemeines
Der **Morbus Bechterew** gehört neben der Psoriasis-Arthritis, der reaktiven Arthritis, der enteropathischen Arthritis und der undifferenzierten Spondylarthritis zu dem Formenkreis der seronegativen Spondylarthropathien. Beim Morbus Bechterew handelt es sich um eine **chronische Spondylarthritis** mit im Verlauf zunehmender Einsteifung v. a. der Wirbel- und Sakroiliakalgelenke. Bevorzugt sind junge Männer zwischen dem 20. und 40. Lebensjahr betroffen. 90 % der Patienten sind HLA-B27-positiv.

Klinik
Typisches Leitsymptom für den Morbus Bechterew (→ Abb. 6.3) ist der entzündliche, tief sitzende **Rückenschmerz**. Dieser ist charakterisiert durch

- einen schleichenden Beginn,
- Schmerzspitzen v. a. nachts und frühmorgens,
- Krankheitsbeginn < 40. Lebensjahr,
- Morgensteife und Besserung mit Bewegung.

Als **weitere typische Symptome** gelten
- Sakroiliitis,
- Spondylitis,
- Schmerzen am Achillessehnenansatz (Enthesiopathie),
- Beteiligung peripherer Gelenke,

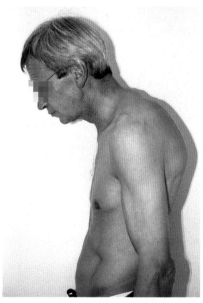

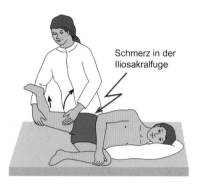

Abb. 6.4 Mennell-Handgriff in Seitenlage. Retroflexion des oberen Beines löst einen Schmerz im Iliosakralgelenk aus. [L157]

Abb. 6.3 Typische Haltung bei Morbus Bechterew im fortgeschrittenen Stadium. [M114]

- extraartikuläre Manifestationen wie Iridozyklitis,
- kardiale oder renale Komplikationen.

Mit zunehmender Ankylose der Wirbelgelenke kann es zu einer Abnahme der Vitalkapazität der Lunge kommen.

Diagnostik
- **Anamnese/körperliche Untersuchung:**
  - Sakroiliakaler Gelenkdruckschmerz (Menell-Zeichen, → Abb. 6.4)
  - LWS: **Schober-Maß** reduziert
  - BWS: **Ott-Maß** reduziert
  - HWS: Abstand Hinterkopf-Wand und Kinn-Manumbrium > 2 cm
  - Rippengelenke: Atembreite < 6 cm bei Inspiration und Exspiration
- **Laboruntersuchungen:**
  - Gegebenenfalls unspezifische Entzündungszeichen mit CRP ↑ und BSG ↑
  - HLA-B27
  - Urinstatus/-Sediment
- **Bildgebende Verfahren:** Röntgen/MRT: Iliosakralgelenke, Wirbelsäule
- **Modifizierte New-York-Kriterien (nach van der Linden et al., 1984):**
  - **Klinische Kriterien:**
    - Tief sitzende Kreuzschmerzen und Steifigkeit über 3 Monate mit Besserung nach Bewegung und fehlender Besserung durch Ruhigstellung
    - Bewegungseinschränkungen der LWS sowohl in der sagittalen als auch in der frontalen Ebene
    - Limitierte Atemexkursionen in Korrelation zu Alter und Geschlecht
  - **Radiologische Kriterien:**
    - Sakroiliitis Grad 2 bilateral
    - Sakroiliitis Grad 3–4 unilateral

Bei Vorliegen eines radiologischen Kriteriums und mindestens eines klinischen Kriteriums ist die Diagnose des Morbus Bechterew gesichert. Diese Kriterien eignen sich jedoch nicht für die Diagnosestellung im frühen Stadium, da sich die radiologischen Veränderungen mittels Röntgen erst nach einigen Jahren manifestieren können. Daher hat sich die **MRT-Untersuchung** als geeignetes Verfahren zur Diagnosesicherung im frühen Stadium bewährt. Neuere Klassifikationskriterien sind in der **ASAS** (Assessment of Spondyarthritis International Society) und der **ESSG** (European Spondylarthropathy Study Group) zusammengefasst.

Therapie
Entscheidend in der Therapie des Morbus Bechterew ist eine **konsequente physikalische Therapie** mittels Krankengymnastik, Sport und Lagerungstherapien um die Beweglichkeit zu erhalten, Ziel ist die **Mobilisierung der Wirbelgelenke** und die **Stabilisierung der Muskulatur.** Bei vollständiger Ankylose kann ein operativer Eingriff in Betracht gezogen werden. Die medikamentöse Therapie beschränkt sich im Wesentlichen auf eine symptomatische Therapie mit NSAIDs, Glukokortikoiden und in schwer verlaufenden Fällen auch Biologicals.

Neueren Studien zufolge scheinen NSAIDs einen gewissen hemmenden Effekt auf den radiologischen Progress der Erkrankung zu haben.

Prognose

Der Verlauf der Erkrankung ist sehr individuell und kann in manchen Fällen bis zur kompletten Einsteifung führen. Als prognostisch ungünstige Faktoren werden das männliche Geschlecht, Manifestationsalter < 25 Jahre und frühzeitige periphere Arthritiden angesehen.

■ CHECK-UP

- ☐ Welche genetische Disposition findet sich bei der Erkrankung gehäuft?
- ☐ Nennen Sie klinische Funktionsprüfungen der Wirbelsäule bei Morbus Bechterew.
- ☐ Welche therapeutischen Möglichkeiten gibt es?

 # Kollagenosen

■ Systemischer Lupus erythematodes (SLE)

Allgemeines

Der **systemische Lupus erythematodes** zählt zusammen mit dem Sjögren-Syndrom, der progressiven systemischen Sklerose, der Polymyositis, der Dermatomyositis und dem Sharp-Syndrom zum Formenkreis der Kollagenosen (→ Abb. 6.5). Er ist definiert als **chronisch inflammatorische Systemerkrankung,** die neben dem Gefäßsystem und dem Bindegewebe auch andere Organsysteme betreffen kann. Es handelt sich um eine Autoimmunerkrankung, bei der es zu einer Ablagerung von Immunkomplexen kommt. Die Ätiologie ist ungeklärt, eine genetische Disposition besteht bei HLA-DR2 und HLA-DR3-positiven Patienten. Die Erkrankung verläuft typischerweise schubweise und betrifft vorwiegend Frauen zwischen dem 20. und 30. Lebensjahr.

Klinik

Die Symptome des SLE sind vielfältig und interindividuell unterschiedlich. Neben allgemeinen Symptomen wie Fieber und Abgeschlagenheit kann nahezu jedes Organ betroffen sein:

- **Haut:** Schmetterlingserythem, Photosensibilität, Alopezie, Ulzera, diskoider Lupus
- **Gefäße:** Vaskulitis, Thromboembolien (z. B. im Rahmen eines Antiphospholipid-Syndroms), Raynaud-Syndrom
- **Bewegungsapparat:** symmetrische Polyarthritis im Akutstadium, meist nicht erosiv und weniger schmerzhaft als RA, Jaccoud-Arthropathie als chronische Manifestation mit Fehlstellungen oder Subluxationen, Myalgien
- **ZNS:** Migräne, Psychosen, periphere Neuropathie, Epilepsie, Mischformen
- **Herz:** Perimyokarditis, Endokarditis (Libman-Sacks), Aortenklappendefekte
- **Lunge:** Pleuritis, Pneumonitis, pulmonale Infiltrationen, Lungenfibrose
- **Niere:** Lupusnephritis und andere Glomerulonephritiden
- **Blut:** Leuko-, Thrombo-, Lymphozytopenien, Coombs-positive hämolytische Anämie

Sonderformen

Medikamentös-induzierter SLE, Diskoider LE

Diagnostik

- **Laboruntersuchungen:**
  - Blutbild: Anämie, Thrombo- und Leukopenie
  - Klinische Chemie: BSG ↑, polyklonale Hypergammaglobulinämie, Komplementaktivierung C3/C4, Kreatinin
  - Urin: Urinsediment, 24-h-Sammelurin mit GFR und Proteinausscheidung
  - Spezielle Untersuchungen: ANA, Anti-ds-DNS-AK (Antikörper gegen doppelsträngige DNS), Anti-Smith-AK, Antiphospholipid-AK, Anti-Ro; **cave:** bei fehlendem Nachweis ist ein Vorliegen der Erkrankung trotzdem möglich.

Die diagnostischen SLE-Kriterien des American College of Rheumatology (ACR) sind in → Tab. 6.3 dargestellt. Ein **SLE** ist wahrscheinlich, wenn **mindestens 4 Kriterien** vorliegen.

Therapie

Die Therapie ist **abhängig vom Verlauf der Erkrankung** und stützt sich im Wesentlichen auf **4 Substanzgruppen:**

1. Nichtsteroidale Antirheumatika
2. Antimalariamittel
3. Kortikosteroide
4. Immunsuppressiva

Bei mildem Verlauf **ohne Organbefall** oder wenn Arthralgien im Vordergrund stehen kommen nichtsteroidale Antirheumatika (NSAIDs) und Antimalariamittel wie Hydroxychloroquin zum Einsatz. Bei Therapieversagen oder entzündlichen Schüben ist die Kombination mit einem niedrig dosierten Glukokortikoid empfohlen. Ein neuer Therapieansatz bei refraktären Verläufen ist der Einsatz des humanen monoklonalen

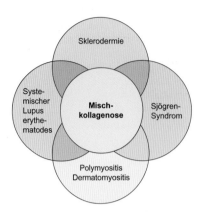

Abb. 6.5 Übersicht über die Kollagenosen.
[L157]

Antikörpers **Belimumab.** Dieses Medikament kann bei Patienten eingesetzt werden, wenn die Standardtherapieverfahren zu keiner ausreichenden Linderung der Beschwerden führen.
Bei **Organbeteiligung** ist eine immunsuppressive Therapie mit Azathioprin und ggf. Cyclophosphamid indiziert, kombiniert mit einer Glukokortikoid-Pulstherapie. Eine Plasmapherese sollte ebenfalls überdacht werden. **In schweren Fällen und therapierefraktären Krankheitssituationen** kann eine autologe Stammzelltransplantation oder auch der Einsatz von Rituximab diskutiert werden. **Begleitend** sollten potenzielle Risikofaktoren wie Sonnenstrahlung umgan-

Tab. 6.3 Diagnostische SLE-Kriterien des American College of Rheumatology (ACR)

Kriterium	Beschreibung
1	Schmetterlingserythem
2	Diskoider Lupus erythematodes
3	Fotosensibilität
4	Orale und nasopharyngeale Schleimhautulzera
5	Nichterosive Arthritis von 2 oder mehr Gelenken
6	Serositis (Pleuritis, Perikarditis)
7	Nierenbeteiligung (Proteinurie > 0,5 g/d oder Zylindrurie)
8	ZNS-Beteiligung
9	Coombs-positive hämolytische Anämie, Thrombo-, Leukopenie
10	Anti-ds-DNS, Anti-Sm, Antiphospholipid-AK
11	Antinukleäre Antikörper (ANA)

gen werden, auch die frühzeitige Therapie einer nephritisbedingten arteriellen Hypertonie, Thromboembolieprophylaxe und potenziell auslösende Medikamente sollten möglichst gemieden werden.

Prognose
Der Verlauf des SLE ist sehr variabel. Die 5-Jahres-Überlebensrate hat sich in den letzten 50 Jahren deutlich verbessert und beträgt heute > 90 %.

■ CHECK-UP
- [ ] Nennen Sie mindestens 3 Antikörper, die bei der Erkrankung nachgewiesen werden können?
- [ ] Nennen Sie die 11 ACR-Kriterien.
- [ ] Welche therapeutischen Möglichkeiten gibt es?

ANCA-assoziierte Vaskulitiden

■ Granulomatöse Polyangiitis (Wegener-Granulomatose, Morbus Wegener)

Allgemeines
Der **Morbus Wegener** gehört neben dem Churg-Strauss-Syndrom und der mikroskopischen Polyangiitis zu den ANCA-assoziierten Vaskulitiden und ist definiert als **nekrotisierende und granulomatöse Vaskulitis** der vorwiegend kleinen bis mittelgroßen Gefäße im Bereich des HNO-Trakts und der oberen Luftwege (→ Abb. 6.6). In 80 % der Fälle geht die Erkrankung mit einer Nierenbeteiligung einher. Auch hier ist die

Ätiologie weitestgehend ungeklärt. Als mögliche Triggerfaktoren werden Bakterien wie Staphylococcus aureus und verschiedene Inhalationsallergene angesehen.

Klinik
Der klinische Verlauf unterteilt sich in **2 Stadien**, ein **Initialstadium** und ein **Generalisationsstadium:**
1. Das **Initialstadium** begrenzt sich auf den HNO- und Respirationstrakt mit chronischer Rhinitis/Sinusitis mit Borkenbildung an der Nase und ggf. Sattelnase sowie Ulzerationen im Oropharynxbereich.

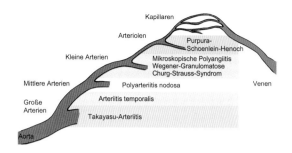

Abb. 6.6 Die verschiedenen Vaskulitiden befallen charakteristischerweise unterschiedliche Gefäßabschnitte. [L157]

2. Das **Generalisationsstadium** ist gekennzeichnet durch den systemischen Verlauf, vor allem mit Lungen- und Nierenbeteiligung. So kann es neben unspezifischen Allgemeinsymptomen wie Fieber, Gewichtsverlust und Abgeschlagenheit, Arthralgien, Episkleritis, peripheren Neuropathien zu Glomerulonephritis und Hämoptoe (pulmo-renales Syndrom) kommen.

Diagnostik

Die Diagnostik beruht vorwiegend auf **Klinik, Labor, Bildgebung und Histologie.**

- **Klinik:** Therapierefraktäre Infektionen der oberen Luftwege mit oben genannten Symptomen in Initial- und Generalisationsstadium.
- **Laboruntersuchungen:**
  - Blutbild: Anämie, Thrombo- und Leukozytose
  - Klinische Chemie: BSG ↑, CRP ↑, Zeichen einer unspezifischen Entzündungsreaktion
  - Urinuntersuchung: Urinstatus, Mikrohämaturie, Erythrozyturie
  - Spezielle Untersuchungen: Nachweis von cANCA (50 % im Initialstadium, 95 % im Generalisationsstadium)
- **Bildgebende Verfahren:**
  - Röntgen-Thorax und NNH: Lungenrundherde mit Pseudokavernen. Verschattung der NNH
  - CT/MRT: Darstellung von Granulomen und/oder Gefäßveränderungen
- **Histologie:** Trias aus
  - Granulomen,
  - nekrotisierender Vaskulitis und
  - Glomerulonephritis.

Zur Sicherung der Diagnose einer Wegener-Granulomatose können die sogenannten ACR-Kriterien herangezogen werden (→ Tab. 6.4). Zur Klassifikation müssen mindestens 2 der 4 Kriterien erfüllt sein.

Tab. 6.4 ACR-Kriterien zur Sicherung der Diagnose einer Wegener-Granulomatose

Kriterium	Beschreibung
1	Nasale oder orale Entzündungen mit schmerzhaften oder schmerzlosen Ulzera und purulenter oder blutiger Sekretion
2	Röntgen-Thorax mit nodulären Veränderungen, Kavernen oder Infiltrationen
3	Pathologisches Urinsediment mit Mikrohämaturie und/oder Erythrozyten-Zylindern
4	Granulomatöse Entzündung in Biopsien der arteriellen Gefäße oder eines perivaskulären Gebietes

Therapie

Die Therapie der Wegener-Granulomatose ist **abhängig vom Stadium der Erkrankung.** So ist in lokal begrenztem **Initialstadium** ein Therapieversuch mit Co-trimoxazol ± Prednisolon möglich. Im **Generalisationsstadium** teilt sich die Therapie in eine **Remissionsinduktion** und eine **Erhaltungstherapie.** Die Induktion erfolgt mit Prednisolon und Cyclophosphamid. Alternativ kommen Substanzen wie Methylprednisolon, Mycophenolat oder Antikörper wie Rituximab oder Infliximab oder eine Plasmapherese infrage. Die Erhaltungstherapie besteht in der Regel aus Methotrexat oder Azathioprin in Kombination mit einer variablen Prednisolondosis.

Prognose

Die Prognose der Wegener-Granulomatose ist abhängig vom Beginn der Therapie und der Ausprägung des Organbefalls. So zeigt sich unter optimaler Therapie eine 5-Jahres-Überlebensrate von 90 %, unbehandelt führt die Erkrankung zum Tod.

■ **CHECK-UP**

☐ Welche Vaskulitiden gibt es? Wie werden sie eingeteilt?
☐ Nennen Sie Differenzialdiagnosen der Wegener-Granulomatose?
☐ Welche therapeutischen Möglichkeiten gibt es?

Nicht-ANCA-assoziierte Kleingefäßvaskulitiden

▣ Purpura Schoenlein-Henoch (IgA-Vaskulitis)

Allgemeines

Die **Purpura Schoenlein-Henoch (PSA)** gehört neben der kryoglobulinämischen Vaskulitis und der kutanen leukozytoklastischen Angiitis zu dem Formenkreis der nicht-ANCA-assoziierten Kleingefäßvaskulitiden. Sie tritt in 90 % der Fälle im Kindesalter auf und ist die häufigste Form systemischer Vaskulitiden in diesem Alter. Oftmals tritt sie als allergische Vaskulitis nach einem Infekt der oberen Atemwege oder nach Medikamenteneinnahme auf. Pathogenetisch kommt es zu einer subendothelialen Ablagerung von IgA-haltigen Immunkomplexen. Im Gegensatz zu den meisten anderen systemischen Vaskulitiden verläuft die PSA im Großteil der Fälle selbstlimitierend.

Klinik

Die Purpura Schoenlein-Henoch ist durch **4 klinische Manifestationen** charakterisiert:
1. Tastbare Purpura bei Patienten ohne Thrombozytopenie oder Koagulopathie
2. Arthritis/Arthralgie
3. Kolikartige abdominale Schmerzen mit Erbrechen
4. Nierenfunktionsstörung mit Mikro-/Makrohämaturie

Darüber hinaus zeigen sich häufig unspezifische Symptome wie Fieber, Verschlechterung des Allgemeinzustands und Störungen des zentralen Nervensystems.

Diagnostik

- **Anamnese und Klinik** → wie oben beschrieben
- **Biopsie:** Niere und Haut mit vaskulären IgA-Ablagerungen und perivaskulären Leukozytenuntergängen
- **Laboruntersuchungen:**
  - Blutbild: meist normal, v. a. keine Thrombozytopenie, ggf. normochrome, normozytäre Anämie bei GIT-Blutung
  - Klinische Chemie: unspezifische Entzündungsreaktionen
  - Urin: Urinsediment, 24-h-Sammelurin mit GFR und Proteinausscheidung

Therapie

Die Therapie besteht im Wesentlichen aus
- **supportiven Maßnahmen:** Flüssigkeitszufuhr, Ruhe, Schmerzlinderung,
- **symptomatischer Therapie:** Analgetikatherapie mit NSAIDs und Glukokortikoiden sowie
- **gezielten Behandlungen** um das Risiko von Komplikationen zu verringern, ggf. Hospitalisierung

Prognose

Im Großteil der Fälle gute Prognose mit Selbstlimitierung.

■ CHECK-UP

- ☐ Welche Erkrankungen gehören zum Formenkreis der nicht-ANCA-assoziierten Vaskulitiden?
- ☐ Wann tritt die Erkrankung vorwiegend auf? Erläutern sie die Pathogenese.
- ☐ Welches sind die Hauptmanifestationen der Erkrankung?

Vaskulitiden mittelgroßer Gefäße

▣ Klassische Panarteriitis nodosa (PAN)

Allgemeines

Die **Panarteriitis nodosa** gehört neben dem Kawasaki-Syndrom zu den Vaskulitiden der mittelgroßen Gefäße. Sie ist eine **systemisch-nekrotisierende Vaskulitis,** die nicht mit antineutrophilen zytoplasmatischen Antikörpern (ANCA) assoziiert ist. PAN ist eine Erkrankung, die mit steigender Inzidenz und einem Spitzenwert in der 6. Lebensdekade vorwiegend bei älteren Erwachsenen auftritt. Männer scheinen häufiger betroffen zu sein als Frauen mit 1,5 : 1. Hinsichtlich der Ätiologie ist bei den meisten Erkrankungsfällen von einer idiopathischen Genese auszugehen. Patienten mit Virusinfektionen wie Hepatitis B und C sowie Haarzellleukämie zeigen gehäuftes Auftreten von PAN. In diesen Fällen wird von einer sekundären PAN gesprochen.

Klinik

Patienten mit PAN können sich mit einer Vielfalt von systemischen Symptomen wie Fieber, Verschlechterung des Allgemeinzustands, Gewichtsverlust und Gelenkschmerzen präsentieren. Darüber hinaus können nahezu alle Organsysteme befallen sein, auffallend ist jedoch die fehlende Tendenz der Lungenbeteiligung (→ Tab. 6.5).

Tab. 6.5 Manifestationen einer klassischen Panarteriitis nodosa (PAN)

Manifestationen	Frequenz in %
Systemische Symptome → **Fieber, Gewichtsverlust, Verschlechterung des Allgemeinzustands**	80
Neuropathie → **Mononeuritis multiplex, Polyneuropathie**	75
Arthralgien/Myalgien → **Gelenkschmerz, Extremitätenschmerz**	60
Haut → **Livedo reticularis, Purpura, Ulzera**	50
Nierenerkrankungen → **Erhöhter Kreatinin, Hämaturie, Glomerulonephritis**	50
Gastrointestinale Symptome → **Abdomenschmerz, rektale Blutung**	40
Hypertension	35
Respiratorische Manifestationen → **Infiltrate, Kavernen, Noduli**	25
ZNS → **Stroke, Verwirrung**	20
Orchitis → **Hodenschmerz, Schwellung**	20
Kardiale Beteiligung → **Kardiomyokardie, Perikarditis**	10
Beteiligung peripherer Gefäße → **Claudatio, Ischämie, Nekrose**	10

Diagnostik

Die Diagnostik beruht vorwiegend auf **Klinik, Labor und Histologie.**
- **Klinik** → wie oben beschrieben
- **Laboruntersuchungen:**
  - Blutbild: Anämie, Thrombo- und Leukozytose
  - Klinische Chemie: BSG ↑, CRP ↑, Komplement ↓
  - Urinuntersuchung: zum Nachweis der Nierenbeteiligung
  - Spezielle Untersuchungen: Rheumafaktor in 50 % der Fälle positiv
  - Hepatitisserologie
- **Bildgebende Verfahren:** Arteriografie mit Nachweis von Mikroaneurysmen
- **Histologie:** von Muskeln, Nerven → Nachweis einer granulomatösen Vaskulitis

Therapie

Die **initiale Therapie** der Panarteriitis nodosa erfolgt mit Glukokortikoiden. In 50 % der Fälle kann mit einer Monotherapie eine Remission erreicht werden. Die restlichen 50 % der Patienten benötigen eine **Kombinationstherapie** mit Zyklophosphamid und Glukokortikoiden um eine Remission zu erreichen.

Insgesamt scheint die Kombinationstherapie bei Patienten mit schweren Therapieverläufen die Überlebensraten zu verbessern.

Bei Patienten mit isoliertem Hautbefall, die nicht auf Glukokortikoide ansprechen, kann eine **Therapie mit Methotrexat** wirksam sein. Bei einer **Hepatitis-assoziierten PAN** sollte eine **antivirale Therapie** erfolgen, ggf. in Kombination mit einer Plasmapherese. Bei nicht ausreichendem Effekt in Kombination mit Glukokortikoiden und Cyclophosphamid. Auch eine antivirale Therapie in Kombination mit Interferon-alpha kann bei Vorliegen einer Hepatitis B oder C und z. T. begleitender Kryoglubulinämie Erfolg versprechend sein.

Prognose

Die Prognose der Panarteriitis nodosa ist unbehandelt schlecht mit 1-Jahres- und 5-Jahres-Überlebensraten von 50 bzw. 13 %. Durch o. g. Therapiestrategien können 5-Jahres-Überlebensraten von bis zu 80 % erreicht werden.

■ CHECK-UP

- ☐ Wie definieren sie die klassische Panarteriitis nodosa?
- ☐ Welche viralen Infektionen sind häufig mit der PAN assoziiert?
- ☐ Welche therapeutischen Möglichkeiten gibt es?

 # Vaskulitiden großer Gefäße

Riesenzellarteriitis (RZA) und Polymyalgia rheumatica (PMR)

Allgemeines

Die **Riesenzellarteriitis** und die **Polymyalgia rheumatica** sind **inflammatorische Gefäßerkrankungen,** die verschiedene Körperregionen betreffen. Sie werden häufig gemeinsam diskutiert, da sie oftmals gemeinsam auftreten. 50 % der Patienten mit RZA haben eine PMR und 15–30 % der Patienten mit PMR haben eine RZA.

Die **Riesenzellarteriitis** ist eine chronische Vaskulitis der mittelgroßen bis großen Gefäße und betrifft i. d. R. die kranialen Äste der Arterien, die aus dem Aortenbogen stammen. Die meistgefürchtete Komplikation hierbei ist der Verlust des Sehvermögens. Das durchschnittliche Alter bei Erstdiagnose beträgt 72 Jahre.

Die **Polymyalgia rheumatica** ist eine inflammatorische Vaskulitis, die sich vorwiegend durch klinische Manifestationen auszeichnet: Schmerzen und Morgensteifigkeit in Hals, Schultergürtel und Hüfte. Das Durchschnittsalter bei Diagnosezeitpunkt über 70 Jahre. Frauen sind 2- bis 3-mal häufiger betroffen als Männer.

Die Pathogenese beider Erkrankungen ist bislang unbekannt, Umwelt- und genetische Faktoren scheinen eine Rolle zu spielen. Sowohl PMR als auch RZA sind mit spezifischen Allelen des HLA-DR4 assoziiert.

Klinik
- **Allgemeinsymptome:** B-Symptomatik mit Fieber, Gewichtsverlust, Nachtschweiß, Verschlechterung des Allgemeinzustands
- **Arteriitische Gefäßkomplikationen** der RZA sind
  - Lokalisierter Kopfschmerz im Schläfenbereich
  - Druckschmerzhafte und teilweise pulsschwache Temporalarterie
  - Sehstörungen und Amaurosis fugax
  - Ischämische Komplikationen der A. temporalis interna, u. a. Schmerzen in Kau- und Schlundmuskulatur, transitorische ischämische Attacke, apoplektischer Insult

Für die RZA wurden vom **American College of Rheumatology (ACR)** Kriterien erarbeitet, die eine Abgrenzung zu anderen vaskulitischen Erkrankungen ermöglichen (→ Tab. 6.6). Bei Vorliegen von mindestens 3 Kriterien ist es möglich die Diagnose einer RZA zu stellen. Sensitivität 93,5 %, Spezifität 91,2 %.

Cave: Die ACR-Kriterien für die RZA eignen sich aufgrund der nur geringen Sensitivität und Spezifität jedoch nur begrenzt zur Diagnosestellung.

Die PMR ist typischerweise gekennzeichnet durch das Auftreten subakuter oder chronischer Schmerzen und dem Auftreten von Schmerzen und Morgensteifigkeit in Hals, Schultergürtel, Hüfte und Oberkörper. Die Beschwerden treten meist symmetrisch auf:
- Schwellung/Morgensteifigkeit der größeren Gelenke wie Knie oder der kleineren Gelenke wie Hände und Füße

Tab. 6.6 Klassifikationskriterien des American College of Rheumatology (ACR) für die RZA

Kriterium	Beschreibung
1	Alter bei Erkrankungsbeginn mindestens 50 Jahre
2	Neuauftreten von lokalisierten Kopfschmerzen
3	Lokaler Druckschmerz oder abgeschwächte Pulsation einer Temporalarterie
4	BSG-Beschleunigung von über 50 mm/h
5	Bioptischer Nachweis (mononukleäre Zellinfiltration/granulomatöse Gefäßentzündung, Nachweis von mehrkernigen Riesenzellen)

- Taubheit, Kribbeln, Schmerzzustände in kleinen und großen Gelenken
- Ausgeprägte Myositis ohne CK-Erhöhung (Differenzialdiagnose: Dermatomyositis)

Da die Erkrankungen RZA und PMR gleichzeitig vorhanden sein können ist ein strenges Abgrenzen der Symptome nicht möglich.

Diagnostik
- **RZA:**
  - → ACR-Kriterien
  - Labor:
    - Blutbild: ggf. Anämie, ggf. Thrombo- und Leukozytose
    - Klinische Chemie: unspezifische Entzündungsreaktion mit CRP ↑, BSG
  - Spezielle Untersuchungen:
    - Biopsie der Temporalarterie

Cave: Ein negativer histologischer Befund schließt das Vorhandensein einer RZA nicht aus!

  - Farbduplex der Temporalarterien mit sanduhrförmiger Stenose und echoarmem Halo
  - Ophthalmologische Untersuchung
  - In Einzelfällen Magnetresonanz-Angiografie, Ultrasonografie, konventionelle Angiografie
- **PMR:** Da für die PMR kein pathognomonischer Test besteht, der dem Nachweis der Erkrankung dient, sind die folgenden 3 klinischen Kriterien zur Diagnosestellung geeignet:
  - Alter > 50 Jahre bei Erkrankungsbeginn
  - Bilaterale Schmerzen und Morgensteifigkeit für mindestens 3 Monate in mindestens 2 der 3 Bereiche:

5

- Hals oder Oberkörper,
- Schultergürtel,
- Becken.
- BSG > 40 mm/h

Die Diagnose der PMR ist laborchemisch mit der der RZA vergleichbar. **Cave: Rheumafaktor ist negativ, CK ist normwertig!**

Einige Autoren halten ein promptes Ansprechen auf eine Glukokortikoidtherapie für ein zusätzliches diagnostisches Kriterium.

Therapie

Die Therapie der Riesenzellarteriitis und der Polymyalgia rheumatica gestaltet sich im Wesentlichen gleich.
Neben dem klinischen Ansprechen gelten die BSG und CRP als Marker für das Therapieansprechen und damit der Krankheitsaktivität. Ein promptes Ansprechen auf eine systemische Glukokortikoidtherapie sollte sich zeigen. **Unterschiede** ergeben sich in der **Dosierung des Steroids.** Diese ist bei der RZA wesentlich höher zu wählen als bei der PMR. Bei zusätzlichem Befall der Augenarterien können Dosen bis 500 mg/Tag intravenös sowie eine zusätzliche Therapie mit ASS 100 notwendig sein. Bei fehlendem Therapieansprechen kann eine immunsuppressive Therapie mit MTX oder dem TNF-alpha-Blocker Infliximab diskutiert werden.

Prognose

Die Prognose der **RZA** hängt wesentlich vom Befall der Augenarterien und des Therapiebeginns ab. Unbehandelt kommt es in ca. 30 % der Fälle zur Erblindung. Bei rechtzeitigem Therapiebeginn kommt es in vielen Fällen zum Ausheilen der Erkrankung innerhalb von 2–3 Jahren, sodass die Therapie ausgeschlichen werden kann. In einigen Fällen kann es zu Rezidiven oder chronischen Krankheitsverläufen kommen.
Die **PMR** zeigt in den meisten Fällen ein gutes Ansprechen auf die Glukokortikoidtherapie, die nach einer Behandlungsdauer von 2–3 Jahren ausgeschlichen werden kann. In manchen Fällen ist eine Langzeittherapie notwendig.

■ CHECK-UP

- [ ] Worin unterscheiden sich RZA und PMR?
- [ ] Nennen Sie die ACR-Kriterien und deren diagnostische Bedeutung.
- [ ] Welche diagnostischen und therapeutischen Möglichkeiten gibt es?

Weichteilrheumatismus

■ Primäres Fibromyalgie-Syndrom

Allgemeines

Fibromyalgie (FM) ist eine häufige Ursache von chronischen Schmerzen des Bewegungsapparats mit typischen schmerzhaften Druckpunkten. Sie gehört zum Formenkreis des Weichteilrheumatismus und betrifft vorwiegend Muskeln und Weichteilgewebe wie Sehnen und Bänder, jedoch ohne nachweisbaren degenerativen oder entzündlichen Prozess.
Die Ätiologie ist bislang ungeklärt. Aktuelle pathophysiologische Konzepte konzentrieren sich auf Veränderungen im zentralen Nervensystem und in der Schmerzverarbeitung. Die Fibromyalgie wird mittlerweile als die häufigste Ursache generalisierter Muskel-Skelett-Schmerzen bei Frauen im Alter zwischen 20 und 55 Jahren angesehen.

Klinik

In der Klinik stehen **chronische Schmerzen des Bewegungsapparates** mit Müdigkeit – begleitet von Stimmungsschwankungen – im Vordergrund. In der körperlichen Untersuchung zeigt sich in verschiedenen Weichteilgeweben eine Überempfindlichkeit. Laborchemisch zeigen sich weitestgehend Normalbefunde.
Die **Hauptsymptome** der Fibromyalgie sind diffuse Schmerzen des Bewegungsapparats, typischerweise oberhalb und unterhalb der Taille. Nicht selten beschränken sich die Beschwerden zunächst auf eine Körperpartie, vorwiegend auf den Schulter- und Nackenbereich.

Gängige Symptombeschreibungen von Patienten lauten „Es fühlt sich so an, als ob mein ganzer Körper schmerzt." oder „Es fühlt sich so an, als hätte ich eine dauerhafte Grippe." Die Patienten beschreiben in der Regel ausgeprägte Muskelschmerzen, begleitet von Gelenkbeschwerden im Sinne von Schmerzen und Schwellung, wobei sich in der körperlichen Untersuchung kein typischer klinischer Anhalt auf eine Synovitis ergibt.

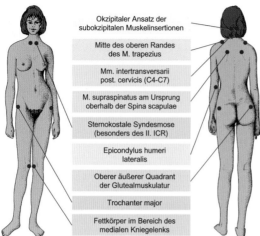

Okzipitaler Ansatz der subokzipitalen Muskelinsertionen

Mitte des oberen Randes des M. trapezius

Mm. intertransversarii post. cervicis (C4-C7)

M. supraspinatus am Ursprung oberhalb der Spina scapulae

Sternokostale Syndesmose (besonders des II. ICR)

Epicondylus humeri lateralis

Oberer äußerer Quadrant der Glutealmuskulatur

Trochanter major

Fettkörper im Bereich des medialen Kniegelenks

Abb. 6.7 Druckschmerzpunkte beim Fibromyalgie-Syndrom: gelenknahe Sehnenansätze (= Tender-Punkte). [L157]

Darüber hinaus zeigen sich Symptome wie Kribbelparästhesien, Taubheitsgefühl sowie Brennen vorwiegend in beiden Armen und Beinen und Kopfschmerzen. Ebenso charakteristisch ist eine ausgeprägte Fatigue, vor allem nach dem Aufstehen und nachmittags. Selbst kleinste Belastungen führen zu einer ausgeprägten Müdigkeit und einer Verstärkung der Schmerzsymptomatik.

Charakteristisch für die Erkrankung sind ängstliche und depressive Gemütszustände.

Diagnostik

Die Diagnose beruht vorwiegend auf dem **klinischen Verlauf** mit o. g. Symptomen. In der körperlichen Untersuchung zeigen sich spezifische schmerzhafte Druckpunkte, sogenannte **Tender points**, die seit mindestens 3 Monaten bestehen (→ Abb. 6.7). Darüber hinaus orientiert man sich an den ACR-Kriterien 2010 (→ Tab. 6.7). Ein Patient erfüllt die diagnostischen Kriterien für Fibromyalgie, wenn alle 3 Bedingungen erfüllt sind. Die Schwere der Symptome wird anhand eines Scores erfasst (→ Tab. 6.8).

Laboruntersuchungen und bildgebende Verfahren: Charakteristisch sind weitestgehend normale Laborparameter ohne pathologische radiologische Befunde. Laborchemisch sollten die differenzialdiagnostisch in Frage kommenden Erkrankungen autoimmuner/rheumatologischer oder infektiöser Genese ausgeschlossen werden.

Therapie

Die Therapie der Fibromyalgie besteht aus einem multidisziplinären, individualisierten Therapieprogramm. Es stellt sich zusammen aus medikamentösen und nichtmedikamentösen

Tab. 6.7 ACR-Kriterien 2010 zur Diagnose eines primären Fibromyalgie-Syndroms

Kriterium	Beschreibung
1	• Ausgebreitete Schmerzen mit einem regionalen Schmerzindex von mindestens $7\!/_{12}$ bei einer Symptomstärke von mindestens $5\!/_{10}$ oder • Schmerzindex von $3\!/_{12}$ bei einer Symptomstärke von mindestens $9\!/_{10}$
2	Symptomdauer von mindestens 3 Monaten in ähnlicher Stärke
3	Ausschluss anderer potenzieller Ursachen

sowie ärztlichen und nichtärztlichen Therapieformen, z. B. physikalische Therapie, Rehabilitationsmaßnahmen und psychische Mitbetreuung.

In manchen Fällen ist es möglich die Fibromyalgie mit alleinigen **physikalischen Maßnahmen** zu therapieren. Andernfalls kann eine **medikamentöse Therapie** mit Antidepressiva oder Antikonvulsiva ergänzt werden. Die gängigsten Präparate sind: Amitryptilin, Duloxetin, Milnacipran, Gabapentin und Pregabalin.

Prognose

Die Fibromyalgie nimmt meist einen chronischen Verlauf und führt nicht selten zu Arbeitsunfähigkeit. In manchen Fällen ist jedoch eine Spontanremission möglich. Die Lebenserwartung ist in aller Regel nicht beeinträchtigt.

Tab. 6.8 Symptomschwere-Score

	Keine Beschwerden	Leichte Beschwerden	Mäßige Beschwerden	Schwere Beschwerden
Erschöpfung	0	1	2	3
Nichterholsamer Schlaf	0	1	2	3
Kognitive Beeinträchtigung	0	1	2	3
Körperliche Beschwerden	0	1	2	3

■ CHECK-UP

☐ Welche Symptome sollten an eine Fibromyalgie denken lassen?
☐ Nennen Sie die wichtigsten Diagnosekriterien.
☐ Welche therapeutischen Maßnahmen gibt es?

7 Endokrinologie

 Hypophyse

■ Anatomie und Physiologie

Die **Hypophyse** ist eine Hormondrüse, die durch das Infundibulum mit dem Hypothalamus und damit mit dem zentralen Nervensystem verbunden ist. Anatomisch stellt sie eine funktionelle Regulationseinheit dar und synthetisiert die Releasing- und Inhibitingfaktoren, die die Hormonsynthese der Schilddrüse, Nebennierenrinde und Gonaden reguliert (→ Abb. 7.1). Die Hormone des Hypophysenhinterlappens, wie auch Prolaktin und partiell das Wachstumshormon, wirken direkt auf Erfolgsorgane. Die Hypophyse ist anatomisch eingebettet in der Sella turcica der Schädelbasis mit direkter Nähe zum Chiasma opticum. Sie besteht anatomisch aus
- einem Hypophysenvorderlappen (Adenohypophyse),
- einem Hypophysenmittellappen und
- einem Hypophysenhinterlappen (Neurohypophyse).

Die **Adenohypophyse** produziert folgende Hormone:
- Somatotropin (STH) und Prolaktin
- Follikelstimulierendes Hormon (FSH) und luteinisierendes Hormon (LH)
- Adrenokortikotropes Hormon (ACTH)
- Thyroideastimulierendes Hormon (TSH).

Der Hypophysenzwischenlappen produziert das melanozytenstimulierende Hormon (MSH).
Die **Neurohypophyse** speichert und schüttet folgende Hormone aus:
- Oxytocin
- Antidiuretisches Hormon (ADH)

Die Regulation der Hormonsekretion im Hypophysenvorderlappen erfolgt u. a. über einen Rückkopplungsmechanismus (positives und negatives Feedback) durch **zentral-endokrine, peripher-endokrine** und **zentral- und peripherneuronale** Faktoren.

■ Hypophysenadenome

Allgemeines

Hypophysenadenome entstehen aus dem Gewebe der Adenohypophyse und sind gekennzeichnet durch eine Überproduktion der jeweiligen Hormone wie Prolaktinhypersekretion, Überexpression von Wachstumhormon oder Hyperkortisolismus. Allerdings zeigen sich 25–30 % der Adenome funktionslos bzw. „stumm", 80–90 % von ihnen sind gonadotrope Adenome. Eingeteilt werden sie nach dem freigesetzten Hormon (→ Anatomie und Physiologie). Darüber hinaus klassifiziert man die Hypophysenadenome zum einen anhand ihrer Ursprungszelle (laktotroph, gonadotroph, somatotroph, kortikotroph und thyreotroph), zum anderen anhand ihrer Größe (Mikroadenome < 1 cm und Makroadenome > 1 cm). Sie sind in 90 % gutartige Adenome und machen ca. 10–15 % aller Hirntumoren aus und treten vorwiegend zwischen dem 20. und 50. Lebensjahr auf. Die Ätiologie ist bislang noch unklar.

Klinik

Die Klinik der Hypophysenadenome hängt entscheidend von dem jeweiligen Hormon ab, welches überexprimiert wird. Pathophysiologisch kann es zum einen durch verdrängendes Wachstum zu einer Synthese- und Sekretionsminderung der nicht entarteten Anteile kommen, zum anderen kann es zu einer Hormonüberproduktion der befallenen Anteile kommen. In → Tab. 7.1 sind die typischen Symptome der häufigsten Hypophysenadenome dargestellt. Darüber hinaus können alle Hypophysenadenome durch Kompression auf das anatomisch benachbarte Chiasma opticum eine **bitemporale Hemianopsie** verursachen.

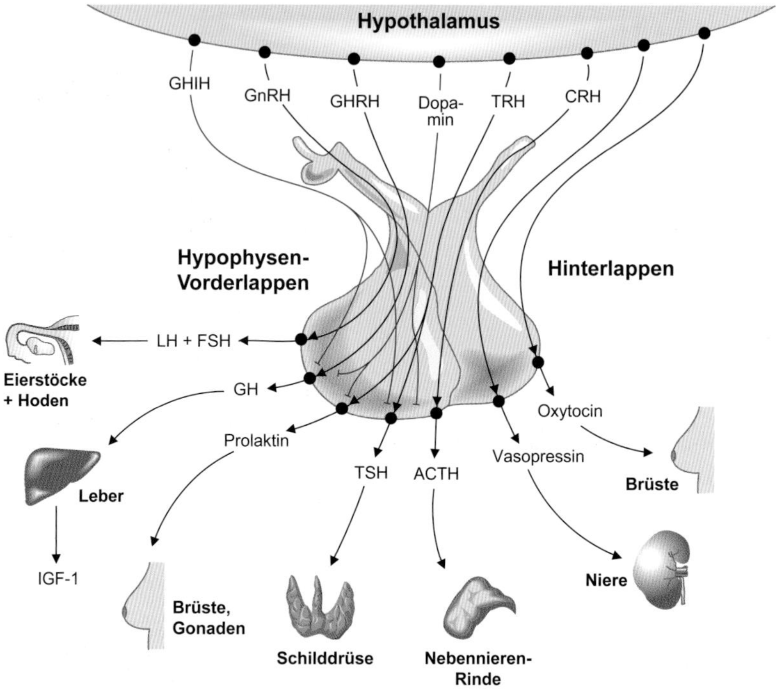

Abb. 7.1 Sekretion und Steuerung der hypophysären Hormone. GH, Prolaktin und ACTH sind Polypeptide, während FSH, LH und TSH Glykoproteine sind. Letztere sind aus derselben α-Untereinheit aufgebaut und haben jeweils spezifische, ihre unterschiedlichen biologischen Effekte begründende β-Untereinheiten [O522]

Tab. 7.1 Typische Symptome der häufigsten Hypophysenadenome

Hypophysenadenom	Symptome
Prolaktinom (Prolaktin ↑)	• Frauen: sekundäre Amenorrhö, Galaktorrhö • Männer: Impotenz, erniedrigte Lipido, Gynäkomastie
Akromegalie (GH ↑)	• Kinder: Gigantismus • Erwachsene: Vergrößerung und Vergröberung des Gesichtsschädels, der Hände und Füße, kloßige Sprache, häufig Karpaltunnelsyndrom, Vergrößerung der inneren Organe.
Morbus Cushing (ACTH ↑)	→ Erkrankungen der Nebennieren
FSH- und LH-positive Adenome	• Meist Symptome durch Kompression
TSH-positive Adenome	→ Hyperthyreose

Diagnostik
- **Allgemeine Diagnostik:**
  - CT/MRT
  - Gegebenenfalls Angiografie
  - Ophthalmologische Untersuchung
  - Medikamentenanamnese zum Ausschluss medikamentös bedingter Ursachen
  - Testung der Funktion anderer hypophysärer Achsen zum Ausschluss begleitender Unterfunktionen oder anderer hormonaktiver Tumore
- **Spezielle Diagnostik:**
  - Prolaktinom: Bestimmung basaler Prolaktinwerte (charakteristisch sind Werte > 200 ng/ml), diagnostische TRH-Gabe → ausbleibender Anstieg des Prolaktins
  - Akromegalie: Tagesprofil von GH i. S., IGF-I i. S., oraler Glukosetoleranztest → im gesunden Menschen starker Abfall von GH, bei Akromegalie fehlendes Absinken der GH-Konzentration auf Glukose
  - Morbus Cushing → Erkrankungen der Nebenniere
  - TSH-positive Adenome: Symptome der sekundären → Hyperthyreose

Therapie
- **Allgemeine Therapie:** Die Therapie von Hypophysenadenomen sollte primär chirurgisch erfolgen (transsphenoidaler und transnasaler OP-Zugang). Darüber hinaus gibt es strahlentherapeutische und medikamentöse Therapieansätze.
- **Spezielle Therapie:**
  - Prolaktinom: Dopaminagonisten wie Bromocriptin, Cabergolin, Quinagolid, chirurgische Therapie nur selten notwendig
  - Akromegalie: chirurgisch, strahlentherapeutisch mittels Protonenbestrahlung, medikamentös mit Bromocriptin, Octreotid

(Somatostatin-Analogon), Pegvisomant (GH-Rezeptorantagonist)
- Morbus Cushing → Erkrankungen der Nebenniere
- TSH-positive Adenome: Symptome der sekundären → Hyperthyreose

Prognose
Die Prognose ist im Wesentlichen abhängig vom Zeitpunkt der Diagnose und von der Art des Adenoms. Die Lebenserwartung kann bis zu 10 Jahren verkürzt sein. Rezidive nach operativer Entfernung treten in ca. 30 % der Fälle nach 20 Jahren auf.

■ CHECK-UP
- ☐ Wie ist die Hypophyse aufgebaut? In welcher Beziehung steht sie zum Hypothalamus?
- ☐ Welche Hormone produzieren die verschiedenen Hypophysenanteile?
- ☐ Welche therapeutischen Maßnahmen gibt es?

 # Hypophysenvorderlappeninsuffizienz

■ Hypophysenvorderlappeninsuffizienz

Allgemeines
Die **Hypophysenvorderlappeninsuffizienz** (HVL-Insuffizienz, → Abb. 7.2) entsteht entweder bei einem kompletten oder partiellen Funktionsausfall des Hypophysenvorderlappens oder indirekt bei Erkrankungen des vorgeschalteten Hypothalamus. Als **Ursache** kommen verschiedene Möglichkeiten in Betracht, so z.B.
- ein tumoröses Geschehen der Hypophyse,
- ein extrahypophysärer Tumor (z. B. Kraniopharyngeom),
- entzündliche Ursachen (Sarkoidose, Tbc, Autoimmunprozesse),
- das sogenannte **Sheehan-Syndrom** (HVL-Nekrose nach schwerem Schock),
- Z. n. chirurgischen oder strahlentherapeutischen Eingriffen oder
- paraselläre Aneurysmen oder Trauma.

Klinik
Die Klinik der HVL-Insuffizienz ist zum einen abhängig von dem jeweiligen Hormon, zum anderen abhängig von der Schnelligkeit des Auftretens der Erkrankung. So zeigt sich bei Patienten mit akuter HVL-Insuffizienz eine andere Klinik als bei Patienten mit chronisch schleichendem Beginn.
Die **akute HVL-Insuffizienz** kann bei akutem Wegfall der jeweiligen Hormone bis zu einem hypophysären Koma führen.
Die **chronische HVL-Insuffizienz** zeigt abhängig vom jeweiligen Hormon folgende Symptome:

- GH: Minderwuchs bei Kindern
- FSH/LH: Lipido ↓, Potenzstörungen beim Mann, Zyklusstörungen, Mammaatrophie, Infertilität bei der Frau
- TSH: Gewichtszunahme, Apathie, Obstipation, Bradykardie, Kälteintoleranz, kalte, trockene Haut
- Prolaktin: Verhinderung des Stillens bei stillenden Frauen.
- ACTH: Leistungsabfall, Gewichtsverlust, Hypoglykämie, Übelkeit, Erbrechen
- MSH: Hypopigmentierung

Oft zeigt sich ein Ausfall der Hormone in typischer Reihenfolge: FSH/LH → GH → TSH → ACTH → Prolaktin

Diagnostik
- **Anamnese:**
  - Zyklusanamnese
  - Sexualanamnese
  - Vorausgegangene Therapien, Medikamente, Strahlentherapie, chirurgische Eingriffe
- **Laboruntersuchungen**
  - Bestimmung der Basalwerte des jeweiligen Hormons → Verminderte Hormonkonzentration (fT3/4, Kortisol, Testosteron, Östradiol)
  - Stimulationstest durch die vorgeschalteten Releasing-Hormone (TRH, CRH, GHRH, LHRH)
- **Bildgebende Verfahren**
  - CT/MRT
  - Ophthalmologische Untersuchungen

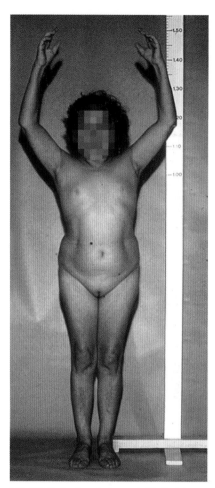

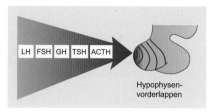

Abb. 7.3 Reihenfolge des Ausfalls der Partial-funktionen bei HVL-Insuffizienz [L157]

Therapie

Die Therapie der Hypophysenvorderlappenin-suffizienz besteht – neben der evtl. möglichen kausalen Therapie mittels OP/Radiatio – im Wesentlichen aus der **Hormonsubstitution:**

- TSH ↓: L-Thyroxin
- GH ↓: gentechnisch hergestelltes GH, STH
- FSH/LH ↓: Testosteron, Östrogen, Progesteron
- ACTH ↓: Hydrokortison
- **Im akuten Verlauf** mit Entwicklung eines hypophysären Komas: Flüssigkeitssubstitution
- Hydrokortison-Stoßtherapie

Abb. 7.2 Patientin mit einer seit Kindheit bestehenden Hypophysenvorderlappeninsuffizienz. Die Patientin ist mit 1,20 m Körpergröße minderwüchsig. Die Brüste sind kaum entwickelt, die Schambehaarung fehlt. Auch Schilddrüsen- und Nebennierenrindenhormone sind vermindert [T127]

■ **CHECK-UP**

- ☐ Nennen sie Uraschen für die Entwicklung einer HVL-Insuffizienz.
- ☐ Worin besteht die Diagnostik?
- ☐ Welche therapeutischen Möglichkeiten gibt es?

Schildrüse

■ Anatomie und Physiologie

Die **Schilddrüse (SD)** ist eine Hormondrüse, die aus 2 Lappen besteht (→ Abb. 7.4). Anatomisch lokalisiert ist sie ventral der Trachea aufsitzend. Seitlich von ihr verlaufen die Gefäßnervenstraßen mit N. vagus, A. carotis communis, V. jugularis interna. Dorsal der Schilddrüse verläuft der N. laryngeus recurrens, der für die Beweglichkeit der Stimmbänder verantwortlich ist. Bei Verletzungen (z. B. während Schilddrüsen-OPs) kann dieser verletzt werden und eine Stimmbandlähmung verursachen. Die **Hauptfunktion** der Schilddrüse besteht in der Speicherung von Jod und der Produktion der Schilddrüsenhormone Thyroxin (T4), Trijodthyronin (T3) und Kalzitonin. T3 und T4 sind wesentlich in den Energiestoffwechsel integriert, Kalzitonin hemmt den

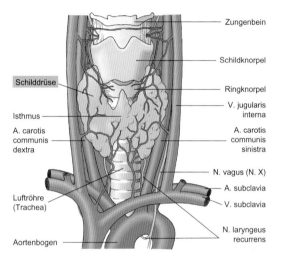

Abb. 7.4 Anatomie der Schilddrüse [L190]

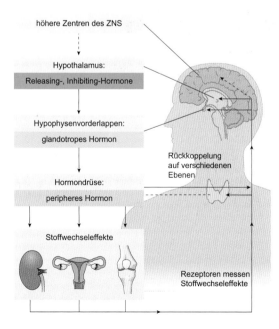

Abb. 7.5 Hierarchie der Hormonregulation [L190]

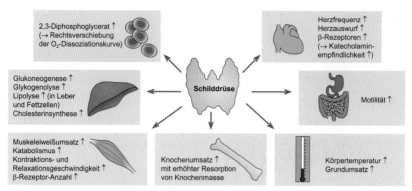

Abb. 7.6 Die Wirkungen der Schilddrüsenhormone auf die verschiedenen Zielorgane [L157]

Knochenabbau durch Hemmung der Osteoklasten und Förderung des Einbaus von Kalzium und Phosphat in den Knochen.

Der **thyreotrope Regelkreis** läuft folgendermaßen ab (→ Abb. 7.5):

- **Hypothalamus:** Bildung von TRH, Stimulation durch niedrige T3/T4-Werte, Hemmung durch hohe T3/T4-Werte
- **Adenohypophyse:** Bildung von TSH, Stimulation durch TRH und niedrige T3/T4-Werte, Hemmung durch hohe T3/T4-Werte
- **Schilddrüse** (Thyreozyt): Bildung von T3 und T4, Stimulation durch TSH

Die Wirkung von T3/T4 (→ Abb. 7.6):

- Erhöhung der Herzfrequenz
- Erhöhung des Blutdrucks
- Vasodilatation
- Steigerung des Grundumsatzes
- Steigerung der Schweiß- und Talgdrüsenaktivität
- Anstieg der Körpertemperatur
- Wachstumsregulation bei Neugeborenen, insbesondere ZNS-Entwicklung

■ Euthyreote Struma

Allgemeines

Der Begriff **Struma** ist als eine **Vergrößerung der Schilddrüse über das normale Maß** hinaus definiert. Das Schilddrüsenvolumen beträgt bei Frauen etwa 18 ml, bei Männern etwa 25 ml. Die klinischen Manifestationen der Struma hängen im Wesentlichen von der Größe und der Lage der Struma ab. Die Schilddrüsenlappen wachsen in der Regel nach ventral. Da die Schilddrüse vor der Trachea lokalisiert ist, kommt es selbst bei sehr großen Strumae nicht zu einer Kompression der Trachea oder der sich seitlich befindenden Gefäßstraßen. Die euthyreote Struma ist gekennzeichnet durch eine normale Hormonproduktion bei nichtentzündlicher und nicht-

Tab. 7.2 Strumagrade zur klinischen Einteilung nach WHO

Grad	Beschreibung
0	Schilddrüse nicht sichtbar, nicht tastbar, sonografisch oder szintigrafisch Vergrößerung nachweisbar
1	Schilddrüse tastbar vergrößert, aber nur sichtbar bei rekliniertem Kopf
2	Schilddrüse sichtbar vergrößert
3	Sehr große Schilddrüse mit regionalen mechanischen Komplikationen wie Bedrängung oder Einengung der Trachea (Stridor), der Halsgefäße (obere Einflussstauung) oder des Ösophagus (Schluckbeschwerden)

maligner Entität. Sie machen 90 % der Schilddrüsenerkrankungen in Jodmangelgebieten wie Deutschland aus. Jodmangel ist weltweit der häufigste Grund für die Entwicklung einer Struma. Andere – weniger häufig auftretende – Ursachen beinhalten tumoröse Ursachen, Thyreoiditis, Medikamente, infiltrative Erkrankungen und Enzymdefekte. Hierbei kann die Stoffwechsellage hyperthyreot oder hypothyreot sein. Die Verteilung m:w beträgt 1:5. Pathogenetisch stehen der intrathyreoidale Jodmangel (Hyperplasie der SD-Zellen) oder ein Mangel an Schilddrüsenhormon (Hypertrophie der SD-Zellen) im Vordergrund.

Klinik

Die Klinik der Struma variiert mit der Größe, Lokalisation und Art der Struma. Die Einteilung der Struma erfolgt zunächst anhand ihrer Binnenstruktur:

- Struma diffusa (homogene, parenchymatöse Vergrößerung)
- Struma nodosa (meist multinodulär, selten knotige solitäre Vergrößerung, → Abb. 7.7)
- Struma cystica (liquide, zystische Vergrößerung)

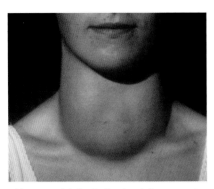

Abb. 7.7 20-jährige Patientin mit Struma nodosa [T127]

- Struma nodosa et cystica (Kombination aus beiden)

Darüber hinaus entwickelte die WHO drei Strumagrade zur klinischen Einteilung (→ Tab. 7.2).

Diagnostik
- **Anamnese und klinische Untersuchung**
  → Tab. 7.2
- **Laboruntersuchungen:**
  - Bestimmung von TSH/fT3/fT4, ggf. Kalzitonin
  - Schilddrüsen-Antikörper zum Ausschluss einer anderen Schilddrüsenerkrankung
- **Bildgebende Verfahren**
  - Sonografie
  - Szintigrafie
  - Gegebenenfalls Röntgen-Thorax
- **Histologiegewinnung:** Feinnadelaspirationszytologie bei V. a. Malignom in der Sonografie

Therapie
Für die Therapie der Struma kommen verschiedene therapeutische Möglichkeiten in Betracht:
- Medikamentöse Therapie
- Operative Therapie
- Radiojodtherapie

Welche dieser Therapiestrategien die Therapie der Wahl ist richtet sich nach der Ursache der Struma.

Bei der häufigsten Strumaform, der Jodmangelstruma, stellt das primäre Behandlungsziel einen ausgeglichenen intrathyroidalen Jodhaushalt dar. Therapie der Wahl ist somit eine **medikamentöse Therapie** mit Jod (Jodetten). Bei nicht ausreichendem Erfolg kann die Therapie um Levothyroxin eskaliert werden. Dieses bewirkt vorwiegend eine Reduktion des Strumagewebes.

Eine **operative Therapie** ist vorwiegend bei großen Strumen indiziert, bei denen eine Kompressionsgefahr besteht. Je nach Befund können Teilresektionen oder Totalresektionen vorgenommen werden. Je nach Restvolumen muss

postoperativ eine Rezidivprophylaxe mit Jodid und/oder Levothyroxin erfolgen.

Die Indikation zu einer **Radiojodtherapie** besteht zumeist bei Rezidivstrumen. Durch diese Therapieform kann eine Volumenreduktion von bis zu 60 % in zwei Jahren erreicht werden. Die Rezidivwahrscheinlichkeit ist gering. Als Langzeitnebenwirkung kann eine substitutionspflichtige Hypothyreose auftreten.

Cave: Bei einer jodinduzierten Struma ist eine jodarme Ernährung indiziert!

Prognose
Die Prognose der Struma ist gut. In einigen Fällen kann es zu Rezidiven kommen. Die effizienteste Prophylaxe besteht in einer ausreichenden Jodzufuhr.

■ Hypothyreose

Allgemeines
Die **Hypothyreose** ist eine Diagnose, die zumeist an bestimmten Blutergebnissen erkannt und diagnostiziert wird (→ Abb. 7.8). Bei weiblichen Patientinnen tritt die Erkrankung 5- bis 8-mal häufiger auf als bei männlichen Patienten. Die Inzidenz in Deutschland beträgt 0,25–1 %. Es gibt unterschiedliche Einteilungen der Hypothyreose:
- Angeborene Hypothyreose: meist durch SD-Aplasie oder Dysplasie
- Erworbene Hypothyreose:
  - **Primäre** Hypothyreose: Verminderte Sekretionsleistung der SD, meist durch operative Eingriffe, Z. n. Radiojodtherapie, iatrogen durch Thyreostatika oder andere Medikamente oder als Folge einer entzündlichen oder Autoimmunthyreoiditis
  - **Sekundäre** Hypothyreose: Mangel an TSH, meist durch HVL-Insuffizienz
  - **Tertiäre** Hypothyreose: Mangel an TRH, durch Unterbrechung des Portalgefäßsystems zwischen Hypothalamus und Hypophyse
- Subklinische Hypothyreose: nur laborchemischer Nachweis
- Klinische Hypothyreose: Vorhandensein klinischer Symptome

Klinik
Die Klinik der **angeborenen Hypothyreose** zeigt sich als Ikterus, Bewegungsarmut, Trinkfaulheit, Obstipation und ggf. abgeschwächte Muskeleigenreflexe bei Geburt; später zeigt sich eine Verzögerung des Wachstums, des Reifungsgrads und in der geistigen Entwicklung.

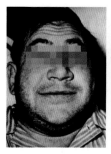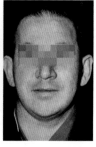

Abb. 7.8 30-jähriger Patient mit Hypothyreose [T127]

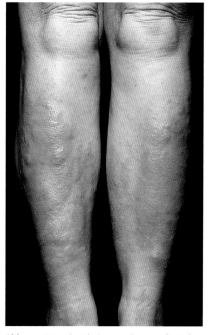

Abb. 7.9 Myxödem bei Hyperthyreose [E385]

Die Klinik der **erworbenen Hypothyreose** zeigt eine Verminderung des Grundumsatzes wie Müdigkeit, Appetitlosigkeit, Apathie, Gewichtszunahme, trockene Haut, Haarausfall, Bradykardie, Obstipation, Myxödem (→ Abb. 7.9), Kälteintoleranz, Hypercholesterinämie mit Früharteriosklerose.

Das **hypothyreote Koma** (auch **Myxödemkoma** genannt) ist gekennzeichnet durch Hypothermie, Hypoventilation, Hyperkapnie und Bewusstseinseintrübung.

Diagnostik

- **Anamnese und klinische Untersuchung:** ausführliche Anamnese und klinische Untersuchung im Hinblick auf o. g. Symptome

- **Laboruntersuchungen:**
  - Klinische Chemie: TSH, fT3/fT4
    - **Latente** Hypothyreose: Laborchemisch **TSH ↑, fT3/fT4 normal**
    - **Manifeste** Hypothyreose: Laborchemisch **TSH ↑, fT3/fT4 ↓**
  - Spezielle Untersuchungen: Nachweis von SD-Antikörpern
- **Bildgebende Verfahren:** Schilddrüsensonografie

Therapie

- Therapie der **angeborenen Hypothyreose:** frühestmögliche Therapie mit L-Thyroxin
- Therapie der **erworbenen Hypothyreose:** Bei den meisten Patienten ist eine dauerhafte, lebenslange Therapie notwendig. Ziel der Therapie ist ein ausgewogener Jodhaushalt. Eine adäquate Therapie führt in aller Regel zu einem Rückgang der Symptome.
- Die Standardtherapie der **manifesten Hypothyreose** besteht in der Substitution von L-Thyroxin.
- Bei der **latenten Hypothyreose** sollten Patienten <70 Jahre, Patienten mit Z. n. SD-OP, Z. n. Radiojodtherapie, Zyklusstörungen und Infertilität aufgrund der möglichen Früharteriosklerose therapiert werden; Patienten >70 Jahre zeigen keinen wesentlichen Profit.
- Therapie des **Myxödems:** Stoßtherapie mit Hydrokortison, L-Thyroxin, Intensivüberwachung ggf. mit Intubation, Atropin bei Bradykardie, langsames Aufwärmen bei Hypothermie

Prognose

Neugeborene mit Hypothyreose profitieren von einer schnellstmöglichen Therapie, ohne Therapie besteht eine sehr schlechte Prognose. Die Hypothyreose im Erwachsenenalter geht bei regelmäßiger und lebenslanger Einnahme der richtigen Hormoneinnahme mit einer sehr guten Prognose einher.

■ Hyperthyreose

Allgemeines

Die **Hyperthyreose** resultiert aus einer Überexpression an Schilddrüsenhormon. Sie lässt sich einteilen in eine **primäre** und eine **sekundäre Hyperthyreose.** Die primäre verläuft entweder klinisch (symptomatisch), subklinisch (asymptomatisch) oder akut (thyreotoxische Krise). Darüber hinaus wird die Erkrankung anhand ihrer Ätiologie eingeteilt:

- **Morbus Basedow** (Immunothyreopathie, → Abb. 7.10): Prävalenz 1–2 %; w:m = 5:1; typischerweise zwischen dem 20. und dem 40.

Lebensjahr; pathogenetisch verursachend sind schilddrüsenstimulierende TSH-Rezeptorautoantikörper (TRAK)

- **SD-Autonomie:** Prävalenz abhängig von Jodversorgungsgebiet, Inzidenz steigen ab dem 40. Lebensjahr; Menge der autonom produzierten Schilddrüsenhormone ist dabei abhängig von der Größe des Autonomieareals und der zugeführten Jodmenge.

Cave: Bei Jodmangelzuständen kann ein größeres Autonomieareal bei hoch dosierter exogener Jodzufuhr zu einer Hyperthyreose führen.

- **Entzündliche Erkrankungen** → Entzündliche SD-Erkrankungen→, Hashimoto
- **SD-Karzinome** → Schilddrüsenkarzinome (SD-Ca)
- **Jodinduzierte Hyperthyreose:** medikamentöse Überdosierung

Klinik

- Die Klinik der **Hyperthyreose** leitet sich von der Funktion der Schilddrüsenhormone ab, so zeigen sich folgende **typische Symptome:**
  - Unruhe, Nervosität, Hyperaktivität
  - Schlafstörungen
  - Arterielle Hypertonie
  - Tachykarde Arrhythmien
  - Gewichtsverlust
  - Feinschlägiger Tremor
  - Erhöhte Schweißneigung bei Wärmeintoleranz
  - Diarrhöen
  - Menstruationsprobleme
  - Alopezie-Symptome des Morbus Basedow → **Merseburg-Trias** mit Struma, Exophthalmus, Tachykardie
  - Endokrine Orbitopathie
  - Prätibiales Myxödem (nichteindrückbares Ödem aus Glykosaminoglykanen)
  - Akropachie (Knochen- und Weichteilverdickung an Finger- und Zehenendgliedern)
- **Symptome der thyreotoxischen Krise:**
  - Tachykardie/Tachyarrhythmie
  - Fieber > 41 °C
  - Unruhe, Angstzustände
  - Muskelschwäche bis zur Adynamie
  - Gastrointestinale Symptome
  - Bewusstseinsstörungen bis zum Koma möglich

Diagnostik

- **Laboruntersuchungen** (→ Abb. 7.11):
  - Klinische Chemie: TSH ↓, fT3/fT4 normal (latente Hyperthyreose), TSH ↓, fT3/fT4 ↑ (manifeste Hyperthyreose)

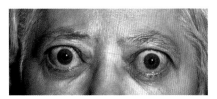

Abb. 7.10 Exophthalmus bei endokriner Orbitopathie bei Morbus Basedow [T127]

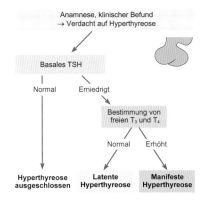

Abb. 7.11 Diagnostisches Vorgehen bei Verdacht auf Hyperthyreose [L157]

  - Weiter Untersuchungen: Nachweis von TSH-Rezeptorautoantikörper (TRAK) und Antikörpern gegen thyreoidale Peroxidase (Anti-TPO-Ak)
  - Urin: ggf. Nachweis von Jod im Urin
- **Bildgebende Verfahren:**
  - Schilddrüsesonografie
  - Szintigrafie

Therapie
Die Therapie basiert im Wesentlichen auf 3 Ansätzen:

- **Medikamentöse Therapie:**
  - Thyreostatika wie Thiamazol, Carbimazol, Propylthiouracil (Synthesehemmung)
  - Perchlorate (Hemmung der Jodidaufnahme in die Schilddrüse)
- **Radiojodtherapie:**
  - Bei funktioneller Autonomie, Hyperthyreoserezidiven nach initial chirurgischer Therapie
  - Bei Morbus Basedow
  - Bei **Kontraindikationen** gegen Radiojodtherapie: Vor- und Nachbehandlung mit thyreostatischen Medikamenten
- **Operative Therapie:** vorwiegend bei Kompressions- und Verdrängungserscheinungen oder bei V. a. Malignom

Die **Therapie der thyreotoxischen Krise** erfolgt mittels:

- Monitoring mit Bilanzierung und ZVD
- Thiamazol
- Gegebenenfalls Glukokortikoide
- Betablocker bei Tachykardie
- Flüssigkeitssubstitution
- Heparin als Thromboseprophylaxe
- Gegebenenfalls Sedierung
- Gegebenenfalls Kühlung

Prognose

Die Prognose der Hyperthyreose ist unterschiedlich. So kann der Morbus Basedow nach Thyreostatikatherapie dauerhaft in Remission sein, es kann jedoch ebenso zu mehreren Rezidiven kommen. Im Falle einer thyreotoxischen Krise beträgt die Letalität über 20 %.

■ Entzündliche Schilddrüsenerkrankungen, Hashimoto

Allgemeines

Die häufigste **entzündliche Schilddrüsenerkrankung ist die Hashimoto-Thyreoiditis** (auch **lymphozytäre Thyreoiditis** genannt). Sie zählt zum Formenkreis der Autoimmunerkrankungen und nimmt einen chronischen Verlauf. Durch den lymphozytär-destruierenden Prozess kommt es zu einem Untergang von intaktem Schilddrüsengewebe und einer daraus resultierenden Hypothyreose. In der initialen Phase wird häufig eine hyperthyreote Stoffwechsellage erreicht, im weiteren Verlauf kommt es jedoch regelhaft zu einer hypothyreoten Stoffwechsellage. Die Hashimoto-Thyreoiditis stellt somit die häufigste Ursache für eine Hypothyreose dar. Frauen sind deutlich häufiger betroffen als Männer mit einer Verteilung von w:m = 9:1. Der Erkrankungsgipfel wird zwischen dem 30. und 50. Lebensjahr erreicht.

Assoziationen bestehen zu anderen Autoimmunerkrankungen wie Typ-1-Diabetes mellitus, Sprue, Vitiligo, Nebennierenrindeninsuffizienz und Myasthenia gravis.

Ätiologisch besteht eine genetische Disposition und eine familiäre Assoziation zu HLA-DR3, HLA-DR5 und HLB-B8. Auslöser der Erkrankung sind Autoantikörper gegen **Schilddrüsenperoxidase** (Anti-TPO), **Thyreoglobulin** (Anti-TG) und **TSH-Rezeptoren** (TRAK). Auch Umweltfaktoren scheinen eine Rolle zu spielen. Weitere potenziell auslösende Faktoren sind unter anderem Infektionen, Radiatio, Medikamente, Stress, Sexualhormone, Schwangerschaft.

Klinik

Die Klinik der **Hashimoto-Thyreoiditis** unterscheidet sich zu den anderen entzündlichen Schilddrüsenerkrankungen. Patienten mit dieser Erkrankung sind meist beschwerdefrei. Man unterscheidet **zwei morphologische Verlaufsformen:**

- Die eine zeigt eine Schilddrüsenvergrößerung (Struma),
- die andere geht ohne Schilddrüsenvergrößerung einher (atrophische Verlaufsform).

Bei vergrößerter Schilddrüse kann ein Globusgefühl auftreten. Darüber hinaus können die Symptome einer → Hypothyreose imponieren.

Diagnostik

- **Klinik:** Klinisch können Zeichen einer → Hypothyreose auftreten. Darüber hinaus kann die Schilddrüse optisch bzw. palpatorisch vergrößert, normal groß oder verkleinert sein.
- **Laboruntersuchungen:**
  - Spezielle Untersuchungen: Anti-TPO, Anti-TG, TRAK
  - Hepatitisserologie
- **Bildgebende Verfahren:**
  - Schilddrüsesonografie → diffuse, echoarme Binnenstruktur
  - Schilddrüsenszintigrafie → verminderter Technetium-Uptake
- **Histologie:** lymphozytäre und plasmazelluläre Infiltrate

Therapie

Die Therapie der Hashimoto-Thyreoditis besteht im Wesentlichen aus der **konsequenten Substitution von Schilddrüsenhormonen**. In seltenen Fällen kann eine symptomatische Therapie mit Antiphlogistika erforderlich sein.

Prognose

Bei konsequenter Hormonsubstitution ist die Prognose gut mit einer normalen Lebenserwartung.

■ Schilddrüsenkarzinome (SD-Ca)

Allgemeines

Das **Schilddrüsenkarzinom** macht etwa 1 % aller malignen Tumoren aus und ist die häufigste maligne Neoplasie der endokrinen Organe. Insgesamt sind mehr Frauen als Männer betroffen (m:w = 1:2). Am häufigsten tritt das SD-Ca zwischen dem 30. und 60. Lebensjahr auf. Ätiologisch sind ionisierende Strahlen und ionisierende Bestrahlung im Kopf-und Halsbereich – vor allem im Kindesalter – ein Risikofaktor ein Schilddrüsenkarzinom zu entwickeln. Darüber hinaus sind molekulargenetische Veränderungen im **RET-Protoonkogen** bei der Entwicklung eines medullären Schilddrüsenkarzinoms im Zusammenhang mit einer MEN2 von klinischer Bedeutung (→ MEN1 und MEN2). Auch scheinen Sexualhormone einen Einfluss auf die Entstehung zu haben, da Frauen nach der Pubertät häufiger betroffen sind. Eine Radiojodtherapie zur Behandlung eines Morbus Basedow oder einer Schilddrüsenautonomie steigert die Inzidenz eines Schilddrüsenkarzinoms nicht.

Die Einteilung der Schilddrüsentumoren erfolgt anhand ihrer Histologie und ihrer Ursprungszelle:

- **Differenzierte Karzinome** (90 %):
  - **Papilläres Schilddrüsenkarzinom:**
    - Frühzeitig lymphogene Metastasierung (Halslymphknoten)
    - Erkrankungsalter < 40. Lebensjahr
    - Jodspeicherung meist vorhanden
  - **Follikuläres Schilddrüsenkarzinom:**
    - Frühzeitig hämatogene Metastasierung (Lunge, Knochen)
    - Begünstigung durch Jodmangel
    - Erkrankungsalter > 40. Lebensjahr
    - Jodspeicherung möglich
- **Undifferenziertes/anaplastisches Karzinom** (5 %):
  - Frühzeitig hämatogene Metastasierung (Lunge, Leber, Knochen, Gehirn)
  - Lokalinvasives, aggressives, schnell fortschreitendes Wachstum
  - Erkrankungsalter meist > 55. Lebensjahr
  - Meist keine Jodspeicherung
- **Medulläres Karzinom** (5 %):
  - Ausgehend von Kalzitonin-produzierenden Zellen (C-Zellen)
  - Sporadisch (einseitig) oder familiäres (beidseitiges) Auftreten
  - Häufig im Rahmen von MEN2 (➜ MEN1 und MEN2)
  - Erkrankungsalter zwischen dem 40. und 50. Lebensjahr
  - Keine Jodspeicherung

Die **TNM-Klassifikation** ist dem **UICC, 2010** zu entnehmen.

Klinik

Klinisch wird ein Schilddrüsenkarzinom meist erst in der **Sonografie** entdeckt. Selten treten klassische Tumorsymptome im Sinne einer B-Symptomatik auf. In der körperlichen Untersuchung kann als **Frühzeichen** eine rasch wachsende knotige Verhärtung tastbar sein. Als **Spätsymptom** können mangelnde Schluckverschieblichkeit der Schilddrüse, Schmerzen, Dyspnoe, Schluckstörungen, Heiserkeit (Rekurrensparese), Lymphknotenvergrößerungen und eine obere Einflussstauung auftreten. Auch das sogenannte **Horner-Syndrom** mit Miosis, Ptosis und Enophthalmus kann Zeichen eines SD-Karzinoms sein.

Diagnostik

- **Bildgebende Verfahren:**
  - Schilddrüsensonografie: echoarme/echoinhomogene Areale
  - Schilddrüsenszintigrafie: kalte Knoten
  - Röntgen-Thorax, CT, MRT, Sonografie-Abdomen, Knochenszintigrafie, PET als Staging
- **Histologie:** Feinnadelbiopsie
- **Chirurgische Diagnostik/Therapie:** Wenn ein Malignom trotz Feinnadelbiopsie nicht sicher ausgeschlossen werden kann, wird die Schilddrüse inkl. Kapsel vollständig entnommen.
- **Bei medullärem Schilddrüsenkarzinom:**
  - Kalzitonin i. S. ↑
  - Pentagastrin-Test, wenn Kalzitonin nur leicht erhöht. Bei Vorliegen eines medullären SD-Karzinoms zeigen sich nach Stimulation erhöhte Kalzitoninwerte.
  - Molekulargenetische Untersuchungen des RET-Protoonkogens
  - Screening und genetische Beratung der Familienmitglieder

Therapie

Die Therapie der Schilddrüsenkarzinome ist abhängig von der Histologie. Allgemein steht die **chirurgische Sanierung im Vordergrund.** Im Anschluss kann eine Radiojodtherapie, eine TSH-suppressive Therapie oder eine Strahlentherapie notwendig werden. Eine Chemotherapie ist bislang nur als palliative Therapieoption bei inoperablen Tumoren im Rahmen von Studien möglich.

- **Papilläres und follikuläres Schilddrüsenkarzinom:**
  - Totale Thyreoidektomie und Entfernung der befallenen Lymphknoten
  - Im Anschluss Radiojodtherapie
  - Im Fall eines erhöhten Rezidivrisikos: TSH-suppressive Therapie mit L-Thyroxin
  - Gegebenenfalls perkutane Röntgenbestrahlung bei organübergreifendem Befall (mit Lymphknotenmetastasen)
  - Thyreoglobulin als Tumormarker nach kompletter Thyreoidektomie
- **Anaplastisches Schilddrüsenkarzinom:**
  - Totale Thyreoidektomie
  - Im Anschluss meist externe Bestrahlung notwendig
  - Radiojodtherapie meist unwirksam
  - Meist palliative Therapie
  - Schlechtes Ansprechen auf Chemotherapie
- **Medulläres Schilddrüsenkarzinom:**
  - Totale Thyreoidektomie inkl. Entfernung des zentralen und lateralen LK-Kompartiments

– Wenig Strahlensensibilität
– Tumormarker: Kalzitonin

Cave: keine Wirksamkeit von Radiojodtherapie oder TSH-Suppression bei medullärem Schilddrüsenkarzinom.

Prognose
- Papilläres SD-Karzinom: 5-Jahres-Überlebensrate ca. 90 %
- Follikuläres SD-Karzinom: 5-Jahres-Überlebensrate 80–90 %
- Anaplastisches SD-Karzinom: sehr schlechte Prognose, mittlere Überlebenszeit 6 Monate
- Medulläres SD-Karzinom: 5-Jahres-Überlebensrate 50–70 %

■ CHECK-UP

- ☐ Nennen Sie mindestens 3 Strumaformen.
- ☐ Nennen Sie die klinischen WHO-Kriterien.
- ☐ Welche diagnostischen und therapeutischen Möglichkeiten gibt es?
- ☐ Wie wird die Hypothyreose eingeteilt?
- ☐ Was ist der Unterschied zwischen der latenten und der manifesten Hypothyreose?
- ☐ Welche therapeutischen Möglichkeiten gibt es? Wie wird das Myxödem therapiert?
- ☐ Wodurch kann eine Hyperthyreose zustande kommen?
- ☐ Schildern Sie den Pathomechanismus der Erkrankung.
- ☐ Welche therapeutischen Maßnahmen gibt es?
- ☐ Welche Symptome liegen bei der Hashimoto-Thyreoiditis vor?
- ☐ Welche Auslöser sind bekannt?
- ☐ Welche diagnostischen Möglichkeiten gibt es?
- ☐ Welche Formen der Schilddrüsenkarzinome gibt es?
- ☐ Nennen Sie die Hauptrisikofaktoren der Entstehung.
- ☐ Welche Tumormarker gibt es?

Multiple endokrine Neoplasie (MEN)

■ MEN1 und MEN2

Allgemeines

Die **multiple endokrine Neoplasie** ist ein Syndrom, welches aus mindestens zwei verschiedenen endokrinen Tumoren besteht. Sie zeigen einen autosomal-dominanten Erbgang mit hoher Penetranz.
Unterschieden werden
- **MEN Typ 1 → Werner-Syndrom:** gastrointestinale Tumoren, Tumormanifestation an der Nebenschilddrüse (Hyperparathyreodismus), Hypophysentumoren
- **MEN Typ 2a → Sippel-Syndrom:** medulläres SD-Karzinom, Phäochromozytom, Hyperparathyreodismus
- **MEN Typ 2b → Gorlin-Syndrom:** wie MEN Typ 2a, jedoch zusätzlich marfanoider Habitus

Pathogenetisch ursächlich für die **MEN1** ist das Tumorsuppressorgen auf Chromosom 11, das sogenannte **Menin-Gen.**
Ursächlich für **MEN2a** und **MEN2b** sind Mutationen an verschiedenen Positionen des **RET-Protoonkogens.** Das MEN2a ist mit 70 % häufiger vertreten als das MEN2b mit 10 %. Auch der Altersgipfel unterscheidet sich. So zeigt sich MEN2a meist zwischen dem 20. und 30. Lebensjahr, die MEN2b schon etwas früher, zwischen dem 10. und 20. Lebensjahr. Bei beiden Erkrankungen ist somit eine molekulargenetische Diagnostik und ein Familienscreening indiziert.

Klinik

Klinisch zeigen sich entsprechend die Symptome der jeweiligen Erkrankungsbilder. So sind die Symptome bei der MEN1 identisch mit einem Hypophysentumor, gastrointestinalen Symptomen und einem Hyperparathyreodismus. Bei der MEN2a stehen neben den Symptomen eines → Phäochromozytoms auch die Symptome eines medullären SD-Karzinoms im Vordergrund. Zusätzlich dazu findet man bei dem MEN2b mukokutane Neurome bei einem marfanoiden Habitus. Häufig treten die verschiedenen Symptome nicht zeitgleich auf, sodass bei Vorliegen der einzelnen Hormonstörungen immer an eine MEN gedacht werden sollte.

Diagnostik

Die Diagnostik unterscheidet sich nicht von der Diagnostik der Einzeltumoren. Prinzipiell sollte bei einem Phäochromozytom oder einem medullären Schilddrüsenkarzinom immer an eine MEN gedacht werden und die entsprechende molekulargenetische Diagnostik durchgeführt werden.

Therapie

Auch therapeutisch unterscheidet man nicht zwischen den jeweiligen Einzeltumoren und den Tumoren im Rahmen einer MEN. Die **chirurgische Entfernung** ist somit die **Therapie der Wahl.** Bei gleichzeitigem Vorhandensein mehrerer Tumoren kann die Reihenfolge der Entfernung wichtig sein. So sollten bei gleichzeitigem Vorhandensein eines primären Hyperparathyreo-idismus und eines Hypophysenvorderlappen-adenoms zunächst die Nebenschilddrüsen operiert werden, um einer Entgleisung des Kalziumstoffwechsels vorzubeugen. Bei Vorliegen eines MEN2 sollte zunächst immer das Phäochromozytom operiert werden.

Prognose

Die Prognose wird bei einer MEN1 vorwiegend durch die Inselzellneoplasie beeinflusst, bei einer MEN2 durch das medulläre SD-Karzinom. Entscheidend hierbei ist vorwiegend der Zeitpunkt der Diagnose.

■ **CHECK-UP**

- ☐ Welche Formen der MEN gibt es?
- ☐ Nennen Sie die Ursachen einer MEN.
- ☐ Nennen sie die wichtigsten Symptome.

 # Nebenschilddrüse

Regulation des Kalziumhaushalts

An der **Regulation des Kalziumhaushalts** sind vor allem 3 verschiedene Hormone beteiligt:
- Parathormon (PTH)
- Kalzitriol
- Kalzitonin

Sie haben teils synergistische und teils antagonistische Wirkungen und sorgen für eine Konstanthaltung des Kalziumspiegels im Blut. Kalziumionen (Ca^{2+}-Ionen) sind normalerweise zu ca. 40 % an Proteine gebunden und damit inaktiv. Bei Alkalosen sinkt die Konzentration an freien Ca^{2+}-Ionen, bei Azidosen steigt sie. Zur Konstanthaltung des Kalziumhaushalts ist zum einen der körpereigene Kalziumspeicher in Form der Knochen verantwortlich, zum anderen ist die Ausscheidung und Resorption über Darm und Niere an der Regulation beteiligt. Unmittelbar verknüpft mit dem Kalziumhaushalt ist darüber hinaus der Phosphathaushalt. Als Kalziumphosphat kann es zum Ausfallen kommen, wenn eines der beiden Ionensorten übermäßig vorhanden ist, wenn die jeweils andere Ionensorte nicht gleichwertig gesenkt wird. Demnach ist neben der Freisetzung von Ca^{2+}-Ionen auch die Senkung der Phosphatkonzentration notwendig um den Kalziumspiegel zu steigern.
Die genannten Hormone haben folgende Funktionen:
- **Parathormon:**
  - Induktion von Osteoklasten
  - Niere: Resorption von Ca^{2+} ↑ und gleichzeitig Ausscheidung von Phosphat ↑
  - Darm: Resorption von Ca^{2+} ↑
  - Kalzitriolausschüttung ↑

PTH sorgt für eine schnelle Mobilisation von Kalzium. Um einer Ausfällung von Kalziumphosphaten entgegenzuwirken stimuliert es gleichzeitig die Phosphatausscheidung. Um einem Knochensubstanzverlust vorzubeugen stimuliert es Kalzitriol, das – neben der Stimulation der Kalziumfreisetzung – für eine verstärkte Mineralisation des Knochens verantwortlich ist.

- **Kalzitriol:**
  - Darm: Ca^{2+}-Resorption ↑, Phosphatresorption ↑
  - Niere: Ca^{2+}-Retention ↑, Phosphatretention ↑
  - Mineralisation des Knochens ↑

Kalzitriol verhindert langfristig eine Entkalkung des Knochens, durch eine vermehrte enterale Resorption fördert es den Knochenaufbau.

- **Kalzitonin:**
  - Hemmung der Osteoklasten
  - Stimulation der Osteoblasten
  - Niere: Ausscheidung von Kalzium und Phosphat ↑

Kalzitonin ist der Gegenspieler von PTH und Kalzitriol in Bezug auf die Kalziumkonzentration im Blut. Es ist für die Senkung des Blutkalziumspiegels verantwortlich. Die Freisetzung erfolgt durch die C-Zellen der Schilddrüse.

■ Erkrankungen der Nebenschilddrüse

Allgemeines

Die **Nebenschilddrüse** besteht aus 4 weizenkorngroßen Knötchen an der Rückseite der Schilddrüse, die vor allem für die Produktion und Ausschüttung von PTH verantwortlich sind. Erkrankungen der Nebenschilddrüse resultieren somit zumeist aus einer Über- oder Unterproduktion von Parathormon. Im Wesentlichen zählen dazu **4 Erkrankungsbilder:**

1. Primärer Hyperparathyreoidismus:
   - Funktionsstörung der Nebenschilddrüse selbst
   - Produktion von übermäßigem PTH (häufig)
   - Frauen sind grundsätzlich häufiger betroffen (w:m = 2:1).
   - Der Erkrankungsgipfel liegt bei Frauen zwischen dem 40. und 50. Lebensjahr, bei Männern zwischen dem 60. und 70. Lebensjahr.
   - Ätiologisch ist meist ein Adenom oder eine Hyperplasie der Epithelkörperchen verantwortlich. Selten durch ein Nebenschilddrüsenkarzinom.
   - Gehäuft tritt sie im Rahmen einer MEN auf (→ MEN1 und MEN2).
   - Pathogenetisch kommt es zu einem Defekt der physiologischen Rückkopplungskontrolle der PTH-Sekretion durch ein entsprechend hohes Serumkalzium. Man geht von einer verminderten Sensitivität der Epithelkörperchen für Kalzium aus.

2. Sekundärer Hyperparathyreoidismus:
   - Überproduktion von PTH durch eine Hypokalziämie jeglicher Ursache (weniger häufig), meist renal bedingt bei Niereninsuffizienz.
   - Dadurch kommt es zur Phosphatretention und verminderter Bildung des Kalzitriols und somit zur Hypokalziämie.
   - Auch enterale Ursachen wie Malabsorption oder hepatische Ursachen wie Leberzirrhose und Cholestase können eine Hypokalziämie verursachen, sind jedoch selten Ursache eines sekundären Hyperparathyreoidismus.

3. Tertiärer Hyperparathyreoidismus:
   - Kann aus lange vorbestehendem sekundärem Hyperparathyreoidismus resultieren.
   - Verlust der Feedbackkontrolle und reaktive Überproduktion von PTH trotz erhöhtem Kalziumspiegel.

4. Hypoparathyreoidismus:
   - Diese Erkrankung imponiert durch einen niedrigen PTH-Spiegel im Verhältnis zum Serumkalziumspiegel.
   - Ätiologisch kommt der Hypoparathyreoidismus am häufigsten postoperativ zustande.
   - Selten kann er auch durch eine Hypomagnesiämie oder idiopathisch entstehen.

Klinik

Hyperparathyreoidismus
- **Niere:** Polyurie, Polydipsie, Hyposthenurie, später Dehydratation, Oligurie bis Anurie, Nephrolithiasis, Nephrokalzinose, AZ-Minderung
- **Knochen:** Knochenschmerzen, Osteopenie, Knochenzysten, Akroosteolysen
- **Magen/Darm:** Appetitlosigkeit, Meteorismus, Erbrechen, Ulcus ventriculi und duodenie, Pankreatitis, Cholezystolithiasis
- **Herz und Gefäße:** Bradykardie, EKG-Veränderungen, arterielle Hypertonie, Arrhythmie, QT-Zeit-Verkürzung
- **Neurologie:** Adynamie, Myopathie, Sensibilitätsprüfung, geminderte Sensibilität, Muskelschwäche
- **Psyche:** endokrines Psychosyndrom bis zum Koma
- **Hyperkalzämische Krise:** generell wie oben genannte Symptome, rasch einsetzendes Krankheitsbild ohne Prodrome, ggf. hypovolämischer Schock, Nierenversagen, Somnolenz mit Halluzinationen bis zum Koma, Ausfall von Kalziumphosphatkomplexen in nahezu allen Geweben.
- Insgesamt gilt die klassische Trias **„Stein-, Bein-, Magenpein"**

Hypoparathyreoidismus
- **Allgemeine Veränderungen:** Störung des Haar- und Nagelwuchses, Osteosklerose, Katarakt, Stammganglienverkalkung, lokale Missempfindungen mit Kribbelparästhesien, Taubheitsgefühl
- **Gesicht:** Verspannungen und Krämpfe mit **Chvostek-Zeichen** (= zuckender Mundwinkel bei Beklopfen des N. facialis)
- **Hände/Füße:** Pfötchenstellung der Hände und Spitzfußstellung (= Karpopedalspasmen), **Trousseau-Zeichen** (= Pfötchenstellung nach Anlegen einer Blutdruckmanschette am Arm und halten des arteriellen Mitteldrucks für einige Minuten), **Lust-Zeichen** (= Hebung und Pronation des Fußes nach Beklopfen des N. fibularis hinter dem Fibulaköpfchen)
- **Kehlkopf:** Laryngospasmus
- **Bronchien:** Bronchospasmus mit Dyspnoe
- **Darm/Harnblase:** Viszerale Spasmen
- **Psyche:** Leichte Reizbarkeit, depressive Stimmungslage

Diagnostik

Hyperparathyreoidismus (HPT)
- **Labor:**
  - Gesamte Kalziumkonzentration
  - Ionisiertes Kalzium

- Phosphat
- PTH
- Kreatinin
- **Urin:**
  - 24-h-Sammelurin mit Kreatinin-Clearance und Kalziumausscheidung (Unterscheidung renaler vs. intestinaler Ursache)
  - Typische Konstellation bei **primärem und tertiärem HPT:**
    - Kalzium und PTH ↑, Phosphat ↓ i. S.
    - Kalzium und Phosphat i. U. ↑
  - Typische Laborkonstellation bei **sekundärem HPT:** Kalzium i. S. ↓, PTH i. S. ↑, Phosphat normal
  - Typische Laborkonstellation bei **Hyperkalzämie bei Tumor oder Sarkoidose:** Kalzium i. S. ↑, PTH i. S. ↓
- **Sonografie** der Nebenschilddrüsen mit Suche nach Adenomen/Karzinomen
- **Tastbefund** Nebenschilddrüsen: bei Karzinom meist verhärteter Knoten
- **Röntgen:**
  - Osteodystrophie mit subperiostalen Resorptionen an Phalangen, distales Ende der Claviculae, Becken, Sakroiliakalgelenke
  - Mattglasstrukturen, Transparenzzunahme, Sklerosierung am Schädel
  - **Looser-Umbauzonen** und Frakturen am Becken und proximalen Femur
  - Rippenfrakturen
- **Gegebenenfalls Spiral-CT/MRT**
- **Gegebenenfalls Knochenszintigrafie**

Hypoparathyreoidismus
- **Anamnese:** Radiatio oder Hals-OP in der Vorgeschichte?
- **Körperliche Untersuchung:** Dystrophie von Haut und Hautanhangsgebilde
- **Labor:**
  - Kalzium ↓, PTH ↓, Phosphat ↑
  - Kreatinin/Harnstoff (bei normalen Werten ist die Diagnose mit der o. g. Konstellation bestätigt)
- **EKG:** verlängerte QT-Zeit
- **Neurologie:** verminderte Eigenreflexe, Myopathie
- **Ophthalmologische Untersuchung:** Spaltlampenuntersuchung → Verkalkung der Augenlinsen

- **CT/MRT:** Verkalkungen der Basalganglien und der intrakraniellen Gefäße

Therapie

Hyperparathyreoidismus
Ziel der Therapie des Hyperparathyreoidismus ist die Beseitigung der Hyperkalzämie. Die einzige Möglichkeit diese dauerhaft zu beseitigen ist die **operative Entfernung der betroffenen Epithelkörperchen.** Bei isolierten Adenomen ist eine selektive Entfernung möglich, bei Hyperplasie aller Epithelkörperchen müssen alle entfernt und simultan autolog reimplantiert werden. Diese Therapieoption sollte jedoch nur durchgeführt werden, wenn sie wirklich notwendig ist. Als **OP-Indikation** werden verschiedene Parameter angesehen:
- Alter <50 Jahre,
- Abnahme der Knochendichte,
- Serumkalzium >0,25 mmol/l über der Normgrenze und
- symptomatische Patienten.

Liegen diese Parameter nicht vor, ist ein **konservativer Therapieversuch**
- mit reichlich Flüssigkeitsaufnahme,
- regelmäßigen Kalziummessungen,
- symptomatischer Therapie,
- medikamentöser Therapie mit Cinacalcet, einem Calcimimetikum und
- Therapie mit Bisphosphonaten zur Osteoroseprophylaxe indiziert.

Beim **sekundären Hyperparathyreoidismus** ist die Behandlung der Grunderkrankung die Therapie der Wahl.

Hypoparathyreoidismus
Die Therapie des Hypoparathyreoidismus besteht aus verschiedenen Faktoren:
- Akuttherapie/bei Tetanie: Infusion von 10-prozentiger Kalziumglukonatlösung (initial 20 ml)
- Bei Hyperventilation und Tetanie:
  - Beruhigen des Patienten
  - Gegebenenfalls Diazepam 10 mg
  - Beutelrückatmung, wenn nötig
- Langzeittherapie:
  - Kalziumdauertherapie
  - Vitamin-D-Präparate

■ CHECK-UP
- Beschreiben Sie kurz den Kalziumstoffwechsel.
- Welche Symptome sind für den Hyperparathyreoidismus typisch?
- Welche therapeutischen Möglichkeiten gibt es beim sekundären Hyperparathyreoidismus?

Knochenerkrankungen

■ Osteoporose

Allgemeines

Definiert ist die **Osteoporose** als die häufigste metabolische, generalisierte Knochenerkrankung mit Verlust der Knochenmasse, -struktur und -funktion (→ Abb. 7.12). Infolgedessen entsteht ein erhöhtes Frakturrisiko. Unterschieden wird die Osteoporose ohne Fraktur (präklinische Osteoporose, Osteopenie) und die Osteoporose mit Fraktur (klinisch manifeste Osteoporose). Epidemiologisch sind Frauen häufiger betroffen als Männer. Insgesamt leiden etwa 2–10 % der deutschen Bevölkerung an einer Osteoporose. Die Inzidenz und die Prävalenz osteoporosebedingter Wirbelkörper- oder Oberschenkelhalsfrakturen nimmt mit steigendem Alter – insbesondere bei Frauen – zu.

Pathogenese:
- Ungleichgewicht des zellulären Knochenumbaus:
  - Gesteigerter Umbau („High Turnover")
  - Reduzierter Umbau („Low Turnover")
- Verlust an Knochenmasse
- Verdünnung von Kortikalis und Spongiosa, Perforation, Trabekelstrukturen
- Diskontinuität tragender Elemente
- Anstieg des Frakturrisikos

Ätiologie:
- **Primäre Osteoporose** (häufigste Form der Osteoporose):
  - Postmenopausale Osteoporose (Typ I):
    - Betrifft 80 % aller Osteoporosen
    - Auftreten 10–15 Jahre nach Menopause
    - Vorwiegend Verlust der trabekulären Knochenmasse und damit gehäufte Wirbelkörperfrakturen
    - Pathogenese: Mangel an Östrogen, Kalzium, Vitamin D → Störung der Kalziumhomöostase → negative Kalziumbilanz → negative Knochenbilanz
  - Senile Osteoporose (Typ II):
    - Zunahme ab dem 70. Lebensjahr
    - V. a. nutritiver Kalziummangel
    - Mangel an Vitamin D
    - Immobilisation
    - Vorwiegend Verlust von kortikaler Knochenmasse und damit gehäuft Oberschenkelhalsfrakturen
- **Sekundäre Osteoporose**
  - Krankheiten mit Hormonstörungen
  - Andere Erkrankungen (intestinal, renal, genetisch, entzündlich, neoplastisch, Immobilisation, medikamentös)

Faktoren, die eine Osteoporose begünstigen:
- Alter >75 Jahre
- Hellhäutige/weiße oder asiatische Patienten
- Niedriges Körpergewicht
- Immobilität
- Rauchen
- Positive Familienanamnese
- Kalziumarme Ernährung
- Geringe Sonnenlichtexposition
- Späte Menarche, frühe Menopause
- Nullipara
- Frauen, die nie gestillt haben

Klinik

Die präklinische Osteoporose ist meist symptomlos. Die klinisch manifeste Osteoporose zeigt sich anhand der jeweiligen Fraktur:
- Wirbelkörperfraktur:
  - Akute bewegungsabhängige Schmerzen
  - Später BWS-Kyphose mit Tannenbaumphänomen
  - Abnahme der Körpergröße
  - Chronische Schmerzen, Verspannungen
- Distale Radiusfraktur: radiale Abknickung und dorsale Verschiebung des Radius
- Schenkelhalsfraktur:
  - Außenrotiertes, verkürztes Bein
  - Leistendruckschmerz

Diagnostik
- **Laboruntersuchungen** (vorwiegend zum Ausschluss anderer Erkrankungen):
  - Blutbild, Differenzialblutbild
  - Klinische Chemie: CRP, BSG, Kalzium, Phosphor, Kreatinin, Harnstoff, TSH
  - Spezielle Untersuchungen:
    - Gegebenenfalls Hormonbestimmungen
    - **Kaum eine Rolle** spielen biochemische Marker des Knochenumsatzes wie alkalische Phosphatase, Osteocalcin oder Kollagenabbauprodukte im Urin
- **Bildgebende Verfahren:**
  - Röntgen der Wirbelsäule:
    - Erhöhte Strahlentransparenz
    - Verstärkte vertikale Spongiosazeichnung
    - Deck- und Grundplatteneinbrüche
    - Keilwirbel, Plattwirbel
- **Spezielle Verfahren:** Osteodensometrie (Knochendichtemessung)
  - Angabe in sogenannten **T-Werten** (Standardabweichung vom Mittelwert der maximalen Knochendichte gesunder Menschen im Alter von 30 Jahren; ermöglicht in

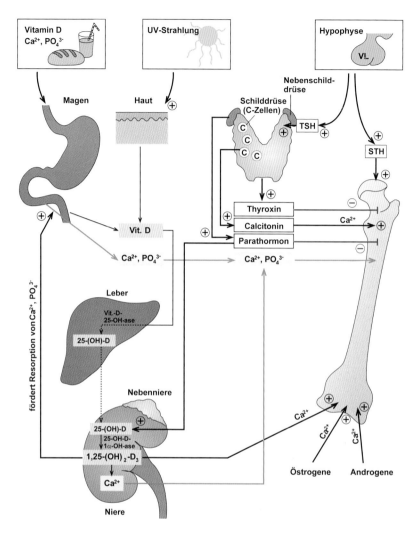

Abb. 7.12 Kalzium- und Knochenstoffwechsel. Schematische Darstellung der wichtigsten Komponenten [L157]

Abhängigkeit von Lebensalter und Geschlecht eine Aussage zum Bruchrisiko).
– Osteopenie: T-Werte –1,0 bis –2,5
• Knochenbiopsie (selten)

Differenzialdiagnosen

Die Differenzialdiagnosen der Osteoporose beziehen sich im weiteren Sinne auf die Differenzialdiagnosen des akuten und chronischen Rückenschmerzes:
• Malignome: Plasmozytom, Metastasen
• Osteopathien: Osteomalazie, Knochendysplasien, Hyperparathyreoidismus, Ostitis deformans Paget

• Andere Wirbelsäulenerkrankungen: Spondylodiszitis, Degeneration
• Neurologische Erkrankungen

Therapie

Die Therapie der Osteoporose ist abhängig von der ursprünglichen Ätiologie der Erkrankung, sodass bei den sekundären Osteoporosen die Therapie der Grunderkrankung im Vordergrund steht. Wichtig ist bei beiden Formen, dass potenzielle Risikofaktoren – wenn möglich – vermieden werden. Darüber hinaus besteht die **beste Therapie** der Erkrankung in der **Prävention**. Als **Primärprävention** gilt die Optimierung der maximalen Knochendichte (**Peak Bone Mass**), eine kalziumreiche Ernährung und ausreichend körperliche Aktivität. Als **Sekundärprävention** gilt die Verringerung des Sturz- und Frakturrisikos, ggf. mit Hilfsmitteln wie Gehhilfen, Rollator. Darüber hinaus muss auf eine ausreichende Versorgung mit Kalzium und Vitamin D geachtet werden. **Medikamentös** kommen verschiedene Substanzen infrage:

- Bisphosphonate:
  - Meist Mittel der ersten Wahl
  - Hemmung der osteoklastären Resorption
  - Reduktion der Wirbelkörper- und Oberschenkelhalsfrakturen
  - Geeignet zur Prophylaxe und Therapie
  - Orale und intravenöse Gabe möglich
  - Kostengünstig
  - **Cave:** Einnahme streng auf nüchternen Magen
  - NW: Osteonekrosen des Kiefers, Schleimhautreizung des Ösophagus, gastrointestinale Symptome
- Raloxifen:
  - Selektiver Östrogenrezeptor-Modulator
  - Osteoproduktiver Effekt
  - Erhöht die Knochendichte, vermindert Wirbelkörperfrakturen
  - Reduzierung des Mammakarzinom-Risikos
- Strontiumranelat:
  - Stimulation von Osteoblasten, Hemmung von Osteoklasten
  - Wahrscheinlich Reduktion von Wirbelkörperfrakturen
- Denusomab:
  - Humaner monoklonaler Antikörper der an RANKL-Ligand bindet
  - Hemmung der Osteoklasten
  - Reduktion von Wirbelkörper- und Oberschenkelhalsfrakturen
- Parathormon:
  - Stimulation der Knochenbildung und der Knochenresorption
  - Überwiegen der Knochenbildung bei subkutaner Anwendung
  - Dennoch vorsichtiger Einsatz des Hormons
- Andere Hormone

Der Zeitpunkt, ab wann eine medikamentöse Therapie begonnen werden sollte, hängt von Geschlecht, Alter und anderen Risikofaktoren ab. Bei einem 10-Jahres-Frakturrisiko über 30 % ist eine medikamentöse Therapie indiziert.

■ CHECK-UP

- ☐ Beschreiben Sie den Pathomechanismus der Erkrankung.
- ☐ Wie kann die Osteoporose eingeteilt werden?
- ☐ Welche therapeutischen Möglichkeiten gibt es?

Nebenniere

■ Anatomie und Physiologie

Die **Nebenniere** besteht aus der Nebennierenrinde, in der Steroide gebildet werden, und aus dem Nebennierenmark, welches Katecholamine produziert. Histologisch lässt sich die **Nebennierenrinde** in 3 verschiedene Zonen einteilen:

- **Zona glomerulosa:** Produktion von Mineralkortikoiden (v. a. Aldosteron)
  - Regulation der Elektrolyt- und Wasserhaushalts
  - Na^+-Resorption ↑, H^+ und K^+-Sekretion ↑
  - Mit der Na^+-Resorption zeitgleich Cl^- und Wasserresorption ↑
  - Extrazellulärvolumen ↑
  - Anstieg des Blutdrucks
  - Regulation der Aldosteronfreisetzung über das Renin-Angiotensin-Aldosteron-System (RAAS), abhängig von Plasmaosmolalität und Blutdruck
  - Wenn Na^+ ↓ und K^+ ↑ oder Azidose oder ACTH ↑ → **Steigerung** der Aldosteronsynthese
  - Wenn Na^+ ↑ und K^+ ↓ oder Azidose oder ACTH ↓ → **Hemmung** der Aldosteronsynthese
- **Zona fasciculata:** Produktion von Glukokortikoiden (v. a. Kortisol)
  - Blutzuckerspiegel ↑
  - Lipolyse ↑
  - Proteinkatabolismus ↑
  - Na^+-Resorption ↑, H^+- und K^+-Sekretion ↑
  - Abbau von Knochensubstanz ↑
  - Katecholaminwirkung ↑
  - Hemmung von Immunprozessen
  - Regulation über die Hypothalamus-Hypophysen-Achse: CRH im Hypothalamus ↑ → ACTH in Hypophyse ↑ → Kortisolabgabe aus Zona fasciculata ↑ → negative Rückkopplung → CRH ↓/ACTH ↓
  - Ausgeprägte zirkadiane Rhythmik

Cave: ACTH wird im Rahmen eines größeren Proteins synthetisiert (POMC)
- β-Endorphin
- α-MSH, γ-MSH
- ACTH
- γ-LPH (lipotropes Hormon)

- **Zona reticularis:** Freisetzung von Androgenen
  - Produktion von Dehydroepiandrosteron (DHEA)
  - Umwandlung in Testosteron, Dihydrotestosteron und Östrogene möglich

Das **Nebennierenmark** ist im weiteren Sinne die vierte Zone:
- **Zona medullaris:** Produktion von Katecholaminen (Adrenalin, Noradrenalin)
  - Adrenalin: periphere Vasokonstriktion, positiv inotrope und chronotrope Wirkung am Herzen, Bronchodilatation
  - Noradrenalin: periphere Vasokonstriktion

■ Primärer Hyperaldosteronismus (Conn-Syndrom)

Allgemeines
Der **primäre Hyperaldosteronismus** ist meist durch ein Adenom im Bereich der Nebenniere bedingt. In seltenen Fällen kann es durch eine Hyperplasie zu einer Überproduktion von Aldosteron kommen. Beim sekundären Hyperaldosteronismus ist eine vermehrte Reninproduktion indirekt für die erhöhte Aldosteronausschüttung verantwortlich. Epidemiologisch zeigt sich kein Unterschied in der Geschlechterverteilung. Insgesamt ist es ein seltenes Erkrankungsbild, das nur ca. 1 % der Patienten mit arterieller Hypertonie betrifft.

Cave: Durch übermäßigen Lakritzkonsum kann ein sogenannter Pseudohyperaldosteronismus verursacht werden.

Klinik
Klinisch zeigt sich vor allem durch die vermehrte Natriumresorption ein erhöhtes Plasmavolumen und somit das Bild eines Volumenhochdrucks. Durch die erhöhte Katecholaminsensibilität kann es andererseits zu einem Widerstandshochdruck kommen. Durch die Hypokaliämie kann es zu Müdigkeit, Muskelschwäche, Obstipation und metabolischer Alkalose kommen. Darüber hinaus kann die Hypokaliämie eine Polyurie, Polydisie und Hyposthenurie verursachen.

Klassische Trias bei einem primären Hyperaldosteronismus:
- Hypertonie
- Hypokaliämie
- Metabolische Alkalose

Diagnostik
Die Diagnostik des primären Hyperaldosteronismus **folgt einem festen Regime:**
- Salzarme Kost sowie Aussetzen der Diuretikaeinnahme für 2 Wochen
- Anschließende Kaliummessung: Eine Persistierende Hypokaliämie erhärtet den Krankheitsverdacht.
- **Messung der Aldosteronausscheidung** im 24-h-Urin und/oder Plasmaaldosteronkonzentration
- **Messung der Serum-Renin-Konzentration** zur Unterscheidung zwischen primärer und sekundärer Genese:
  - Primär: Aldosteron ↑, Renin ↓
  - Sekundär: Aldosteron ↑, Renin ↑
- **Orthostasetest** zur Unterscheidung zwischen Hyperplasie und Adenom:
  - Nach dem Aufstehen am Morgen Anstieg der Aldosteronkonzentration → Hyperplasie
  - Nach dem Aufstehen am Morgen Abfall der Aldosteronkonzentration → Adenom
- **Suppressionstests** zur Bestätigung eines autonomen Adenoms:
  - Rasche Infusion von NaCl → Intravasalvolumen ↑ → Aldosteron ↓: Bei Vorliegen eines Adenoms ausbleibende Aldosteronsuppression

Cave: Nicht bei Herzinsuffizienzpatienten durchführen!

- **Captopril-Test:**
  - Orale Gabe des ACE-Hemmers Captopril → Aldosteron ↓
  - Bei mangelnder Suppression V. a. autonomes Adenom
- Gegebenenfalls MRT/CT
- Bei unklaren Fällen ggf. seitengetrennte Kortisol- und Aldosteronabnahme über die Nebennierenvenen
- In seltenen Fällen 131-Jod-Cholesterin-Szintigrafie

Therapie
Die Therapie besteht vor allem in der chirurgischen Entfernung des Adenoms. Dadurch lassen sich in den meisten Fällen die Symptome inkl. Hypertonus beseitigen. Zur Vorbeugung von Volumenretention und zur Korrektur der Kaliumbilanz empfiehlt sich die Einnahme eines

Aldosteron-Antagonisten (z. B. Spironolacton) 4–8 Wochen vor der Operation. Im Fall einer Hyperplasie steht die antihypertensive Therapie im Vordergrund.

■ Hyperkortisolismus (Cushing-Syndrom)

Allgemeines
Das **Cushing-Syndrom** kann durch eine Vielzahl von Erkrankungen ausgelöst werden. Die weitaus häufigste Ursache ist jedoch die Einnahme von Glukokortikoiden zur Entzündungssuppression. Darüber hinaus kann ein hypophysäres ACTH-produzierendes Adenom dafür verantwortlich sein. Aber auch paraneoplastische ACTH-produzierende Tumorzellen können ein Cushing-Syndrom auslösen. In diesem Fall sind die ACTH- und Kortisolspiegel abgekoppelt von den übergeordneten hypothalamischen Steuerungsmechanismen. **Eingeteilt** wird das Cushing-Syndrom wie folgt:

- **ACTH-abhängige Form** (85 %)
  - Hypothalamisch-hypophysär (= Morbus Cushing): meist Adenome
  - Ektope ACTH-Produktion: meist im Rahmen von Bronchialkarzinomen
- **ACTH-unabhängige Form** (15 %)
  - Adenome der Nebennierenrinde: reine Kortisolüberproduktion
  - Karzinome der Nebennierenrinde: Kortisol- und Androgenüberproduktion
  - Noduläre Hyperplasie: meist bei Kindern und Jugendlichen

Klinik
Das Cushing-Syndrom weist einige **typische klinische Merkmale** auf (→ Abb. 7.13):

- Adipositas mit stammbetonter Fettverteilung
- Vollmondgesicht
- Stiernacken
- Hautatrophie
- Hämatomneigung
- Rot-violette Striae
- Proximale Muskelschwäche
- Arterielle Hypertonie
- Diabetes mellitus
- Osteoporose
- Depression
- Bei Frauen: Hirsutismus, Akne, Amenorrhö
- Bei Männern: Lipidoverlust, Impotenz

Diagnostik
Diagnostisches Vorgehen:

- Bestimmung der Kortisolsekretion:
  - 24-h-Kortisolausscheidung im Urin
  - Kortisoltagesprofil
  - Blutentnahme um 8:00, 20:00 und 0:00 Uhr → Ausbleiben des Kortisolabfalls abends und nachts ist hinweisend auf ein Cushing-Syndrom
  - Niedrig dosierter Dexamethason-Hemmtest:
    - Einnahme von 2 mg Dexamethason um 0:00 Uhr
    - Bestimmung des Plasmakortisols um 8:00 Uhr
    - Physiologisch: Abfall des Kortisolspiegels
    - Pathologisch: Fehlender Abfall des Kortisolspiegels
    - **Cave:** Falsch positive Ergebnisse bei Infekt, Alkoholkonsum, Depression
- Unterscheidung Morbus Cushing vs. Cushing-Syndrom → Morbus Cushing (Hypophysenadenom):

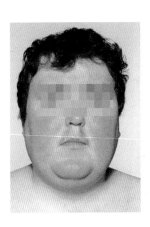
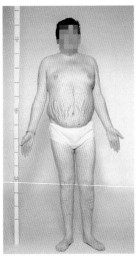

Abb. 7.13 Patient mit Cushing-Syndrom [E273]

- Negative Feedback-Hemmung durch Kortisol intakt
- Positiver Stimulationsversuch durch CRH
- Ektope ACTH-Produktion oder ACTH-unabhängiger Cushing
  - Nicht supprimierbar durch externes Kortisol
  - Keine Steigerung durch CRH möglich
- Plasma-ACTH-Bestimmung durch hoch dosierten Dexamethason-Hemmtest
  - Primärer Hyperkortisolismus: komplette Suppression nicht möglich
  - Morbus Cushing: Suppression wird erreicht
- Plasma-ACTH-Bestimmung durch CRH-Test
  - Morbus Cushing: eindeutige ACTH-Stimulation durch CRH möglich
  - Ektopes Cushing-Syndrom: keine Stimulation durch CRH möglich
- Bildgebende Verfahren → In Abhängigkeit der bisherigen Ergebnisse:
  - CCT
  - CT/MRT Lunge/Abdomen

Therapie
Die **Therapie der Wahl:**
- Operative Entfernung des Adenoms → Postoperative Hydrokortisonsubstitution notwendig

Alternative bzw. überbrückende Verfahren:
- Strahlentherapie → Bei ausbleibendem Erfolg durch Operation
- Adrenalektomie → Bei ausbleibendem Erfolg

> **Cave:** Induktion von ACTH-sezernierenden Hypophysentumoren möglich.

- Medikamentöse Therapie → Seltener Einsatz bei häufigem Auftreten von Nebenwirkungen

◼ Hypokortisolismus (Primäre Nebennierenrindeninsuffizienz; Morbus Addison)

Allgemeines
Die Entstehung eines **Morbus Addison** kann verschiedene Ursachen haben:
- **Primärer Morbus Addison:** Erkrankung der Nebenniere selbst
  - Autoimmunprozesse
  - Entzündungen/Infektionen
  - Metastasen
  - Addisonkrise durch Schock, Meningokokkensepsis, Trauma, Operation, Infektion
- **Sekundärer Morbus Addison:** Hypophysär verminderte ACTH-Sekretion
  - Insuffizienz der Hypophyse
  - Langzeitbehandlung mit Steroiden
- **Tertiärer Morbus Addison:** Hypothalamisch verminderte ACTH-Sekretion → Insuffizienz des Hypothalamus

Klinik
Die klinischen Symptome des Morbus Addison sind verschieden und abhängig vom Verlauf der Erkrankung. Die Symptome lassen sich durch den Wegfall der jeweiligen Hormone und eine gesteigerte ACTH-Produktion erklären. Unterteilen kann man die Klinik wie folgt:
- **Bei akutem Auftreten** (Addisonkrise)
  - Bewusstseinstrübung
  - Fieber
  - Dehydratation
  - Hypoglykämie
  - Schock

> **Cave:** Akut lebensbedrohlicher Zustand.

- **Bei chronischem Auftreten**
  - Reduktion des Allgemeinzustands mit **Gewichtsverlust** und **Müdigkeit,** Hypoglykämie durch Kortisolmangel
  - Hyponatriämie, Dehydratation, Hyperkaliämie, Azidose, **Hypotonie** durch Mangel an Mineralkortikoiden
  - **Hyperpigmentierung** durch Stimulation der Melanozyten aufgrund der gesteigerten ACTH-Sekretion

Diagnostik
- **Laboruntersuchungen**
  - Blutbild: leichte Eosinophilie, relative Lymphozytose
  - BGA: metabolische Azidose
  - Klinische Chemie: $Na^+\downarrow$, $K^+\uparrow$
  - ACTH-Kurztest:
    - Zur Bestätigung der Verdachtsdiagnose
    - ACTH-Gabe i. v./i. m.
    - Messung der Kortisolwerte nach 30 min
    - Werte <20 µg/dl → NNR-Insuffizienz
    - Gegebenenfalls CRH-Test
- **Bildgebende Verfahren**
  - Sonografie Abdomen
  - CT/MRT zum Ausschluss einer Raumforderung

Therapie
Therapie der Addison-Krise:
- Möglichst schnelle Diagnostik und Therapieeinleitung
- Ausreichend Flüssigkeitssubstitution (NaCl 0,9 %)
- Glukose 5 %
- Ausgleich des Natriums
- Hydrokortisonstoß

Therapie des chronischen Verlaufs:
- Glukokortikoide
  - 20–30 mg/Tag
  - Anpassung in Stresssituationen

- Mineralkortikoide: Fludrokortison → bis normale Elektrolyte erreicht sind
- Gegebenenfalls Gabe von DHEA

Prognose
Bei regelmäßiger Medikamenteneinnahme und strengen Kontrollen ist die Prognose gut, ohne Beeinträchtigung der Lebenserwartung.

■ Phäochromozytom

Allgemeines
Das **Phäochromozytom** ist eine Neoplasie des Nebennierenmarks, das Katecholamine produziert. Aber auch jeder andere von den chromaffinen Zellen des sympathischen Nervensystems ausgehende katecholamin-produzierende Tumor wird als Phäochromozytom bezeichnet. In den meisten Fällen ist das Phäochromozytom benigne, nur wenige entarten maligne. Es kann ebenso im Rahmen einer MEN auftreten. Frauen wie Männer sind etwa gleich häufig betroffen. Der Erkrankungsgipfel liegt zwischen dem 30. und 50. Lebensjahr.

Klinik
Die Symptome des Phäochromozytoms sind Folge der übermäßigen Katecholaminausschüttung. Am meisten wird Noradrenalin produziert, gefolgt von Adrenalin, am wenigsten Dopamin. Daraus ergeben sich folgende **Symptome:** Hypertonie, Kopfschmerz, Schwitzen, Palpitationen, Schwindel, Kreislaufprobleme, Blässe und Gewichtsverlust.
Der Hypertonus kann, ebenso wie die Symptome, dauerhaft oder anfallsweise auftreten.

Diagnostik
Die Diagnostik beruht vorwiegend auf dem biochemischen Nachweis von Katecholaminen und deren Metabolite:
- Messung der Katecholaminausscheidung im 24-h-Urin
- Metabolite: Metanephrin, Normetanephrine, Vanillinmandelsäure
- Messung der Plasmakatecholamine

- Gegebenenfalls Clonidin-Suppressionstest
  - Nach 3h Messung der Plasmakatecholamin-Konzentration
  - Bei fehlendem Abfall der Katecholamine Hinweis auf Phäochromozytom
- Bildgebende Verfahren: Sonografie, CT/MRT, Szintigrafie, gegebenenfalls DOPA-PET.
- Genetische Untersuchungen zum Ausschluss einer MEN

Therapie
Die **Therapie der Wahl** beim Vorliegen eines Phäochromozytoms ist die **operative Entfernung mittels Adrenalektomie.** Je nachdem, ob nur eine oder beide Nebennieren betroffen sind, wird eine uni- bzw. bilaterale Adrenalektomie durchgeführt. Wichtig ist bei dieser Operation das prä-, peri- oder postoperative Management zur Vermeidung von lebensbedrohlichen Situationen. So ist eine mehrwöchige präoperative Therapie mit einem alpha-adrenergen Antagonisten (Phenoxybenzamin) unerlässlich, um perioperative Blutdruckspitzen zu vermeiden und um einen plötzlichen Abfall des Blutdrucks postoperativ zu verhindern. Bei Tachykardie kann der Einsatz eines Betablockers sinnvoll sein. Dieser darf jedoch erst nach Einsatz des Alphablockers gegeben werden, um Blutdruckkrisen durch die verstärkte Adrenalinwirkung über die α-Rezeptoren zu verhindern. Darüber hinaus ist auch eine präoperative Flüssigkeitssubstitution wichtig, um dem eventuellen postoperativen Blutdruckabfall vorzubeugen.
Sollte eine **operative Therapie nicht möglich** sein ist eine **strenge Blutdruckeinstellung** von besonderer Wichtigkeit.

Prognose
Die Prognose des Phäochromozytoms ist prinzipiell gut. Dennoch können – auch bei nicht malignen Phäochromozytomen – Rezidive auftreten. Aufgrund dessen ist eine postoperative Verlaufskontrolle unerlässlich.

■ CHECK-UP

- ☐ Erklären Sie den Pathomechanismus des primären Hyperaldosteronismus.
- ☐ Was unterscheidet den primären vom sekundären Hyperaldosteronismus?
- ☐ Welche therapeutischen Möglichkeiten gibt es?
- ☐ Erläutern Sie den Pathomechanismus zur Entstehung des Cushing-Syndroms.
- ☐ Nennen Sie die klinischen Merkmale.
- ☐ Erläutern sie die diagnostischen Maßnahmen in der richtigen Reihenfolge.
- ☐ Wie kommen die klinischen Symptome der Patienten zustande?
- ☐ Welche diagnostischen und therapeutischen Möglichkeiten gibt es?
- ☐ Wie kommt ein Phäochromozytom zustande und wo ist es lokalisiert?
- ☐ Wie ist die Erkrankung diagnostizierbar?
- ☐ Erläutern Sie die Vorgehensweise der Therapie.

8 Stoffwechsel-erkrankungen

Störungen im Purinstoffwechsel

■ Hyperurikämie und Gicht

Allgemeines

Eine **Hyperurikämie** besteht bei Harnsäurewerten > 6,4 mg/dl und ist meist genetisch bedingt. Bei längerem Bestehen kann es zu Uratausfällen im Gewebe und somit zur manifesten Gicht, Arthritis urica, Gichtnephropathie und Tophi kommen. Epidemiologisch sind sehr viel mehr Männer als Frauen betroffen (m : w = 10 : 1). Bei Frauen tritt eine Hyperurikämie praktisch nie vor Einsetzen der Menopause auf. Dies ist am ehesten durch einen urikosurischen Effekt der Östrogene bedingt. Die **Gicht** tritt häufig im Rahmen eines metabolischen Syndroms auf.
Pathogenetisch ist das Endprodukt des Purinstoffwechsels die Harnsäure. Purine entstehen entweder endogen durch den Abbau der Nukleinsäuren Adenin und Guanin oder exogen durch Nahrungsaufnahme. Adenin und Guanin werden über die Nieren und den Darm ausgeschieden. Bei überproportionalem Anstieg der Harnsäurekonzentration im Plasma kann es zu chronischen Ablagerungen im Gewebe kommen (s. o.). Bei raschem Anstieg der Harnsäure im Blut kann es zu einem akuten Gichtanfall kommen, z. B. durch purinreiches Essen, Alkohol, einen akuten Abfall der Temperatur oder des pH-Werts. Die ausfallenden Uratkristalle werden phagozytiert und können über frei werdende Entzündungsmediatoren eine Synovitis verursachen.
Ätiologische Einteilung:
- Primäre Hyperurikämie
  - 95 % der Hyperurikämien
  - Genetisch bedingte **mangelnde Harnsäureausscheidung** durch eine Überproduktion von Harnsäure (meist durch Fehlernährung bedingt)
  - Genetisch bedingte **Überproduktion von Harnsäure,** z. B. beim X-chromosomal-rezessiv vererbten **Lesch-Nyhan-Syndrom**

- Sekundäre Hyperurikämie
  - Im Rahmen von anderen Grunderkrankungen mit **vermehrtem Ausfall von Harnsäure** bei Zelluntergang, z. B. Tumor-Lyse-Syndrom, hämolytische Anämien, myelo- oder lymphproliferative Erkrankungen
  - Im Rahmen von Nierenerkrankungen, Medikamenteneinnahme, Laktat- oder Ketoazidosen, Stoffwechselstörungen, die die **renale Harnsäureelimination** reduzieren

Klinik

Die Gicht kann akut oder chronisch auftreten. Der **akute Gichtanfall** ist verbunden mit einer schmerzhaften Monarthritis, die vorwiegend nachts auftritt. Hauptlokalisationen sind vorwiegend die Zehengrundgelenke (Podagra) und die Daumengrundgelenke (Chiragra), aber auch alle anderen Gelenke können betroffen sein. Klinisch zeigen sich die typischen lokalen Entzündungszeichen mit Rötung, Schwellung, Schmerz und ggf. Entwicklung von Fieber, bei systemischer Beteiligung. Laborchemisch können sich ebenfalls Entzündungszeichen zeigen. Das Vorliegen einer Hyperurikämie ist nicht obligat. Die **chronische Gicht** kommt durch Uratablagerungen in Knochen, Knorpel, Synovia und Sehnen zustande und verursacht eine chronische Entzündungsreaktion mit Bildung von Bindegewebsknoten (Tophi) und Kristallarthropathie. Darüber hinaus können die hohen Harnsäurekonzentrationen in Plasma und Urin eine Uratnephrolithiasis oder eine Uratnephropathie auslösen.
Die **Uratnephrolithiasis** kommt vor allem durch sauren Urin und hohe Uratkonzentrationen zustande. Eine **Uratnephropathie** kann bei plötzlichem Anstieg der Uratkonzentration i. S. entstehen und ein lebensbedrohliches akutes Nierenversagen verursachen. Der Verlauf der Gicht wird in **4 Stadien** unterteilt:

1. Asymptomatische Hyperurikämie (nach 20–30 Jahren Hyperurikämie)
2. Akuter Gichtanfall
3. Symptomloses Intervall zwischen 2 Gichtanfällen
4. Chronische Gicht (nach 5–15 Jahren Hyperurikämie)

Diagnostik

Die Diagnostik beruht vorwiegend auf Anamnese, körperlicher Untersuchungsbefund und Labor.

- **Klinik:** oben beschriebene Zeichen
- **Laboruntersuchungen:**
  - Blutbild: ggf. Leukozytose
  - Klinische Chemie: Harnsäure ↑ (nicht obligat!), ggf. CRP ↑ und weitere Zeichen einer unspezifischen Entzündungsreaktion, Kreatinin, Harnstoff zur Beurteilung der Nierenbeteiligung

Bildgebende Verfahren: Röntgen der betroffenen Gelenke

Histologie: Untersuchung der Synovialflüssigkeit mit Nachweis von Uratkristallen

Therapie

Therapeutisch werden verschiedene Ansätze empfohlen. Zum einen wird eine **Ernährungsumstellung** mit purinarmer Kost, Gewichtsabnahme und sparsamer Alkoholgenuss empfohlen.

Medikamentös stehen im akuten Gichtanfall vor allem die NSAIDs zur Schmerzstillung im Vordergrund. Sollte eine Unverträglichkeit gegen NASIDs bestehen kann ein Therapieversuch mit Kolchizin durchgeführt werden. Bis vor einiger Zeit war Colchicin das Mittel der Wahl. Da es jedoch ein sehr hohes Nebenwirkungsspektrum im Gastrointestinaltrakt aufweist, zählt es nur noch zu den Reservemedikamenten. Darüber hinaus kann eine Therapie mit Glukokortikoiden eingeleitet werden. **Mittel der Wahl** für eine dauerhafte medikamentöse Therapie ist das **Urikostatikum** Allopurinol, das die Xanthinoxidase und damit den Purinabbau hemmt. Allopurinol kann in der Initialtherapie zu einem Anstieg der Harnsäure führen und sollte nicht im akuten Gichtanfall eingesetzt werden, da es zu einer Verschlimmerung der Gichtattacke führen kann. **Urikosurika** wie Benzbromaron und Probenecid hemmen die tubuläre Rückresorption und steigern damit die Harnsäureausscheidung. Jedoch birgt deren Einsatz die Entstehung von Uratsteinen. Das **Ureolytikum** Rasburikase überführt Harnsäure in das gut wasserlösliche Allantoin und beugt damit einem akuten Nierenversagen, v. a. bei Tumorlysesyndrom vor.

Prognose

Die Prognose ist bei konsequenter Therapie gut, sodass nur noch selten das chronische Stadium beobachtet werden kann.

■ **CHECK-UP**

☐ Wie kann es zu einer Hyperurikämie kommen?
☐ Erläutern Sie den klinischen Verlauf der Erkrankung.
☐ Welche therapeutischen Möglichkeiten gibt es?

 # Porphyrien

Allgemeines

Porphyrien entstehen aufgrund von spezifischen Enzymdefekten der Hämbiosynthese. Diese Defekte können angeboren oder erworben sein. Unterschieden werden hepatische und erythropoetische Porphyrien.

Hepatische Porphyrien verursachen vor allem abdominale, neurologische und psychische Symptome. **Erythropoetische Porphyrien** erzeugen vorwiegend Fotodermatosen. Insgesamt sind 8 verschiedene Porphyrien beschrieben, die jedoch nur sehr selten vorkommen. Pathogenetisch kommt es zu einer Akkumulation der toxischen Substanzen des Hämstoffwechsels, die sich vorwiegend in Haut- und Nervengewebe einlagern und so zu den unten aufgeführten Symptomen führen. Die auslösenden Faktoren, die zum klinischen Bild einer Porphyrie führen, sind meist exogen zugeführte Substanzen, wie Medikamente, Ernährung, Alkohol oder andere toxische Substanzen. Porphyrien können anhand von speziellen Tests diagnostiziert werden. Bei klinisch manifester Porphyrie können Porphyrine und deren Metabolite in Blut, Urin und Stuhl nachweisbar sein. Auch genetische Untersuchungen können bei der Diagnosefindung hilfreich sein. Therapeutisch steht die Meidung des auslösenden Agens im Vordergrund.

Überblick über die Porphyrien
Primäre Porphyrien:
- Hepatische Porphyrien
  - Akute hepatische Porphyrie
    - **Akute intermittierende Porphyrie**
    - Porphyria variegata
    - Hereditäre Koproporphyrie
    - Porphyrie bei delta-Aminolävulin-säure-Dehydrogenase-Mangel
  - Chronische hepatische Porphyrie
    - **Porphyria cutanea tarda**
- Erythropoetische Porphyrie

Sekundäre Porphyrien:
- Toxische Formen

Da die meisten Porphyrien sehr selten sind wird im Folgenden nur auf die zwei häufigsten Formen genauer eingegangen.

■ Akute intermittierende Porphyrie (AIP)

Allgemeines

Die **akute intermittierende Porphyrie** ist die zweithäufigste Porphyrie und wird autosomal-dominant vererbt, allerdings mit unvollständiger Penetranz. So werden nur ca. 20 % klinisch manifest. Die Erkrankung tritt vorwiegend zwischen dem 20. und 40 Lebensjahr auf und betrifft generell mehr Frauen als Männer mit einer Verteilung von m : w = 2 : 1. Pathogenetisch wird eine verminderte Aktivität des Enzyms Porphobilinogen-Desaminase (PBG-D) für die Krankheitsentstehung verantwortlich gemacht. Abgebaut wird dieses Enzym in Delta-Amino-Laevulinsäure (Delta-ALA) und Porphobilinogen (PBG). Die Zwischenspeicherung findet in der Leber statt, bis sie schließlich über die Niere ausgeschieden werden. Triggernde Faktoren zur Entwicklung des manifesten klinischen Bildes sind porphyrinogene Medikamente, hormonelle Veränderungen, Kalorienmangel, Alkohol, Nikotin sowie Stress und Infektionen.

Klinik

Die klinischen Symptome sind sehr variabel. Wie oben erwähnt kann die Erkrankung klinisch stumm verlaufen. Bei klinisch manifestem Verlauf stehen **neuroviszerale, neuropathische** und **psychiatrische** Symptome im Vordergrund:
- Kolikartige Bauchschmerzen bis hin zu akutem Abdomen und Ileusbildung
- Erbrechen
- Wechsel zwischen Obstipation und Diarrhö
- Tachykardie
- Arterielle Hypertonie
- Aufsteigende motorische Neuropathien
- Lähmungserscheinungen
- Parästhesien
- Verwirrtheit
- Angst
- Epileptische Anfälle
- Kopfschmerz
- Bewusstseinsstörungen

Diagnostik
- **Anamnese und Klinik:** wie oben beschrieben
- **Laboruntersuchungen:**
  - PBG-D-Aktivität in Erythrozyten ist vermindert
  - Genetische Untersuchungen
  - Urin:
    - Porphobilinogen im Urin (rötliche Farbe, dunkelt beim Stehenlassen nach) → Nachweis mit dem sogenannten Hoesch-Test oder Schwartz-Watson-Test
    - 24-h-Urin mit Nachweis von Delta-ALA, PBG und Porphyrinen

Therapie
Die Therapie besteht im Wesentlichen aus der **Vermeidung der auslösenden Faktoren.** Bei akuten Krisen kann eine intensivmedizinische Betreuung notwendig werden. In diesen Fällen steht die Hemmung der ALA-Synthese durch Glukose und Hämatin sowie eine supportive Therapie im Vordergrund.

Prognose
Die Prognose ist bei konsequentem Meiden der auslösenden Faktoren und gründlicher Beratung gut.

■ Porphyria cutanea tarda

Allgemeines

Die **Porphyria cutanea tarda** ist die häufigste Form der Porphyrie und wird entweder autosomal-dominat vererbt oder erworben. Ihr liegt eine verminderte Aktivität der Uroporphyrinogen-Dekarboxylase (URO-D) zugrunde. Auslösendes Agens ist meist Alkoholkonsum. Östrogene können ebenfalls eine Rolle spielen. Männer sind etwas häufiger betroffen (m : w = 2 : 1). Der Erkrankungsgipfel liegt etwa bei 40 Jahren.

Klinik

Klinisch zeigt die Porphyria cutanea tarda vorwiegend Lichtdermatosen und Blasenbildung an lichtexponierten Hautstellen. Darüber hinaus zeigen sich eine Braunfärbung der Haut, eine periokuläre Hypertrichose und eine vorzeitige Hautalterung (aktinische Elastose). Auch können sich hier Zeichen einer Leberschädigung sowie dunkel gefärbter Urin zeigen.

- **Anamnese und Klinik:** vor allem Alkohol-anamnese
- **Laboruntersuchungen:**
  - Serumeisen ↑, Ferritin ↑, Transferrin ↓
  - URO-D-Aktivität in Erythrozyten ist vermindert
  - Genetische Untersuchungen
  - Urin: erhöhte Porphyrinkonzentration im Urin
- **Biopsie und Histologie:** Diagnosesicherung durch Leberbiopsie
- Typische Rotfluoreszenz im UV-Licht (Wood-Lampe)
- Ausgeprägte Siderose bei Fettleber, chronischer Hepatitis, Leberzirrhose

Therapie
Auch bei der Porphyria cutanea tarda steht das **Meiden der auslösenden Faktoren** im Vordergrund. Vor allem das Meiden von Alkohol und direkter Sonneneinstrahlung bzw. Lichtschutz-salben sind essenziell. Zusätzlich kann die Gabe von Chloroquin den Krankheitsverlauf günstig beeinflussen, indem es Porphyrine aus dem Gewebe mobilisiert, welche dann renal ausgeschieden werden können.

Prognose
Die Prognose ist bei konsequentem Meiden der auslösenden Faktoren gut.

 # Endokrines Pankreas

Allgemeines
Glukosestoffwechsel
Glukose ist ein wichtiger Bestandteil von Kohlehydraten und zählt zu dem wichtigsten Energielieferant des Körpers. Der Blutglukosespiegel (BZ) liegt bei gesunden Menschen nüchtern zwischen 70 und 100 mg/dl. Die Aufrechterhaltung des Glukosehaushalts übernimmt zu großen Teilen die Leber. Sie kann die Glukose in Form von Glykogen speichern oder sie direkt in Energie umwandeln. Vor allem das ZNS und die Erythrozyten sind auf die Energiezufuhr in Form von Glukose angewiesen. Die Regulation des Glukosestoffwechsels wird im Wesentlichen von verschiedenen Hormonen übernommen (→ Abb. 8.1). So kann Insulin als einziges Hormon den Blutzucker senken. Dagegen können verschiedene andere Hormone wie Glukagon, Kortisol, Katecholamine und Wachstumshormone einen Anstieg der Glukosekonzentration im Blut bewirken.

Insulin
Proinsulin wird in den β-Zellen des Pankreas gebildet. Nach Abspaltung des C-Peptids entsteht Insulin.
- **Insulinwirkung:**
  - Stimulation der Glukoseaufnahme in die Zellen → BZ ↓
  - Steigerung von anabolen Stoffwechselvorgängen

  - Hemmung der katabolen Stoffwechselvorgänge
  - Stimulation der Kaliumaufnahme in die Zellen → K⁺ ↓
- **Faktoren, die die Insulinsekretion stimulieren** (→ Abb. 8.2):
  - Blutglukosekonzentration ↑
  - Aminosäuren
  - Gastrointestinale Hormone
  - β-adrenerge Substanzen
  - Azetylcholin
- **Faktoren, die die Insulinsekretion hemmen:**
  - Katecholamine
  - Somatostatin
  - Medikamente

■ Diabetes mellitus

Allgemeines
Bei dem Begriff **Diabetes mellitus** handelt es sich um eine chronische Glukosestoffwechselstörung mit Hyperglykämie durch eine verminderte Insulinbildung oder verminderte Insulinwirkung. Es handelt sich um eine Volkserkrankung in Deutschland. Die Prävalenz beträgt bei über 60-jährigen Personen ca. 8–10 %. Davon sind über 90 % Typ-2-Diabetiker. Der Diabetes mellitus wird Anhand der Pathogenese unterteilt:

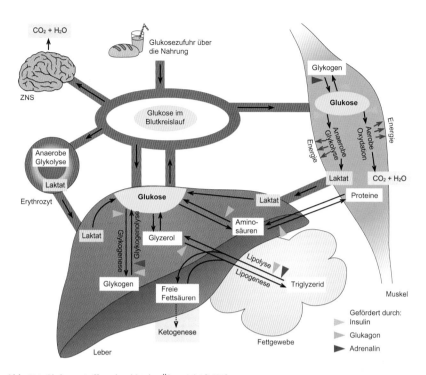

Abb. 8.1 Glukosestoffwechsel in der Übersicht [L157]

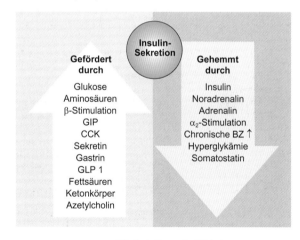

Abb. 8.2 Fördernde und hemmende Einflüsse auf die Insulinsekretion [L157]

- **Diabetes mellitus Typ 1**
  - Zerstörung der β-Zellen der Langerhans-Inseln mit **absolutem Insulinmangel**
  - Immunologisch vermittelt oder idiopathisch
  - Manifestation erst bei 80- bis 90-prozentiger Zerstörung der β-Zellen
  - Erkrankungsalter 15.–25. Lebensjahr
- **Diabetes mellitus Typ 2**
  - Häufigste Form des Diabetes
  - Bedingt durch Überernährung, Bewegungsmangel und daraus resultierender **Insulinresistenz**
  - Genetische Prädisposition
- **Andere spezifische Typen**
  - Bedingt durch **relativen Insulinmangel**
    - Genetische Defekte der β-Zellen: **Maturity onset diabetes of the young**

(MODY) → nicht insulinabhängiger Typ-2-Diabetes bei Patienten < 25 Jahre, der autosomal-dominant vererbt wird
- Infektionen
- Endokrinopathien
- Iatrogen durch Medikamente
- Störungen des exokrinen Pankreas
- **Gestationsdiabetes**
  - Erhöhter Blutzucker in der Schwangerschaft
  - **Periphere Insulinresistenz**
  - Häufig Normalisierung nach der Entbindung

Klinik
Die klinischen Symptome unterscheiden sich je nach Diabetes-Typ:
- **Typ-1-Diabetes:**
  - Polyurie
  - Polydypsie
  - Gewichtsabnahme
  - Leistungsschwäche
  - Gegebenenfalls Pruritus, Hautinfektionen, Schmerzen und Missempfindungen in den Extremitäten
- **Typ-2-Diabetes:**
  - Meist adipöser Ernährungszustand
  - „Gesunde" Gesichtsfarbe (**Rubeosis diabetica**)
  - Hypertonie
  - Hypertriglyzeridämie
  - Gegebenenfalls Pruritus, Hautinfektionen, Schmerzen und Missempfindungen in den Extremitäten

Diagnostik
- **Klinik:** vor allem Anamnese → Polyurie, Polydipsie, Gewichtsverlust
- **Laboruntersuchungen:**
- Spontane (nicht nüchtern!) Blutglukose > 200 mg/dl oder wiederholter Nüchternblutzucker > 125 mg/dl → Diagnose gesichert
- Bei Nüchternblutzucker > 100 mg/dl aber < 125 mg/dl → gestörter Nüchternblutzucker
- **Oraler Glukosetoleranztest (oGTT):** bei Vorliegen eines gestörten Nüchternblutzuckers indiziert
- 2-h-Wert > 200 mg/dl → Vorliegen eines Diabetes mellitus
- 2-h-Wert > 140 mg/dl, aber < 200 mg/dl → gestörter Nüchternblutzucker
- **Cave:** falsch positive Werte bei Z. n. längerem Fasten, kohlehydratarmer Ernährung, Medikamenten (u. a. Steroide, Furosemid, Phenytoin)
- **Bestimmung des C-Peptids** zur Unterscheidung zwischen Typ-1- und Typ-2-Diabetes
- **HBA$_{1c}$-Bestimmung:**
  - Erlaubt eine objektive Erkenntnis der durchschnittlichen Glukosekonzentration

in den letzten 2–3 Monaten, die nicht beeinflusst werden kann.
- Grenzwert liegt bei ≤ 6,5 %
- **Serologische Marker** (bei V. a. Typ-1-Diabetes)
  - Inselzell-Antikörper (ICA)
  - Insulin-Autoantikörper (IAA)
  - Autoantikörper gegen Glutamatdecarboxylase (GADA)
  - Tyrosinphosphatase-verwandte Proteine (IA-2)
  - HLA-Typisierung

Komplikationen
Akute Kompliaktionen:
- **Ketoazidose:**
  - Meist bei Typ-1-Diabetikern
  - Bildung von Ketonkörpern bei Hyperglykämie und gesteigerter Lipolyse
  - Ursachen: Insulinmangel, Überwiegen von insulinantagonistischen Hormonen
  - Symptome: Abdominelle Beschwerden mit Übelkeit, Erbrechen, Schmerzen, obstähnlicher Acetongeruch, Kussmaul-Atmung, Ketonurie, Verstärkung der allgemeinen Diabetes-Symptome
  - Diagnostik: Acetone im Urin, Blutzucker oft zwischen 400 und 800 mg/dl
  - Therapie: Gabe von Insulin, Flüssigkeit, Elektrolytausgleich, ggf. Azidosekorrektur, ggf. intensivmedizinische Maßnahmen
- **Hyperosmolares Koma:**
  - Meist Typ-2-Diabetiker
  - Hyperglykämie mit BZ-Werten ≤ 1.000 mg/dl
  - Symptome: Polyurie, Polydipsie, Verschlechterung des Allgemeinzustands, im Verlauf Bewusstseinstrübung bis hin zum Koma
  - Therapie: Insulin zur langsamen BZ-Senkung, Flüssigkeit- und Elektrolytsubstitution, intensivmedizinische Betreuung
- **Hypoglykämie:**
  - Vorkommen möglich bei allen Patienten, die mit Insulin behandelt werden; gehäufte Komplikation bei Typ-1-Diabetikern
  - Andere Ursachen für eine Hypoglykämie sind Insulinom, Lebererkrankungen, Endokrinopathien, Alkoholexzesse
  - Eine Hypoglykämie liegt vor bei Blutzuckerwerten < 50 mg/dl.
  - Klinik:
    - Entscheidend ist die Geschwindigkeit des Glukoseabfalls
    - Hunger, Schwitzen, Tachykardie, Tremor, Palpitationen, Schwindel
    - Unruhe, Verwirrung, Sprachstörungen, Kopfschmerz, Sehstörungen, Reizbarkeit, psychotische Zustände, Bewusstseinstrübung
    - Parästhesien, Krampfanfälle, Koma

– Diagnostik: BZ-Messung, Besserung nach Glukosegabe
– Therapie: orale oder intravenöse Gabe von Glukose, Applikation von Glukagon i. m. oder s. c.

Chronische Komplikationen (→ Abb. 8.3):
- **Diabetische Mikroangiopathie:** generalisierte Schädigung der kleinen Gefäße bei dauerhafter Hyperglykämie, Hypertonie und Nikotinkonsum. Hauptmanifestationsorte sind die Augen, Nieren und Nerven.
- **Diabetische Retinopathie:**
  – Häufigste Erblindungsursache in den Industrienationen
  – Unterscheidung von nichtproliferativer und proliferativer diabetischer Retinopathie
- **Diabetische Nephropathie:**
  – Die Schwere der diabetischen Nephropathie ist abhängig von der Diabetesdauer und der Diabeteseinstellung.
  – Entwicklung einer diffusen, nodulären Glomerulosklerose (Kimmelstiel-Wilson); daraus kann eine Albuminurie, Proteinurie und Hypertonie resultieren.
  – Schleichender Verlauf
- **Diabetische Neuropathie**
  – Die diabetische Polyneuropathie betrifft sensible, motorische und autonome Nerven.

Das Ausmaß ist abhängig von Lebensalter, Diabetesdauer und Blutzuckereinstellung. Es können verschiedene Formen der diabetischen Neuropathie unterschieden werden:
– Periphere symmetrische distale Form
– Asymmetrisch proximale Form
– Mononeuropathien
– Autonome Neuropathie
– Am häufigsten tritt die periphere symmetrische distale Form mit Kribbelparästhesien, Kältegefühl, Ameisenlaufen, Dys-, oder Hypoästhesien auf. Die asymmetrische motorische Form betrifft vorwiegend Oberschenkel- und Beckenmuskulatur, die Mononeuropathie kann Hirn- und periphere Nerven, die autonome Neuropathie kann alle vegetativen Nerven betreffen.
- **Diabetisches Fußsyndrom:** häufige Langzeitkomplikation, die aus diabetischer Neuropathie und Mikroangiopathie entsteht. Bereits Bagatelltraumata können Auslöser eines diabetischen Fußsyndroms sein. Aus diesen Bagatelltraumata können sich schlecht heilende Ulzera und langwierige Knochen- und Weichteilinfektionen bilden. Nicht selten ist eine Amputation erforderlich.
- **Diabetische Makroangiopathie (Arteriosklerose):** Hauptkomplikation eines Diabetikers ist

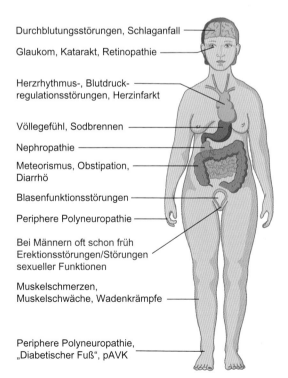

Durchblutungsstörungen, Schlaganfall

Glaukom, Katarakt, Retinopathie

Herzrhythmus-, Blutdruck-regulationsstörungen, Herzinfarkt

Völlegefühl, Sodbrennen

Nephropathie

Meteorismus, Obstipation, Diarrhö

Blasenfunktionsstörungen

Periphere Polyneuropathie

Bei Männern oft schon früh Erektionsstörungen/Störungen sexueller Funktionen

Muskelschmerzen, Muskelschwäche, Wadenkrämpfe

Periphere Polyneuropathie, „Diabetischer Fuß", pAVK

Abb. 8.3 Diabetische Sekundärerkrankungen [L138]

die Aretriosklerose, die alle Arterien betreffen kann und somit das Risiko einer KHK, pAVK und eines zerebralen Insults deutlich erhöht.

Therapie

Ziel der Therapie ist ein konstanter Blutglukosespiegel im Normbereich und damit Vermeidung von Langzeitkomplikationen. Da die Erkrankung durch verschiedene Faktoren bedingt ist, setzt die optimale Therapie an mehreren Stellen an. So sind eine entsprechende **Patienteninformation** und **Patientenschulungen** zum Verständnis über und zum Umgang mit der Erkrankung und zum Erlernen von bestimmten Verhaltensmustern unabdingbar. Eine **konsequente Selbstkontrolle** ist entscheidend für die Therapieeinstellung und somit für den langfristigen Therapieerfolg. Beim **Typ-1-Diabetiker** muss aufgrund des absoluten Insulinmangels immer eine Therapie mit Insulin durchgeführt werden.

Die therapeutischen Basismaßnahmen beim **Typ-2-Diabetiker** bestehen zunächst aus körperlicher Bewegung, Ernährungsumstellung und Gewichtsreduktion. Neben den Basismaßnahmen stehen verschiedene medikamentöse Ansätze zur Verfügung. Orale Antidiabetika (OAD) kommen dann zum Einsatz, wenn die Basismaßnahmen nicht mehr ausreichen. Sollte trotz OAD kein Therapieerfolg zu erreichen sein kann eine Kombination aus OAD und Insulin erfolgen. Bei weiterer Therapieresistenz ist eine Insulintherapie nicht zu vermeiden.

Orale Antidiabetika für die Therapie eines Diabetes mellitus sind in → Tab. 8.1 zusammengefasst.

Insulintherapie

- **Konventionelle Insulintherapie:**
  Festes Therapieregime, das einen festen Tagesablauf und eine gute Patientencompliance erfordert. Es besteht aus einer 2- oder 3-maligen Gabe eines Misch- und/oder Normalinsulins jeweils vor den Mahlzeiten: morgens Mischinsulin, (mittags Normalinsulin), abends Mischinsulin. Durch den hohen Insulinspiegel während der Mahlzeiten sind Zwischenmahlzeiten erforderlich, um gefährliche Hypoglykämien zu vermeiden. Ursachen für morgendliche Hyperglykämien können reaktiv bedingt sein durch
  - eine zu hohe morgendliche Gabe eines Verzögerungsinsulins,
  - durch eine zu hohe abendliche Insulindosis, sodass es nachts zu einer Hygoglykämie und morgens reaktiv zu einer Hyperglykämie kommt **(Somogyi-Effekt)**, oder
  - durch einen erhöhten Insulinbedarf in der 2. Nachthälfte durch eine vermehrte GH-Sekretion **(Dawn-Phänomen)**.
- **Intensivierte konventionelle Insulintherapie:**

Flexibles Therapieregime nach dem sogenannten Basis-Bolus-Konzept. Es werden 1–2 Gaben eines Verzögerungsinsulins verabreicht, um den Basalbedarf zu decken. Zusätzlich dazu muss vor den Mahlzeiten selbst der BZ kontrolliert werden und ein schnell wirksames Insulin zugespritzt werden. Wichtig ist, dass der Insulinbedarf von
  - der Tageszeit,
  - der körperlichen Aktivität und
  - dem gemessenen BZ abhängt. Dieses Therapieregime kann nur bei Patienten angewendet werden, die eine hohe Krankheits- und Therapieeinsicht haben. Sie müssen bereit sein, sich mehrmals täglich selbst zu messen und sich die entsprechende Insulindosis zu berechnen und zu verabreichen. Darüber hinaus sind intensive Patientenschulungen und eine enge Anbindung an einen Diabetologen unabdingbar.

- **Insulinpumpentherapie:**
  Die Insulinpumpentherapie ist eine Form der intensivierten Insulintherapie. Die Insulingabe erfolgt über eine externe Pumpe, die das Insulin kontinuierlich subkutan verabreicht. Zu den Mahlzeiten und je nach Insulinbedarf kann der Patient einzelne Boli zusätzlich abgeben. Der Gesamtinsulinbedarf liegt mit dieser Form etwas tiefer. Diabetische Neuropathien und Angiopathien sollen dadurch reduziert werden. Indiziert ist diese Therapieform bei Patienten mit häufigen Hypoglykämien, bei Patienten mit stark schwankenden BZ-Werten oder bei einer geplanten Schwangerschaft. Die Voraussetzungen sind im Wesentlichen die gleichen wie bei der intensivierten Insulintherapie. Drohende Komplikationen sind vor allem Infektionen, Hypoglykämien und Ketoazidosen bei Ausfall der Pumpe.

- **Basal unterstütze orale Therapie:**
  Sollte die Therapie mit OAD nicht ausreichen, kann die zusätzliche Gabe eines Verzögerungsinsulins vor dem Schlafengehen ausreichend sein, um eine gute Blutzuckereinstellung zu erreichen.

- **Prandiale Insulintherapie:**
  Feste Insulindosen zu den Mahlzeiten, die zusätzlich zu den OAD verabreicht werden. Dieses Regime ist dann sinnvoll, wenn noch eine ausreichende Insulinproduktion besteht, um die Basalversorgung zu gewährleisten, diese jedoch zu den Mahlzeiten eine zusätzliche Insulingabe benötigt.

Einen Überlick über die verschiedenen Insuline gibt → Tab. 8.2.

Tab. 8.1 Orale Antidiabetika für die Therapie eines Diabetes mellitus

Antidiabetikum	Beschreibung
Biguanide (Metformin)	• OAD der ersten Wahl bei jüngeren adipösen Typ-2-Diabetikern • Verzögerte Glukoseresorption aus dem Darm • Hemmung der Glukoneogenese in der Leber • Verstärkte Glukoseaufnahme in die Zellen • **Cave:** Laktatazidose! • Kaum Gewichtszunahme, da diskreter appetithemmender Effekt • Günstige Beeinflussung klinischer Endpunkte gesichert
Sulfonylharnstoffe (Glibenclamid)	• Sensibilisierung der β-Zellen auf Glukose → Insulinausschüttung ↑ • Kommt bei Typ-2-Diabetikern zum Einsatz, die noch eine Restinsulinproduktion haben, und wenn Basismaßnahmen (v. a. Gewichtsnormalisierung) nicht ausreichen. • **Cave:** Kann Hypoglykämien verursachen • Viele Wechselwirkungen zu anderen Medikamenten • Günstige Beeinflussung klinischer Endpunkte gesichert
Sulfonylharnstoffanaloga (Repaglinid und Nateglinid)	• Glukoseabhängige Insulinsekretionssteigerung über Hemmung der ATP-sensitiven Kaliumkanäle • Einnahme vor den Mahlzeiten • Indiziert bei Typ-2-Diabetikern, Alternative zu Sulfonylharnstoffen • Weniger Hypoglykämien, weniger Nebenwirkungen • Günstige Beeinflussung klinischer Endpunkte nicht gesichert
Alpha-Glukosidasehemmer (Acarbose und Miglitol)	• Hemmung der Alpha-Glukosidase im Dünndarm • Verzögerter Stärkeabbau und Glukoseresorption • Stimulation des Enterohormons Glukagon like peptide (GLP-1); dadurch werden die β-Zellen des Pankreas stimuliert und diese damit auf Glukosereize sensibilisiert. • Abflachung der postprandialen Blutzuckerspitzen • Mit Metformin kombinierbar
Glitazone (Insulinsensitizer)	• Verminderung der Insulinresistenz • Kombination mit Metformin und Sufonylharnstoffen möglich • Günstige Beeinflussung klinischer Endpunkte nicht gesichert
DPP-4-Inhibitoren (Gliptine)	• Hemmung des GLP-1-Abbaus; dadurch wird die Insulinsekretion stimuliert und die Glukagonsekretion gehemmt. • Selten Hypoglykämien • In Kombination mit Metformin und oder Sulfonylharnstoffen • Günstige Beeinflussung klinischer Endpunkte nicht gesichert
Inkretinmimetika	• GLP-1-Analogon • Stimulation der Insulinsekretion, Hemmung der Glukagonsekretion • Keine Hypoglykämien • In Kombination mit Metformin und/oder Sulfonylharnstoffen • Günstige Beeinflussung klinischer Endpunkte nicht gesichert

Tab. 8.2 Insuline

Kurz wirksame Insuline	
Normalinsulin	• Wirkeintritt nach 30–60 min • Wirkdauer 5 h • Zur präprandialen Substitution bei intensivierter Therapie/Insulinpumpentherapie • Beispiele: Insuman® rapid, Actrapid® HM, Huminsulin
Schnell wirksame Insulinanaloga	• Wirkeintritt nach 10 min • Wirkdauer 3–4 h • Zur raschen Senkung des BZ • Beispiele: Humalog®, Novorapid®
Verzögerungsinsuline	
Intermediärinsuline	• Wirkeintritt nach 1 h • Wirkdauer: 9–18 h • Zur Deckung des Basalbedarfs • Beispiele: Insuman® basal, Huminsulin basal

Tab. 8.2 Insuline (Forts.)

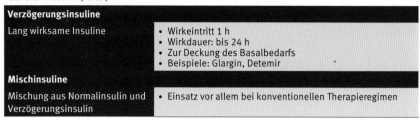

Verzögerungsinsuline	
Lang wirksame Insuline	• Wirkeintritt 1 h • Wirkdauer: bis 24 h • Zur Deckung des Basalbedarfs • Beispiele: Glargin, Detemir
Mischinsuline	
Mischung aus Normalinsulin und Verzögerungsinsulin	• Einsatz vor allem bei konventionellen Therapieregimen

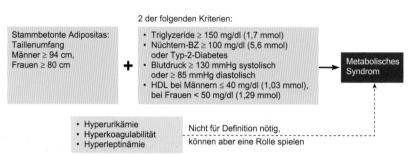

2 der folgenden Kriterien:

Stammbetonte Adipositas: Taillenumfang Männer ≥ 94 cm, Frauen ≥ 80 cm

+

• Triglyzeride ≥ 150 mg/dl (1,7 mmol)
• Nüchtern-BZ ≥ 100 mg/dl (5,6 mmol) oder Typ-2-Diabetes
• Blutdruck ≥ 130 mmHg systolisch oder ≥ 85 mmHg diastolisch
• HDL bei Männern ≤ 40 mg/dl (1,03 mmol), bei Frauen < 50 mg/dl (1,29 mmol)

→ Metabolisches Syndrom

• Hyperurikämie
• Hyperkoagulabilität
• Hyperleptinämie

Nicht für Definition nötig, können aber eine Rolle spielen

Abb. 8.4 Das metabolische Syndrom nach der Definition der International Diabetes Federation (IDF) 2005 [L141]

Metabolisches Syndrom

Das **metabolische Syndrom** (→ Abb. 8.4) ist ein Komplex aus verschiedenen chronischen Erkrankungsbildern, die sich gegenseitig beeinflussen und vorwiegend in den Industriestaaten vorkommen. Dazu zählen
• die Dyslipoproteinämie,
• der Diabetes mellitus Typ 2,
• die arterielle Hypertonie und
• die Adipositas.
Das Syndrom geht mit einem stark erhöhten kardiovaskulären Risiko einher.
Der **Pathomechanismus** ist wie folgt:
Stetig erhöhte Insulinspiegel → Hungergefühl steigt → vermehrte Nahrungsaufnahme → Hyperlipoproteinämie und Adipositas → Artherogenese ↑ Insulinresistenz ↑ → Hypertonie/Diabetes
Therapie: Gewichtsreduktion, Ernährungsumstellung, körperliche Aktivität, ausreichende Therapie der Grunderkrankungen

Prognose

Die Prognose hängt maßgeblich von der metabolischen Kontrolle ab. Verbesserte HBA_{1c}-Werte führen zu einer Reduktion der diabetischen Spätschäden. Verantwortlich für die Letalität ist vor allem die Makroangiopathie, für die Morbidität vor allem die Mikroangiopathie.

■ CHECK-UP

☐ Welche Diabetesformen gibt es und worin unterscheiden sie sich?
☐ Nennen Sie die Spät- und die Frühkomplikationen der Erkrankung.
☐ Welche therapeutischen Möglichkeiten gibt es?

9 Nephrologie

 Erkrankungen der Nieren

⬛ Allgemeines

Leitsymptome
Die Angaben von klinischen Symptomen im Anamnesegespräch sind bereits wegweisend für eine nephrologische Diagnostik (→ Tab. 9.1).

Diagnostik
Bei der Diagnostik nephrologischer Erkrankungen ist insbesondere die **Untersuchung des Urins** von besonderem Interesse.
- Urinanalysen:
  - Urinstatus (→ Tab. 9.2)
  - Urinkultur

Tab. 9.1 Nephrologische Leitsymptome und deren mögliche Ätiologie

Leitsymptom	Definition	Ätiologie
Polyurie	> 3 l Harnmenge/Tag	• Polydipsie • Alkoholgenuss • Hyperglykämie • Osmotische Diurese • Diuretikatherapie • Polyurie Phase eines ANV
Oligurie	≤ 500 ml Harnmenge/Tag	• Exsikkose • Akutes Nierenversagen • Chronisches Nierenversagen
Anurie	≤ 100 ml Harnmenge/Tag	• Akutes Nierenversagen • Chronisches Nierenversagen
Nykturie	Nächtlich häufige Miktion	• Herzinsuffizienz • Prostatahypertrophie • Dranginkontinenz • Chronisch venöse Insuffizienz
Pollakisurie	Häufiger Harndrang	• Infektionen der ableitenden Harnwege • Vegetativ vor Prüfungen • Beckenbodeninsuffizienz
Algurie	Schmerzhaftes Wasserlassen	• Infektionen der ableitenden Harnwege
Pyurie	Eitriger Urin	• Infektionen der ableitenden Harnwege • Fisteln
Proteinurie	> 150 mg/Tag	• Chronische Nierenerkrankungen • Akutes Nierenversagen • Große Mengen Proteinaufnahme • Sepsis
Makrohämaturie	Sichtbares Blut im Harn	• Trauma des Urogenitaltrakts • Entzündungen im Urogenitaltrakt • Tumoren • Gerinnungsstörungen
Mikrohämaturie	Nicht sichtbares Blut im Harn	• Glomerulonephritiden • Nephritisches Syndrom
Stressinkontinenz	Unwillkürlicher Harnabgang	• Körperliche Belastung • Beckenbodeninsuffizienz • Descensus uteri • Postoperativ nach Prostatektomie

Tab. 9.2 Sammelurin (Qualitative Analyse einer glomulären Proteinurie)

Proteine	Typ	Ursachen
Albumin, Transferin	Selektiv-glomerulär	Minimal-changes-Glomerulonephritis
α-1-, β-2-Mikroglobin	Tubulär	Tubuläre Nephropathie, interstitielle Nephritis
Kleine bis große Proteine	Glomerulär-tubuläre Mischproteinurie	Glomerulopathie mit sekundärer Tubulopathie
Große Proteine inklusive Immunglobuline	Unselektiv-glomerulär	Glomerulonephritis, diabetische Glomerulosklerose, Nierenamyloidose

Quelle: Last Minute Innere Medizin, 1. A., Tab. 6.2

Tab. 9.3 Urinsediment

	Normal	↑, Vorkommen bei
Erythrozyten	≤ 4 µl	Infektion, Glomerulonephritis, Stein, Tumor. Formveränderungen: Glomerulonephritis
Leukozyten	≤ 4 µl	Harnwegsinfektionen
Kristalle	Keine	Nephrolithiasis. Farbe und Form lassen Rückschlüsse auf Zusammensetzung zu
Plattenepithelien	Ja	Große Epithelzellen aus den ableitenden Harnwegen oder periurethral
Tubulusepithelien	Keine	Kleine runde Epithelzellen. Renale Erkrankungen
Zylinder		
Granuliert	Selten	Zelldetritus, Proteine und Fett. Bei glomerulären und interstitiellen Erkrankungen
Hyalin	Oft	Dehydration, Proteinurie
Erythrozytenzylinder	Keine	Pathognomonisch für renale Hämaturie. V. a. bei Glomerulonephritis
Leukozytenzylinder	Keine	Pyelonephritis, interstitielle Nephritis, seltener Glomerulonephritis
Wachszylinder	Keine	Typisch für chronische Niereninsuffizienz

Quelle: Last Minute Innere Medizin, 1. A., Tab. 6.1

Tab. 9.4 Urinstatus und Uricult (Signifikante und verdächtige Keimzahlen)

	Signifikant (Keime/ml)	Verdächtig (Keime/ml)
Mittelstrahlurin	≥ 10^5 (Kasszahl)	≥ 10^2–10^4
Einmalkatheter	≥ 10^2–10^4	≥ 10^2
Suprapubische Punktion	≥ 10^1	≥ 0
Bei Beschwerden, nach Nierentransplantation und bei Männern wird schon früher, ab 10^2–10^4, von einem Infekt ausgegangen.		

Quelle: Last Minute Innere Medizin, 1. A., Tab. 6.3

- Harnsäure
- Kreatinin-Clearance zur Bestimmung der glomerulären Filtrationsrate (GFR)
- Bildgebung
  - Sonografie der Nieren
  - CT-Abomen
  - MRT-Abdomen
  - Urogramm i. v.
  - Isotopennephrografie
  - Nierenarterienangiografie
- Nierenbiopsie

Diuretika
Die diuretische Therapie ist eine häufig eingesetzte Therapie bei Patienten mit Herz- und Nierenerkrankungen (→ Abb. 9.1). Die Kenntnis von Wirkung und Nebenwirkung ist nicht nur für den internistisch tätigen Arzt von Interesse.

■ Glomerulonephritiden

Ätiologie
Unter dem Terminus **Glomerulonephritis** summiert man eine Reihe von immunvermittelten Erkrankungen mit intraglomerulärer Inflammation und zellulärer Proliferation.
- Primäre Glomerulonephritiden: ohne Systemerkrankung
- Sekundäre Glomerulonephritiden: Nierenbeteiligung bei Systemerkrankungen
- Histopathologische Unterscheidung zwischen primär und sekundär nicht möglich
- Ätiologie in den meisten Fällen unklar, Ausnahme postinfektiöse GN

Symptome
Asymptomatische Verläufe sind möglich:
- Asymptomatische Makro- und Mikrohämaturie, Proteinurie < 1,5 g/Tag
- Akutes nephritisches Syndrom
- Volhard-Trias: Ödeme, Hämaturie, Hypertonie
- Chronisch progrediente Verlaufsformen

- Urinsediment (→ Tab. 9.3)
- Sammelurin (→ Tab. 9.4)
- Klinische Chemie:
  - Kreatinin
  - Harnstoff

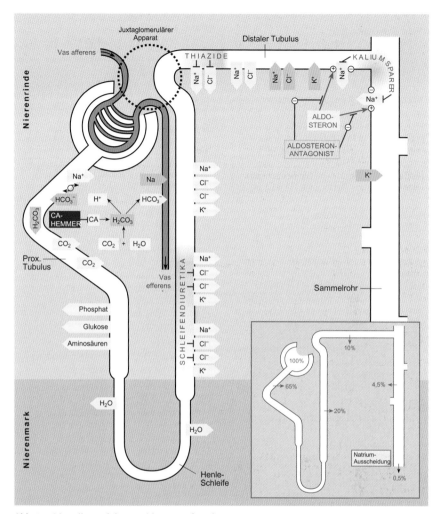

Abb. 9.1 Diuretika und deren Wirkungsort [L157]

Diagnostik
- Anamnese und klinische Untersuchung
- Untersuchungen des Urins (U-Status, Sammelurin mit Kreatinin-Clearance u. a.)
- Immunologische Diagnostik und Diagnostik der Systemerkrankung
- Nierenbiopsie

■ IgA-Nephritis (Morbus Berger)

Ätiologie
Beim **Morbus Berger** handelt es sich um eine Glomerulonephritis mit Ablagerung von IgA im Mesangium und in anderen Teilen des Glomerulums. Sie ist die häufigste Form der idiopathischen Glomerulonephritis (15–40 %), die meist jüngere Patienten betrifft.

Purpura Schoenlein-Henoch, SLE, rheumatoide Arthritis, Leberzirrhose, Sprue und Psoriasis können sekundär zu einer IgA-Nephritis führen.

Symptome
- 24–48 h nach Infekten der oberen Atemwege → Beginn Makrohämaturie
- Großteil der Patienten mit asymptomatischer Mikrohämaturie mit oder ohne Proteinurie
- Hypertoner Kreislauf in ca. 50 % der Fälle, 10 % nephrotisches Syndrom

Diagnostik
- Anamnese, klinische Untersuchung
- Labor: 40 % mit erhöhten IgA-Spiegeln

221

- Urinstatus und Sammelurin: Hämaturie mit und ohne Proteinurie
- Urinsediment: Erythrozytenzylinder, dysmorphe Erythrozyten
- Nierenbiopsie nach MEST-Klassifikation

Therapie
Die Therapie erfolgt primär **nur symptomatisch.** Eine spezielle Therapie bei Proteinurie ≤ 1 g/24 h ist nicht erforderlich.

Medikamentöse Therapie:
- Proteinurie > 1 g/24 h: ACE-Hemmer oder AT1-Antagonist
- Proteinurie > 1 g/24 h und Niereninsuffizienz: Kortikosteroide und/oder Immunsuppressiva

◼ Akute postinfektiöse Glomerulonephritis

Ätiologie
Bei der **akuten postinfektiösen Glomerulonephritis** handelt es sich um eine Immunkomplexnephritis, bevorzugt nach einem Infekt mit β-hämolysierenden Streptokokken, sodass synonym von einer akuten Poststreptokokken-GN gesprochen wird. Klassisch assoziierte Erkrankungen:
- Pharyngitis, Laryngitis, Hautinfektionen
- Pathophysiologisch kommt es an den Endokapillären zu einer Ag-AK-Komplexablagerung an Basalmembran („Humps").

Symptome
- Leitsymptom: obligat Mikrohämaturie und Proteinurie
- Fakultativ: Ödeme, Hypertonie, Volhard-Trias, Lendenschmerzen (Nierenkapselschmerz), evtl. Fieber
- Unterbrechung der Rekonvaleszenz nach einer Infektion
- Nach Latenz von ca. 1–2 Wochen erneut grippeähnliche Symptome
- In 50 % auch asymptomatischer Verlauf
- Sekundär: epileptische Anfälle, Somnolenz, hypertone Krise, Lungenödem

Diagnostik
- Anamnese, klinische Untersuchung
- Labor: erhöhte ASL-Titer, ADB-Titer in 90 % erhöht bei Hautinfektionen
- Urinstatus und Sammelurin: Erythrozyturie, Erythrozytenzylinder, Proteinurie
- Sonografie der Nieren: vergrößerte und geschwollene Organe
- Nierenbiopsie

Therapie
Antibiotische Therapie der Infektion
- Körperliche Schonung sowie eiweißarme, salzarme Kost
- Gewichts- und Laborkontrollen

- Ein- und Ausfuhrkontrollen
- Medikamentöse Behandlung von Komplikationen (Ödeme, Lungenödem, Hirnödem)

> Die Prognose für Kinder ist gut (> 90 % Ausheilung); bei Erwachsenen in nur 50 % der Fälle Ausheilung.

◼ Rapid Progressive Glomerulonephritis (RPGN)

Ätiologie
Die **Rapid Progressive Glomerulonephritis (RPGN)** ist eine schnell fortschreitende Erkrankung, die unbehandelt innerhalb von 3 Monaten zu einer Einschränkung der Nierenfunktion um bis zu 50 % des Glomerulumfiltrats oder binnen 6 Monaten zur terminalen Niereninsuffizienz führen kann. Dabei kommt es zu einer extrakapillären Proliferation mit Halbmondbildungen, die gelegentlich auch nekrotisierend ist. Folgende **Ursachen** sind möglich:
- Idiopathische Ursachen
- Symptomatische Ursachen: renale Manifestation einer Vaskulitis

Einteilung
Die Einteilung der RPGN erfolgt anhand der Pathogenese. Einen Überblick gibt → Tab. 9.5.

Symptome
Die Symptome sind variabel vorhanden:
- Abgeschlagenheit, Müdigkeit
- Blässe
- Hypertonie
- Schwerwiegende Proteinurie, nephrotisches Syndrom
- Hämoptysen bei Goodpasture-Syndrom

Diagnostik
- Anamnese und klinische Untersuchung
- Labor:
  - Anti-GBM (Typ 1)
  - Zirkulierende Immunkomplexe (Typ 2)

Tab. 9.5 Einteilung der RPGN nach Pathogenese und Häufigkeit

Typ	Pathogenese	Häufigkeit
1	• Antibasalmembran-RPGN (mit oder ohne Goodpasture) • Lineare Ablagerung an Basalmembran	10 %
2	• Immunkomplex-RPGN • Granuläre Ablagerungen an Basalmembran	40 %
3	• ANCA-assoziierte Vaskulitiden (Wegener-Granulomatose) • Ohne Ablagerungen	50 %

– cANCA oder pANCA (Typ 3)
– Retentionsparameter ↑↑
– BGA zum Ausschluss metabolischer Entgleisungen
- Urinstatus und Sammelurin: Proteinurie?
- Sonografie der Nieren
- Nierenbiopsie

Therapie
Nach einer Nierenbiopsie ist eine rasche Therapie mit **Immunsuppressiva** für die Prognose je nach Typ entscheidend:
- Typ 1: Plasmapherese, Methylprednisolon, Cyclophosphamid, Azathioprin
- Typ 2: Methylprednisolon, Cyclophosphamid
- Typ 3: Kortikosteroiden, Methotrexat und Cyclophosphamid, ggf. Plasmapherese

■ Nephrotisches Syndrom

Ätiologie
Das **nephrotische Syndrom** ist eine glomeruläre Erkrankung polymorphen Ursprungs, die durch einen Symptomkomplex definiert wird: Proteinurie, Hypoproteinämie, hypalbuminämische Ödeme, Hyperlipoproteinämie.
Ursachen können sein:
- Glomerulonephritiden (Minimal-Change-Glomerulopathie)
- Fokal-segmentale Glomerulosklerose
- Membranöse Glomerulonephritis
- Membranoproliferative Glomerulonephritis
- Diabetische Nephropathie
- Selten Plasmozytom
- Amyloidose
- Nierenvenenthrombose

Symptome
Das Auftreten verschiedener Symptome ist möglich:
- Ödeme
- Hypoproteinämie
- Proteinurie
- Hyperlipoproteinämie
- Thromboembolische Ereignisse durch renalen Verlust von Antithrombin
- Infektanfälligkeit durch IgA-Mangel
- Symptome der Niereninsuffizienz
- Urämie
- Sekundäre Hypertonie

Diagnostik
- Anamnese und klinische Untersuchung
- Labor: Retentionsparameter, Triglyzeride, Cholesterin, Eiweiß, Serum-Elektrophorese (Albumin ↓, Alpha- und Beta-Zacken ↑)
- Urinstatus und Sammelurin: Proteinurie, Kreatinin-Clearance ↓↓,
- Sonografie der Nieren, Nierenbiopsie

Therapie
Wichtig ist eine **kausale Therapie der Grunderkrankung.** Darüber hinaus sollten körperliche Schonung sowie eine einweiß- und kochsalzarme Diät gehalten werden.
Medikamentös:
- Je nach Ursache: Gabe von ACE-Hemmern (glomerulärer Perfusionsdruck ↓)
- Diuretische Therapie
- Antikoagulation
- HMG-CoA-Reduktase-Hemmer
- Antibiotische Therapie
- Antivirale Therapie
- Gegebenenfalls Immunsuppressiva und/oder Kortikosteroide

■ Akute Zystitis und Pyelonephritis

Ätiologie
Akute Zystitis (Harnwegsinfektion) und **Pyelonephritis** sind Entzündungen der ableitenden Harnwege, die durch verschiedene Erreger ausgelöst werden können.
Risikofaktoren:
- Harnabflussstörungen (z. B. Obstruktion)
- Analgetikaabusus
- Stoffwechselstörungen
- Blasenkatheter
- Immunsupprimierte Patienten
- Gravidität
- Sexuelle Aktivität
- Exsikkose

Erreger: Bakterien (80 % E. coli), meist aszendierend, selten hämatogen oder per continuitatem

> 50 % der Frauen erkranken mindestens einmal im Leben (anatomische Nähe von Harnröhre und Anus).

Symptome
Zumeist handelt es sich um einen asymptomatischen Verlauf mit Zufallsbefund in der Urindiagnostik.
- **Akute Zystitis:** Dysurie, Pollakisurie, Algurie, Nykturie, suprapubische Schmerzen
- **Akute Pyelonephritis:** zusätzlich Fieber, Schüttelfrost, Flankenschmerzen, Klopfschmerz Nierenlager

Diagnostik
- Anamnese und klinische Untersuchung
- Labor: Retentionsparameter, Infektparameter ↑↑
- Urinuntersuchung (Mittelstrahlurin): Leukozyturie, nitritpositiv, Bakteriurie, Erythrozyturie
- Sonografie der Nieren zum Ausschluss einer postrenalen Ursache (z. B. Nierenaufstau)

- Je nach Klinik und Befund CT-Abdomen
- Miktionsurosonografie
- Miktionszytourethrografie

Therapie
Wenn möglich sollte eine **kausale Therapie** erfolgen: Beseitigung der Abflussstörung, Ausschaltung prädisponierender Faktoren
Symptomatische Therapie: ausreichende Flüssigkeitszufuhr, ggf. Analgetikatherapie anpassen
Die **antibiotische Therapie** bei der unkomplizierten und erstmalig auftretenden Infektion sollte kalkuliert erfolgen. Bei nosokomialer Ursache sollte schnellstmöglich antibiogrammgerecht behandelt werden.

■ Tubulointerstitielle Nierenerkrankungen

Ätiologie
Die **tubulointerstitiellen Nierenerkrankungen** führen im Interstitium des Nierenparenchyms zu Entzündungen und renal-tubulären Zellschäden.

- **Akute Ursachen:**
  - Direkt infektiös (Hantaan-Virus, CMV-Virus), parainfektiös (Streptokokken, Legionellen)
  - Immunologisch (SLE, Sjögren-Syndrom, Sarkoidose), medikamentös-toxisch (NSAR, Omeprazol)
- **Chronische Ursachen:**
  - Analgetika, Chemikalien (Cadmium, Blei)
  - Stoffwechselstörungen (Hyperurikämie)
  - Hämatologisch (multiples Myelom)
  - Angeborene Nierenerkrankungen und Balkan-Nephritis

Symptome
Folgende Symptome treten auf:
- Fieber
- Nichtglomeruläre Hämaturie
- Allergische Symptome
- Exanthem, Eosinophilie

Das **TINU-Syndrom** bezeichnet eine parallel auftretende tubulointerstitielle Nephritis und Uveitis.

Diagnostik
- Anamnese, insbesondere Medikamentenanamnese und klinische Untersuchung
- Labor: Retentionsparameter
- Urinuntersuchung: Urinstatus, Sammelurin
- Sonografie der Nieren zum Ausschluss von Differenzialdiagnosen
- Nierenbiopsie (lymphoplasmazelluläre Infiltrate im Interstitium)

Therapie
- **Kausale Therapie:** Beseitigung auslösender Faktoren, Infektionsbehandlung
- Therapie der Niereninsuffizienz
- Ein TINU wird mit Glukokortikoiden behandelt.

Prognose
Die Erkrankung heilt meist vollständig aus.

■ Bartter-Syndrom

Ätiologie
Das **Bartter-Syndrom** umfasst eine Gruppe von Erkrankungen, die mit renaler Tubulusfunktionsstörung und hypokalämischer Alkalose sowie Salzverlust, Hypotonie und Hyperkalzurie einhergeht. Dabei ist ein autosomal-rezessiver Vererbungsgang ursächlich, der zu einer Mutation im Natrium-Kalium-2-Chlorid-Kotransporter (dicker aufsteigender Teil der Henle-Schleife) führt. Daraus folgt eine verminderte Reabsorption von Natrium und Chlorid (Salzverlust und Hypovolämie) sowie eine reaktive Aktivierung des RAA-Systems, was zu einer hypokaliämischen Alkalose führt.

Symptome
Die Unterteilung erfolgt in **5 Typen:**
- Typ I: Säuglingsalter (Frühgeburten von Frauen mit Polyhydramnion), schwere Dehydratation
- Typ II: phänotypisch wie Typ I
- Typ III: klassisches Bartter-Syndrom, 30 % Hypomagnesiämie
- Typ IV: Trias aus Bartter-Syndrom, Niereninsuffizienz und Schwerhörigkeit
- Typ V: Hypokalzämie, erniedrigtes Parathormon

Diagnostik
- Anamnese, Schwangerschaftsanamnese
- Klinische Befunde in den ersten Lebenswochen
- Genetische Untersuchungen zur Differenzierung des Typus
- Urindiagnostik (Sammelurin)
- Blutgasanalyse (metabolischer Status)

Therapie
- **Symptomatisch:** Ausgleich der Elektrolyte im Blut mit Infusionen
- **Medikamentös:** Gabe von Aldosteron-Antagonisten und Prostaglandin-Synthesehemmern

■ Akutes Nierenversagen (ANV)

Ätiologie
Bei einem **akuten Nierenversagen** (ANV) handelt es sich um eine plötzliche Verschlechterung

der Nierenfunktion mit Abfall der glomerulären Filtrationsrate (GFR) und Oligurie bzw. Anurie. Etwa 5 % aller Intensivpatienten sind von der Erkrankung betroffen (→ Abb. 9.2). Folgende **Ursachen** führen zum ANV:
- **Prärenales Nierenversagen** (60 %)
  - verminderte Nierenperfusion führt zu Funktionsverlust, z. B. Schock, Sepsis, hepatorenales Syndrom, Hypovolämie, Embolie oder Stenose der A. renalis, Rhabdomyolyse
- **Intrarenales Nierenversagen** (35 %)
  - Glomerulopathien, tubulointerstitielle Erkrankungen, NSAR
- **Postrenales Nierenversagen** (5 %)
  - Harnabflussbehinderung (Tumor)

Symptome
Die Symptome variieren je nach Phase der Erkrankung:
- **Initialphase:** asymptomatisch, Symptome des Grundleidens
- **Oligo-, anurische Phase:** Abnahme GFR, Anstieg Retentionsparameter, Gefahr der Überwässerung
- **Polyurische Phase:** Erholung der Tubuluszellen, verminderte Harnkonzentrationsfähigkeit
- **Regenerationsphase:** Normalisierung der Nierenfunktion

Diagnostik
- Anamnese und klinische Untersuchung
- Ein- und Ausfuhrkontrolle
- Urinstatus und Sammelurin: Hämaturie, Proteinurie, Kreatinin-Clearance
- Labor: Retentionsparameter, Elektrolyte, Phosphat, BGA, Blutbild, CK, Lipase
- Sonografie der Nieren zum Ausschluss einer postrenalen Ursache
- Röntgen-Thorax (Zeichen der Überwässerung: Lungenödem, PV-Stau)

- Gegebenenfalls Nierenbiopsie zum Ausschluss einer primären Nierenerkrankung
- Angiologische Diagnostik bei Verdacht auf vaskuläre oder thrombogene Ursachen

Klassifikationen
Einen Überblick über Einteilung eines akuten Nierenversagens gibt → Tab. 9.6.

Therapie
Im Vordergrund steht eine **Behandlung der auslösenden Ursache:**
- Gegebenenfalls intensivstationäre Versorgung, engmaschiges Monitoring
- Sorgfältige Indikationsstellung für Diuretika
- Ultima Ratio: Nierenersatztherapie (Hämodialyse)

Die Mortalitätsrate eines akuten Nierenversagens liegt immer noch bei ca. 60 %.

◼ Chronisches Nierenversagen

Ätiologie
Beim **chronischen Nierenversagen** handelt es sich um eine irreversible Verminderung der glomerulären, endokrinen und tubulären Funktion der Nieren bis hin zur terminalen dialysepflichtigen Niereninsuffizienz. Mögliche **Ursachen** hierfür sind:
- Diabetische Nephropathie (Spätschäden durch Diabetes mellitus, ca. 30 % Typ-2-Diabetes)
- Vaskuläre Nephropathie
- Chronische Glomerulonephritis
- Interstitielle Nephropathie
- Chronische Pyelonephritis
- Zystennieren

Die chronische Niereninsuffizienz wird je nach Schwere in verschiedene Stadien eingeteilt (→ Tab. 9.7).

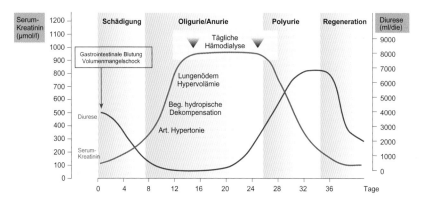

Abb. 9.2 Verlauf eines akuten Nierenversagens [L157]

Tab. 9.6 Einteilungsmöglichkeiten des akuten Nierenversagen

	RIFLE[1]	AKIN[2]	KDIGO[3]	
	Serumkreatinin (S-Krea)			Urinmenge
Definitionen für ANV	> 50 % in < 7 Tage	> 50 % in < 48 h	> 50 % in > 7 Tage	< 0,5 m/kg/h > 6 h
Einteilung				
RIFLE: Risk AKIN/KDIGO I	S-Krea > 50 %	S-Krea > 50 % oder 0,3 mg/dl ↑	S-Krea > 50 % oder 0,3 mg/dl ↑	< 0.5 m/kg/h > 6 h
RIFLE: Injury AKIN/KDIGO II	S-Krea > 100 %	S-Krea > 100 %	S-Krea > 100 %	< 0,5 m/kg/h > 12 h
RIFLE: Failure AKIN/KDIGO III	S-Krea > 200 %	S-Krea > 200 %	S-Krea > 200 %	< 0,3 m/kg/h > 12 h oder Anurie
RIFLE: Loss	Hämodialyse > 4 Wochen			
RIFLE: End-Stage	Hämodialyse > 3 Monate			

[1] RIFLE: Second International Consensus Conference of the Acute Dialysis Quality Initiative (ADQI) Group, 2004
[2] AKIN: Acute Kidney Injury Network, 2007
[3] KDIGO: Kidney Disease: Improving Global Outcomes, 2012

Tab. 9.7 Einteilung der chronischen Niereninsuffizienz

Stadium	GFR (ml/min)	Pathogenese
1	≥ 90	Nierenschäden, aber normale Funktion
2	60–89	Leichte Niereninsuffizienz
3	30–59	Mittelschwere Niereninsuffizienz
4	15–29	Hochgradige Niereninsuffizienz
5	≤ 15	Terminale Niereninsuffizienz

Symptome
Je nach Stadium ist das Auftreten von Symptomen unterschiedlich stark ausgeprägt. Mögliche Symptome sind:
• Ödeme
• Polyurie
• Isosthenurie
• Augenlidödeme
• Hypertonie
• Leistungsabfall
• Blässe
• Renale Anämie
• Inappetenz
• Übelkeit bei urämischer Gastropathie
• Hautjucken
• Gewichtsverlust
• Lungenödem
• Anurie

• Urämische Enzephalopathie
• Krämpfe
• Thrombozytopathie,
• Osteoporose
• Metabolische Entgleisungen
• Foetor uraemicus

Diagnostik
Anamnese und klinische Untersuchung:
• Ein- und Ausfuhrkontrolle, im Verlauf tägliche Gewichtskontrollen
• Urinstatus und Sammelurin: Hämaturie, Proteinurie, Kreatinin-Clearance
• Labor: Retentionsparameter, Elektrolyte, BGA, Blutbild
• Sonografie der Nieren, z. B. zum Nachweis von Schrumpfnieren, Zystennieren
• Echokardiografie zur Diagnostik einer kardiorenalen Ursache

Therapie
Eine **konservative Therapie** ist bis ins das Stadium IV möglich, je nach Morbidität (Begleiterkrankungen) des Patienten, aber schwierig. **Weitere therapeutische Maßnahmen** können sein:
• Vermeidung nephrotoxischer Medikamente
• Blutdruck- und Blutzuckereinstellung
• Eiweißarme Diät
• Diuretikagabe
• Flüssigkeitsrestriktion
• Behandlung einer renalen Anämie
• Ausgleich einer metabolischen Azidose
• Nierenersatzverfahren
• Nierentransplantation

■ Alport-Syndrom

Ätiologie
Beim Alport-Syndrom handelt es sich um die häufigste hereditäre Nephritis mit einer Prävalenz von 1 : 5.000 bis 1 : 10.000. In 85 % der Fälle handelt es sich um einen X-chromosomal-dominanten Erbgang mit einem genetischen Defekt im Gen für Typ-IV-Kollagen der glomerulären Basalmembran

Symptome
- Mikroskopische Hämaturie
- Proteinurie und progressive Niereninsuffizienz
- Extrarenale Störungen: bilateraler anteriorer Lentikonus, Innenohrschwerhörigkeit, Kornealäsionen

Diagnostik
- Anamnese, insbesondere Familienanamnese, klinische Untersuchung
- Urinstatus und Sammelurin: Hämaturie, Proteinurie
- Nierenbiopsie mit Elektronenmikroskopie: Fragmentierung und Verdickung Lamina densa
- Humangenetische Diagnostik

Therapie
Eine kausale Therapie liegt nicht vor. Die Behandlung erfolgt **primär symptomatisch:**
- Terminale Niereninsuffizienz, Nierenersatzverfahren (Hämodialyse, Bauchfelldialyse), Nierentransplantation durch Lebend- oder postmortale Spenderniere
- Humangenetische Aufklärung und Familienberatung

■ Zystennieren

Ätiologie
Zystennieren sind ein Krankheitsbild mit multiplen Zysten im Nierenparenchym und Erweiterung der Tubuli sowie der Sammelrohre. Unterschieden werden:
- Autosomal-dominate polyzystische Nephropathie (ADPKD, → Abb. 9.3), häufig (1 : 1.000)
- Autosomal-rezessive polyzystische Nephropathie (meist Neugeborene, hohe Sterblichkeit)
- Zystische Nierendysplasie, zystische Nephropathien, medulläre zystische Nierenerkrankung, Markschwammnieren

Nierenzysten werden unterteilt in einfache und komplizierte Zysten vom Typ I–IV.

Symptome
Symptome sind sehr variabel und nach Form unterschiedlich:

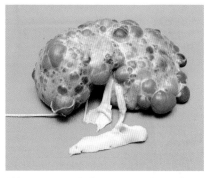

Abb. 9.3 Anatomisches Präparat einer polyzystischen Niere bei ADPKD [M847]

- Makrohämaturie
- Flankenschmerzen
- Rezidivierende Harnwegsinfekte
- Rechtsseitige Oberbauchschmerzen
- Polydaktylie
- Hirnfehlbildung (Aneurysmen)
- Wachstumsretardierung
- Hyperkalziurie
- Nephrolithiasis
- Symptome der chronischen Niereninsuffizienz

Diagnostik
- Anamnese und klinische Untersuchung
- Urinstatus und Sammelurin: Hämaturie, Proteinurie, Kreatinin-Clearance
- Labor: Retentionsparameter, Elektrolyte
- Sonografie der Nieren
- CT-Abdomen für Morphologie und Beurteilung einer Mitbeteiligung extrarenaler Organe

Therapie
- **Allgemein:** Aufklärung und humangenetische Beratung
- **Chirurgisch:** laparoskopische Zystostomie, ggf. Nephrektomie, Nierentransplantation
- **Konservativ:** Behandlung von Hypertonie, Harnwegsinfektionen, Niereninsuffizienz

■ Nierenersatztherapie

Allgemeines
Im Stadium V der chronischen Niereninsuffizienz oder in bestimmten Situationen eines akuten Nierenversagens ist die Indikation zur **Nierenersatztherapie** gegeben. Mögliche Indikationen:
- Hyperhydratation mit Lungenödem
- Metabolische Entgleisungen wie Azidose und/oder Hyperkaliämie
- Urämische Gastritis und/oder Perikarditis

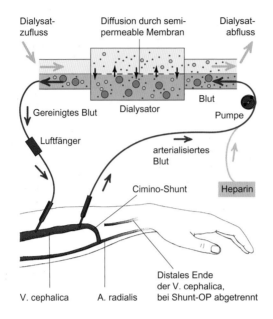

Abb. 9.4 Schematische Darstellung einer Hämodialyse über einen Cimino-Shunt [L215]

Abweichungen von Laborparametern wie Kreatinin oder Harnstoff sind keine Dialyseindikationen. Neben der klassischen Hämodialyse (HD) stehen auch die Peritonealdialyse (PD) und die Hämofiltration oder Hämodiafiltration als Nierenersatzverfahren zur Verfügung. Mögliche Zugangswege sind:
- Shaldon-Katheter
- Demers-Katheter
- Cimino-Brescia-Fistel (→ Abb. 9.4)
- PD-Katheter

Die Peritonealdialyse muss nicht in einer Dialysepraxis oder im Krankenhaus erfolgen.

Hämodialyse
Das Prinzip der Hämodialyse basiert auf:
- Stoffdiffusion entlang eines Konzentrationsgradienten
  - Elimination von Stoffen durch einen Kapillardialysator
  - Porengröße des Dialysators verhindert Verlust von großmolekularen Stoffen
- Ultrafiltration entlang eines Druckgradienten durch hydrostatisches Druckgefälle über der Dialysemembran

Die Behandlungsfrequenz wird individuell angepasst und erfolgt etwa dreimal in der Woche.

Hämofiltration
Das Prinzip der Hämofiltration basiert auf **Stofftransport durch Konvektion**

- Hydrostatisches Druckgefälle mit einem Filter mit hoher Wasserdurchlässigkeit
- Weniger kreislaufdepressive Wirkung als bei Hämodialyse

Bei Intensivpatienten wird die besondere Form der kontinuierlichen veno-venösen Hämofiltration (CVVH) angewendet (→ Abb. 9.5). Diese ermöglicht bei kreislaufinstabilen Patienten eine schonende Möglichkeit der Urämietoxin-Elimination.

Nierentransplantation
Die **Nierentransplantation** ist die optimale Form der Nierenersatztherapie. Dabei erfolgt die Transplantation des Spenderorgans in der Regel in die Fossa iliaca, ohne die erkrankten Nieren des Patienten zu entfernen. **Zwei Formen** der Nierenspende sind möglich:
- **Postmortale Nierenspende:** Organspende von einem Hirntoten
- **Lebendnierenspende:** unter bestimmten Voraussetzungen von Spender- und Empfänger

Nach der Transplantation erfolgt häufig eine **lebenslange Immunsuppression.** Hierunter können Nebenwirkungen auftreten:
- Infektanfälligkeit ↑↑
- Tumorerkrankungsrisiko ↑↑

Kortikosteroide, Azathioprin, Mycophenolat, Cyclosporin, Tacrolimus und Sirolimus sind mögliche Immunsuppressiva nach einer Nierentransplantation.

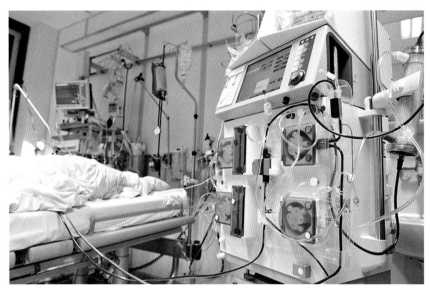

Abb. 9.5 CVVH auf einer Intensivstation [M847]

Das Transplantatüberleben beträgt im Fall
einer postmortalen Spendernierentransplan-
tation ca. 90 % nach einem Jahr.

■ CHECK-UP

☐ Nennen Sie nephrologische Leitsymptome und deren Ursache, diagnostische Maßnahmen sowie Diuretika und ihren Wirkungsort.

☐ Nennen Sie Unterschiede bei den Glomerulonephritiden. Welche Symptome treten auf? Wie erfolgt die Diagnostik?

☐ Nennen Sie Erkrankungen, die sekundär zu einem Morbus Berger führen können.

☐ Was bezeichnet man als „Humps"?

☐ Nennen Sie Ursachen für eine RPGN.

☐ Welche Symptome erwarten Sie beim Goodpasture-Syndrom?

☐ Definieren Sie das nephrotische Syndrom. Nennen Sie Ursachen. Nennen Sie Symptome der Erkrankung. Wie erfolgen Diagnostik und Therapie?

☐ Nennen Sie Risikofaktoren und Symptome der akuten Zystitis.

☐ Nennen Sie akute und chronische Ursachen sowie Symptome tubulointerstitieller Nierenerkrankungen.

☐ Wie erfolgt die Therapie beim TINU-Syndrom?

☐ Wie erfolgt die Vererbung des Bartter-Syndroms? Charakterisieren Sie die Typen des Bartter-Syndroms. Welche medikamentöse Therapie ist möglich?

☐ Erläutern Sie 3 mögliche Ursachen für ein akutes Nierenversagen. Die Symptome richten sich nach Phasen der Erkrankung: Nennen Sie diese. Beschreiben Sie die verschiedenen Klassifikationen des ANV. Wie erfolgen Diagnostik und Therapie?

☐ Nennen Sie Ursachen für die chronische Niereninsuffizienz. Erläutern Sie die Stadieneinteilung der Erkrankung. Welche Symptome können im Verlauf einer chronischen Niereninsuffizienz auftreten? Nennen Sie Therapieoptionen.

☐ Um welchen Erbgang handelt es sich in der Mehrzahl der Fälle des Alport-Syndroms? Nennen Sie Symptome. Wie erfolgt die Diagnostik? Nennen Sie therapeutische Möglichkeiten.

☐ Nennen Sie die verschiedenen Formen von Zystennieren. Wie erfolgt die Diagnostik?

☐ Erläutern Sie Indikationen und Zugangswege zur Nierenersatztherapie. Beschreiben Sie das Prinzip der Hämodialyse und der Hämofiltration. Welche Formen der Nierentransplantation gibt es?

Wasser- und Elektrolythaushalt

■ Dehydratation

Ätiologie

Bei der **Dehydratation** handelt es sich um die Abnahme des Körperwassers mit unterschiedlichen Ursachen. Abhängig von der Serumosmolarität unterscheidet man **3 Formen** der Dehydratation:
- Isotone Dehydratation: Extrazelluärer Wasser- und Elektrolytverlust isoton
- Hypotone Dehydratation: Salzverlust > Wasserverlust (intrazelluläres Ödem)
- Hypertone Dehydratation: Defizit an freiem Wasser (extra- u. intrazelluläres Volumen ↓)

Je nach Form liegen unterschiedliche **Ursachen** vor:
- Isotone Dehydratation: Renale Verluste (Polyurie, Diuretikatherapie) und extrarenale Verluste (Emesis)
- Hypotone Dehydratation: Extrazelluläres Volumen ↓ führt zu ADH-Sekretion → Wasserretention
- Hypertone Dehydratation: Durst, Schwitzen, Diabetes insipidus, Hyperventilation

Symptome
- Isotone Dehydratation: Durst, Tachykardie, Synkope, Oligurie
- Hypotone Dehydratation: Neurologie, z. B. Benommenheit, ähnlich wie isotone Störung
- Hypertone Dehydratation: starker Durst, Fieber, trockene Haut- und Schleimhäute

Diagnostik
- Isotone Dehydratation: Hämatokrit, Hämoglobin, Eiweiß ↑, Serumnatrium normal
- Hypotone Dehydratation: Serumnatrium ↓, Osmolarität ↓
- Hypertone Dehydratation: Serumnatrium und Osmolarität ↑

Therapie

Die **kausale Behandlung der Ursache** steht im Vordergund:
- Bilanzierung (Ein- und Ausfuhr), Wiegen
- Laborkontrollen der Elektrolyte (→ Abb. 9.6)
- Substitution von kristalloider Lösung, Zurückhaltung mit kolloidaler Lösung
- Isotone Dehydratation: kristalloide Lösung
- Hypotone Dehydratation: langsame Gabe von Natriumchloridlösung
- Hypertone Dehydratation: osmotisch freies Wasser (Glukose 5 %, **Blutzuckerwertkontrolle!**)

> Bei zu schneller Anhebung des Natriumwerts in der hypotonen Dehydratation besteht die Gefahr der pontinen Myelinolyse!

■ Hyperhydratation

Ätiologie

Die **Hyperhydratation** bezeichnet eine Zunahme des Körperwassers durch überschießende Flüssigkeitszufuhr und gleichzeitig ungenügender renaler Ausscheidung. Abhängig von der Serumosmolarität unterscheidet man **3 Formen** der Hyperhydratation:
- Isotone Hyperhydratation
- Hypotone Hyperhydratation
- Hypertone Hyperhydratation

	Dehydratation			Hyperhydratation		
	hypoton	isoton	hyperton	hypoton	isoton	hyperton
Na⁺	⇩	⇔	⇧	⇩	⇔	⇧
Osmolalität	⇩	⇔	⇧	⇩	⇔	⇧
MCV	⇧	⇔	⇩	⇧	⇔	⇩
Hk, Hb	⇧	⇧	⇧	⇩	⇩	⇩
Gesamtprotein im Serum	⇧	⇧	⇧	⇩	⇩	⇧

ICF intrazellulärflüssigkeit
ECF Extrazellulärflüssigkeit

Ionenkonzentration (vor einer wesentlichen kompensatorischen Flüssigkeitsbewegung)

Richtung einer zu erwartenden kompensatorischen Flüssigkeitsbewegung

Zu erwartender Umfang der Flüssigkeitsräume nach der kompensatorischen Flüssigkeitsbewegung

Abb. 9.6 Laborbefunde bei Störungen des Wasserhaushalts [L157]

Symptome

Häufig zeigt sich eine Gewichtszunahme, die von den Patienten durch vermehrte Einlagerungen von Wasser bemerkt wird.

- Symptome der Hypervolämie:
  - Ödeme
  - Dyspnoe
  - Lungenödem
  - Pleuraerguss
  - Aszites
- Neurologische Symptome:
  - Zephalgien
  - Krämpfe
  - Koma

Diagnostik

Neben den klinischen Symptomen zeigt sich je nach Form folgendes **Laborbild:**

- Isotone Hyperhydratation: Hämatokrit, Hämoglobin, Eiweiß ↓, Serumnatrium normal
- Hypotone Hyperhydratation: Hämatokrit, Hämoglobin, Eiweiß ↓, Serumnatrium ↓
- Hypertone Hyperhydratation: Hämatokrit, Hämoglobin, Eiweiß ↓, Serumnatrium ↑

Therapie

Eine **kausale Behandlung** der Ursache ist meistens zielführend. Hierzu zählen häufig die Behandlung von Herz- und Niereninsuffizienz:

- Bilanzierung (Ein- und Ausfuhr), Wiegen
- Laborkontrollen von Retentionsparametern und Elektrolyten
- Wasser- und Kochsalzrestriktion
- Diuretika: langsame Entwässerung
- Bei lebensbedrohlichen Zuständen: Nierenersatzverfahren (Dialyse, CVVH)

■ Ödem und Angioödem

Ätiologie

Ödeme sind pathologische Wasseransammlungen im interstitiellen Raum. Eine besondere Form ist das **Quincke- oder Angioödem,** bei dem es zu einem akuten Ödem des tieferen Bindegewebes kommt. Physiologisch treten Ödeme nach langem Sitzen und Stehen sowie prämenstruell auf. **Ursachen:**

- Hydrostatischer Druck ↑↑
- Onkotischer Druck ↓↓
- Kapillarpermeabilität ↑↑
- Lymphdrainage ↓↓
- Medikamente (NSAIR, Glukokortikoide)
- Idiopathische Ödeme
- Angioödem: durch Histamin (allergisch) oder Bradykinin (nicht allergisch) vermittelt

Symptome

Gewichtszunahme, Schwellungen von Fußrücken und Unterschenkel, Lungenödem, Lidödeme, generalisierte Ödeme

Diagnostik

- Anamnese und Symptome
- Klinische Chemie: Elektrolyte, Retentionsparameter, Eiweiß, Albumin, NTproBNP
- Bildgebende Verfahren: Röntgen-Thorax (pulmonal-venöse Stauung)
- Echokardiografie
- Angiologische Untersuchung
- Im Fall eines Angioödems: allergologische Diagnostik, z. B. auf C1-Esterasemangel

Therapie

- Kausale Behandlung einer auslösenden Grunderkrankung
- Vermeidung auslösender Medikamente
- Körperliche Bewegung
- Bilanzierung (Ein- und Ausfuhr), Wiegen
- Laborkontrollen (Elektrolyte)
- Eventuell Wasser- und Kochsalzrestriktion
- Kompressionstherapie, ggf. Lymphdrainage
- Angioödem: Allergenausschaltung, Kortikosteroide, Antihistaminika, ggf. Adrenalin

■ Hypo- und Hypernatriämie

Ätiologie

Eine Abweichung vom normalen Natriumwert (135–145 mmol/l) führt zu **Hypo- und Hypernatriämie.**

- **Formen und Ursachen der Hyponatriämie** sind:
  - Hyponatriämie: < 135 mmol/l, durch ADH Stimulation bei Leberzirrhose oder SIADH
  - Hypovolämische Hyponatriämie: Urin-Na > 20 mmol/l
  - Hypervolämische Hyponatriämie: Urin-Na < 10 mmol/l
  - Isovolämische Hyponatriämie: Urin-Na > 30 mmol/l
- **Formen und Ursachen der Hypernatriämie** sind:
  - Hypernatriämie: >145 mmol/l, durch extrarenale und renale Wasserverluste
  - Hypovolämische Hypernatriämie: Urin-Osmolalität > 800 mosm/kg (extrarenaler Verlust)
  - Hypovolämische Hypernatriämie: Urinosmolalität < 800 mosm/kg (renaler Verlust)
  - Hypervolämische Hypernatriämie: selten, unkontrollierte NaCl-Infusionen

Symptome

Je nach Form treten unterschiedliche Symptome auf:

- **Hyponatriämie:** meist asymptomatisch, ggf. Muskeleigenreflexe ↓↓, Adynamie, Lethargie
- **Hypernatriämie:** Symptome der Ursache, ggf. Muskeleigenreflexe ↑↑, muskuläres Faszikulieren

Diagnostik
- Anamnese, klinische Untersuchung und klinische Symptome
- Medikamentenanamnese, Vorerkrankungen (Herz, Niere, Leber)
- Laborkontrollen der Elektrolyte
- Gegebenenfalls endokrinologische Diagnostik

Therapie
Je nach Form sind unterschiedliche Therapiemaßnahmen sinnvoll:
- **Hyponatriämie**
  - Kausal
  - Hypovolämische Hyponatriämie: Volumensubstitution
  - Hypervolämische Hyponatriämie: Flüssigkeitszufuhr drosseln und beschränken
  - Isovolämische Hyponatriämie: wenn nur langsame Substitution von Natrium
- **Hypernatriämie**
  - Kausal
  - Hypovolämische Hypernatriämie: natriumfreies Volumen
  - Hypervolämische Hypernatriämie: natriumfreies Volumen Diuretika, ggf. Hämodialyse

■ Hypo- und Hyperkaliämie

Ätiologie
Der Referenzbereich von Kalium liegt bei Erwachsenen zwischen 3,6 und 5,0 mmol/l. Fast 98 % des Kaliums kommen intrazellulär vor. Akute Störungen des Kaliumhaushalts können lebensbedrohlich sein. Je nach Entgleisung liegen unterschiedliche **Ursachen** vor:
- **Hypokaliämie:** < 3,6 mmol/l i. S.
  - ↓↓ Zufuhr, intestinale Verluste (Diarrhöen), Laxanzienabusus, Nierenerkrankungen, Diuretikatherapie, Verteilungsstörungen (Alkalose, Insulinbehandlung)
- **Hyperkaliämie:** > 5,0 mmol/l i. S.
  - ↑↑ Kaliumzufuhr, renale Kaliumausscheidung ↓↓, iatrogen (ACE-Hemmer, kaliumsparende Diuretika), Verteilungsstörungen (Azidose, Insulinmangel), Freisetzung nach Zelltrauma, Hämolyse, Pseudohyperkaliämie (Hämolyse der Probe)

Symptome
- **Hypokaliämie:** Adynamie, Paresen, Obstipation, paralytischer Ileus, Reflexe ↓, Alkalose
- **Hyperkaliämie:** kein zuverlässiges Symptom, eventuell Parästhesien, Myoklonien

Diagnostik
- Anamnese und klinische Symptome
- Laborkontrollen: Elektrolyte, Säure-Basen-Haushalt (BGA), erneute K⁺-Bestimmung bei möglichem Probenfehler
- EKG ist wichtiges Diagnostikum, da das Herz ein kaliumabhängiges Organ ist:
  - **Hypokaliämie** → ST-Senkung, PQ-Verkürzung
  - **Hyperkaliämie** → zeltförmiges T, P-Abflachung, PQ-Verlängerung, Schenkelblock

Therapie
Das Erkennen einer Hypo- oder Hyperkaliämie ist der wichtigste Schritt für eine erfolgreiche Therapie und insbesondere der Vermeidung kardialer Komplikationen. Daher sind bei Patienten mit entsprechenden Medikationen oder ernährungsmedizinischen Begebenheiten regelmäßige Kontrollen durchzuführen.
- **Hypokaliämie:** kausal (Laxanzien absetzen), parenterale und enterale Kaliumsubstitution unter Kontrolle (auch Säure-Base; **cave:** iatrogene Hyperkaliämie)
- **Hyperkaliämie:** kausal (kaliumsparende Medikamente absetzen), Kaliumzufuhr stoppen, Glukose-Insulin-Gabe (Kaliumeinstrom in die Zelle), Ausgleich der Azidose, Kaliumaustauscherharze

■ Hypo- und Hypermagnesiämie

Ätiologie
1 % des Magnesiums im Körper sind im Plasma vorhanden. Hiervon sind 30 % an Albumin gebunden, 70 % ionisiert. Der Rest liegt in Knochen (60 %) und Muskulatur (40 %) vor:
- Referenzbereich i. S.: 0,75–1,05 mmol/l (Erwachsene)
- Aufgaben:
  - Beteiligung an zahlreichen Aktivierungen von Enzymen
  - Magnesium hemmt die intrazelluläre Kalziumbereitstellung
- Hypomagnesiämie:
  - Angeborener Verlust, Alkoholismus, Fehlernährung, Pankreatitis, renale Verluste
- Hypermagnesiämie:
  - Niereninsuffizienz, Therapie mit Antazida (magnesiumhaltige), Rhabdomyolyse

Symptome
Die Symptome variieren je nach Entgleisung:
- **Hypomagnesiämie:** nicht spezifisch, Reizbarkeit, Depression, Extrasystolen, Koronarspasmen
- **Hypermagnesiämie:** häufig asymptomatisch, Muskelschwäche, Nausea, Hypoventilation, Somnolenz

Diagnostik

- Anamnese und Symptome
- Laborkontrollen: Elektrolyte, Säure-Basen-Haushalt (BGA)
- Magnesium im 24 h-Sammelurin
- Ausschluss von Hypokaliämie/Hypokalzämie
- EKG Hypomagnesiämie: ST-Senkung, QT-Verlängerung, T-Abflachung
- EKG Hypermagnesiämie: Verlängerung PQ, Verbreiterung QRS-Komplex

Therapie

- Kausale Therapie
- Hypomagnesiämie: symptomatisch mit oraler Substitution
- Hypermagnesiämie: Kalzium i. v. ist Antidot; bei terminaler Niereninsuffizienz → Dialyse
- Magnesiumgabe als pharmakologische Therapie bei:
  - Ventrikulärer Arrhythmie
  - Extrasystolen
  - Torsaden
  - Eklampsie
  - Vorzeitiger Wehentätigkeit

■ Hypo- und Hyperkalzämie

Ätiologie

Der Referenzbereich i. S. für Gesamtkalzium liegt bei 2,2–2,65 mmol/l (Erwachsene). Hiervon sind 45 % an Einweiß gebunden, 50 % des Kalziums sind als freie Ionen vorhanden.

- **Hypokalzämie:**
  - Gesamtkalzium < 2,2 mmol/l, ionisiertes Kalzium < 1,1 mmol/l
  - Ursachen: Hypoalbuminämie, Hypoparathyreoidismus, Vitamin-D-Mangel, Pankreatitis, Rhabdomyolyse, renale tubuläre Azidose, Alkoholismus, Malabsorption, diuretische Therapie
- **Hyperkalzämie:**
  - Gesamtkalzium > 2,7 mmol/l, ionisiertes Kalzium > 1,3 mmol/l
  - Ursachen: 60 % der Fälle paraneoplastisch bei Tumorpatienten, Osteolysen, primärer Hyperparathyreoidismus, Vitamin-D-Intoxikationen, Immobilisation, Sarkoidose, familiäre hypokalziurische Hyperkalzämie

Symptome

Die Symptome einer Entgleisung des Kalziumwerts unterscheiden sich je nach Störung:

- **Hypokalzämie:** hypokalzämische Tetanie, Krampfanfälle bei vollem Bewusstsein, Chvostek-Zeichen, Trousseau-Zeichen
- **Hyperkalzämie:** Symptome der Grunderkrankung, keine spezifischen Symptome, Polyurie, Polydypsie, Nephrokalzinose, Nephro-

lithiasis, Übelkeit, Erbrechen, Obstipation, Rhythmusstörungen, Psychose, Koma

Diagnostik

- Anamnese und Symptome
- Laborkontrollen: Elektrolyte, Säure-Basen-Haushalt (BGA), Parathormon, Vitamin D
- Im Fall eines Tumorverdachts: Diagnosesicherung und Staging
- EKG Hypokalzämie: QT-Verlängerung
- EKG Hyperkalzämie: QT-Verkürzung

Therapie

Kausale Therapie mit Behandlung der Grunderkrankung:

- **Hypokalzämie:** bei Tetanie 10 ml Kalziumglukonat 10 % langsam i. v., orale Substitution, Vitamin D
- **Hyperkalzämie:** forcierte Diurese mit physiologischer Kochsalzlösung und Furosemid, Bisphosphonate (bei tumorinduzierten Hyperkalzämien), ggf. Glukokortikosteroide

> Eine schwerwiegende Komplikation ist die hyperkalzämische Krise mit einer Letalität von 50 %.

■ Säure-Basen-Haushalt

Ätiologie

Der **Säure-Basen-Haushalt** bezeichnet die Aufrechterhaltung eines optimalen Gleichgewichts von Säure und Basen im Extrazellulärraum (→ Abb. 9.7). Durch Ausscheidung von H^+-Ionen regulieren die Nieren, durch Abatmung von CO_2 die Lungen den Säure-Basen-Haushalt. **Normwerte:**

- pH 7,37–7,45
- pCO_2 männlich 36–46
- pCO_2 weiblich 32–43
- Standardbikarbonat: 21–26 mmol/l

Einteilung

- Respiratorische Alkalose:
  - pCO_2 ⇊
  - Ursache: Hyperventilation (psychogen, Kompensation, zentrale Störung)
- Respiratorische Azidose:
  - pCO_2 ⇈
  - Ursache: Hypoventilation (Lungenerkrankungen)
- Metabolische Alkalose:
  - HCO_3^- ⇈
  - Ursache: Säureverluste, Diuretika, Überschuss Mineralokortikoide
- Metabolische Azidose:
  - HCO_3^- ⇊
  - Ursache: Säurebildung ⇈, Niereninsuffizienz, Diarrhö (HCO_3^--Verlust)

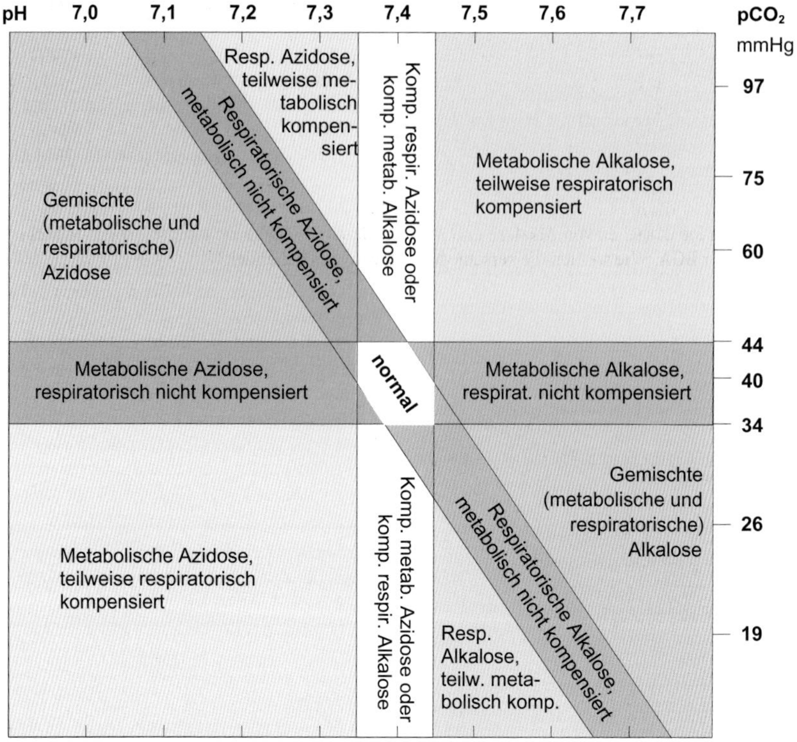

Abb. 9.7 Säure-Base-Nomogramm [L157]

Symptome
- Respiratorische Alkalose: Hyperventilation, Tetanie, zerebrale Symptomatik
- Respiratorische Azidose: Koma, Hypoventilation
- Metabolische Alkalose: abgeflachte Atmung, Herzrhythmusstörungen, Hypokaliämie
- Metabolische Azidose: Kußmaul-Atmung, Vasodilatation, Übelkeit, Erbrechen, Koma

Diagnostik
Die Diagnose wird durch die **Blutgasanalyse** (arteriell und venös) gestellt. Ist der pH-Wert normal wird von einer kompensierten Alkalose oder Azidose gesprochen.

- Respiratorische Alkalose: pCO_2 ↓↓, HCO_3^- ↓↓
- Respiratorische Azidose: pCO_2 ↑↑, HCO_3^- ↑↑, dekompensiert: pH ↓↓
- Metabolische Alkalose: pCO_2 ↑↑, HCO_3^- ↑↑, dekompensiert: pH ↑↑
- Metabolische Azidose: pCO_2 ↓↓, HCO_3^- ↓↓, dekompensiert: pH ↑↑

Therapie
- Respiratorische Alkalose: Beruhigung, CO_2-Rückatmung, Sedativa
- Respiratorische Azidose: kausale Behandlung, Intubation, Beatmung
- Metabolische Alkalose: Kaliumsubstitution bei Hypokaliämie, ggf. NaCl
- Metabolische Azidose: kausale Therapie, ggf. Substitution

■ CHECK-UP

☐ Definieren Sie die Dehydratation und erläutern Sie die Ätiologie der verschiedenen Formen.
☐ Nennen Sie die 3 Formen der Hyperhydratation und beschreiben Sie Symptome. Wie erfolgen Diagnostik und Therapie?
☐ Beschreiben Sie Ursachen für Ödeme und das Angioödem. Nennen Sie nichtmedikamentöse Therapieoptionen.

☐ Nennen Sie unterschiedliche Formen und Ursachen sowie entsprechende Therapiemaßnahmen der Hypo- und Hypernatriämie.

☐ Nennen Sie Ursachen und mögliche Symptome für Hypo- und Hyperkaliämie. Welche EKG-Befunde sind je nach Störung zu erwarten? Erläutern Sie Therapieoptionen für Hypo- und Hyperkaliämie.

☐ Nennen Sie Aufgaben von Magnesium. Welche Ursachen liegen einer Hypomagnesiämie zugrunde? Nennen Sie Symptome und EKG-Veränderungen beider Störungen.

☐ Nennen Sie Referenzwerte, Ursachen und Störungen von Hypo- und Hyperkalzämie. Welche diagnostischen Maßnahmen sollten erfolgen? Wie erfolgt jeweils die Therapie?

☐ Nennen Sie Ursachen von Alkalose und Azidose. Beschreiben Sie die unterschiedlichen Befunde in der BGA. Wie werden die verschiedenen Störungen behandelt?

10 Infektiologie

 Behandlung von Infektionskrankheiten

■ Antibiotische Therapie häufiger Infektionen

Einleitung
Die gezielte kalkulierte **antibiotische Therapie** spielt in der Behandlung von bakteriellen Infektionskrankheiten eine wichtige Rolle. Noch bis in die Mitte des letzten Jahrhunderts verliefen viele Infektionskrankheiten aufgrund fehlender Behandlungsmöglichkeiten tödlich. Durch zunehmende Resistenzproblematiken auf antibiotische Therapiemaßnahmen besteht die Sorge, dass Infektionskrankheiten, sofern nicht neue Chemotherapeutika entwickelt werden, wieder zu einer schwerwiegenden Krankheitsspezies mit steigenden Mortalitätsraten werden. Die gezielte und resistogrammgerechte Behandlung ist ein wichtiges Element um hier vorbeugend zu arbeiten (→ Tab. 10.1).

■ SIRS und Sepsis

Ätiologie
Systemsic inflammatory response sydrome (SIRS) und **Sepsis** werden nach Kriterien unterschieden. SIRS und Sepsis sind meist Folge einer Infektion. Häufig sind die Infektionsorte in Lungen, Nieren und gastrointestinal lokalisiert (→ Abb. 10.1).

Klinik
Ein SIRS liegt vor wenn mindestens 2 der folgenden Kriterien erfüllt sind:
- Fieber > 38 °C
- Herzfrequenz > 90 bpm
- Atemfrequenz > 20/min
- Leukozytose > 12.000 Zellen/mm^3

Sofern eine Infektion als Ursache nachgewiesen ist, ist die Definition der Sepsis erfüllt.
Die Sepsis wird weiter unterteilt in **schwere Sepsis** und **septischen Schock** (→ Tab. 10.2).

Diagnostik
Sofern möglich Eigenanamnese, sonst Fremdanamnese und klinische Untersuchung
- **Ausführliche Fokussuche:**
  - Allgemeine Laboruntersuchung mit Procalcitoninbestimmung
  - Periphere Blutkulturen, mindestens 2 × 2 Paare
  - Urinstatus, Urinkultur
  - Trachealsekret
  - Serologischer Test auf virale und bakterielle Infektionskrankheiten
- **Bildgebend:**
  - Röntgen-Thorax der Lungen, Echokardiografie, Sonografie des Abdomens
  - CCT, CT-Thorax, CT-Abdomen

Therapie
- Sofern bekannt und möglich, schnellstmögliche Fokussanierung, ggf. auch chirurgisch
- Kalkulierte antibiotische Therapie
- Intensivmedizinisches Monitoring, regelmäßige BGA- und Blutuntersuchungen
- Volumengabe (Kristalloide, Kolloide)
- Katecholamine nach RR und MAP
- Eventuell Hydrokortison, Selen-Substitution, Nierenersatzverfahren
- Ernährungstherapie

Die Mortalität der Sepsis ist nach wie vor hoch und beträgt bis zu 50 %.

Tab. 10.1 Zusammenstellung häufiger Infektionen, deren Erreger und der antibiotischen Therapieoptionen (Paul-Ehrlich-Institut, 2010)

Erkrankung	Häufige Erreger	Antibiotika	Tage
COPD	Pneumokokken Haemophilus influenca Moraxella catarrhalis Mycoplasma pneumoniae Legionellen Enterokokken	Mittel der Wahl: Amoxicillin und Clavulansäure Ampicillin und Sulbactamsäure Ceftriaxon Cefotaxim	7
	Selten: Staphylococcus aureus Chlamydia pneumoniae **Nosokomial:** Pseudomonas aeruginosa MRSA ESBL Acinetobacter Stenotrophomonas	Alternativen[1]: Levofloxacin Moxiflocaxin	5
	Verdacht oder Nachweis: Pseudomonas aeruginosa	Piperacillin/Tazobactam Cefepim Ceftazidim (nur Kombinationstherapie[2]) Imipinem Meropenem	8
		Alternativ[1]: Levofloxacin Ciprofloxacin (nur Kombinationstherapie[2])	8
Ambulante Pneumonie	Pneumokokken Mycoplasma pneumoniae Haemophilus influenca	Amoxicillin und Clavulansäure Ampicillin und Sulbactamsäure Cefuroxim Ceftriaxon Cefotaxim mit und ohne Makrolid (Clarithromycin)	5–7
		Alternativen: Levofloxacin Moxiflocaxin	5–7
	Gramnegative Enterobacterieceae	Etapenem mit und ohne Makrolid (Clarithromycin)	5–7
	Parenterale und enterale Gabe sind in ihrer Wirksamkeit gleichwertig.		
Nosokomiale Pneumonie	Pneumokokken Staphylokokkus aureus Hämophilus influenzae Enterobacter Serratia Citrobacter Pseudomonaden Acinetobacter S. maltophilia Anaerobier MRSA	**Risikogruppe I:** Ampicillin und Sulbactamsäure Amoxicillin und Clavulansäure Cefuroxim Ceftriaxon Cefotaxim Levofloxacin Moxiflocaxin Etapenem	8–10
		Risikogruppe II: Piperacillin/Tazobactam Ampicillin und Sulbactamsäure Cefepim Doripenem Imipenem Meropenem	8–10
		Risikogruppe III: Antibiotika der Risikogruppe II plus Ciprofloxacin Levofloxacin Fosfomycin Aminoglykosid	8–10

Tab. 10.1 Zusammenstellung häufiger Infektionen, deren Erreger und der antibiotischen Therapie-optionen (Paul-Ehrlich-Institut, 2010) (Forts.)

Erkrankung	Häufige Erreger	Antibiotika	Tage
Risikofaktoren: Alter ≥ 65 Jahre (1 Punkt), Strukturelle Lungenerkrankung (2 Punkte), Antiinfek-tiöse Vorbehandlung (2 Punkte), Beginn ab dem 5. Krankenhausbehandlungstag (3 Punkte), Respiratorische Insuffizienz (3 Punkte), Organversagen (4 Punkte). Risikogruppe I: bis 2 Punkte, Risikogruppe II: 3–5 Punkte, Riskogruppe III: 6			
Unkomplizierte Pyelonephritis	E. coli Proteus mirabilis Klebsiella pneumoniae	Cephalosporin Gruppe 3a Ciprofloxacin Levofloxacin Ampicillin und Sulbactamsäure Amoxicillin und Clavulansäure Aminoglycosid	7–10
Harnwegsinfek-tion	Escherichia coli Klebsiellen Proteus Enterobacter Enterobacteriaceae Pseudomonas aeruginosa Enterokokken Staphylokokken	Cefotaxim Ceftriaxon Ciprofloxacin Levofloaxcin Amoxicillin und Clavulansäure Ertapenem Co-trimoxazol[3]	3–5

[1]   Alternativen dann, wenn innerhalb der letzten 3 Monate eine Therapie mit Mittel der Wahl erfolgte.
[2]   Ceftazidim und Ciprofloxacin nur in Kombination mit einem Pneumokokken-wirksamen Medikament verab-reichen.
[3]   Eine Therapie des Harnwegsinfekts mit Trimethoprim-Sulfonamid ist nur nach Resistogramm und nachgewie-sener Wirksamkeit sinnvoll und empfohlen.

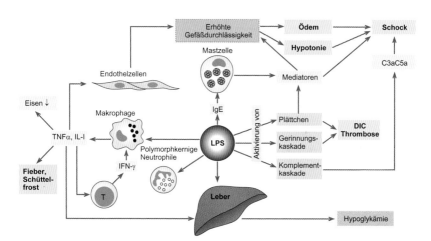

Abb. 10.1 Pathogenese der Sepsis [L157]

Tab. 10.2 Unterscheidung von schwerer Sepsis und septischem Schock

Schwere Sepsis	Septischer Schock
• Akute Organdysfunktion • Metabolische Azidose • Oligurie, Anurie • Disseminierte intravasale Gerinnung (DIC) • Horowitz-Index < 250 • Neurologische/psychiatrische Symptomatik	**Schwere Sepsis plus** • Arterieller Mitteldruck < 70 torr oder • RR-Abfall > 40 torr vom Ausgangswert • Katecholaminbedarf

---

■ CHECK-UP

- ☐ Nennen Sie antibiotische Therapieoptionen bei ambulant erworbener Pneumonie.
- ☐ Nennen Sie antibiotische Therapieoptionen bei nosokomial erworbener Pneumonie.
- ☐ Nennen Sie antibiotische Therapieoptionen bei Pyelonephritis und Harnwegsinfektion.
- ☐ Unterscheiden Sie SIRS und Sepsis.
- ☐ Nennen Sie klinische Symptome der Sepsis und definieren Sie den septischen Schock.
- ☐ Wie erfolgen Diagnostik und Therapie?

 ## Virale Infektionskrankheiten

■ Influenzaviren

Ätiologie

Influenzaviren verursachen Jahr für Jahr neue „Grippewellen" mit klassischerweise akut auftretenden fieberhaften Erkrankungen, die von Muskel- oder Kopfschmerzen begleitet werden. Der Erreger ist das Myxovirus influenzae mit diversen Subtypen A, B, C. Hierbei handelt es sich um ein RNA-Virus, das durch Mutationen eine Veränderung der Hüllproteine erfährt (Antigen-Drift/Antigen-Shift). Die Inkubationszeit beträgt 1–3 Tage. Der Infektionsweg erfolgt aerogen.

Klinik

- Häufig symptomlos oder leichte Erkältungssymptome
- Akuter Beginn: Fieber, Schüttelfrost, Schnupfen, Husten, Kopf- und Gliederschmerzen,
- Eventuell gastrointestinale Symptomatik

Diagnostik

Anamnese und klinischer Verlauf sind bereits zielführend. Meist ist keine weiterführende Diagnostik notwendig:

- Influenza-A/B-Schnelltest
- Virusnachweis (Rachenabstrich)
- Antigen-Nachweis
- AK-Nachweis

Therapie

Die Therapie beschränkt sich in der Regel auf eine **symptomatische Therapie.**
Eine **antivirale Therapie** ist nur bei schweren Verläufen indiziert: innerhalb der ersten 2 Tage Oseltamivir (Tamiflu®) oder Zanamivir (Relenza®).
Eine antibiotische Therapie ist bei bakteriellen Superinfektionen angezeigt.

Ein jährlich neuer Totimpfstoff kann als **aktive Impfung** gegen bekannte Subtypen verabreicht werden.

Komplikationen

Cave mit der Aspiringabe zur Fiebersenkung bei Kindern: Reye-Syndrom.

■ Parvovirus B19 und Mumps

Ätiologie

- Eine **Parvovirusinfektion** führt zum Erythema infectiosum (**Ringelröteln**):
  - Erreger: Parvovirus B19 → Zielzellen: Erythropoetische Zellen des Knochenmarks
  - Inkubationszeit: 1–3 Wochen
  - Infektionsweg: Tröpfcheninfektion
- Das **Mumps-Virus** befällt insbesondere die Speicheldrüsen (Parotitis epidemica):
  - Erreger: Paramyxovirus parotidis, RNA-Virus
  - Inkubationszeit: 2–3 Wochen
  - Infektionsweg: Tröpfcheninfektion

Symptome

- **Ringelröteln:**
  - Fieber
  - Girlandenförmiges makulopapulöses Exanthem
  - Schmetterlingsförmiger Beginn an den Wangen
  - Intermittierend variable Ausprägung („kommt und geht")
- **Mumps:**
  - Nicht selten asymptomatische Infektion
  - Unspezifische Symptome: Abgeschlagenheit, Kopf-Hals-Schmerzen,
  - Schmerzhafte Parotisschwellung, Schmerzen beim Kauen

Diagnostik

- Anamnese und klinische Untersuchung (Effloreszenzen)
- **Ringelröteln:** Antikörper-Nachweis (IgM und IgG), Nachweis Virus-DNA mittels PCR

Therapie

Ringelröteln und Mumps: **symptomatische Therapie**

Komplikationen
- **Ringelröteln:**
  - Aplastische Anämie einer vorbestehenden chronischen hämolytischen Anämie
  - Schwangerschaft: in dem ersten Trimenon oft Abort, Hydrops fetalis
- **Mumps:**
  - Orchitis
  - Oophoritis
  - Meningoenzephalitis
  - Schwerhörigkeit

Zur Prophylaxe der Mumpsinfektion ist ein attenuierter Lebendimpfstoff verfügbar.

▪ Masern

Ätiologie
Das **Masernvirus** zählt zu den Infektionskrankheiten der Haut. Das RNA-Virus wird mit einer Inkubationszeit von 9–12 Tagen durch Tröpfchen- oder Schmierinfektion übertragen.

Symptome
- Hinweise auf eine mögliche Infektion sind: Fieber, Kopfschmerzen, (bellender) Husten, Rhinitis, Konjunktivitis, Enanthem am Gaumen
- Koplik-Flecken an der Mundschleimhaut → kalkspritzerartige Flecken gegenüber den Molaren
- Grobfleckig konfluierendes Exanthem

Diagnostik
- Effloreszenz
- Labor: Leukopenie, relative Lymphopenie, Eosinopenie
- Antikörpernachweis (IgM und IgG), PCR
- Subakut sklerosierende Panenzephalitis: Hohe AK-Titer im Liquor

Therapie
- Symptomatische Therapie
- Supportive Therapie mit Fiebersenkung
- Antibiotikum (Makrolid) bei bakterieller Superinfektion

Aktive Impfung mit attenuiertem Lebendimpfstoff erfolgt im Kindesalter. Meist im Rahmen einer **Dreifachkombination** aus Masern, Mumps und Röteln.

Komplikationen
- Otitis media
- Pneumonie
- Laryngotracheitis („Masern-Krupp") mit Erstickungsgefahr
- Meningoenzephalitis (20 %), 4–7 Tage nach Exanthembeginn

- Subakut sklerosierende Panenzephalitis (SSPE) → nach Latenz von mehreren Jahren

▪ Röteln

Ätiologie
Das **Rötelnvirus** verursacht ein Hautexanthem nach einer Inkubationszeit von 2–3 Wochen. Patienten mit Infektion sind 1 Woche vor bis 1 Woche nach Exanthembeginn infektös.

Symptome
- In der Hälfte der Fälle asymptomatischer Verlauf
- Grippeähnliche Symptome
- Fleckiges, nichtkonfluierendes Exanthem, Beginn hinter den Ohren und im Gesicht mit kraniokaudaler Ausbreitung
- Lymphknotenschwellung retroaurikulär

Diagnostik
- Effloreszenz
- Antikörper-Nachweis (IgM und IgG)
- Erregernachweis in PCR
- Leukopenie bei Lymphozytose, Plasmazellen

Therapie
- Symptomatische Therapie
- Hyperimmunglobulin nur bei schwersten Verläufen oder Exposition in Schwangerschaft

---

Schutzimpfung mit attenuiertem Lebendimpfstoff bei Kleinkindern und Nachimpfung von Frauen vor der Pubertät sowie AK-Titer-Bestimmung vor Schwangerschaft

---

Komplikationen
- Enzephalitis (selten, 20 % Letalität)
- Purpura mit passagerer Thrombozytopenie
- Arthritis
- Rötelnembryopathie
  - Erstes Trimenon
  - Retinopathie/Katarakt, Herzfehler, Taubheit, geistige- und körperliche Retardierung

▪ Varicella zoster

Ätiologie
Das Virus führt zu einem typischen Exanthem und kann auch nach primär durchgemachter Infektion erneut reaktiviert werden und Beschwerden verursachen. Die **Erstinfektion** ist allgemeinhin als **Windpocken** im Kindesalter bekannt. Der Erreger ist das Varizella-Zoster-Virus, das durch Tröpfcheninfektion oder Schmierinfektion übertragen wird und eine Inkubationszeit von 2–3 Wochen hat.

Symptome

- **Erstinfektion: Windpocken**
  - Polymorphes juckendes Exanthem: Roseolen – Papeln – Bläschen – Krusten, alle Stadien nebeneinander (Sternenhimmel)
  - meist narbenlose Abheilung
- **Herpes zoster** (im umgangssprachlichen Gebrauch: „Gürtelrose", → Abb. 10.2):
  - Reaktivierung der im Spinalganglion persistierenden Viren
  - Ältere Menschen und Immunsupprimierte
  - Segmentale Ausbreitung (Dermatom), thorakal (50 %)
  - Hirnnervenbefall: Zoster oticus, Zoster ophthalmicus

Therapie

- Windpocken: symptomatisch
- Antivirale Therapie mit Aciclovir bei schweren Verläufen oder Komplikationen
- Herpes zoster: Aciclovir p. o. bei unkompliziertem Verlauf

Komplikationen

- Schwangerschaft:
  - Kongenitales Varizellensyndrom bei Infektion bis zur 20. SSW
  - Perinatale Varizellenerkrankung bei Infektion 5 Tage vor bis 2 Tage nach Geburt: Hämorrhagisches Exanthem, Letalität ca. ⅓
- Otitis media, Enzephalitis, Meningitis, Neuralgien
- Zoster opticus mit Fazialisparese

> Eine **aktive Impfung** mit attenuiertem Lebendimpfstoff dient der Prophylaxe. Kinder mit Windpocken sollten zu Hause isoliert werden.

■ Poliomyelitis

Ätiologie
Die Erkrankung ist eine **akute, meist fieberhafte Infektionskrankheit,** die bei voller Ausbildung zu schlaffen Lähmungen führt. Der Erreger ist das **Poliovirus,** von dem 3 Serotypen bekannt sind. Die Inkubationszeit beträgt 1–2 Wochen, der Infektionsweg ist fäkal-oral (Schmutz- und Schmierinfektion), nur selten durch Tröpfcheninfektion.

Pathogenese
Die Virusvermehrung erfolgt in Rachen und Epithel des Gastrointestinaltrakts; von dort aus kommt es zur Neurotropie: „Virenwanderung" entlang der Nerven in das ZNS mit und ohne Funktionsausfälle.

Symptome
- Inapparenter Verlauf am häufigsten
- Abortiver Verlauf:
  - Symptome eines grippalen Infekts: Fieber, Abgeschlagenheit
  - Ausheilung in 95 % der Fälle
- Meningitisches Stadium: Meningismus mit und ohne Lähmungen möglich
- Paralytisches Stadium: typisch sind schlaffe Lähmungen
- Spinale Form: Befall der motorischen Vorderhörner → Beinparesen, Armparesen
- Bulbopontine Form: Hirnnerven Vll–Xll
- Polioenzephalitische Form: Koma, Tremor, Krämpfe (schwerster Verlauf)
- Post-Polio-Syndrom: nach Jahrzehnten Verstärkung der Lähmungen

Diagnostik
Erregernachweis im Stuhl und Rachenspülwasser, AK-Nachweis i. S.

Therapie
Symptomatisch, im Notfall Respiratorbeatmung, später Rehabilitationsmaßnahmen

Prognose
- Rückbildungen der Paresen während der ersten Monate
- Residuen bei 50 % der manifest Erkrankten

> Aktive Immunisierung mit Totimpfstoff (Salk-Impfung)

■ Herpes-simplex-Virus (HSV)

Ätiologie
Hierbei handelt es sich um eine **Virusinfektion mit Befall der Haut und/oder der Schleimhäute.** Der Erreger tritt in 2 Varianten auf:
- **HSV-1:** oral, Tröpfcheninfektion
- **HSV-2:** sexuell und perinatal

Die Erstinfektion ist oft asymptomatisch. Das HSV persistiert in regionalen Nervenganglien und rezidiviert durch Auslöser wie Infektionen/ Fieber, psychische Belastungen, Immunschwäche.

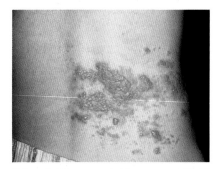

Abb. 10.2 Effloreszenz bei Herpes zoster [E541]

Die Primärinfektion mit HSV-1 beträgt 2–12 Tage.

Symptome
Bei symptomatischem Verlauf:
- HSV-1: Gingivostomatitis, Fieber, schmerzhafte Bläschen im Mund-/Rachenraum
- HSV-2: Herpessepsis, Fieber, generalisierte Bläschen, Ikterus, Hepatosplenomegalie, Enzephalitis, konnatale Infektion

Herpes genitalis bei Jugendlichen und Erwachsenen (zunehmend auch durch HSV-1)
- Frauen: Vulvovaginitis mit Brennen/Schmerzen, Dysurie, Fieber, reg. Lymphadenitis
- Männer: Herpes progenitalis → Bläschen an Glans penis; ggf. anal

Diagnostik
- Klinisches Bild (Blickdiagnose)
- Erregernachweis durch Abstrich, PCR

Endogene Reaktivierung
- HSV-1: Herpes labialis → periorale Bläschenbildung
- HSV-2: Herpes genitalis → perigenitale, perianale Bläschenbildung, Ulzerationen

Komplikationen
- Herpetische Keratokonjunktivitis
- Gegebenenfalls Hornhautschäden
- Herpes-Enzephalitis

Therapie
- Lokaltherapie: Aciclovir-Salbe
- Bei schweren Verläufen antivirale Therapie: Aciclovir, Valaciclovir
- HSV-Infektion des Neugeborenen: sofortige Aciclovir-Therapie

Letalität der Herpes-Enzephalitis > 70 %.

▓ Epstein-Barr-Virus (EBV)

Ätiologie
Bei der **EBV-Infektion** handelt es sich um eine Viruserkrankung, die vorwiegend das lymphatische Gewebe betrifft. Mit einer Inkubationszeit von 1–5 Wochen erfolgt die Übertragung durch Tröpfcheninfektion.

Die Krankheit wird auch „kissing-disease" genannt.

Symptome
- Im Kleinkindalter meist symptomlos (hoher Durchseuchungsgrad)
- Infektiöse Mononukleose (Pfeiffer-Drüsenfieber): Fieber bis 40 °C, Angina tonsillaris/Pharyngitis, Lymphknotenschwellungen, Blutbildveränderung mit Virozyten
- Glanduläre Form: generalisierte LK-Schwellung, Splenomegalie
- Exanthematische Form: multiformes Exanthem, Enanthem am Gaumen

Diagnostik
Anamnese und klinischer Untersuchungsbefund sind bereits hinweisend. Eine Splenomegalie ist bei Mononukleose eventuell tastbar.
- Labor: Leukozytose mit atypischen Lymphozyten (mononukleären Zellen), aktivierte T-Lymphozyten (Pfeiffer-Zellen)
- AK-Nachweis: virales Capsid-Antigen (Anti-VCA, IgM und IgG)
- Sonografie des Abdomens (Lymphknoten, Splenomegalie)
- Diagnostik der Komplikationen bei entsprechender Klinik

Komplikationen
Milzruptur, Meningitis, Enzephalitis, Myokarditis, Agranulozytose, Burkitt-Lymphom und nasopharyngeale Karzinome.

Therapie
Die Therapie erfolgt symptomatisch. Meist vollständige Ausheilung ohne Folgeerkrankungen. Ein Zusammenhang zwischen der Infektion und der Entstehung von Malignomen wird vermutet.

Kein Aminopenicillin bei EBV. Schwere Arzneireaktionen sind möglich.

▓ Zytomegalievirus (CMV)

Ätiologie
Bei der **CMV-Infektion** handelt es sich um eine Virusinfektion. Die Durchseuchung mit dem Virus in der Bevölkerung ist hoch. Symptomatisch ist das Vorkommen insbesondere bei immunsupprimierten Patienten.

Die Inkubationszeit der Erkrankung ist unklar. Der Infektionsweg erfolgt über Tröpfchen- und Schmierinfektion sowie parenteral und diaplazentar.

Symptome
Je nach Lokalisation kommt es zu unterschiedlichen Symptomen:
- Pränatale Infektion:
  - Frühgeburt
  - Zerebrale Verkalkungen
  - Hepatomegalie
  - Hämolytische Anämie
  - Spätschäden möglich: Schwerhörigkeit, geistige Retardierung

- Postnatale Infektion: meist asymptomatisch, gelegentlich mononukleoseähnlich
- Bei immungeschwächten Patienten:
  - Retinitis (Cotton-Wool-Exsudate)
  - Interstitielle Pneumonie
  - Enzephalitis
  - Fieber

Diagnostik
- pp65-Antigen- und CMV-DNA-Nachweis
- AK-Nachweis: CMV-IgG und -IgM

Therapie
Asymptomatische Träger benötigen keine Therapie. Bei immunsupprimierten Patienten mit Krankheitsymptomen erfolgt die Gabe von Ganciclovir. Seronegative Schwangere erhalten nach Exposition CMV-Immunglobulin

■ CHECK-UP

- ☐ Warum gibt es jedes Jahr neue Grippewellen? Welche Medikamente können bei schweren Verläufen eingesetzt werden?
- ☐ Beschreiben Sie das Exanthem bei Ringelröteln. Welche Komplikationen ergeben sich bei Infektionen mit Ringelröteln in der Schwangerschaft? Nennen Sie den Erreger für Mumps und Ringelröteln.
- ☐ Nennen Sie klinische Symptome der Masern. Wie erfolgt die Diagnostik?
- ☐ Beschreiben Sie die klassische Röteln-Effloreszenz. Wie erfolgt die Therapie? Nennen Sie Komplikationen der Röteln-Erkrankung.
- ☐ Nennen Sie zwei Formen der Infektion mit Herpes zoster. Welche Prophylaxe ist möglich?
- ☐ Wie heißt der Erreger der Poliomyelitis? Nennen Sie mögliche klinische Verläufe. Wie erfolgt die Diagnose? Nennen Sie Therapiemaßnahmen und äußern Sie sich zur Prognose.
- ☐ Nennen Sie zwei unterschiedliche Erregertypen der Herpes-Enzephalitis? Welche Symptome verursachen die Varianten? Wie ist die Prognose der Herpes-Enzephalitis?
- ☐ Wie wird die EBV-Infektion noch genannt? Nennen Sie Symptome der Krankheit. Welche Therapie ist sinnvoll?
- ☐ Welche Patienten sind für eine CMV-Infektion gefährdet? Nennen Sie Symptome der Krankheit nach Lokalisation. Wie erfolgt die Diagnostik?

 # Bakterielle Infektionskrankheiten

■ Diphtherie

Ätiologie
Die **Diphtherie** wird durch Tröpfchen- oder Schmierinfektion übertragen. Die Toxine des Corynebacterium diphtheriae führen zum Krankheitsausbruch. Die Inkubationszeit dauert 2–7 Tage. Etwa 5 % der Erwachsenen sind asymptomatische Träger des Erregers in der Rachenflora.

Hintergrund: Vor der Impfära war die Diphtherie weltweit die führende Ursache für Morbidität und Mortalität insbesondere bei Kindern.

Symptome
Klassische Symptome einer Rachendiphtherie sind (→ Abb. 10.3):
- Angina und weißliche kontaktvulnerabel (blutende) nicht abwischbare Beläge
- Foetor ex ore (vergärende Äpfel)
- Nasenbluten bei Progress in Nase
- Halsschmerzen
- Unwohlsein

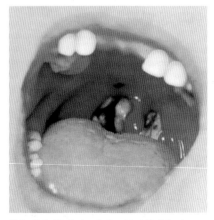

Abb. 10.3 Klinischer Befund bei Diphtherie [E503]

- Zervikale Lymphadenopathie
- Subfebrile Körpertemperaturen
- Bei Befall der Epiglottis, inspiratorischer Stridor (**Cave:** Lebensgefahr!)
- „Cäsarenhals" (ödematöse Halsschwellung) mit Verlegung der Atemwege

Im Fall einer systemischen Intoxikation kommt es zu:
- Myokarditis
- Polyneuropathie

Diagnostik
- Anamnese und Klinik lassen bereits einen Krankheitsverdacht zu.
- Impfanamnese
- Erregernachweis aus Kultur (Abstriche)
- PCR-Nachweis des Toxin

Therapie
Die Gabe eines Antitoxins ist möglich, bindet aber nur noch nicht an Zellen haftende zirkulierende Toxine. Nach Abnahme eines Abstrichs sollte umgehend eine antibiotische Therapie eingeleitet werden. Mögliche Antibiotika sind:
- Erythromycin oder
- Penicillin.

Bei schweren Verläufen sollte eine intensivmedizinische Überwachung erwogen werden. Bei Krupp-Symptomatik und intubationspflichtigem Zustand müssen alternative Atemwege vorhanden und beherrschbar sein.

Eine **aktive Immunisierung** ist möglich und wird in 3 aufeinanderfolgenden Einzeldosierungen meist in einer Dreifachkombination ab dem 2. Lebensmonat empfohlen. Eine Auffrischung ist alle 10 Jahre sinnvoll.

Antitoxin: 1898 konnte durch den Einsatz des Antitoxins eine Senkung der Mortalität von 7 % auf 2 % erreicht werden.

■ Tetanus

Ätiologie
Tetanus ist eine durch Clostridium tetani verursachte, das Nervensystem betreffende Erkrankung. Dabei kommen die Sporen ubiquitär in der Umwelt vor. Bereits den alten Griechen war die Erkrankung, die nach Traumata auftritt, bekannt. Erst 1940 wurde ein Impfstoff entwickelt. In heutiger Zeit taucht die Erkrankung in Deutschland nur noch sehr selten auf. Die Erkrankung bricht aus, wenn die anaeroben Sporen des Bakteriums in eine Wunde gelangen. Die Inkubationszeit variiert von wenigen Stunden bis zu Tagen und Monaten.

Symptome
Das Kardinalsymptom der Erkrankung ist ein schmerzhafter Spasmus des Musculus masseter. Weitere Symptome sind lokalisiert tonisch-spastische Muskelkrämpfe (Bauch, Rücken) und bei Befall von Hirnnerven: Trismus und Dysphagie, je nach Lokalisation.

Diagnostik
- Anamnese und Klinik
- Neurologische Untersuchung
- Impfanamnese
- Wundabstrich: Kulturnachweis der endständig sporenbildenden Clostridien
- Labor: Infektzeichen, CK-Erhöhung durch Muskelkrämpfe

Therapie
Die **supportive Therapie** ist ein wichtiger erster Therapieschritt zur Vermeidung von Komplikationen wie Lungenversagen, nosokomialen Infektionen und thromboembolischen Ereignissen. **Weitere Therapiemaßnahmen** sind:
- Intensivmedizinische Überwachung und Therapie
- Regelmäßige Wundtoilette
- Gabe von Tetanus-Immunglobulin (intrathekal bei ZNS Befall)
- Sedierung, ggf. mit Muskelrelaxierung und Beatmung
- Antibiotische Therapie mit Metronidazol

Intensivtherapie: Eine frühzeitige **intensivmedizinische Therapie** ist günstig für die Prognose. Eine kurze Inkubationszeit erhöht die Mortalität.

Immunisierung: Die **aktive Tetanusimpfung** erfolgt durch Totimpfstoff und sollte im Abstand von 4 Wochen insgesamt 2-mal wiederholt werden (3 Impfungen insgesamt). Eine Auffrischung erfolgt nach 10 Jahren.

■ Pertussis

Ätiologie
Die Erkrankung wird durch Bordetella pertussis über hochkontagiöse Tröpfcheninfektion vermittelt. Die Inkubationszeit beträgt 7–20 Tage. Typischerweise verläuft die Erkrankung in **3 Phasen:**
- Phase 1: Stadium catarrhale (1–2 Wochen)
- Phase 2: Stadium convulsium (4–6 Wochen)
- Phase 3: Stadium decrementi (6–10 Wochen)

Symptome
Nach Phasen lassen sich **klinische Symptome** ordnen:

- **Phase 1:** unspezifische Symptome, Unwohlsein, Rhinorrhoe, Husten, subfebrile Temperaturen, Augentränen und Konjunktivitis
- **Phase 2:** anfallsartiger (schwerer, auch nächtlicher) Husten, Erbrechen
- **Phase 3:** Abnahme der Hustenfrequenz und Intensität

Diagnostik
- Anamnese und Klinik, Impfstatus
- Labor: Lymphozytose, Infektzeichen
- Erregernachweis aus Kultur (Abstriche)
- PCR-Nachweis

Therapie
Patienten mit Verdacht sollten isoliert werden. Eine **antibiotische Therapie** sollte umgehend eingeleitet werden. Hierzu wird die Gabe von Azithromycin oder Clarithromycin empfohlen. Bei Unverträglichkeit kann auch Trimethoprim-Sulfamethoxazol gegeben werden.

Immunisierung: Die Ständige Impfkommission (STIKO) des RKI empfiehlt je eine Impfung mit einem Impfstoff, der Pertussis-Antigene (aP/ap) enthält, im Alter von 2, 3 und 4 Monaten, eine weitere Impfung im Alter zwischen 11 und 14 Monaten sowie eine erste Auffrischung (Tdap) mit 5–6 Jahren und eine weitere Dosis zwischen 9 und 17 Jahren.

■ Brucellose

Ätiologie
Beim Erreger der **Brucellose** handelt es sich um ein gramnegatives Stäbchen, das sich intrazellulär vermehrt. Es kommt bevorzugt in Haustieren vor. Eine Übertragung auf den Menschen findet v. a. auf Menschen mit besonderer Exposition statt (Landwirte, Metzger, Schäfer). Die Erkrankung ist in Deutschland selten geworden und häufig aus Mittelmeerländern nach einer Reise importiert.

Übertragungsweg: Die Infektion erfolgt peroral durch ungekochte Milch infizierter Tiere (Kühe, Ziegen). Die Inkubationszeit kann einige Wochen betragen.

Symptome
Nicht selten verläuft die Krankheit asymptomatisch und wird erst durch den Antikörpernachweis auffällig. Klassicherweise kann sie in Stadien verlaufen. Mögliche Symptome sind:
- Fieber
- Hepatomegalie
- Splenomegalie
- Übelkeit

- Kopf- und Gliederschmerzen
- Nasen- und Zahnfleischbluten

Diagnostik
- Anamnese (insbesondere Reiseanamnese, Berufsanamnese)
- Klinische Symptome
- Serum: AK-Nachweis (IgG und IgM)
- Erregernachweis durch Kultur aus Blut, Urin, Lymphknotenbiopsie
- Brucellose-PCR-Nachweis
- Histologischer Nachweis auf Organbiopsien

Therapie
Sofern das zentrale Nervensystem nicht betroffen ist, sollte eine **antibiotische Therapie** mit Doxycyclin (6 Wochen) und Streptomycin (2–3 Wochen) erfolgen.
Bei einer **Neurobrucellose** sollte eine **Dreifachkombination** erfolgen:
- Doxycyclin
- Rifampicin
- Trimethoprim-Sulfamethoxacol oder Ceftriaxon

Komplikationen
- Endokarditis
- Osteomyelitis
- Meningoenzephalitis
- Orchitis
- Pneumonie
- Pankreatitis,
- Colitis

Eine Chronifizierung auch nach Therapie ist möglich.

Prävention durch Genuss von pasteurisierter Milch und gekochtem Fleisch. Eine Anerkennung als Berufskrankheit ist möglich.

■ Leptospiren

Ätiologie
Das natürliche Reservoir der **Leptospiren (Anthropozoonosen)** sind Mäuse und Ratten. Die Erkrankung mit einem von über 20 Serotypen erfolgt durch die Übertragung durch infizierten Urin der Tiere. Hierbei sind Mikro- und Makroverletzungen der Haut sowie die Schleimhäute und Augen beim Menschen als Eintrittspforten günstig.

Berufskrankheit: Erntehelfer, Kanalarbeiter und Wassersportler sind gefährdete Personen für die Erkrankung.

Symptome
Der Verlauf der Erkrankung ist häufig zweiseitig. Zunächst kommt eine Phase der **Septikämie:**

- Nachweis des Erregers im Blut
- Plötzliches akutes Fieber und Hautexantheme (über Tage)
- Myalgien, Neuralgien, Arthralgien
- Meningismus
- Konjunktivitits
- Hypotonie

Nach einem vorübergehenden Fieberabfall kann es zu einem **Organbefall** kommen:
- ARDS
- Rhabdomyolyse
- Myokarditis
- Hepatitis
- Meningitis
- Interstitielle Nephritis

Diagnostik
- Anamnese (insbesondere Reiseanamnese, Berufsanamnese)
- Klinische Symptome
- Serum: AK-Nachweis (IgM) ab der 2. Krankheitswoche
- Erregernachweis aus Blut, Urin und/oder Liquor

Therapie
Die meisten Krankheitsverläufe sind selbstlimitierend. Bei Verdacht sollte allerdings eine zügige **antibiotische Therapie** begonnen werden. Als antibiotische Therapieoptionen stehen zur Verfügung:
- Doxycyclin
- Amoxicillin
- Cephalosporine

Bei Patienten, die aufgrund der Schwere der Erkrankung hospitalisiert sind, sollte diese Therapie intravenös erfolgen.

Komplikationen
Ein schwerer Verlauf mit Organversagen (Leber, Niere, Meningitis) wird als **Morbus Weil** bezeichnet.

> Eine **Immunität** entsteht nur gegen den Serotyp der durchgemachten Erkrankung.

■ Borreliose

Ätiologie
Durch den „Holzbock" wird die **Borreliose-Krankheit** übertragen. Der Holzbock ist eine Zecke mit Namen Ixodes ricinus. Die Infektionsrate nach dem Biss beträgt 10 %, zum Krankheitsausbruch kommt es in ca. 1 % der Fälle. Der Erreger ist Borrelia burgdorferi, von dem 4 Spezies bekannt sind.

Erreger: Borrelia burgdoferi kommt ubiquitär in Europa, Nordamerika und Australien vor. Die Inkubationszeit beträgt je nach Stadium Wochen bis Jahre.

Symptome
Die Erkrankung verläuft in Stadien. Wobei nicht alle Stadien klinisch auffallend sein müssen (→ Tab. 10.3).
Folgende klinische Symptome können **stadienunabhängig** auftreten:
- Fatigue (54 %)
- Myalgien (44 %)
- Arthralgien (44 %)
- Kopfschmerzen (42 %)
- Nackensteifigkeit (35 %)
- Anorexie (26 %)
- Lymphadenopathie (23 %)
- Fieber (16 %)

Diagnostik
- Anamnese und Klinik: Reiseanamnese, körperliche Untersuchung
- Serologie: Borrelien AK-Nachweis (IgM)
- Erregernachweis in PCR und/oder Kultur (**Cave:** Kreuzreaktion mit TPHA-Test)
- Material: Haut(-biopsie), Urin, Synovia
- Liquor: Lymphozytäre Pleozytose, hohes Eiweiß, Borrelien-AK positiv

Therapie
- Im **frühen Stadium (1):** orale antibiotische Therapie mit Doxycyclin oder Amoxicillin für 14–20 Tage.
- Im **späteren Stadium (2 bis 3):** intravenöse antibiotische Therapie mit Cephalosporin der 3. Generation.

Tab. 10.3 Borreliose-Symptome nach Stadium

Stadium	Dauer	Beschreibung
1	Tage–6 Wochen	• Erythem migrans, klassische Effloreszenz nach Zeckenbiss
2	Monate	• Lymphozytäre Meningoradikulitis Bannwarth • Myeltitis • Fazialisparese • Meningitis • Myokarditis • Herzrhythmusstörungen
3	Jahre	• Acrodermatitis chronica atrophicans • Enzephalomyelitis • Polyneuropathie

Immunisierung: Eine Impfung ist nicht vorhanden. Bei beobachtetem Zeckenbiss, Zecke aseptisch entfernen. Eine postexpositionelle Prophylaxe kann mit einmaliger Einnahme von Doxycyclin erfolgen.

■ Lymphangitis

Ätiologie

Die **Lymphangitis** kann sowohl eine infektiöse als auch eine nichtinfektiöse Ursache haben. Betroffen sind die Lymphwege. Potenzielle Erreger sind Mykobakterien, Viren, Pilze und Parasiten. Dabei entsteht die Erkrankung häufig sekundär nach einer Hautinfektion.

Es werden **3 pathophysiologische Formen** der Lymphangitis unterschieden:
- Akute Infektion des Lymphgefäßes nach Hautinfektion oder Trauma
- Lymphgefäßverletzung nach Operation, Radiatio, Tumorbefall
- Anatomische Veränderungen des Lymphgefäßes mit sekundärer Obstruktion

Symptome

Die klinische Symptomatik kann je nach Form und Ausdehnung sehr variabel sein. Es zeigen sich:
- Ödeme in der betroffenen Region
- Hauterytheme, Zeichen einer Infektion (Dolor, Calor, Rubor, Fieber)
- Interdigitalmykosen
- Cellulitis der unteren Extremität
- Geschwollene Lymphknoten bei nodulärer Lymphangitis
- Gegebenenfalls klinische Symptome eines Tumorleidens bei nichtinfektiöser Lymphangitis

Diagnostik

Basierend auf Anamnese und klinischem Befund gelingt in der Mehrzahl der Fälle die Diagnose. Mikrobiologisch kann ein Abstrich helfen einen Erreger zur identifizieren. Eine Lymphangiografie hat nur in seltenen Fällen eine Indikation.

Therapie

Bei infektiösen Formen sollte eine **kalkulierte Therapie** begonnen werden. Hierzu gehört je nach Erregerspektrum eine antibiotische Therapie. Eine Sanierung des Infektfokus muss möglicherweise auch chirurgisch durch Débridement erfolgen.

■ Erysipel

Ätiologie

Die Penetration von pathogenen Keimen durch die Hautbarriere ist ursächlich für die Entstehung eines **Erysipels.** Dieses kann in Haut-

schichten auch abszedieren. Häufig sind Kinder oder ältere Menschen betroffen. Nicht selten sind vorausgegangene, auch kleinere Verletzungen anamnestisch festzustellen.

Symptome

- Hautverletzungen im Umfeld des betroffenen Hautbereichs.
- Der betroffene Bereich ist häufig überwärmt und zeigt Ödeme.
- Im Gesichtsbereich ist manchmal die „Schmetterlingsform" eines Erythems zu erahnen
- Dolor, Calor, Rubor, Fieber (klassische Entzündungszeichen)
- Lymphangitis, ggf. Lymphadenopathie

Diagnostik

Es handelt sich um eine Blickdiagnose auf dem Boden klinischer Befunde.
Weitere diagnostische Schritte:
- Labor: Leukozytose, CRP
- Mikrobiologie (Abstriche, Blutkulturen, Nadelaspirationen, Débrediment)
- Bei schweren Befunden Röntgen (Ausschluss einer Osteomyelitis)
- Chirurgische Mitbeurteilung bei Verdacht auf Fasziitis, Gangrän

Therapie

Sofern bekannt, steht die **Behandlung der Ursache** im Vordergrund.
- **Nichtmedikamentöse Therapie:**
  - Hochlagerung der betroffenen Extremität
  - Kühlung, regelmäßige Wundtoilette
- **Medikamentöse Therapie:**
  - Kalkulierte antibiotische Therapie nach Erregerspektrum:
    - Clindamycin
    - Amoxicillin
    - Linezolid
    - Doxycyclin
  - Anpassung der Therapie nach Antibiogramm
- Analgetische Therapie
- Thromboseprophylaxe (NMH)

■ Listeriose

Ätiologie

Die **Listeriose** ist insbesondere als Pathogen für Neugeborene, Immunsupprimierte, ältere Menschen und Schwangere von Bedeutung. Ein Großteil der Erkrankten sind Tumorpatienten, Patienten mit HIV-Infektionen und Organtransplantierte.

Epidemiologie: Der bakterielle Erreger Listeria monocytogenes hat für die Gastroenteritis eine Inkubationszeit von durchschnittlich

24 Stunden; bei invasiven Verläufen bis zu 90 Tage. Die Erkrankung tritt im Sommer häufiger auf.

Symptome

Die **Gastroenteritis durch Listerien** beim sonst gesunden Patienten kann selbstlimitierend verlaufen. Die Infektion erfolgt durch kontaminierte Nahrung. Folgende Symptome sind häufig:

- Fieber
- Wässrige Diarrhöen
- Übelkeit
- Erbrechen
- Kopfschmerzen
- Kopf- und Gliederschmerzen

Bei **invasiven Verläufen** und o. g. Risikogruppen kann eine Listeriose **septische Verläufe** und andere Komplikationen entwickeln:

- Meningoenzephalitis, Cerebritis, Rhombenzephalitis
- Haut-, Spinal-, und Hirnabszesse
- Augenentzündungen (Parinaud-Syndrom)
- Pneumonie, Emphysem
- Myokarditis und Endokarditis
- Peritonitis bei Dialysepatienten mit Peritonealdialyse

Diagnostik

Eine rein klinische Unterscheidung von anderen Erregern ist schwierig. Hinweise kann die Nahrungsanamnese geben. **Diagnostische Maßnahmen** sind:

- Stuhlproben auf pathogene Keime
- Labor: Infektzeichen, Blutkulturen, ggf. Abstriche, eventuell PCR
- Liquorpunktion nach Klinik
- CCT, CT-Abdomen, cMRT und MRT-Abdomen, je nach Klinik und Fragestellung.

Therapie

Eine schnelle, mitunter zügige **kalkulierte Therapie** sollte bei Risikogruppen und dem Verdacht auf eine invasive Erkrankung erfolgen. Bei sonst gesunden Patienten kann eine **supportive Therapie** (Flüssigkeit i. v., Spasmolyse, Analgesie) bei Gastroenteritis bereits krankheitslimitierend sein.

- **Antibiotische Therapie:** Penicillin, Ampicillin; bei Unverträglichkeit: Trimethoprim (Bactrim®)
- **Alternativen mit geringer Wirksamkeit:** Vancomycin, Erythromycin

Bei kompliziertem Verlauf kann zusätzlich Gentamycin erwogen werden.

CHECK-UP

- ☐ Wie kommt es zur Diphtherie? Welcher Erreger ist verantwortlich für die Erkrankung? Nennen Sie Symptome der Krankheit. Was sollte beim Einsatz des Antitoxins beachtet werden? Wann sollte mit der Immunisierung begonnen werden?
- ☐ Welcher Erreger verursacht Tetanus? Nennen Sie Symptome und Therapieoptionen.
- ☐ Nennen Sie die Phasen der Pertussis-Erkrankung. Nennen Sie Symptome nach Phasen getrennt. Wie erfolgt die Diagnose? Wie lauten die aktuellen Empfehlungen zur Immunisierung?
- ☐ Nennen Sie den Übertragungsweg der Brucellose. Beschreiben Sie Symptome.
- ☐ Erläutern Sie die Ätiologie der Leptospirose und nennen Sie Symptome. Was bezeichnet der Morbus Weil? Wie erfolgen Diagnostik und Therapie?
- ☐ Nennen Sie den Erreger der Borreliose. Nennen Sie Symptome nach Stadien getrennt. Wie erfolgt die Therapie in den unterschiedlichen Stadien?
- ☐ Nennen Sie die 3 Formen der Lymphangitis. Wie erfolgt die Therapie?
- ☐ Wie entsteht ein Erysipel? Nennen Sie klassische Entzündungszeichen. Wie erfolgen diagnostische Schritte und die Therapie?
- ☐ Welche Patienten betrifft eine Listeriose besonders?

Pilzerkrankungen

■ Aspergillose

Ätiologie

Die **Aspergillose** beschreibt den Befall mit der Spezies Aspergillus. Hierbei können allergische Reaktionen, Infektionen der Lungen oder Atemwege, Hautinfektionen oder andere extrapulmonale Disseminationen auftreten. Die häufigsten Subspezies sind:

- Aspergillus fumigatus
- Aspergillus flavus
- Aspergillus terreus

Das Vorkommen des Pilzes ist ubiquitär in der Umwelt. Typisch ist eine Infektion der Lungen; selten und insbesondere bei Immunsupprimierten kommt es zum Befall der Haut.

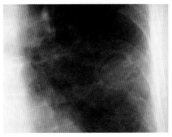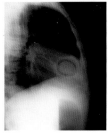

Abb. 10.4 Aspergillom in der Röntgen-Thorax-Aufnahme [T170]

Risikofaktoren für eine Aspergillose sind:
- **Neutropenie**
- Hohe Kortisondosierungen
- Autoimmunerkrankungen, HIV, Immunsuppression

Symptome
Die **invasive Aspergillose** betrifft sehr häufig die Lungen durch Inhalation des Erregers. Mögliche Symptome sind:
- Fieber
- Brustschmerzen
- Kurzatmigkeit
- Husten
- Hämoptysen

Bei **Patienten mit Neutropenie** sind die Kombination aus Fieber, pleuritischem Brustschmerz und Hämoptysen Hinweis für eine Aspergillose.

Diagnostik
Klinik und Anamnese ergeben bereits Hinweise auf eine Aspergillose. Zur Diagnose führen:

- Sputumuntersuchung
- Tracheal- oder Bronchialsekret, ggf. durch Bronchoskopie
- Kulturnachweis oder Nachweis in der Histopathologie nach Biopsie
- Röntgen-Thorax (→ Abb. 10.4)
- CT-Thorax

Therapie
Sofern möglich und vertretbar sollte eine **immunsuppressive Therapie** beendet werden. Zur **medikamentösen antimykotischen Therapie** stehen zur Verfügung:
- Polyene
- Azole
- Echinocandine

Mittel der ersten Wahl bei der invasiven Aspergillose ist Voriconazol. Alternativ kann auch Amphotericin B gegeben werden. Für Caspofungin (Echinocandin) ist eine Wirkung ebenfalls anzunehmen. Ein weiterer wichtiger Therapieaspekt ist die Prophylaxe. Bei Patienten mit wiederkehrender immunsuppressiver Therapie kann eine präemptive Therapie überlegt werden.

■ CHECK-UP
- ☐ Nennen Sie Subspezies der Aspergillose.
- ☐ Welche Symptome treten bei pulmonalem Befall auf?
- ☐ Wie erfolgt die Diagnostik?
- ☐ Welche Medikamentengruppen können eingesetzt werden?

 # Protozoenerkrankungen

■ Malaria

Ätiologie
Durch den Stich der weiblichen Anophelesmücke erfolgt in Endemiegebieten die Übertragung der Malariaparasiten. Es ist die **zweithäufigste Infektionskrankheit weltweit**. In Deutschland sind die meisten Fälle durch Reisende importiert. Unterschieden werden nach Erreger eine **benigne** von einer **malignen Form:**

- **Benigne Form**
  - Malaria quartana (Plasmodium malariae)
  - Malaria tertiana (Plasmodien vivax und ovale)
- **Maligne Form:** Malaria tropica (Plasmodium falciparum)

Epidemiologie: 90 % der Malaria-Erkrankungen kommen in Afrika vor. Von den nach Deutschland importierten Fällen leiden 80 % an Malaria tropica.

Symptome

Die Symptome variieren nach Erreger. Auffällig ist ein je nach Malaria-Typ unterschiedlicher **Fieberrhythmus:**

- Malaria quartana: 2 Tage kein Fieber
- Malaria tertiana: initial unregelmäßiges Fieber, dann 1 Tag kein Fieber
- Malaria tropica: unregelmäßiges Fieber

Weitere Symptome können sein:

- Grippeähnliche Symptome
- Hepatosplenomegalie und Ikterus
- Hämolytische Anämie, Thrombozytopenie
- Bewusstseinsstörungen, psychoseähnliche Symptome
- Akutes Nierenversagen
- Kardiogener Schock

Diagnostik

Aufgrund der Symptome ist eine **primäre Fehldiagnose möglich.** Daher haben Anamnese und klinische Untersuchung einen besonderen Stellenwert.

Wichtige laborchemische Symptome:

- Labor:
  - Anämie
  - LDH
  - Retentionsparameter ↑↑
  - Transaminasen ↑↑
  - Hyperkaliämie
  - Azidose
- Klinische Hinweise:
  - Blutungsneigungen
  - Ikterus
  - Respiratorische Insuffizienz
  - Schockzeichen

Anamnese: Reiseanamnese der letzten Jahre (!) bei grippeähnlichen Symptomen erheben. Die Malaria-Prophylaxe schließt eine Erkrankung nicht aus.

Goldstandard der Diagnostik:

- Mikroskopischer Parasitennachweis im Blutausstrich, mehrfache Untersuchung notwendig
- „Dicker Tropfen" als Anreicherungsverfahren nicht so effektiv wie Blutausstrich

Teure, nicht routinemäßige Verfahren:

- molekularbiologischer Nachweis
- PCR
- Antikörpernachweis

Therapie

Die Therapie sollte nach zügiger Diagnostik **schnellstmöglich** eingeleitet werden. Eine Rücksprache mit in der Behandlung erfahrenen Zentren sollte erwogen werden:

- **Behandlung der benignen Form:** medikamentös mit Chloroquin und Primaquin

- **Behandlung der malignen Form:**
  - Medikamentös bei unkompliziertem Verlauf mit Atovaquon, Mefloquin, Artemether und Lumefantrin, Dihydroartemisinin und Piperaquin
  - Komplizierter Verlauf → immer intensivmedizinische Überwachung
  - Medikamentös bei Komplikation: Chinin, ggf. in Kombination mit Doxycyclin
  - Supportive Therapie nach Symptomatik

Letalität: Ohne Behandlung hat die Malaria tropica eine Letalität von ca. 20 %. In Afrika sterben ca. 2 Millionen Kinder jährlich an der Erkrankung.

◼ Toxoplasmose

Ätiologie

Das **Protozoon Toxoplasmose gondii** ist ein intrazellulärer Erreger mit Hauptgenotypen. Der Mensch ist, ähnlich wie einige Tiere, ein Zwischenwirt. Die Übertragung erfolgt durch den Genuss von zystenhaltigem rohem Fleisch infizierter Tiere oder durch Kontakt mit Katzenkot. Die Inkubationszeit kann bis zu 3 Wochen betragen. Eine fetale Transmission während der Schwangerschaft ist möglich (konnatale Toxoplasmose).

Vorkommen: Etwa 50 % der Menschen in Deutschland haben positive Antiköper.

Symptome

Die Erkrankung ist bei immunkompetenten Menschen meist asymptomatisch. Der Erreger kann lebenslang persistieren.

Etwa 1 % der Patienten hat eine symptomatische Toxoplasmose mit

- grippeähnlichen Symptomen, Lymphknotenschwellung (häufig zervikal oder nuchal), Uveitis und Hepatitis
- Bei immunsupprimierten Patienten (z. B. HIV): septische Verläufe, Hirntoxoplasmose, atypische Pneumonie, Retinochorioiditis

Diagnostik

- Anamnese und Klinik
- Labor: Entzündungsparameter (Leukozytose, CRP)
- Serum: AK-Nachweis
- Erregernachweis aus Blut oder Liquor (PCR)
- Histologie: Lymphknotenexstirpation mit Nachweis einer Piringer-Kuchinka-Lymphadenitis
- Sonografie des Abdomens
- CCT oder cMRT

Therapie

Eine chronische Toxoplasmose asymptomatisch immunkompetenter Infizierter ist nicht notwendig. Folgende Indikationen zur **antibiotischen Therapie** mit Pyrimethamin und Kalziumfolinat sind gegeben:

- Klinische Symptome
- Erstinfektion während einer Schwangerschaft
- Kongenitale Toxoplasmose
- Immunsupprimierte Patienten, insbesondere HIV-Patienten

Die Therapiedauer beträgt in der Regel 4 Wochen.

Prophylaxe: Co-trimoxazol dient bei HIV-Patienten zur Prophylaxe einer Toxoplasmose und Pneumocystis-Pneumonie.

Konnatale Toxoplasmose: Eine seltene aber schwere Erkrankung mit sehr ungünstigem Krankheitsverlauf und häufigem Abort ist die konnatale Toxoplasmose. Daher erfolgt ein Screening seronegativer Frauen auf Toxoplasmose während der Schwangerschaft.

■ Amöbiasis

Ätiologie

Die **Amöbiasis** ist eine häufige Parasitose in den Tropen. Zu uns gelangt die Erkrankung durch Urlauber, die den Erreger importieren. Unterschieden werden **zwei Spezies** des Erregers Entamoeba histolytica. Eine Differenzierung kann nur durch PCR erfolgen. Die seltenere Subspezies Entamoeba histolytica sensu stricto (< 10 %) verursacht die Amöbenruhr und Amöbenabszesse. Der Infektionsweg ist fäkal-oral, die Inkubationszeit kann zwischen Wochen und Jahren liegen.

Lebenszyklus: Der Lebenszyklus umfasst das Stadium der „Zyste", das über Monate bestehen kann. Patienten scheiden Zysten

mit dem Stuhl aus. Im vegetativen Stadium werden aus den Zysten Trophozoiten freigesetzt und ebenfalls mit dem Stuhl ausgeschieden.

Symptome

Zwei wesentliche Lokalisationsorte verursachen die klinischen Beschwerden:

- Leberabszesse (besonders rechter Leberlappen) mit möglichen Zeichen einer Hepatopathie
- Amöbenkolitis mit Ulzerationen der Kolonschleimhaut und Diarrhöen

Insgesamt verläuft die Erkrankung häufig asymptomatisch. Folgende **Symptome** können auftreten:

- Himbeergeleeartige Diarrhöen, Tenesmen, Fieber
- Rechtsseitige Oberbauchschmerzen

Bei Komplikationen entstehen Symptome eines akuten Abdomens (Peritonitis bei Kolonperforation) oder Abszessrupturen in die Pleura oder in das Peritoneum.

Diagnostik

- Anamnese und Klinik
- Labor: Entzündungsparameter (Leukozytose, CRP, BSG), eventuell Transaminasen ↑↑
- Mikroskopischer Nachweis aus Stuhl
- Sonografie des Abdomens (Leberabszesse)
- CT-Abomen oder MRT-Abdomen
- Serum: Nachweis von mindestens 2 Antikörpern

Therapie

- Intestinale und extraintestinale Form: Imidazolderivate über 10 Tage
- Bei Persistenz in Stuhlkontrollen Gabe eines Kontaktamöbizids
- Asymptomatische Patienten werden nur bei Nachweis von Entamoeba histolytica sensu stricto behandelt.

■ CHECK-UP

- ☐ Nennen Sie unterschiedliche Formen der Malaria. Nennen Sie Symptome. Was hat bei der Diagnostik einen besonders wichtigen Stellenwert? Nennen Sie Möglichkeiten der medikamentösen Behandlung.
- ☐ Wie erfolgt die Übertagung der Toxoplasmose? Wie häufig zeigt sich eine symptomatische Toxoplasmose? Welche Symptome treten auf? Wie erfolgt der Erregernachweis? Nennen Sie das Antibiotikum der Wahl bei der Behandlung.
- ☐ Erläutern Sie die Ätiologie der Amöbiasis. Nennen Sie Symptome. Wie erfolgt der Erregernachweis? Welche Art des Antibiotikums ist Therapie der Wahl?

Sexuell übertragbare Erkrankungen

Lues

Ätiologie

Die **Lues (Syphilis)** wird durch Treponema pallidum verursacht. Es handelt sich um eine Spirochäte, die zu einer in 3 Stadien verlaufenden chronischen Erkrankung führt. Die Inkubationszeit beträgt in der Regel 2–3 Wochen. In seltenen Fällen kann sie bis zu 90 Tage betragen.

> **Meldepflicht:** Der Erkrankungsnachweis muss anonymisiert gemeldet werden.

Symptome

Unterschieden wird eine **angeborene (konnatale)** von einer **erworbenen (postnatalen) Lues.**
- **Konnatale Lues:** multisystemische Erkrankung (Haut, Knochen, innere Organe)
- **Postnatale Lues:**
  - Primärstadium: Ulcus durum (harter Schanker) und Leistenlymphknoten
  - Sekundärstadium: 2–3 Monate nach Infektion → makulöses Exanthem (Roseolen), Condylomata lata, Plaques muqueuses, Iritis, jahrelanger Verlauf möglich
  - Teritärstadium: nach 5–10 Jahren Hautbefall (tuberöse Syphilide), Glossitis gummosa, Mesaortitis syphilitica, multilokuläre „Gummen" (Darm, Herz, Lungen), Tabes dorsalis

Diagnostik
- Anamnese und Klinik
- Mikroskopischer Nachweis aus Abstrich (kein kultureller Nachweis möglich)
- Serum: Treponema-pallidum-Antikörper (TPHA [Suchtest] und FTA-Abs-Test [Bestätigung])
- Im Verlauf VDRL-Test (nicht spezifisch)
- Bildgebende Diagnostik nach Organbefall und Symptomatik

Therapie

Die **antibiotische Therapie ist Mittel der Wahl.** Im Primärstadium mit Penicillin oder Doxycyclin oder Erythromycin bei Penicillinallergie. Im Sekundär- und Tertiärstadium wird mit Doxycyclin und Erythromycin behandelt. Bei kardialem Befall kann auch Ceftriaxon gegeben werden. Ein **Therapiemonitoring** ist sinnvoll.

> **Jarisch-Herxheimer-Reaktion:** Bei länger bestehender Erkrankung kann eine Herxheimer-Reaktion mit Fieber, Cephalgien, Hypotonie und Myalgien durch Zerfall des Erregers unter Therapie entstehen.

Gonorrhö

Ätiologie

Die **Gonorrhö,** auch Tripper genannt, ist eine durch das gramnegative Bakterium Neisseria gonorrhoeae übertragene Erkrankung. Die Inzidenz ist in Osteuropa höher als in Westeuropa. Die Dunkelziffer vermutlich sehr hoch. Eine Infektion mit dem meist in Leukozyten lokalisierten Bakterien erfolgt durch sexuellen Kontakt.

Risikofaktoren
- Junge unverheiratete Personen
- Häufig wechselnde Geschlechtspartner
- Niedriger sozialer Status

> Infizierte Männer und Frauen können asymptomatische Keimträger sein.

Symptome

Die klinische Symptomatik variiert:
- Dysurie bei Urethritis (bei Männern mit Bonjour-Tröpfchen), Zervizitis, Bartholinitis
- Schmerzhafte Defäkation bei Proktitis
- Prostatitis, Epididymitis
- Monoarthritis
- Gonokokkensepsis, Meningitis
- Neugeborene infizierter Mütter: Blennorrhö

Diagnostik
- Anamnese und Klinik
- Labor: Infektzeichen (Leukozytose, CRP)
- Mikrobiologie: Nachweis durch Mikroskopie
- Kultureller Nachweis (Möglichkeit der Resistenzbestimmung)
- PCR-Nachweis

Therapie

Neben einer Vermeidung von Promiskuität oder der Benutzung von Kondomen sollte auch eine Behandlung des Sexualpartners erfolgen. **Medikamentös** erfolgt die Gabe eines Cephalosporins der 2. oder 3. Generation. Alternativ können Azithromycin oder Doxycyclin erwogen werden. Bei **antibiotischen Therapien** mit Penicillinen, Tetracyclinen, Makroliden und Fluorchinolonen sind zunehmend Resistenzen festgestellt worden.

HIV-Erkrankungen und AIDS

Ätiologie

Es werden **2 Haupttypen** des **Human Immunodeficiency Virus (HIV)** unterschieden:
- **HIV-1** (häufigster Typ mit 3 Hauptgruppen)
- **HIV-2** (6 Subtypen)

Es handelt sich um ein **Retrovirus,** dass lymphozytotrop und neurotrop ist. Trotz der Bildung von Antikörpern erfolgt keine Viruselimination. Zielzellen der Infektion sind T-Helfer Lymphozyten (CD4⁺), Makrophagen, Monozyten, Langerhans-Zellen der Epidermis und Mikrogliazellen.

> **T-Helferzellen:** Durch Schädigung der T-Helferzellen (T4-Lymphozyten) sinkt deren Zahl unter die Normgrenze < 400/µl. In der Folge kommt es zu Infektionen und vermehrtem Auftreten von bösartigen Erkrankungen.

Infektion
- Sexuell (> 70 % der Neuinfektionen in Deutschland bei homo- und bisexuellen Männern)
- Parenteral (Drogenabusus i. v., Bluttransfusionen)
- Perinatal (Mutter auf Kind während der Schwangerschaft)

> **Inkubation:** Nach Infektion mit dem HI-Virus treten Anitkörper nach 1–3 Monaten im Blut auf. Der klinische Ausbruch der Erkrankung wird **Acquired immune deficiency syndrome (AIDS)** genannt.

Symptome
Die Erkrankung kann klinisch in **3 Kategorien** mit unterschiedlichen Symptomen unterteilt werden.
- **Kategorie A:**
  - Akute HIV-Infektion, grippeähnliche Symptome
  - Asymptomatische Latenzphase
  - Lymphadenopathie (Lymphadenopathie-Syndrom)
- **Kategorie B:** Erkrankungen, die durch das Immundefizit begünstigt sind (ITP, Listeriose, Kandidosen)
- **Kategorie C:**
  - Ausbruch der AIDS-Erkrankung
  - Wasting-Syndrom (Gewichtsverlust, Diarrhö)
  - Enzephalopathie (Zerstörung der Mikroglia)
  - Protozoen-Infekte (Toxoplasmose, Kryptosporidose)
  - Pilzinfektionen (Pneumocystitis jirovecii, Kandidosen, Kryptokokkose)
  - Mykobakterien
  - Tuberkulose
  - CMV-Infektion

- Tumoren (Kaposi-Sarkom, Non-Hodgkin-Lymphom, Zervixkarzinom)

Diagnostik
Das Auftreten o. g. Infektionen bei bis dato gesunden Patienten sollte auch an eine AIDS-Infektion denken lassen. Neben klinischen und anamnestischen Gesichtspunkten sollten erfolgen:
- Nachweis der Antikörper im Serum (HIV-1 und HIV-2), positiv ca. 6 Wochen nach Infektion
- HIV-Nachweis (PCR) → langwieriges Verfahren
- Virusquantifizierung/Viruslast (Verlaufsmarker)
- Bestimmung der T-Helferzellen (CD4+)
- Resistenzbestimmungen vor Einleitung einer Therapie

Therapie
Neben einem gesunden Lebenstil (u. a. Ernährung) sollten auch **prophylaktische Maßnahmen** zur Vermeidung von Infektionen erfolgen. Hierzu zählt auch ein entsprechender Schutz bei Promiskuität. Patienten benötigen häufig auch **psychosoziale Unterstützung.** Eine Anbindung an Selbsthilfegruppen kann sinnvoll sein. Wichtigster Bestandteil der Therapie ist die **antiretrovirale Therapie** sowie die **Therapie der AIDS-assoziierten Erkrankungen.**
Antiretrovirale Therapie (Substanzklassen):
- NRTI (Nukleosidische Reverse-Transkriptase-Hemmer)
- NtRTI (Nukleotid-analoge Reverse Transkriptase-Inhibitoren)
- NNRTI (Nichtnukleosidische Reserve-Transkriptase-Hemmer)
- PI (Protease-Inhibitoren)

> **HAART:** Kombinationsbehandlungen von mindestens 3 antiretroviralen Medikamenten werden zur Resistenzvermeidung empfohlen. Die hochaktive antiretrovirale Therapie (HAART) besteht aus 2 NRTI und 1 NNRTI oder einem PI.

Komplikationen
- Schwere septische Verläufe
- Multiorganversagen

Prognose
Die Prognose der Erkrankung hat sich über die letzten 20 Jahre deutlich gebessert. Die Entwicklung eines Impfstoffs war bislang nicht erfolgreich (Vielfalt an Virusmutanten). Erhöhte Viruslast und niedrige T-Helferzahlen sind ungünstige Prognosefaktoren.

Nadelstichverletzung: Das Risiko einer HIV-Transmission nach Nadelstichverletzung von einem Patienten mit viruspositivem Blut beträgt < 1 %.

PEP: Die Postexpositionsprophylaxe (PEP) sollte innerhalb von 2 h nach der vermuteten Transmission erfolgen. Hierdurch wird das HIV-Infektionsrisiko um 80 % gesenkt. Die Therapie erfolgt für 4 Wochen mit 2 NtRTI und 1 PI.

■ CHECK-UP

- ☐ Welcher Erreger verursacht die Lues? Wie ist er charakterisiert? Nennen Sie klassische Symptome. Wie lässt sich die Erkrankung einteilen? Nennen Sie Symptome bei der Jarisch-Herxheimer-Reaktion.
- ☐ Wie lautet der Erreger der Gonorrhö? Nennen Sie Symptome bei Frauen und Männern. Wie erfolgt der Nachweis des Erregers? Welches Antibiotikum ist Mittel der Wahl?
- ☐ Unterscheiden Sie HIV und AIDS. Nennen Sie Symptome der Erkrankung nach Kategorien. Welche diagnostischen Maßnahmen sollten erfolgen? Wofür stehen HAART und PEP?

 # Tropenerkrankungen

■ Denguefieber

Ätiologie
Denguefieber gehört ähnlich wie das Gelbfiebervirus zur Gattung der Flaviviren. Hierbei können **4 Typen** unterschieden werden. Das Virus kommt weltweit vor, betrifft aber in Deutschland besonders Urlauber aus Asien und Südamerika. Der Mensch selbst kann Erregerreservoir sein. Eine Übertragung erfolgt durch Moskitos.

Die Inkubationszeit beträgt bis zu 10 Tage.

Symptome
Ein Großteil der Infektionen verläuft asymptomatisch oder in seltenen Fällen als schwere Grippe. Eine Einteilung in **3 Stadien** ist möglich:
- **Stadium 1:** Arthralgien und Myalgien in Armen und Beinen, zudem hohes Fieber, Zephalgien
- **Stadium 2:** erneuter Fieberanstieg, Hauteffloreszenz: grobfleckiges konfluierendes Exanthem; Lymphandenopathie
- **Stadium 3:** Restitution, z. T. mit prolongierten wochenlangen Verläufen

Letalität: Die Letalität bei schweren Verläufen liegt bei Erwachsenen > 80 %.

Diagnostik
- Anamnese (Reiseanamnese), bisheriger Krankheitsverlauf
- Klinische Untersuchung
- Labor: leichte Leukopenie, relative Lymphozytose, Thrombopenie

- Serum: IgM-Nachweis erst nach Tagen (Kreuzreaktionen mit FSME-Impfung möglich)
- Virusantigen oder RNA im Blut
- Sonografie des Abdomens

Therapie
Die Therapie erfolgt bei guter Prognose **fast ausnahmslos supportiv.** Eine intensivmedizinische Überwachung kann notwendig sein. Dengue-hämorrhagisches Fieber mit Zeichen des Schocks sollte entsprechend intensivmedizinisch behandelt werden (Glukokortikoidgaben). Die Letalität liegt unbehandelt > 20 %.

Komplikationen
Dengue-hämorrhagisches Fieber in 4 Stadien bis zum Schock (besonders Kinder)

Prophylaxe: Expositionsprophylaxe empfohlen, keine Impfung möglich.

■ Gelbfiebervirus

Ätiologie
Das **Gelbfiebervirus** ist ein Flavivirus, das durch verschiedene Stechmücken übertragen wird. Hauptreservoir sind Affen und Meerkatzen in Mittel- und Südamerika sowie in Afrika. Die Inkubationszeit beträgt 3–6 Tage.

Meldepflicht: Die Gelbfiebererkrankung ist meldepflichtig.

Symptome
Die Erkrankung verläuft in **3 Stadien** mit unterschiedlichen klinischen Symptomen.

- **Stadium 1:** (sehr hohes) Fieber, Konjunktivitis, Übelkeit, Erbrechen, Inappetenz, Kopf- und Gliederschmerzen
- **Stadium 2:** Fieberabfall, ggf. Heilung, oder auch Fieberanstieg bei beginnendem Organversagen
- **Stadium 3:** hepatorenales Organversagen (Hepatitis und Nephritis)

Komplikationen
- Multiorganversagen
- Meningoenzephalitis

Letalität: Die Letalität bei schweren Verläufen liegt bei Erwachsenen > 80 %.

Diagnostik
- Anamnese (Reiseanamnese)
- Klinische Untersuchung
- Labor: Leukopenie, Thrombopenie, Zeichen der Leberinsuffizienz, Niereninsuffizienz
- Serum: IgM-Nachweis erst nach Tagen
- **Goldstandard:** Virus-RNA im Blut
- Sonografie des Abdomens

Therapie
Wichtigste Maßnahme bei Verdachtsfällen ist die **Isolierung** (ggf. spezielle intensivmedizinische Versorgung).
Die Therapie richtet sich nach klinischen Symptomen und beinhaltet ggf. auch:
- Medikamentöse Therapie → antiviral (Ribavirin in hoher Dosierung)
- Sepsistherapie

Prophylaxe: Lebendimpfung mindestens 10 Tage vor Reiseantritt.

▥ Schistosomiasis

Ätiologie
Die **Schistosomiasis** (Sch.) ist eine Parasitose (→ Tab. 10.4). Schätzungsweise 200 Millionen Menschen weltweit sind von der Erkrankung betroffen. Bevorzugt tritt die Krankheit in Asien, Afrika, Mittel- und Südamerika auf. Bei uns sind häufig Urlaubsreisende, die aus diesen Regionen kommen, betroffen.

Die **Schistosomiasis** (Sch.) wird nach Ihrem Erstbeschreiber Theodor Bilharz auch als **Bilharziose** bezeichnet. Kontakt mit infiziertem Frischwasser, Hautpenetration in Blut und Lymphgefäße mit hämatogener und lymphogener Streuung. Urlauber sind meist schwerwiegender erkrankt als Menschen in Endemiegebieten.

Transmission
Unterschieden werden:
- Urogenitalschistosomiasis
- Darmschistosomiasis
- Hepatolienale Schistosomiasis

Symptome
Die Symptome variieren nach Befall und Schwere der Erkrankung (→ Tab. 10.5). Im Rahmen der Hautpenetration kommt es zur Zerkariendermatitis („swimmer's itch") mit Pruritus und makulopapulöser Dermatitis. Diese akute Phase wird **Katayama-Syndrom** genannt.

Tab. 10.4 Verschiedene Spezies und deren bevorzugtes Vorkommen

Spezies	Vorkommen
Sch. mansoni	Afrika, Mittel- und Südamerika, Karibik
Sch. haematobium	Afrika, Türkei, Indien
Sch. japonicum	China, Philippinen
Sch. intercalatum	Westafrika
Sch. mekongi	Laos und Kambodscha

Tab. 10.5 Symptome nach Form der Schistosomiasis

Form	Symptome
Urogenitalschistosomiasis	• Makro- oder Mikrohämaturie • Dysurie • Blutungsanämie • Blasenkalzifikation und Blasenfibrose • Sekundäre Urogenitalinfektionen • Blasenkarzinome bei chronischem Verlauf
Darmschistosomiasis	• Akute oder chronische Bauchschmerzen • Inappetenz • (Blutige) Diarrhöen • Eisenmangel • Anämie • Granulomatose Schleimhautulzeration (Eiablage)
Hepatolienale Schistosomiasis	• Hepatomegalie, Splenomegalie • Portale Hypertension, Aszites • Ösophagusvarizen (-blutung)

Krankheitsverlauf
Ein Krankheitsverlauf über Jahre ist möglich.

Diagnostik

- Anamnese (Reiseanamnese), ethnische Herkunft
- Klinische Untersuchung
- Labor: Eosinophilie, Anämie, Thrombozytopenie
- Serum: Antigennachweis (geringe Sensitivität)
- Mikroskopie: Nachweis von Parasiteneiern im Urin oder Stuhl (geringe Sensitivität innerhalb der ersten 6 Wochen)
- PCR-Diagnostik (in Entwicklung)
- Bildgebende Diagnostik nach Klinik und Befall:
  - Sonografie des Abdomens
  - CT-Thorax und CT-Abdomen
  - MRT
  - Gegebenenfalls Leberbiopsie

Therapie

Alle Patienten mit einer nachgewiesenen Infektion sollten behandelt werden.

Medikamentöse Therapie:

- Praziquantel mit geringer Nebenwirkungsrate
- Glukokortikoidgabe (Katayama-Syndrom, Neuroschistosomiasis)
- Behandlung von Komplikationen (z. B. Ligatur von Ösophagusvarizen)
- Supportive symptomorientierte Therapie

Komplikationen

- Neurologisch: akute oder subakute Myelopathie, zerebrale Schistosomiasis
- Pulmonal: Pulmonale granulomatöse Enarteriitis, Cor pulmonale

---

■ CHECK-UP

- ☐ Wie viele Typen des Denguefiebers werden unterschieden? Nennen Sie Symptome des Denguefiebers. Was ist bei einem FSME-geimpften Patienten zu beachten? Nennen Sie eine mögliche Prophylaxe.
- ☐ Wo kommt das Gelbfiebervirus bevorzugt vor? Nennen Sie Symptome. Was ist der Goldstandard der Diagnostik? Wie kann eine Prophylaxe erfolgen?
- ☐ Nennen Sie unterschiedliche Schistosomiasis-Formen. Beschreiben Sie Symptome je nach Form der Erkrankung. Wie erfolgt die medikamentöse Therapie?

Wurminfektionen

■ Echinokokkose

Ätiologie

Die **Echinokokkose** ist eine Wurminfektion. Unterschieden werden **4 Echinokokken,** von denen **2 pathogen für den Menschen** sind:

- **Echinococcus granulosus**
- **Echinococcus multilocularis**

Sie führen zur zystischen bzw. alveolären Echinokokkose.

Zwei weitere für den Menschen **eher nicht bedeutende Echinokokken** sind:

- Echinococcus vogeli
- Echinococcus oligarthrus

Die Erkrankung spielt in Europa eine untergeordnete Rolle und kommt häufig in Süd- und Mittelamerika sowie in Teilen Asiens vor.

> **Transmission:** Menschen haben keine Bedeutung bei der Transmission der Echnikokkose (Fehlzwischenwirt). Die Übertragung der Wurmeier erfolgt peroral vom Tier.

Symptome

Die klinische Symptomatik hängt von der Art der Echinokokkusspezies und dem Organbefall ab (→ Tab. 10.6). Initial sind die Patienten asymptomatisch.

Diagnostik

Im **Vordergrund** der Diagnostik steht neben Anamnese (Reiseanamnese) und klinischer Untersuchung eine **bildgebende Diagnostik:**

- Sonografie (Sensitivität von 90–95 %)
- CCT, CT-Thorax und/oder CT-Abdomen
- MRT, MRCP
- Endoskopisch Retrograde Cholangiopankreatikografie (ERCP)
- Serologie: Antigen- und AK-Nachweis (mit unterschiedlicher Sensitivität nach Assay und Echinokokkus-Spezies)
- Bioptische Zystenaspiration

Therapie

Die Therapie hängt vom Schweregrad der Erkrankung ab.

- **Chirurgisch:**
  - Offene oder laparoskopische radikale Zystektomie
  - Ethanolinjektion in die Zyste(n)
  - Lebertransplantation
  - Zystendrainierung
- **Medikamentös:** Anthelminthika (Albendazol, Mebendazol, Praziquantel)

Tab. 10.6 Gegenüberstellung der Symptome nach Spezies

Spezies	Symptome
Echinococcus multilocularis	• Meist symptomatisch mit unspezifischen Prodromi • Häufig Leberbefall • Übelkeit, Gewichtsverlust, Oberbauchbeschwerden • Hepatomegalie, Ikterus, Cholestase, Cholangitis • Symptome wie einem Budd-Chiari-Syndrom • Selten: Multiorganversagen bei immunsupprimierten Patienten

Echinococcus granulosis	• Häufig asymptomatisch
	• Symptomatik abhängig von Lokalisation und Größe der Zysten
	• Lokalisation der Zysten:
	  – Leber (in ⅔ und in ca. 85 % der Fälle ist der rechte Leberlappen betroffen)
	  – Lunge (25 %)
	  – Seltener: Gehirn, Muskeln, Nieren, Knochen, Herz, Pankreas, Augen
	• In 80–90 % der Fälle ist nur ein Organ betroffen.
	• Bei Befall der Lunge können auftreten:
	  – Husten
	  – Brustschmerzen
	  – Dyspnoe
	  – Thoraxdeformitäten
	  – Hämoptysen, Penumothorax
	  – Pleuraerguss
	• Anaphylaktische Reaktionen sind bei Zystenruptur möglich.

Komplikationen: Bei Zystenrupturen kann es je nach Lokalisation zu schweren Komplikationen kommen: Peritonitis, Leberabszess, sekundäre Infektionen und Sepsis.

■ CHECK-UP

☐ Nennen Sie unterschiedliche Spezies der Echinokokkose.
☐ Welche Symptome haben Patienten mit Echinokokkose?
☐ Wie erfolgt die Diagnostik.
☐ Nennen Sie Therapieoptionen.

Register

Register